P. Kraft, M. Köhrmann (Hrsg.)

Praxishandbuch Schlaganfall

Peter Kraft, Martin Köhrmann (Hrsg.)

Praxishandbuch Schlaganfall

Mit Beiträgen von:
Ewgenia Barow, Hamburg; Lorenz Breuer, Erlangen; Otto Busse, Berlin; Bastian Cheng, Hamburg; Richard Dodel, Essen; Rainer Dziewas, Münster; Karl Egger, Freiburg; Lucia Gerstl, München; Karim Hajjar, Essen; Gerhard F. Hamann, Günzburg; Uta Hanning, Hamburg; Martin Köhrmann, Essen; Peter Kraft, Lohr; Sibu Mundiyanapurath, Heidelberg; Darius G. Nabavi, Berlin; Wolf-Dirk Niesen, Freiburg; Christian Nolte, Berlin; Tilman Reiff, Heidelberg; Peter Ringleb, Heidelberg; Jan F. Scheitz, Berlin; Felix Schlachetzki, Regensburg; Lucia Segura Schmitz, Frankfurt a. M.; Mario Siebler, Essen-Kettwig; Thorsten Steiner, Frankfurt a. M. und Heidelberg; Götz Thomalla, Hamburg; Tobias Warnecke, Münster

ELSEVIER

Elsevier GmbH, Hackerbrücke 6, 80335 München, Deutschland
Wir freuen uns über Ihr Feedback und Ihre Anregungen an books.cs.muc@elsevier.com

ISBN 978-3-437-23431-6
eISBN 978-3-437-09754-6

1. Auflage 2020

Wichtiger Hinweis für den Benutzer
Ärzte/Praktiker und Forscher müssen sich bei der Bewertung und Anwendung aller hier beschriebenen Informationen, Methoden, Wirkstoffe oder Experimente stets auf ihre eigenen Erfahrungen und Kenntnisse verlassen. Bedingt durch den schnellen Wissenszuwachs insbesondere in den medizinischen Wissenschaften sollte eine unabhängige Überprüfung von Diagnosen und Arzneimitteldosierungen erfolgen. Im größtmöglichen Umfang des Gesetzes wird von Elsevier, den Autoren, Redakteuren oder Beitragenden keinerlei Haftung in Bezug auf jegliche Verletzung und/oder Schäden an Personen oder Eigentum, im Rahmen von Produkthaftung, Fahrlässigkeit oder anderweitig, übernommen. Dies gilt gleichermaßen für jegliche Anwendung oder Bedienung der in diesem Werk aufgeführten Methoden, Produkte, Anweisungen oder Konzepte.

Für die Vollständigkeit und Auswahl der aufgeführten Medikamente übernimmt der Verlag keine Gewähr.
Geschützte Warennamen (Warenzeichen) werden in der Regel besonders kenntlich gemacht (®). Aus dem Fehlen eines solchen Hinweises kann jedoch nicht automatisch geschlossen werden, dass es sich um einen freien Warennamen handelt.

Bibliografische Information der Deutschen Nationalbibliothek
Die Deutsche Nationalbibliothek verzeichnet diese Publikation in der Deutschen Nationalbibliografie; detaillierte bibliografische Daten sind im Internet über https://www.dnb.de abrufbar.

24 25 26 27 5 4 3 2

Um den Textfluss nicht zu stören, wurde bei Patienten und Berufsbezeichnungen die grammatikalisch maskuline Form gewählt. Selbstverständlich sind in diesen Fällen immer alle Geschlechter gemeint.

Planung: Uschi Jahn, München
Projektmanagement: Ulrike Schmidt, München
Redaktion: Karin Beifuss, Ohmden
Herstellung: Der Buchmacher, Arthur Lenner, Windach
Satz: SPi Global, Puducherry/Indien
Druck und Bindung: Rodona Industria Gráfica, S.L., Pamplona/Spanien
Umschlaggestaltung: SpieszDesign, Neu-Ulm
Titelfotografie: © Sergey Nivens - stock.adobe.com

Aktuelle Informationen finden Sie im Internet unter **www.elsevier.de**.

Vorwort

Mit weltweit mehr als 15 Millionen Betroffenen pro Jahr stellt der Schlaganfall im besten Wortsinn eine Volkskrankheit dar. Neben großem Leid und Belastungen für Patienten und deren Angehörige führt das Krankheitsbild Schlaganfall zu einer großen Herausforderung für alle medizinischen Berufsgruppen, die bei Diagnostik und Therapie involviert sind, und nicht zuletzt aufgrund der häufig folgenden Pflegebedürftigkeit für das Gesundheitssystem selbst.

Die Schlaganfallmedizin entwickelte sich in den letzten 20 bis 30 Jahren eindrücklich weiter. An wesentlichen Neuerungen sind dabei beispielsweise das Stroke-Unit-Konzept, die intravenöse Thrombolyse, neue sekundärpräventive Therapieoptionen sowie weiterentwickelte Rehabilitationskonzepte zu nennen. Die neueste und gleichzeitig bahnbrechende Entwicklung bei der Behandlung des ischämischen Schlaganfalls ist sicherlich die mechanische Thrombektomie großer intrakranieller Arterien auf der Basis einer zuvor durchgeführten multimodalen Schnittbildgebung. Dies unterstreicht einmal mehr die Interdisziplinarität der Schlaganfallbehandlung, in diesem Fall zwischen Neurologie und Neuroradiologie. Auch kardiologische Expertise ist aus der Behandlung von Patienten mit Schlaganfall nicht mehr wegzudenken und erstreckt sich von der Dia gnostik zur Abklärung der Schlaganfallursache bis hin zu therapeutischen Ansätzen wie Vorhofohr- oder PFO-Verschluss.

Aufgrund der Relevanz des Krankheitsbildes Schlaganfall und der dynamischen Weiterentwicklung der diagnostischen und therapeutischen Möglichkeiten in den letzten Jahren nahmen wir das Angebot des Elsevier-Verlags, ein Praxishandbuch Schlaganfall herauszugeben, gerne an. Erfreulicherweise konnten wir viele Experten aus ganz Deutschland gewinnen, die über ihr Spezialgebiet berichten, was dazu führte, dass das Praxishandbuch umfangreicher ausfiel als initial geplant, wodurch das Krankheitsbild Schlaganfall aber gleichzeitig in ausreichender Tiefe und auf aktuellem wissenschaftlichem Stand besprochen werden kann.

Das Buch richtet sich primär an Weiterbildungsassistenten und Fachärzte der Neurologie sowie an Fachärzte der Inneren Medizin, die auch Schlaganfallpatienten behandeln. Zu Beginn eines jeden Kapitels findet sich eine kurze Zusammenfassung, zumeist gefolgt von einem Fallbeispiel. Aussagekräftige Abbildungen und grafische Hervorhebungen sollen die relevantesten Inhalte betonen und die Lesbarkeit vereinfachen.

Wir wünschen Ihnen viel Freude und hoffentlich viele neue Erkenntnisse beim Lesen dieses Buches, die im besten Fall unseren Patienten zugutekommen mögen.

Lohr, Essen im Mai 2020
Priv.-Doz. Dr. Peter Kraft, Prof. Dr. Martin Köhrmann

Danksagung

Unser Dank gilt neben den Co-Autoren dem Elsevier-Team um Uschi Jahn und Ulrike Schmidt sowie unserer Redakteurin und Lektorin Karin Beifuss. Die Zusammenarbeit kann ohne Einschränkungen als zielstrebig, pragmatisch und sehr kooperativ bezeichnet werden. Der größte Dank geht jedoch an unsere Familien und Freunde für die kontinuierliche Unterstützung und das tägliche „Rücken-Freihalten“.

Lohr, Essen im Mai 2020
Dr. Peter Kraft, Prof. Dr. Martin Köhrmann

Benutzerhinweise

MERKE
Das Wichtigste und Wesentlichste eines Abschnitts noch einmal explizit hervorgehoben

CAVE
Alles, was wichtig ist und unbedingt beachtet werden sollte, um Fehler zu vermeiden

LEITLINIEN
Hinweise zu aktuellen Leitlinien/Leitlinienempfehlungen

ZUSAMMENFASSUNG
Kurze Zusammenschau der wichtigsten Aspekte eines Kapitels oder Unterkapitels zum schnellen Nachschauen

Bitte beachten Sie: Nach der Seite 360 am Ende des Buches finden Sie die Farbtafeln.

FALLBEISPIEL
Kurze und prägnante Fälle zur Veranschaulichung

DEFINITION
Kurze Erläuterung/Erklärung zu einem Begriff oder einer Prozedur

TIPP
Persönliche Empfehlungen, Einschätzungen, Erfahrungen, Tipps der Autoren

Abbildungsverzeichnis

Der Verweis auf die jeweilige Abbildungsquelle befindet sich bei allen Abbildungen im Werk am Ende des Legendentextes in eckigen Klammern. Alle nicht besonders gekennzeichneten Grafiken und Abbildungen © Elsevier GmbH, München.

H123-001	Akinapelli A et al. Left Atrial Appendage Closure -The WATCHMAN Device. Curr Cardiol Rev 2015;11(4): 334–340.
L143	Heike Hübner, Berlin
P436	PD Dr. med. Peter Kraft, Lohr/Würzburg
P709	Prof. Dr. med. Felix Schlachetzki, Regensburg
P710	Dr. med. Karl Egger, Freiburg
P711	Dr. med. Ewgenia Barow, Hamburg
P712	Dr. med. Lucia Segura Schmitz, Frankfurt
P736	Prof. Dr. med. Mario Siebler, Essen-Kettwig
P737	Dr. med. Lorenz Breuer, Erlangen
T1082	Radiologie Zentrum Neu-Ulm/Günzburg
T1083	Prof. Dr. med. Bernd Schmitz, Neuroradiologie des Bezirkskrankenhauses Günzburg

Adressen

Dr. med. Ewgenia Barow
Universitätsklinikum Hamburg-Eppendorf,
Neurologische Klinik Hauptgebäude O10, 2. OG,
Martinistr. 52, 20246 Hamburg

Priv.-Doz. Dr. med. Lorenz Breuer
Universitätsklinik Erlangen, Neurologische Klinik
mit Poliklinik,
Schwabachanlage 6, 91054 Erlangen

Prof. Dr. med. Otto Busse
Deutsche Schlaganfall Gesellschaft,
Reinhardtstr. 27C, 10117 Berlin

Priv.-Doz. Dr. med. Bastian Cheng
Universitätsklinikum Hamburg-Eppendorf,
Neurologische Klinik, Hauptgebäude O10, 2. OG,
Martinistr. 52, 20246 Hamburg

Prof. Dr. med. Richard Dodel
Elisabeth-Krankenhaus Essen, Klinik für Geriatrie,
Geriatrie-Zentrum Haus Berge,
Germaniastr. 1–3, 45356 Essen

Prof. Dr. med. Rainer Dziewas
Universitätsklinikum Münster, Klinik für Neurologie
mit Institut für Translationale Neurologie,
Albert-Schweitzer-Campus 1, Gebäude D3,
48149 Münster

Dr. med. Karl Egger
Universitätsklinikum Freiburg, Neurozentrum –
Klinik für Neuroradiologie, Breisacher Str. 64,
79106 Freiburg

Dr. med. Lucia Gerstl
Pädiatrische Neurologie, Entwicklungsneurologie
und Sozialpädiatrie, iSPZ Hauner, Dr. von
Haunersches Kinderspital, LMU Klinikum,
Lindwurmstr. 4, 80337 München

Dr. med. Karim Hajjar
Alfried Krupp Krankenhaus, Klinik für Neurologie
Alfried-Krupp-Str. 21,45131 Essen-Rüttenscheid

Prof. Dr. med. Gerhard F. Hamann
Bezirkskrankenhaus Günzburg, Klinik für
Neurologie und Neurologische Rehabilitation,
Ludwig-Heilmeyer-Str. 2, 89312 Günzburg

Priv.-Doz. Dr. med. Uta Hanning
Universitätsklinikum Hamburg-Eppendorf,
Neuroradiologie, Gebäude O22,
Martinistr. 52, 20246 Hamburg

Prof. Dr. med. Martin Köhrmann
Universität Duisburg-Essen, Universitätsklinikum
Essen, Klinik für Neurologie,
Hufelandstr. 55, 45147 Essen

Priv.-Doz. Dr. med. Peter Kraft
Klinikum Main-Spessart, Neurologie,
Palliativmedizin,
Grafen-von-Rieneck-Str. 5,
97816 Lohr

Priv.-Doz. Dr. med. Sibu Mundiyanapurath
Universitätsklinikum Heidelberg,
Neurologische Klinik,
Im Neuenheimer Feld 400,
69120 Heidelberg

Prof. Dr. med. Darius G. Nabavi
Vivantes Klinikum Neukölln, Klinik für Neurologie
mit Stroke Unit, Neurologische Frührehabilitation,
Rudower Str. 48, 12351 Berlin

Dr. med. Wolf-Dirk Niesen
Universitätsklinikum Freiburg, Neurozentrum,
Breisacher Str. 64, 79106 Freiburg

Prof. Dr. med. Christian Nolte
Charité – Universitätsmedizin Berlin, Klinik für Neurologie mit Experimenteller Neurologie, Charité – Campus Benjamin Franklin, Hindenburgdamm 30, 12200 Berlin

Dr. med. Tilman Reiff
Universitätsklinikum Heidelberg, Neurologische Klinik,
Im Neuenheimer Feld , 69120 Heidelberg

Prof. Dr. med. Peter Ringleb
Universitätsklinikum Heidelberg, Neurologische Klinik,
Im Neuenheimer Feld , 69120 Heidelberg

Priv.-Doz. Dr. med. Jan F. Scheitz
Charité – Universitätsmedizin Berlin, Klinik für Neurologie mit Experimenteller Neurologie, Charité – Campus Benjamin Franklin, Hindenburgdamm 30, 12200 Berlin

Prof. Dr. med. Felix Schlachetzki
medbo Bezirksklinikum Regensburg , Zentrum für Vaskuläre Neurologie und Intensivmedizin, Universitätsstr. 84, 93053 Regensburg

Dr. med. Lucia Segura Schmitz
Klinikum Frankfurt Höchst GmbH,
Gotenstr. 6–8, 65929 Frankfurt

Prof. Dr. med. Mario Siebler
MediClin Fachklinik Rhein/Ruhr,
Auf der Rötsch 2, 45219 Essen-Kettwig

Prof. Dr. med. Thorsten Steiner
Klinikum Frankfurt Höchst GmbH, Gotenstr. 6–8, 65929 Frankfurt, und Ruprecht-Karls-Universität, Neurologische Klinik, Im Neuenheimer Feld, 69120 Heidelberg

Prof. Dr. med. Götz Thomalla
Universitätsklinikum Hamburg-Eppendorf, Neurologische Klinik Hauptgebäude O10, 2. OG, Martinistr. 52, 20246 Hamburg

Prof. Dr. med. Tobias Warnecke
Universitätsklinikum Münster, Klinik für Neurologie mit Institut für Translationale Neurologie, Albert-Schweitzer-Campus 1, Gebäude D3, 48149 Münster

Abkürzungen

A(a).	Arteria, -ae
ACA	Arteria cerebri anterior
ACI	Arteria carotis interna
ACR	American College of Rheumatology
ACS	akutes Koronarsyndrom
ADP	Adenosindiphosphat
ADPKD	autosomal-dominante zystische Nierenerkrankung
AHA/ACC	American Heart Association/American College of Cardiology
AIP	arterielle Input-Funktion
AIS	akuter ischämischer Schlaganfall
AK	Antikörper
ANA	antinukleäre Antikörper
ANCA	antineutrophile zytoplasmatische Antikörper
APS	Antiphospholipid-Antikörper-Syndrom
apTT	aktivierte partielle Thromboplastinzeit
ASS	Acetylsalicylsäure
ATLs	Aktivitäten des täglichen Lebens
AV	arteriovenös
AVM	arteriovenöse Malformation
AWMF	Arbeitsgemeinschaft der Wissenschaftlichen Medizinischen Fachgesellschaften
bds.	beidseits
BHS	Blut-Hirn-Schranke
BNP	brain natriuretic peptide
BSG	Blutsenkungsgeschwindigkeit
CAA	zerebrale Amyloidangiopathie
CADASIL	cerebral autosomal dominant arteriopathy with subcortical infarcts and leukoencephalopathy
CARASIL	cerebral autosomal recessive arteriopathy with subcortical infarctsand leukoencephalopathy
CAS	carotid artery stenting (Karotisstenting)
CBF	cerebral blood flow
cCT	kranielle Computertomografie
CEA	Karotisendarteriektomie
CeAD	zervikale arterielle Dissektion
ce-TCCS	contrast-enhanced transcranial color-coded sonography (kontrastverstärkte transkranielle Farbduplexsonografie)
CK	Kreatinkinase
cMRT	kranielle Magnetresonanztomografie
CPSP	central post-stroke pain
CRP	C-reaktives Protein
CRPS	komplexes regionales Schmerzsyndrom
CSC	Comprehensive Stroke Center
CT	Computertomografie
CTA	computertomografische Angiografie
CTP	Perfusions-CT
DGN	Deutsche Gesellschaft für Neurologie
DNA	Desoxyribonukleinsäure
DOAK	direkte orale Antikoagulanzien
DSA	digitale Subtraktionsangiografie
DSG	Deutsche Schlaganfall-Gesellschaft
DSM	Diagnostic and Statistical Manual of Mental Disorders
DWI	diffusion-weighted imaging
ECCS	extracranial color-coded sonography (extrakranielle Farbduplexsonografie)
ECST	European Carotid Surgery Trial
EEG	Elektroenzephalografie
EMG	Elektromyografie
ESC/ESH	European Society of Cardiology/ European Society of Hypertension
ESUS	embolic stroke of undetermined source
EVD	externe Ventrikeldrainage
F	Faktor
FEDSS	flexible endoscopic dysphagia severity score
FEES	flexible endoscopic evaluation of swallowing
FLAIR	fluid attenuated inversion recovery
ggü.	gegenüber
GP	Glykoprotein
H.a.	Hinweis auf
HDL	High-Density-Lipoprotein
HR	Hazard Ratio
HZV	Herzzeitvolumen
i.d.R.	in der Regel
i.v.	intravenös
ICAM	intercellular adhesion molecule
ICB	intrazerebrale Blutung
ICD	International Classification of Diseases and Related Health Problems
ICP	erhöhter intrazerebraler Druck
IVT	intravenöse Thrombolyse
KHK	koronare Herzkrankheit
LDL	Low-Density-Lipoprotein
Lj.	Lebensjahr
LVO	large vessel occlusion
M.	Musculus
MAD	mittlerer arterieller Druck
MCA	Arteria cerebri media (medial cerebral artery)
mind.	mindestens
Mio.	Million
MLV	Mittellinienverlagerung
MMD	Moyamoya-Krankheit
MoCA	Montreal Cognitive Assessment
MPO	Matrix-Metalloproteasen
MRA	Magnetresonanzangiografie

mRS	modifizierte Rankin-Skala
MRT	Magnetresonanztomografie
MSU	mobile stroke unit
MT(E)	mechanische Thrombektomie
MTRA	medizinisch-technische Radiologieassistentin
n. n. bez.	nicht näher bezeichnet
NASCET	North American Symptomatic Carotid Endarterectomy Trial
NIHSS	National Institutes of Health Stroke Scale
NMES	neuromuskuläre Elektrostimulation
NMH	niedermolekulares Heparin
NNT	Number Needed to Treat
NNV	Neurovaskuläre Netzwerke
NOAK	nicht-Vitamin-K-abhängige orale Antikoagulanzien
Ø	Durchmesser
OP	Operation
PACNS	primäre Angiitis des ZNS
pAVK	periphere arterielle Verschlusskrankheit
PCA	posterior cerebral artery (A. cerebri posterior)
PEG	perkutane endoskopische Gastrostomie
PES	pharyngeale elektrische Stimulation
PFO	persistierendes Foramen ovale
P-gp	P-Glykoprotein
PICA	posterior inferior cerebellar artery (A. cerebelli posterior inferior)
POC	Point-of-Care
PPBS	Prothrombin-Komplex-Präparat
PPI	Protonenpumpeninhibitor
PRES	posteriores reversibles Enzephalopathie-Syndrom
PSC	primary stroke center
PSD	post-stroke depression
PTT	partielle Prothrombinzeit
PVK	periphervenöser Katheter
PWI	perfusion-weighted imaging
QM(S)	Qualitätsmanagement(system)
RCVS	reversibles Vasokonstriktionssyndrom
RR	Blutdruckwerte nach Riva-Rocci
RTD	Rettungsdienst
rtPA	recombinant tissue-type plasminogen activator (Alteplase)
RZA	Riesenzellarteriitis
SAB	Subarachnoidalblutung
SAE	subkortikale arteriosklerotische Enzephalopathie
SOP	Standard Operating Procedure
SPECT	single photon emission computed tomography
SSRIs	selektive Serotonin-Wiederaufnahmehemmer
SSS	Subclavian-Steal-Syndrom
SU	Stroke Unit
TAH	Thrombozytenaggregationshemmer
TCA	transiente zerebrale Arteriopathie
TCCS	transkranielle Farbduplexsonografie
TCD	transkranieller Doppler
TEE	transösophageale Echokardiografie
TF	Tissue Factor (Gewebefaktor)
TFH	Thrombozytenaggregationshemmer
TGF	Transforming Growth Factor
TIA	transitorische ischämische Attacke
TLZ	Tür-Lyse-Zeit
tPA	tissue-type plasminogen activator (gewebespezifischer Plasminogenaktivator)
TSH	Thyreoidea-stimulierendes Hormon
TTE	transthorakale Echokardiografie
TTR	time in therapeutic range
UFH	unfraktioniertes Heparin
v. a.	vor allem
V. a.	Verdacht auf
VHF	Vorhofflimmern
VKA	Vitamin-K-Antagonisten
VWF	Von-Willebrand-Faktor
z. A.	zum Ausschluss
Z. n.	Zustand nach
ZNS	zentrales Nervensystem
γ-GT	Gamma-Glutamyl-Transferase

Inhaltsverzeichnis

I Grundlagen und Präklinik

KAPITEL

1 Pathophysiologie des Schlaganfalls

Peter Kraft

ZUSAMMENFASSUNG

- Das Verständnis der zugrunde liegenden Mechanismen des Schlaganfalls ist essenziell für die adäquate Behandlung der Patienten und für zukünftige Forschungsansätze, um die Therapieoptionen weiter zu verbessern.
- Es kommt beim Schlaganfall zu einem komplexen Zusammenspiel verschiedener Mechanismen unter Einbeziehung u. a. der Blut-Hirn-Schranke, der plasmatischen Gerinnung, von Thrombozyten und Immunzellen.
- Eine umfassende Darstellung dieses Gebietes, das sich gerade massiv weiterentwickelt, ist im Rahmen dieses Buches nicht möglich. Es wird im Text daher mehrfach auf Spezialliteratur verwiesen.

Ein gewisses pathophysiologisches Grundverständnis ist für das vertiefte Verständnis des Krankheitsbildes Schlaganfall, des klinischen Verlaufs und auch für Diagnostik und Therapie unerlässlich. Beispielhaft soll dies an folgendem Fall erläutert werden, an dem man sieht, dass aus verschiedenen Gründen eine erfolgreiche Rekanalisation einer Hirnarterie nicht zwingend mit einem guten klinischen Ergebnis assoziiert sein muss.

FALLBEISPIEL

Ein 60-jähriger Patient wird mit einer hochgradigen Hemiparese li. und Dysarthrie in die neurologische Notaufnahme eingeliefert. Die Symptomatik bestand seit knapp 5 h, sodass bei verstrichenem Zeitfenster für eine intravenöse Thrombolyse (IVT) und Nachweis eines proximalen Verschlusses der rechtsseitigen A. cerebri media (MCA) sowie eines MR-tomografischen Infarktnachweises, begrenzt auf die Basalganglien, eine interventionelle neuroradiologisch geführte Rekanalisation der verschlossenen MCA erfolgt. Der Eingriff führt zu einer kompletten Rekanalisation. Trotzdem wird am Folgetag in einem erneuten cMRT ein Infarktwachstum festgestellt, das auch mit der Klinik des Patienten korreliert (➤ Abb. 1.1). Letztlich ist also eine sog. „injury despite reperfusion" anzunehmen, die sich – bei offenen proximalen Hirnarterien – vermutlich im Bereich der Mikrozirkulation abspielt (➤ Kap. 1.1.4).

1

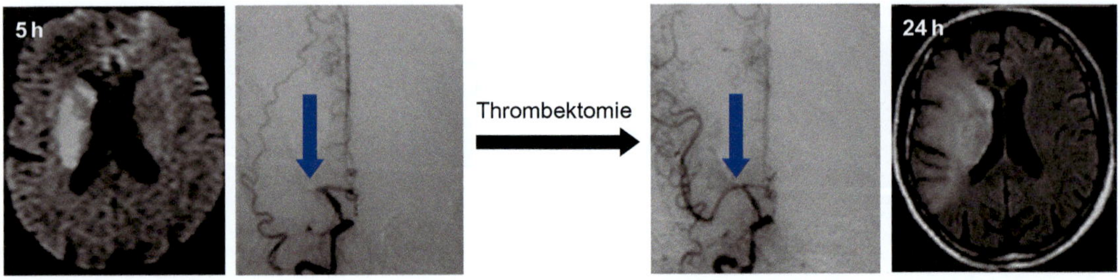

Abb. 1.1 Trotz rascher Wiedereröffnung der proximal verschlossenen A. cerebri media rechts (blaue Pfeile) kommt es im Verlauf bis zum Tag 1 zu einer signifikanten Größenzunahme des Schlaganfalls (Kraft et al. 2012). [P436]

1.1 Mechanismen der ischämischen Neurodegeneration

DEFINITION

Ein **ischämischer Schlaganfall** bezeichnet einen Hirninfarkt, der durch eine **Mangeldurchblutung** bzw. **eine komplette Unterbrechung der Durchblutung** (temporär oder permanent) des Gehirns entstanden ist.

Während in der klinischen Forschung Versorgungsstrukturen und neue therapeutische Optionen untersucht wurden, lag der Fokus der tierexperimentellen Forschung in den letzten Jahren immer auch auf der Verbesserung des grundlagenwissenschaftlichen Verständnisses, wie ein ischämischer Schlaganfall überhaupt abläuft und welche Zellen beteiligt sind. Historisch betrachtet gab es dabei ein Umdenken: Während lange Zeit das Neuron selbst im Vordergrund stand, gewann man stetig an Gewissheit, dass nahezu alle Zellen, die mit Neuronen interagieren oder für deren Versorgung relevant sind, eine pathophysiologische Rolle beim ischämischen Schlaganfall spielen. Man nennt die Gesamtheit aller relevanten Zellen und Strukturen „neurovascular unit“ (Dirnagl 2012; ➤ Abb. 1.2 s. Farbtafeln). Entsprechend beschreibt eine Übersichtsarbeit den protektiven Effekt von körperlicher Aktivität auf Neurone und andere Zelltypen wie Astrozyten, Perizyten, Endothelzellen und die extrazelluläre Matrix (Wang et al. 2014).

MERKE

Ein wesentlicher Aspekt des pathophysiologischen Verständnisses der Entstehung eines ischämischen Schlaganfalls betrifft die genaue Charakterisierung der komplexen zeitlichen und räumlichen Abfolge der essenziellen pathophysiologischen Schritte bei der Infarktentstehung.

Während einige Mechanismen nahezu unmittelbar nach Gefäßverschluss auftreten, werden andere erst nach Tagen oder gar Wochen relevant. ➤ Abb. 1.3 gibt Aufschluss über die vermutete Abfolge der relevantesten pathophysiologischen Abläufe.

➤ Abb. 1.4 skizziert genauer, wie sich die wesentlichen pathophysiologischen Schritte gegenseitig beeinflussen.

Im Folgenden werden die wichtigsten Aspekte kurz zusammengefasst wiedergegeben.

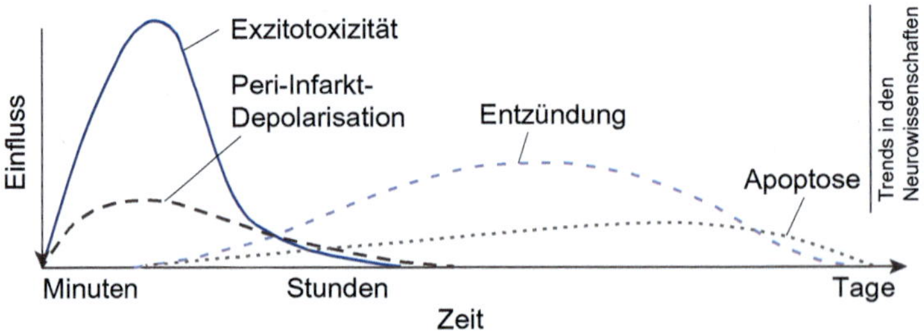

Abb. 1.3 Zeitliche Abfolge der Schädigungsmechanismen beim ischämischen Schlaganfall. Die x-Achse stellt den zeitlichen Verlauf dar, während auf der y-Achse die vermutete Relevanz der einzelnen Mechanismen auf das klinische Endergebnis aufgetragen ist (Dirnagl et al. 1999). [L143]

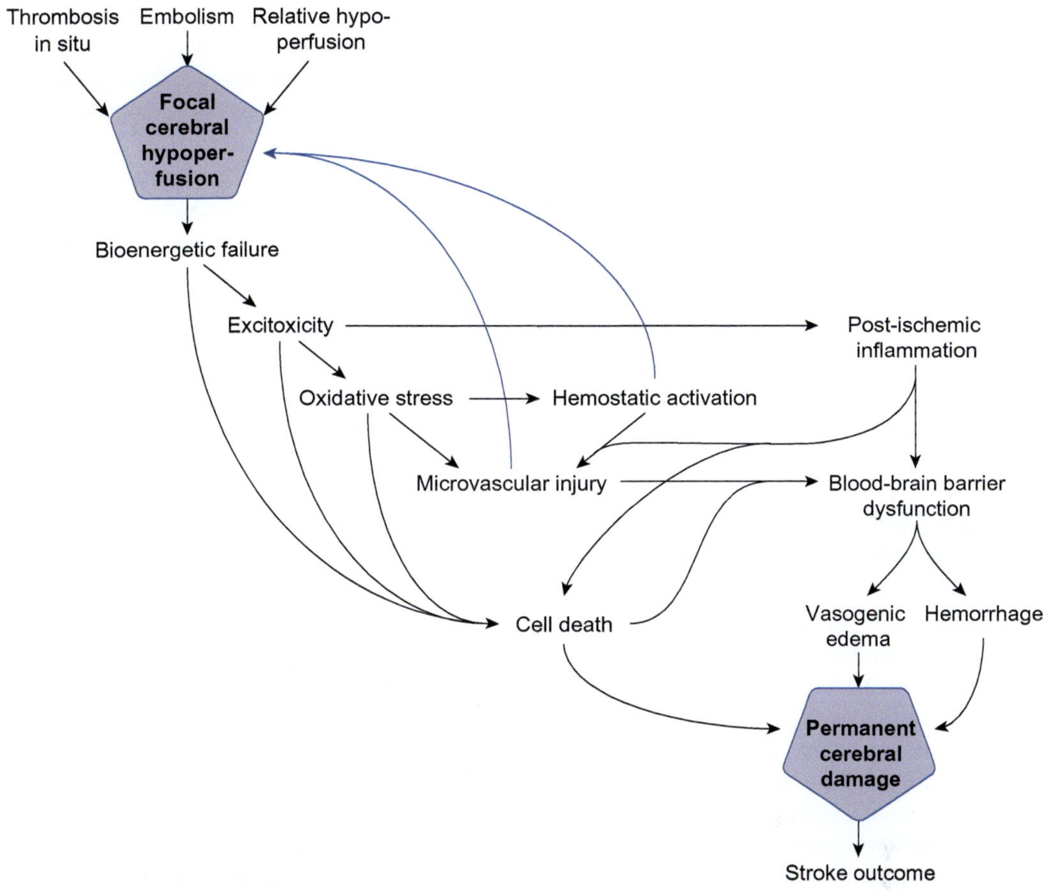

Abb. 1.4 Vereinfachte Übersicht über die wichtigsten pathophysiologischen Prozesse beim ischämischen Schlaganfall (Brouns und de Deyn 2009) [L143]

1.1.1 Ausfall energieabhängiger Prozesse und Exzitotoxizität

Da das Gehirn einen **sehr hohen Sauerstoffbedarf** hat, reagiert es sensibel und rasch auf eine beim ischämischen Schlaganfall auftretende **Mangelversorgung mit Sauerstoff und Glukose.** Dadurch gehen Ionengradienten verloren, und es kommt zu einer **Depolarisation** (d. h. Entladung) **von Neuronen.** Die Unterbrechung der energieabhängigen Wiederaufnahme exzitatorischer Aminosäuren führt konsekutiv zu einer weiteren extrazellulären Glutamatakkumulation, d. h. einer Verstärkung der schädlichen **Exzitotoxizität** (d. h. Tod einer Nervenzelle durch stetige Reizüberflutung).

Eminent wichtig für die weitere Schlaganfallentwicklung ist der **Ausfall energieabhängiger Ionenpumpen,** allen voran der Natrium-Kalium-ATPase, deren Folge die Entwicklung einer **osmotisch bedingten Zellschwellung durch intrazelluläre Wasserakkumulation** (zytotoxisches Ödem) **mit zellulärer Dysfunktion bis hin zum Zelltod** ist (Brouns und De Deyn 2009; Dirnagl et al. 1999).

Durch **Aktivierung von NMDA-Glutamat-Rezeptoren** kommt es zu einem Anstieg des Second-Messenger **Kalzium,** das seinerseits zum Gewebeschaden durch Aktivierung proteolytischer Enzyme und anderer Mechanismen beiträgt. Die Aktivierung von Phospholipase A2 generiert **freie Sauerstoffradikale,** die wiederum an der Schädigung des Hirngewebes beteiligt sind. Zusätzlich führt die Bildung von freien

Radikalen zu **Entzündungsprozessen, Apoptose und mitochondrialer Schädigung.**

Ebenfalls innerhalb kurzer Zeit nach Infarktentstehung kommt es in den hypoxischen Regionen um den Infarktkern herum zu repetitiven neuronalen Entladungen, sog. „peri-infarct depolarizations". Die Anzahl dieser Depolarisationen korreliert positiv mit der zukünftigen Infarktgröße, d. h. ist funktionell und ggf. therapeutisch relevant.

MERKE

Studien gehen davon aus, dass pro Minute ohne kausale Therapie knapp 2 Mio. Neurone irreversibel zugrunde gehen, d. h.: **„Time is brain!"** (Saver 2006)

1.1.2 Die Rolle von Immunzellen bei der Schlaganfallentstehung

Schon länger weiß man, dass **Immunzellen** das ischämische Hirngewebe nach einem Schlaganfall infiltrieren. Die pathophysiologische Bedeutung dieser Zellen war jedoch lange unklar und konnte erst in den letzten Jahren durch die Verfügbarkeit transgener Mausmodelle mit selektiver Defizienz bestimmter immunologischer Zellpopulationen und ihrer **Zytokine** sowie neuen Methoden der Zellidentifizierung funktionell analysiert werden. Grundsätzlich wird zwischen Zellen des angeborenen (z. B. neutrophile Granulozyten, Monozyten) und des **adaptiven Immunsystems** (z. B. T- und B-Zellen) unterschieden. Abhängig vom Zelltyp, aber auch vom **zeitlichen Verlauf** (akute vs. chronische Phase nach Schlaganfall) wurden **regenerative oder schädliche Eigenschaften** postuliert. Die Kinetik, mit der Immunzellen über die aktivierte Blut-Hirn-Schranke (BHS) in das Hirnparenchym einwandern, ist mittlerweile gut untersucht. Dabei zeigte sich, dass bereits wenige Stunden nach Schlaganfallbeginn Zellen des angeborenen Immunsystems (v. a. Neutrophile) die BHS passieren, während T-Zellen später einwandern und ihr Maximum erst an Tag 3 erreichen (Gelderblom et al. 2009).

Die **Aktivierung des hypoxischen Gehirnendothels** führt schon in der sehr frühen Phase eines Schlaganfalls zu einer Hochregulation von **Zelladhäsionsmolekülen** (z. B. Intercellular Adhesion Molecule 1 [ICAM-1]), welche die Adhäsion und Infiltration von Immunzellen ins Gewebe vermitteln.

Während die pathophysiologische Rolle der neutrophilen Granulozyten bei der zerebralen Ischämie sowohl tierexperimentell als auch bei Patienten noch umstritten ist, gibt es eine starke experimentelle Evidenz für eine maßgebliche **schädliche Rolle von T-Zellen** in der Akutphase des ischämischen Schlaganfalls (Kleinschnitz et al. 2010, 2013). Über die differenzielle Bedeutung von T-Zell-Subpopulationen ist bislang wenig bekannt. Insbesondere zu den sog. **regulatorischen T-Zellen** liegen widersprüchliche Befunde vor (Kleinschnitz et al. 2013; Liesz et al. 2009). Es hat sich gezeigt, dass die Nettoeffekte der verschiedenen T-Zell-Subtypen (schädigend vs. schützend) offensichtlich in hohem Maße vom Zeitpunkt während der Schlaganfallentwicklung (Akut- vs. Spätphase mit Gewebsreorganisation) sowie von der Schlaganfallschwere abhängen.

Die Tatsache, dass der schädigende Effekt der T-Zellen bereits in einer sehr frühen Phase nach Schlaganfall zum Tragen kommt (innerhalb weniger Stunden), obwohl zu diesem Zeitpunkt noch gar keine relevante Anzahl von T-Zellen in das Hirnparenchym eingewandert ist, warf zusätzlich die Frage auf, wo und wie genau die T-Zellen wirksam werden.

Mittlerweile gibt es eindeutige Hinweise dafür, dass der **ischämische Schlaganfall keine rein „thrombotische Erkrankung"** ist, wie dies bis vor wenigen Jahren angenommen wurde. Vielmehr wurde in den letzten Jahren zunehmend klar, dass es einen Zusammenhang zwischen einer Thrombusbildung und einer lokalen Entzündungsreaktion gibt, d. h., Komponenten der Thrombusbildung und der Inflammation beeinflussen sich gegenseitig, ein Phänomen, das auch als **„Thromboinflammation"** Eingang in die Literatur gefunden hat (Nieswandt et al. 2011). Hochrelevant ist in diesem Zusammenhang, dass eine vermeintlich antientzündliche Therapie (z. B. mit Fingolimod, das aus der Behandlung der multiplen Sklerose bekannt ist) auch antithrombotische Effekte hat und das funktionelle Ergebnis nach experimentellem und klinischem Schlaganfall verbessert (z. B. Kraft et al. 2013; Fu et al. 2014). Umgekehrt offenbaren antithrombotische Therapieansätze auch antientzündliche Eigenschaften (Göbel et al. 2018; Mezger et al. 2015).

MERKE

Der ischämische Schlaganfall stellt keine rein thrombotische Erkrankung dar; vielmehr werden entscheidende pathophysiologische Abläufe maßgeblich durch das Immunsystem moduliert. Dadurch konnten im Tierversuch neue therapeutische Ansatzpunkte identifiziert und erfolgreich getestet werden. Translationale klinische Studien fehlen jedoch zumeist noch. Eine aktuelle Arbeit fasst die aktuell vorliegenden Daten aus experimentellen Schlaganfallmodellen am Tier und klinischen Humanstudien zusammen (Dreikorn et al. 2018).

Ergänzend soll an dieser Stelle darauf hingewiesen werden, dass eine bilaterale Beziehung zwischen Immunsystem und ischämischem Schlaganfall besteht. Wie schon geschildert, beeinflusst das Immunsystem die Pathophysiologie des Schlaganfalls. Umgekehrt kommt es durch den Schlaganfall (und auch jede andere Schädigung des ZNS) über eine Aktivierung des sympathischen Nervensystems zu einer Suppression des peripheren Immunsystems (Meisel et al. 2005). Dies wiederum begünstigt zusammen mit einer typischen Schlaganfallsymptomatik (z. B. Dysphagie) das Auftreten von Infekten.

MERKE

Immunsystem und Schlaganfall beeinflussen sich gegenseitig. Prinzipiell könnte daher in Zukunft eine gezielte vorübergehende Immunmodulation therapeutisch gewinnbringend eingesetzt werden.

1.1.3 Pathophysiologische Relevanz der Blut-Hirn-Schranke

Ein wesentliches Element der Schlaganfallentwicklung ist der **Zusammenbruch der Blut-Hirn-Schranke (BHS).** Die BHS basiert auf verschiedenen Elementen und verhindert den freien Zutritt von Serumbestandteilen und Zellen ins Hirnparenchym. Neben Endothelzellen sind maßgeblich Astrozyten, Perizyten und die extrazelluläre Matrix am Aufbau der BHS beteiligt. Die Endothelien der BHS sind durch Tight-Junctions eng miteinander verbunden.

Im Verlauf eines ischämischen Schlaganfalls wird die BHS durchlässig und nachhaltig geschädigt. Initial (nach ca. 6 h) steigt dabei die transendotheliale Permeabilität an, bevor nach etwa 2 Tagen ein strukturelles Defizit der Tight-Junctions als Ausdruck einer parazellulären Schädigung nachweisbar ist. Zudem werden Matrix-Metalloproteasen (MPO) aktiviert, und der oxidative Stress nimmt durch die Bildung freier Radikale zu. In der Summe kommt es durch die Schädigung der Funktion der BHS zu einer Zunahme der Permeabilität mit **Ausbildung eines vasogenen Hirnödems** (hiervon zu unterscheiden ist das *zytotoxische Ödem,* ➤ Kap. 1.1.1).

Interessanterweise werden einige pathophysiologische Prozesse an der BHS durch die im Mittelpunkt der therapeutischen Bemühungen stehende Reperfusion noch verstärkt. So entwickelt sich dabei zunächst eine reaktive Hyperämie mit Steigerung des zerebralen Blutflusses, was zusammen mit einer **aufgehobenen Autoregulation** zu einer Öffnung der Tight-Junctions führt. Schließlich resultiert eine biphasische Erhöhung der parazellulären Permeabilität (➤ Abb. 1.5).

Das **Hirnödem** nach einem ischämischen Schlaganfall ist eine der häufigsten Ursachen für eine klinische Verschlechterung und endet nicht selten tödlich. Das Maximum ist **um Tag 5 nach dem Ereignis** zu erwarten. Nach wie vor steht jedoch kein Medikament zur Verfügung, mit dem die BHS nach einem Schlaganfall stabilisiert und die Entstehung eines Hirnödems zuverlässig verhindert werden kann. Selbst Glukokortikoide, die bei anderen neurologischen Erkrankungen (Hirntumoren, multiple Sklerose) potente BHS-Stabilisatoren sind, sind beim ischämischen Schlaganfall nicht wirksam. Daher ist die Erforschung neuer Substanzen zur Stabilisierung der BHS ein wichtiges Ziel.

1.1.4 Begriff des Reperfusionsschadens

Frühere Untersuchungen haben gezeigt, dass trotz Rekanalisation der größeren Gefäße der kapilläre Blutfluss im Gewebe während der Reperfusionsphase abnimmt, was in der Literatur als **„No-Reflow"-Phänomen** und im deutschen Sprachgebrauch oftmals als **Reperfusionsschaden** bezeichnet wird (Hallenbeck und Dutka 1990; Stoll et al. 2008).

Es hat sich gezeigt, dass die Wiedereröffnung einer verschlossenen Hirnarterie, z. B. spontan oder durch IVT bzw. eine mechanische Rekanalisation, eine

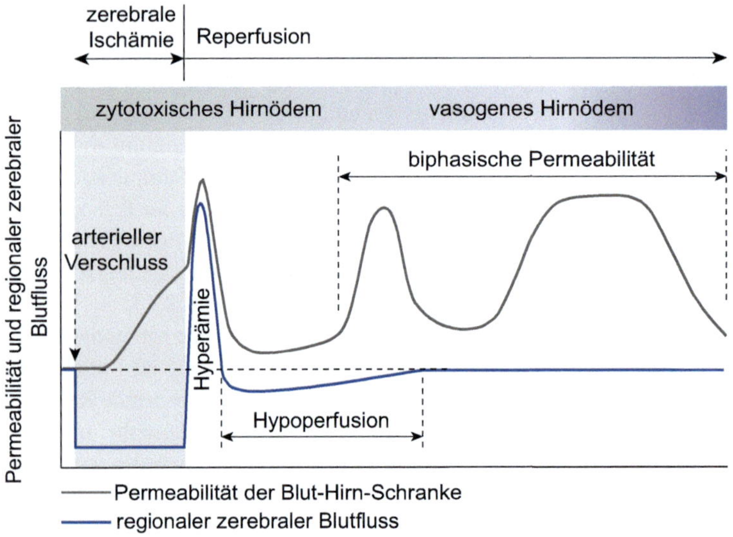

Abb. 1.5 Phasische Abfolge der BHS-Störung und des regionalen Blutflusses nach zerebraler Ischämie (mod. nach Sandoval und Witt 2008). In der Ischämiephase kommt es durch den Ausfall energieabhängiger Transporter zur Ausbildung eines zytotoxischen Ödems. Nach Reperfusion steigt die BHS-Permeabilität mit der Hyperämie zunächst steil an, fällt jedoch bis nahezu auf den Ausgangswert wieder ab. Sekundär kommt es zur Ausbildung eines vasogenen Ödems, das einen biphasischen Verlauf zeigt. [L143]

Grundvoraussetzung dafür ist, dass das von dieser Arterie, aber nicht von Kollateralen versorgte Hirngewebe gerettet werden kann. Trotzdem kommt es häufig auch **trotz erfolgreicher Rekanalisation zu einem sekundären Infarktwachstum** (➤ Abb. 1.1), d. h., eine angiografisch gesehen erfolgreiche Rekanalisation führt nicht notwendigerweise zu einer ausreichenden und anhaltenden Reperfusion. Zutreffender als „reperfusion injury“ bzw. Reperfusionsschaden wäre eigentlich die Formulierung „injury despite reperfusion“.

Die genauen Mechanismen des Reperfusionsschadens sind im Detail unbekannt; vermutet wird u. a. eine Interaktion zwischen Immunzellen (Neutrophile, T-Zellen), Thrombozyten und der Gefäßwand mit nachfolgender Verlegung der Mikrozirkulation und Abnahme des kapillären Blutflusses (Thromboinflammation; Nieswandt et al. 2011).

1.1.5 Rolle der Thrombozyten-Endothel-Interaktion

Es ist bekannt, dass Thrombozyten in der Pathophysiologie des akuten ischämischen Schlaganfalls eine zentrale Rolle spielen. Die genaue Funktion der Blutplättchen bzw. die zugrunde liegenden **Mechanismen der Thrombusentstehung und -ausbreitung** waren hingegen lange Zeit unklar.

In den letzten Jahren konnten in experimentellen Studien große Fortschritte bzgl. des Verständnisses der molekularen Abläufe der Thrombusbildung sowohl bei der Blutstillung als auch im Rahmen der pathologischen Thrombenbildung bei Myokard- und Hirninfarkten erzielt werden (Zusammenfassung in ➤ Abb. 1.6, s. Farbtafeln):

- Zunächst binden Thrombozyten lose an das Gefäßendothel (**„Tethering“**). Diese Bindung wird durch die Interaktion zwischen dem thrombozytären **GPIb-Rezeptor und dem Von-Willebrand-Faktor (VWF)** vermittelt, der von Weibel-Palade-Körperchen des Endothels gebildet wird.
- In einem zweiten Schritt kommt es zur festen Anheftung (**„Attachment“**) der Blutplättchen durch Interaktion zwischen dem Oberflächenmolekül **GPVI und dem freigelegten subendothelialen Kollagen.** Gleichzeitig werden die Thrombozyten hierdurch aktiviert und Agonisten wie z. B. Adenosindiphosphat (ADP) ausgeschüttet.
- Bei der Blutstillung nach Gefäßverletzungen mündet dies in eine gemeinsame Endstrecke der Thrombozytenaktivierung über **GPIIb/IIIa, das eine irreversible Thrombozytenaggregation** vermittelt und Thromben stabilisiert.

Durch **selektive Blockade** der ersten beiden Schritte der Thrombusbildung (Interaktion zwischen VWF und GPIb, Interaktion zwischen Kollagen und

GPVI) ergab sich in einem experimentellen Modell des ischämischen Schlaganfalls ein ausgeprägter Schlaganfallschutz. Bemerkenswerterweise kam es dabei **nicht zu einem Anstieg von Blutungskomplikationen,** was bekanntlich eine wichtige Nebenwirkung aller derzeit klinisch eingesetzten antithrombotischen Therapien ist (Kleinschnitz et al. 2007). Es scheint also, dass **Thrombusbildung und Hämostase unterschiedlich reguliert** werden und eine antithrombotische Therapie nicht automatisch mit einer Blutungsneigung einhergehen muss.

Im Gegensatz dazu führte die **GPIIb/IIIa-Blockade** völlig überraschend nicht zu reduzierten Schlaganfallvolumina oder einem besseren klinischen Outcome. Im Gegenteil: Die **Mortalität durch Blutungskomplikationen war deutlich erhöht** (Kleinschnitz et al. 2007). Aufgrund von vermehrten Hirnblutungen musste eine parallele klinische Studie, die den Anti-GPIIb/IIIa-Antikörper Abciximab bei akuten Schlaganfallpatienten untersuchte, vorzeitig abgebrochen werden (Adams et al. 2008).

1.1.6 Relevanz der plasmatischen Blutgerinnung

Der Einsatz von Substanzen zur Hemmung der **plasmatischen Gerinnung** ist bei bestimmten Indikationen wie z. B. Vorhofflimmern (VHF) zur Prophylaxe weiterer zerebrovaskulärer Ereignisse hochwirksam (➤ Kap. 23). Außerdem entwickeln oral antikoagulierte Patienten mit VHF tendenziell kleinere Schlaganfälle als Patienten ohne Antikoagulation. Allein dies legt bereits nahe, dass die plasmatische Blutgerinnung für die Pathophysiologie des ischämischen Schlaganfalls hochrelevant ist.

Die spätestens aus dem Studium gut bekannte **Gerinnungskaskade** (➤ Abb. 1.7) besteht aus mehreren seriell geschalteten **Serinproteasen.** Eine Aktivierung der Kaskade führt letztlich zu einer Thrombinbildung und Fibrinvernetzung mit der Konsequenz der Stabilisierung eines wachsenden, u. a. auch aus Thrombozyten bestehenden Blutgerinnsels. Wie man seit Langem weiß, wird der **extrinsische Schenkel** der Blutgerinnung durch Tissue Factor angestoßen, der an der Stelle einer Gefäßverletzung freigesetzt wird. Im Gegensatz dazu war der physiologische Trigger für den **intrinsischen Schenkel** lange Zeit unklar. Erst kürzlich wurde gezeigt, dass negativ geladene Ribonukleinsäuren und Polyphosphate *in vivo* potenzielle Aktivatoren von Faktor (F) XII sind.

Experimentell konnte gezeigt werden, dass eine Inhibition eines einzigen spezifischen Gerinnungsfaktors des intrinsischen Schenkels der plasmatischen Blutgerinnung (FIX, X, XI, XII) vor ischämischen Schlaganfällen schützt, und zwar **ohne signifikante Erhöhung der Blutungsgefahr.** Die besten Daten liegen hierfür für FXII vor (Kleinschnitz et al. 2006). Dies widerlegte die damals

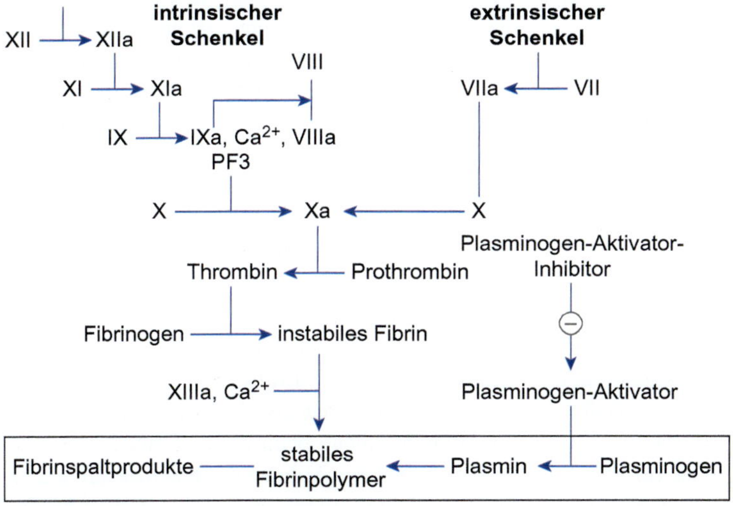

Abb. 1.7 Übersicht über das plasmatische Gerinnungssystem [L143]

vorherrschende Lehrmeinung, dass FXII bei der Thrombusbildung und der physiologischen Hämostase keine Rolle spielt. Daraus ergibt sich das Konzept einer **„blutungsfreien antithrombotischen Therapie"**, das die klinische Schlaganfalltherapie revolutionieren könnte. Dieser Ansatz wurde durch die Generierung selektiver FXII-Inhibitoren bestätigt, die sich im experimentellen Bereich ebenfalls als wirksam erwiesen haben.

MERKE

Eine Inhibition der frühen Schritte des intrinsischen Schenkels der Blutgerinnung könnte zukünftig eine aussichtsreiche Therapieoption sein. Eine therapeutische FXII-Hemmung wirkte in verschiedenen Tiermodellen bis hin zu Primaten stark antithrombotisch, ohne die Blutungsgefahr relevant zu erhöhen. In einer klinischen Studie konnte ein sehr gutes Nutzen-Risiko-Verhältnis bzgl. der Verhinderung venöser Thrombosen durch eine Therapie mit einem FXI-antisense-Oligonukleotid bei Patienten gezeigt werden, die wegen Implantation einer Kniegelenkprothese operiert wurden (Büller et al. 2015).

Im Gegensatz dazu zählt ein Mangel an FVII (extrinsischer Schenkel) zu den Blutungsdiathesen und schützt scheinbar kaum vor einer pathologischen Thrombusbildung, wenngleich diskrepante Daten vorliegen und zwischen arteriellem und venösem System unterschieden werden muss.

Der (physiologische) Gegenspieler der Thrombose ist die **Fibrinolyse** (endogen oder als therapeutische Strategie). Sie dient dazu, einer spontanen oder überschießenden Thrombusbildung entgegenzuwirken (➤ Kap. 11.2).

1.1.7 Zusammensetzung okkludierender Thromben beim ischämischen Schlaganfall und ihre Relevanz für die Klinik

Ein Gefäßverschluss einer hirnversorgenden Arterie stellt (außer bei manchen hämodynamisch bedingten Schlaganfällen) eine Grundvoraussetzung für das Auftreten eines ischämischen Schlaganfalls dar. Noch vor einigen Jahren konnten okkludierende Thromben als histologisches Korrelat eines Gefäßverschlusses lediglich *post mortem* analysiert werden. Mit dem Aufkommen der mechanischen Thrombektomie ergibt sich nun jedoch neben der Entfernung der intrakraniellen Thromben zu Therapiezwecken die Möglichkeit, diese auch wissenschaftlich auszuwerten. Man erhofft sich dadurch ein besseres Verständnis für die Herkunft der Thromben, d. h. für die Ätiologie des Schlaganfalls, ihre Zusammensetzung, ihre Interaktion mit dem Gefäßsystem, und natürlich eine Optimierung der Therapieoptionen für den Fall, dass man genaue Thrombuscharakteristika z. B. durch spezielle Modalitäten der Bildgebung bereits in der Akutsituation des Schlaganfalls wüsste. Die **Thrombuszusammensetzung** könnte auch für die Wahl der antithrombotischen sekundärpräventiven Therapie eine Rolle spielen.

Seit mehreren Jahren untersuchen daher Arbeitsgruppen durch mechanische Thrombektomie entfernte intrakranielle Thromben mit dem Ziel einer **histologischen Differenzierung** und Aufschlüssen bzgl. der **Ätiologie** und **Konsequenzen für die Therapie** (Übersicht in de Meyer et al. 2017). Neben Erythrozyten und Fibrin wurden vornehmlich Immunzellen und VWF gefärbt (➤ Abb. 1.8, s. Farbtafeln). Letztlich liegen jedoch **inkonsistente Befunde** vor, was auch daran liegen könnte, dass die therapierefraktären Thromben, die durch eine mechanische Thrombektomie nicht entfernt werden konnten, und die, die durch eine IVT allein beseitigt werden konnten, eben nicht vorlagen. Für die Interpretation erschwerend muss auch die potenzielle Schädigung der Thrombuskomposition durch die Thrombektomie selbst bedacht werden.

Voraussetzung für eine klinische Implikation der Thrombuszusammensetzung in der Akuttherapie ist eine entsprechende diagnostische Aussage mittels kranieller Bildgebung. Tatsächlich korrelierte z. B. ein **hyperdenses Mediazeichen** im Nativ-CT positiv mit dem Anteil an Erythrozyten im später entfernten Thrombus (Liebeskind et al. 2011). Auch MR-tomografisch lassen sich erythrozytenreiche (rote) von thrombozyten- und fibrinreichen (weißen) Thromben unterscheiden. Erythrozytenreiche Gefäßverschlüsse führen in Gradientenecho-Sequenzen zu **Suszeptibilitätsartefakten** („blooming artifact") und zeigten in einer älteren Studie eine kardioembolische Genese an (Cho et al. 2005).

Letztlich beginnt man gerade erst, die lokale Thrombuspathophysiologie beim ischämischen Schlaganfall und auch die Interaktionen mit potenziellen rekanalisierenden Substanzen und mechanischen Methoden *in vivo* zu verstehen. Da der okkludierende Thrombus zweifellos der Hauptangriffspunkt beim ischämischen Schlaganfall darstellt, erhofft man sich durch eine genaue Charakterisierung eine Individualisierung und Verbesserung der Therapieoptionen.

MERKE

Mehrere Autoren beschreiben, dass die Zusammensetzung des okkludierenden Thrombus **Auswirkungen auf den Erfolg der Rekanalisation** und damit auch auf das klinische Ergebnis hat. So konnte z. B. mehrfach gezeigt werden, dass erythrozytenreiche Thromben besser auf eine IVT oder eine Thrombektomie ansprechen als erythrozytenarme Thromben (Cho et al. 2005; Mokin et al. 2015; Moftakhar et al. 2013).

1.1.8 Das Penumbra-Konzept

Studien u. a. an Primaten haben gezeigt, dass bei einem ischämischen Schlaganfall ein **Infarktkern,** in dem die **Neurone irreversibel geschädigt** sind, meist **von einer sog. ischämischen Penumbra umgeben** entsteht. Die Penumbra wird durch Kollateralen gerade noch versorgt, d. h., das Gewebe kann also potenziell überleben, sofern rechtzeitig eine Reperfusion erfolgt (➤ Abb. 1.9). Dabei spielt die **Zeit eine entscheidende Rolle:** Je länger die Mangeldurchblutung andauert, desto geringer ist die Wahrscheinlichkeit, dass die Nervenzellen in der Penumbra überleben. Aktuelle klinische Studien haben auch **beim Menschen** das Auftreten einer Penumbra nachgewiesen, teilweise bis weit über 12 h nach Schlaganfallbeginn (Albers et al. 2018; Nogueira et al. 2018). Hierbei bestehen **große interindividuelle Unterschiede.** Versucht man den zerebralen Blutfluss zu quantifizieren, würde man etwa bei 11–20 ml/100 mg/min von einer Penumbra sprechen (im Vergleich: normal ≥ 50 ml/100 mg/min; irreversibel geschädigtes Gehirngewebe ≤ 10 ml/100 mg/min).

Hochrelevant ist die Tatsache, dass **bereits die funktionelle Zellschädigung im Rahmen einer Penumbra und nicht notwendigerweise ein kompletter Infarkt**, d. h. eine Zerstörung von Zellen, **zu einer neurologischen Ausfallsymptomatik führen kann,** d. h., die Rettung von hypoxischem Hirngewebe in der Penumbra kann beim Patienten zu einer klinischen Verbesserung führen.

Da man das Vorhandensein einer Penumbra anhand des **zerebralen Blutflusses** abschätzen und der zerebrale Blutfluss im Rahmen einer **multimodalen zerebralen Schichtbildgebung** gemessen werden kann, ergeben sich potenziell direkte therapeutische Implikationen. So kann z. B. trotz unbekannten Zeitfensters das Vorhandensein einer Penumbra, d. h. potenziell rettbaren Gewebes, einen Therapieversuch mittels Thrombolyse oder Thrombektomie nach sich ziehen (z. B. Albers et al. 2018). Bezüglich verschiedener Methoden der Penumbra- und Mismatch-Bildgebung wird auf ➤ Kap. 11.2 verwiesen.

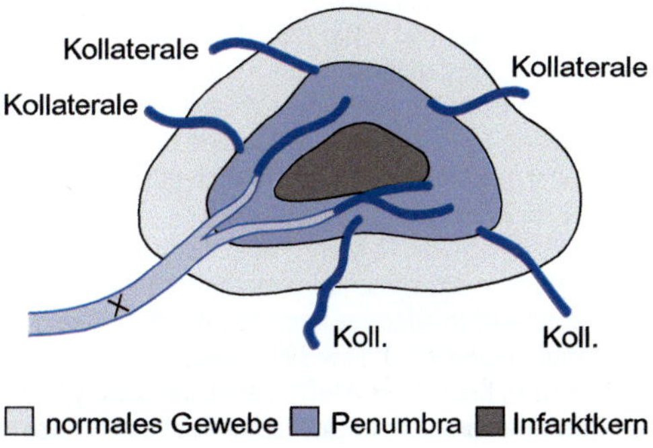

Abb. 1.9 Grafische Darstellung des Penumbra-Konzepts beim ischämischen Schlaganfall [L143]

MERKE

Das Penumbral Imaging versucht, potenziell rettbares Hirngewebe zu detektieren und somit Patienten zu identifizieren, die mit einer gewissen Wahrscheinlichkeit von einer rekanalisierenden Therapie profitieren können. Mit fortschreitender Zeit wächst der Infarktkern und die Penumbra schrumpft, bis bei voll ausgebildetem ischämischem Schlaganfall keine Penumbra mehr vorhanden ist.

1.2 Pathophysiologisches Konzept der intrazerebralen Parenchymblutung

Durch die intrazerebrale Blutung (ICB) kommt es aufgrund der Raumforderung zu einer unmittelbaren Schädigung des umgebenden Gewebes. Verschiedene Studien belegen zudem, dass die Größe der Blutung in etwa 30 % der Fälle innerhalb von 24 h zunimmt (**„hematoma expansion“**). Dies kann (mit oder ohne Ödembildung) zu einer Symptomverschlechterung bis hin zur Mittellinienverlagerung und Herniation („Einklemmung") führen. Die genauen Mechanismen der Blutungszunahme sind derzeit noch unklar. Es ist jedoch davon auszugehen, dass die **Blutgerinnung** eine große Rolle spielt, zumal gegenwärtig jegliche antithrombotische Therapie (Thrombozytenfunktionshemmung und Antikoagulation) mit einem erhöhten Risiko für die Entwicklung einer ICB einhergeht.

In histologischen Untersuchungen hat sich gezeigt, dass in der Zone, welche die Blutung umgibt, **apoptotische Zellen** vorhanden waren. Ob die Apoptose eine funktionelle Rolle spielt, ist gegenwärtig jedoch unbekannt. Wie auch beim ischämischen Infarkt kommt es bei der ICB zur Entwicklung eines **perifokalen Hirnödems** (v. a. eines *vasogenen Ödems),* das die Symptomatik durch lokale Auswirkungen oder Hirndruckbildung verschlechtern kann. Man geht davon aus, dass das perifokale Ödem ca. 3 h nach ICB auftritt und sein **Maximum,** anders als beim ischämischen Schlaganfall, erst **zwischen Tag 10 und 20** erreicht.

Interessanterweise scheinen Hämoglobin und seine Abbauprodukte **neurotoxisch** zu sein und spielen vermutlich eine große funktionelle Rolle beim zellulären Schaden im Rahmen einer ICB. Demgegenüber kann etwa der Eisenchelator Deferoxamin einen ICB-getriggerten Zellschaden reduzieren.

Wie auch beim ischämischen Schlaganfall spielen **inflammatorische Vorgänge** bei der ICB eine wichtige Rolle. Beteiligt sind einzelne Immunzellsubpopulationen, aber auch das Komplementsystem (Wilkinson et al. 2018).

Die Pathophysiologie anderer Hirnblutungen (z. B. Subarachnoidalblutung, Subduralhämatom) weicht z. T. erheblich von der Pathophysiologie der intrazerebralen Parenchymblutung ab und wird, sofern notwendig und wichtig, in den betreffenden Kapiteln (➤ Kap. 13, ➤ Kap. 14) ergänzt.

LITERATUR

Adams Jr. HP, Effron MB, Torner J, et al. Emergency administration of abciximab for treatment of patients with acute ischemic stroke: results of an international phase III trial: Abciximab in Emergency Treatment of Stroke Trial (AbESTT-II). Stroke 2008; 39: 87–99.

Albers GW, Marks MP, Kemp S, et al. Thrombectomy for stroke at 6 to 16 hours with selection by perfusion imaging. N Engl J Med 2018; 378: 708–718.

Brouns R, de Deyn PP. The complexity of neurobiological processes in acute ischemic stroke. Clin Neurol Neurosurg 2009; 111: 483–495.

Büller HR, Bethune C, Bhanot S, et al. Factor XI antisense oligonucleotide for prevention of venous thrombosis. N Engl J Med 2015; 372: 232–240.

Cho KH, Kim JS, Kwon SU, Cho AH, Kang DW. Significance of susceptibility vessel sign on T2*-weighted gradient echo imaging for identification of stroke subtypes. Stroke 2005; 36: 2379–2383.

De Meyer SF, Andersson T, Baxter B, et al. Analyses of thrombi in acute ischemic stroke: a consensus statement on current knowledge and future directions. Int J Stroke 2017; 12: 606–614.

Denorme F, Langhauser F, Desender L, et al. ADAMTS13-mediated thrombolysis of t-PA-resistant occlusions in ischemic stroke in mice. Blood 2016; 127: 2337–2345.

Dirnagl U, Iadecola C, Moskowitz MA. Pathobiology of ischaemic stroke: an integrated view. Trends Neurosci 1999; 22: 391–397.

Dirnagl U. Pathobiology of injury after stroke: the neurovascular unit and beyond. Ann N Y Acad Sci 2012; 1268: 21–25.

Dreikorn M, Milacic Z, Pavlovic V, et al. Immunotherapy of experimental and human stroke with agents approved for multiple sclerosis: a systematic review. Ther Adv Neurol Disord 2018; 11: 1756286418770626.

Fu Y, Zhang N, Ren L, et al. Impact of an immune modulator fingolimod on acute ischemic stroke. Proc Natl Acad Sci U S A 2014; 111: 18315–18320.

Gelderblom M, Leypoldt F, Steinbach K, et al. Temporal and spatial dynamics of cerebral immune cell accumulation in stroke. Stroke 2009; 40: 1849–1857.

Göbel K, Eichler S, Wiendl H, et al. The Coagulation factors fibrinogen, thrombin, and factor XII in Inflammatory disorders – a systematic review. Front Immunol 2018; 9: 1731.

Hallenbeck JM, Dutka AJ. Background review and current concepts of reperfusion injury. Arch Neurol 1990; 47: 1245–1254.

Kleinschnitz C, Stoll G, Bendszus M, et al. Targeting coagulation factor XII provides protection from pathological thrombosis in cerebral ischemia without interfering with hemostasis. J Exp Med 2006; 203: 513–518.

Kleinschnitz C, Pozgajova M, Pham M, et al. Targeting platelets in acute experimental stroke: impact of glycoprotein Ib, VI, and IIb/IIIa blockade on infarct size, functional outcome, and intracranial bleeding. Circulation 2007; 115: 2323–2330.

Kleinschnitz C, Schwab N, Kraft P, et al. Early detrimental T-cell effects in experimental cerebral ischemia are neither related to adaptive immunity nor thrombus formation. Blood 2010; 115: 3835–3842.

Kleinschnitz C, Kraft P, Dreykluft A, et al. Regulatory T cells are strong promoters of acute ischemic stroke in mice by inducing dysfunction of the cerebral microvasculature. Blood 2013; 121: 679–691.

Kraft P, Nieswandt B, Stoll G, et al. Acute ischemic stroke. New approaches to antithrombotic treatment. Nervenarzt 2012; 83: 435–449.
Kraft P, Göb E, Schuhmann MK, et al. FTY720 ameliorates acute ischemic stroke in mice by reducing thrombo-inflammation but not by direct neuroprotection. Stroke 2013; 44: 3202–3210.
Liebeskind DS, Sanossian N, Yong WH, et al. CT and MRI early vessel signs reflect clot composition in acute stroke. Stroke 2011; 42: 1237–1243.
Liesz A, Suri-Payer E, Veltkamp C, et al. Regulatory T cells are key cerebroprotective immunomodulators in acute experimental stroke. Nat Med 2009; 15: 192–199.
Meisel C, Schwab JM, Prass K, Meisel A, Dirnagl U. Central nervous system injury-induced immune deficiency syndrome. Nat Rev Neurosci 2005; 6: 775–786.
Mezger M, Göbel K, Kraft P, et al. Platelets and vascular inflammation of the brain. Hamostaseologie 2015; 35: 244–251.
Moftakhar P, English JD, Cooke DL, et al. Density of thrombus on admission CT predicts revascularization efficacy in large vessel occlusion acute ischemic stroke. Stroke 2013; 44: 243–245.
Mokin M, Morr S, Natarajan SK, et al. Thrombus density predicts successful recanalization with Solitaire stent retriever thrombectomy in acute ischemic stroke. J Neurointerv Surg 2015; 7: 104–107.
Nieswandt B, Kleinschnitz C, Stoll G. Ischaemic stroke: a thrombo-inflammatory disease? J Physiol 2011; 589: 4115–4123.
Nogueira RG, Jadhav AP, Haussen DC, et al. Thrombectomy 6 to 24 hours after stroke with a mismatch between deficit and infarct. N Engl J Med 2018; 378: 11–21.
Sandoval KE, Witt KA. Blood-brain barrier tight junction permeability and ischemic stroke. Neurobiol Dis 2008; 32: 200–219.
Saver JL. Time is brain-quantified. Stroke 2006; 37: 263–266.
Stoll G, Kleinschnitz C, Nieswandt B. Molecular mechanisms of thrombus formation in ischemic stroke: novel insights and targets for treatment. Blood 2008; 112: 3555–3562.
Wang X, Zhang M, Feng R, et al. Physical exercise training and neurovascular unit in ischemic stroke. Neuroscience 2014; 271: 99–107.
Wilkinson DA, Pandey AS, Thompson BG, Keep RF, Hua Y, Xi G. Injury mechanisms in acute intracerebral hemorrhage. Neuropharmacology 2018; 134: 240–248.

KAPITEL

Peter Kraft

2 Epidemiologie, demografische Entwicklung und ökonomische Bedeutung

ZUSAMMENFASSUNG

- Der Schlaganfall ist eine Volkskrankheit, in industrialisierten Ländern die dritthäufigste Todesursache und Hauptursache persistierender Behinderung im Erwachsenenalter.
- Inzidenz, Prävalenz und Mortalität des Schlaganfalls steigen mit zunehmendem Alter an.
- Das Krankheitsbild Schlaganfall besitzt eine große und weiter zunehmende sozioökonomische Relevanz.

2.1 Epidemiologische und demografische Aspekte

FALLBEISPIEL

Die sehr erfolgreiche Thrombolyse einer fitten 100-jährigen Patientin blieb in der Erinnerung des Kapitelautors haften. Das Beispiel spiegelt den demografischen Wandel der Gesellschaft gut wider. Auch bei der Durchführung von klinischen Arzneimittelstudien wird man sich zukünftig vermehrt der älteren Bevölkerung widmen müssen. Im Falle der intravenösen Thrombolyse (IVT) mit rtPA liegen jedoch gute Daten vor, die den Einsatz bei > 80-Jährigen stützen.

Der Schlaganfall ist eine **Volkskrankheit.** Weltweit gesehen tritt alle 2 Sekunden ein Schlaganfall auf. Jährlich sind etwa 17 Mio. Personen betroffen, wobei es sich in etwa 25 % der Fälle um Rezidivereignisse handelt. Gleichzeitig ist der Schlaganfall in industrialisierten Ländern die dritthäufigste Todesursache und Hauptursache persistierender Behinderung im Erwachsenenalter. Das Lebenszeitrisiko, einen Schlaganfall zu bekommen, beträgt bei Männern 25 % und bei Frauen 20 %.

MERKE

Verteilung der Schlaganfallformen in westlichen Ländern: 85–90 % ischämisch, 10–15 % hämorrhagisch.

Betrachtet man den zeitlichen Verlauf dieser Kennzahlen, spiegeln diese die allgemeine demografische Entwicklung mit zunehmender Lebenserwartung wider. Zwischen 1990 und 2010 sank zwar **weltweit gesehen** die altersadjustierte Mortalität beim Schlaganfall als Zeichen verbesserter Behandlungsmöglichkeiten. Gleichzeitig stiegen aber die **Inzidenz** (Anzahl der neuen Schlaganfälle pro Jahr in einer Population) (➤ Abb. 2.1, s. Farbtafeln) und die **Prävalenz** (Anzahl der Personen, die innerhalb einer Population jemals einen Schlaganfall erlitten haben) um 70 bzw. 113 % an. Die Absolutzahl an schlaganfallbedingten Todesfällen stieg um 36 %.
Die Schlaganfallinzidenz zeigt bei der Betrachtung verschiedener Länder deutliche Unterschiede. Sie variiert dabei zwischen etwa 250/100.000 Einwohner (Portugal) bis < 50/100.000 Einwohner (Nigeria) (➤ Abb. 2.2.). Dabei muss bedacht werden, dass die diesem Vergleich zugrunde liegenden populationsbasierten Studien nicht im gleichen Zeitraum durchgeführt wurden (Thrift et al. 2017). Das Durchschnittseinkommen allein definiert nicht die Schlaganfallinzidenz.

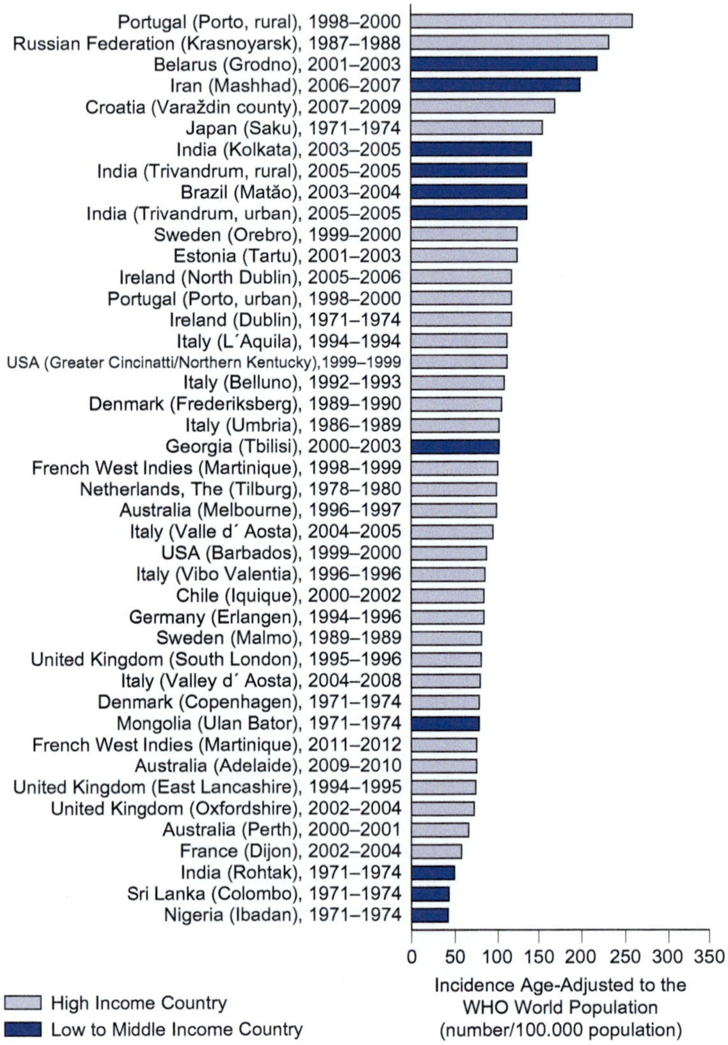

Abb. 2.2 Schlaganfallinzidenz ausgewählter Staaten unter Berücksichtigung des Durchschnittseinkommens (Thrift et al. 2017) [L143]

Die Schlaganfallinzidenz wird vermutlich unterschätzt (nicht alle Patienten werden in Krankenhäusern behandelt, keine verlässliche Einschätzung in Entwicklungsländern möglich, weitere Gründe). Allein in Großbritannien leben > 1 Mio. Personen mit Schlaganfallvorgeschichte, von denen mehr als die Hälfte auf Hilfe angewiesen ist. Die Prävalenz nimmt gegenwärtig auch in Entwicklungsländern deutlich zu. **Inzidenz und Prävalenz steigen altersabhängig an.** Die jährliche weltweite Schlaganfallinzidenz wird auf etwa 17 Mio. geschätzt (Feigin et al. 2014).

Die **Schlaganfallmortalität** zeigt ausgeprägte Unterschiede zwischen verschiedenen Ländern (➤ Abb. 2.3, s. Farbtafeln).
Die Mortalität zeigt demnach deutliche länderspezifische Unterschiede. Sie ist eindeutig altersabhängig, nimmt im höheren Lebensalter zu (➤ Abb. 2.4) und korreliert darüber hinaus mit der Inzidenz (Thrift et al. 2017).

Um die Jahrtausendwende lag die **Mortalität** in den USA bei 15 % (Todesfälle innerhalb von 30 Tagen, ischämische und hämorrhagische Schlaganfälle inkl. Subarachnoidalblutungen),

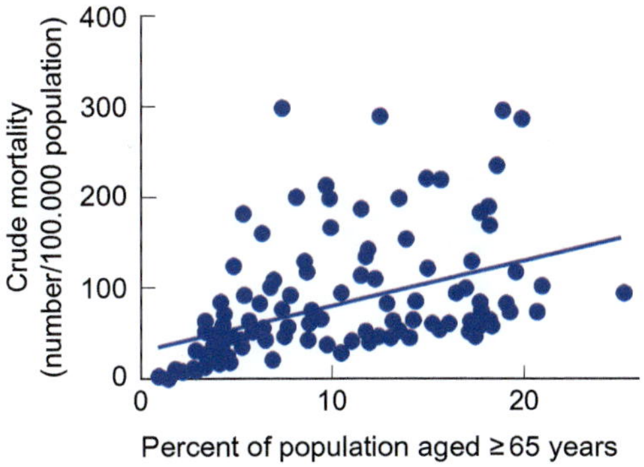

Abb. 2.4 Die Schlaganfallmortalität hängt von der Altersstruktur der Bevölkerung ab (Thrift et al. 2017). [L143]

wobei die Mortalität bei Hirnblutungen > 30 % und bei ischämischen Infarkten um 10 % lag. Innerhalb Europas differiert die Mortalität um den Faktor 5, wobei die niedrigsten Werte aus Frankreich und der Schweiz und die höchsten Werte aus Russland und den ehemaligen Sowjetrepubliken berichtet werden (Feigin et al. 2014). Sozioökonomische Faktoren wie das Bruttoinlandsprodukt, die Struktur des Gesundheitswesens sowie die nationalen Aufwendungen für das Gesundheitswesen sind mit der Mortalität assoziiert und vermutlich der wichtigste kausale Faktor, können jedoch nicht alle Mortalitätsunterschiede zwischen den verschiedenen Ländern erklären. So findet sich z. B. in Norwegen trotz eines großen finanziellen Einsatzes eine relativ gesehen hohe Schlaganfallmortalität. Aktuell findet sich eine Zunahme der Schlaganfallmortalität in Ost- und eine Abnahme in Westeuropa. Innerhalb von 1 Jahr sterben in den industrialisierten Ländern etwa 25 % der Schlaganfallpatienten, häufig auch an anderen kardiovaskulären Komorbiditäten.

MERKE

Inzidenz, Prävalenz und Mortalität des Schlaganfalls steigen mit zunehmendem Alter an.

Eine weniger bekannte Größe, die auch die Behinderung nach Schlaganfall erfasst, sind die sog. **Disability Adjusted Life-Years (DALYs)**. Hierbei werden zum einen die durch vorzeitigen Tod verlorenen Lebensjahre berücksichtigt, zum anderen aber auch die Lebensjahre, die mit Behinderung verbracht werden mussten. Die Anzahl verlorener DALYs ist ein valides Maß funktioneller Beeinträchtigung und zeigt im Ländervergleich ausgeprägte Unterschiede (➤ Abb. 2.5, s. Farbtafeln).

Wirft man einen Blick auf die epidemiologischen Maßzahlen in **Deutschland,** finden sich knapp 200.000 erstmalige und 70.000 wiederholte Schlaganfälle pro Jahr (➤ Abb. 2.6) sowie 63.000 schlaganfallbedingte Todesfälle (Stand 2008).

Erfreulicherweise waren die altersadjustierten Mortalitätszahlen zuletzt deutlich rückläufig (➤ Abb. 2.7).

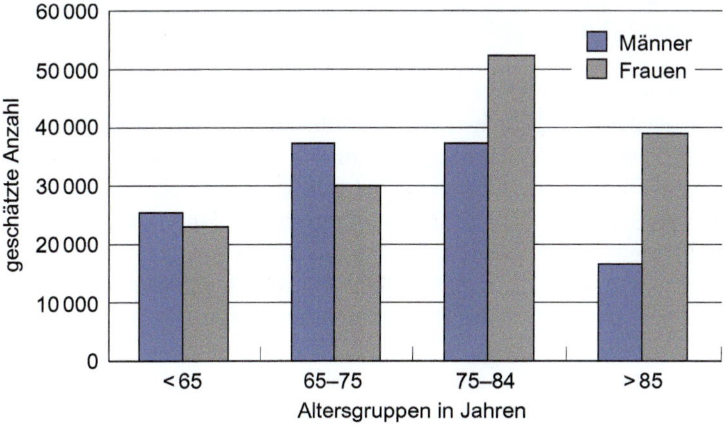

Abb. 2.6 Schätzung der Anzahl jährlicher Schlaganfallerkrankungen in Deutschland, stratifiziert nach Alter und Geschlecht (Heuschmann et al. 2010) [L143]

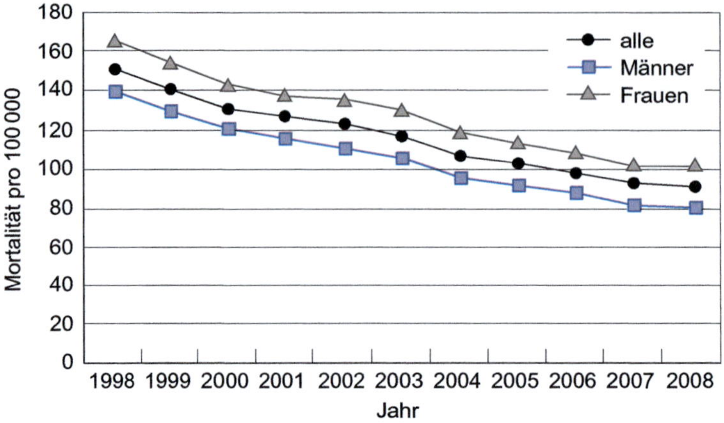

Abb. 2.7 Entwicklung der Schlaganfallmortalität in Deutschland zwischen 1998 und 2008 (Heuschmann et al. 2010) [L143]

2.2 Sozioökonomische Bedeutung

Wegen der Häufigkeit der Erkrankung und des hohen Anteils an Patienten mit bleibender Behinderung geht vom Schlaganfall eine **große sozioökonomische Relevanz** aus. Ein Patient mit **neu aufgetretenem Schlaganfall** verursacht im **europaweiten Mittel** jährliche Kosten von gut 20.000 EUR, was in etwa den Kosten entspricht, die auch bei einem Patienten mit multipler Sklerose (MS) oder einer chronisch-inflammatorischen demyelinisierenden Polyneuropathie (CIDP) anfallen. Verglichen mit den genannten anderen Erkrankungen ist der Schlaganfall aber häufig (Inzidenz ca. 1,3 Mio.), sodass man von jährlichen **europäischen Gesamtkosten** von etwa 26 Mrd. EUR (nach Kaufkraftparität) ausgeht (zum Vergleich MS 15 Mrd. EUR, CIDP 317 Mio. EUR) (Olesen et al. 2012). Die jährlichen Kosten der prävalenten Schlaganfallpatienten werden zusätzlich mit gut 37 Mrd. EUR veranschlagt.

In Industrienationen werden bis zu 5 % der gesamten Gesundheitskosten durch Schlaganfälle verursacht. Dabei machen die Kosten der Akuttherapie nur einen kleinen Teil aus, ggf. nötige Kosten für Pflegeleistungen liegen auf Dauer gesehen deutlich höher. In England lagen die schlaganfallbedingten Kosten des britischen National Health Service (NHS) allein 2010 bei 3 Mrd. Pfund Sterling. Für Deutschland geht man davon aus, dass allein die direkten Kosten für Patienten mit erstmaligem ischämischem Schlaganfall bis 2030 mehr als 100 Mrd. EUR betragen werden. Da der Schlaganfall in über 25 % der Fälle bei erwerbstätigen Personen auftritt, ergibt sich ein zusätzlicher **gesellschaftlicher Produktivitätsverlust,** der zusammen mit den Auswirkungen auf pflegende Angehörige, die ihrerseits Einschränkungen bzgl. der Erwerbstätigkeit haben, eine Summe von ca. 9 Mrd. Pfund Sterling pro Jahr ausmacht. Da zerebrovaskuläre Erkrankungen die Ursache von **Folgeerkrankungen wie Depression, Demenz und Epilepsie** sein können, ergeben sich weitere Kosten für die Gesundheitssysteme.

MERKE

Sowohl die Kosten für die Akutbehandlung als auch die langfristigen Folgekosten des Schlaganfalls sind beträchtlich und daher von großer sozioökonomischer Relevanz.

2004 ermittelte eine Studie, dass in verschiedenen Industriestaaten die durchschnittlichen Gesundheitsausgaben für die Versorgung von Schlaganfallpatienten bei 0,27 % des Bruttoinlandsprodukts liegen (Evers et al. 2004). Eine aktuelle Studie verglich die Gesundheitskosten nach Schlaganfall (Akutbehandlung + ggf. nachfolgend nötige Pflege) zwischen verschiedenen Ländern u. a. stratifiziert nach Versorgungssektor (stationär + ambulant vs. ambulant) (Rajsic et al. 2018). Man sieht dabei eindrucksvoll, dass sich auch zwischen Industriestaaten die Gesamtkosten zwischen 4.850 USD pro Patientenmonat (USA) und 752 USD pro Patientenmonat (Australien) deutlich unterschieden.

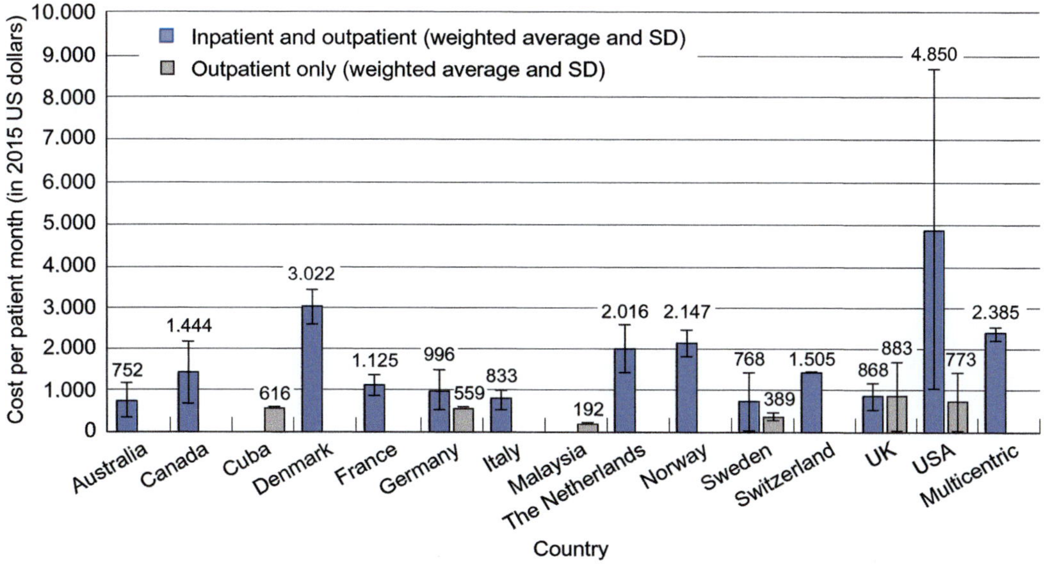

Abb. 2.8 Kosten/Patientenmonat nach Schlaganfall (blau: gesamt, grau: nur ambulant) (Rajsic et al. 2018) [L143]

Die ambulanten Kosten waren in Großbritannien mit 883 USD pro Patientenmonat am höchsten (➤ Abb. 2.8).

LITERATUR

Evers SM, Struijs JN, Ament AJ, et al. International comparison of stroke cost studies. Stroke 2004; 35: 1209–15.

Feigin VL, Forouzanfar MH, Krishnamurthi R, et al. (2014). Global and regional burden of stroke during 1990–2010: findings from the Global Burden of Disease Study 2010. Lancet 383: 245–54.

Heuschmann PU, Busse O, Wagner M, Endres M, Villringer A, Röther J, et al. Schlaganfallhäufigkeit und Versorgung von Schlaganfallpatienten in Deutschland. Akt Neurol 2010 ;37(7): 333–40.

Mukherjee D, Patil CG. Epidemiology and the global burden of stroke. World Neurosurg 2011; 76: S85–S90.

Olesen J, Gustavsson A, Svensson M, et al. The economic cost of brain disorders in Europe. Eur J Neurol 2012; 19: 155–62.

Rajsic S, Gothe H, Borba HH, et al. Economic burden of stroke: a systematic review on post-stroke care. Eur J Health Econ 2019; 20: 107–34.

Thrift AG, Thayabaranathan T, Howard G, et al. Global stroke statistics. Int J Stroke 2017; 12: 13–32.

Wagner M, et al. Schlaganfallhäufigkeit und Versorgung von Schlaganfallpatienten in Deutschland. Akt Neurol 2010; 37: 333–40.

KAPITEL

3 Risikofaktoren und Primärprävention

Karim Hajjar

ZUSAMMENFASSUNG

- Die Risikofaktoren des Schlaganfalls sind denen der kardiovaskulären Erkrankungen sehr ähnlich.
- Durch die Beseitigung bzw. Vermeidung modifizierbarer Risikofaktoren kann eine signifikante Reduktion des Schlaganfallrisikos erreicht werden.
- Nicht alle sekundärprophylaktisch wirksamen Maßnahmen sind zur Primärprävention ischämischer Schlaganfälle sinnvoll (beispielhaft seien die Thrombozytenfunktionshemmung und die Revaskularisierung asymptomatischer Karotisstenosen genannt).

3.1 Einleitung

Der Schlaganfall zählt zu den häufigsten Todesursachen und ist der häufigste Grund für eine erworbene Behinderung im Erwachsenenalter (➤ Kap. 2). Während wir auf den Gebieten der Schlaganfall-Akuttherapie und der medikamentösen Sekundärprävention in den letzten Jahren und Jahrzenten zunehmend Fortschritte erzielen konnten, werden die Primärprävention und die Reduktion von Risikofaktoren des Schlaganfalls nach wie vor zu wenig berücksichtigt und sind im Krankenhaus- und Praxisalltag wie auch im täglichen Umgang mit Patienten und Angehörigen oftmals unterrepräsentiert.

3.2 Risikofaktoren des Schlaganfalls

Anders als der Myokardinfarkt, der nahezu immer durch arteriosklerotische Veränderung der Herzkranzgefäße verursacht wird und unmittelbar auf die Risikofaktoren der Arteriosklerose zurückzuführen ist, sind die Ursachen und Risikofaktoren des Schlaganfalls vielfältiger und oftmals schwieriger zu identifizieren. Grundsätzlich unterscheiden wir zwischen hämorrhagischen und ischämischen Schlaganfällen, wobei ischämische Schlaganfälle den Großteil (ca. 80 %) aller Schlaganfälle ausmachen. Während hämorrhagische Schlaganfälle nach dem betroffenen Kompartiment in intraparenchymale, intraventrikuläre oder subarachnoidale Blutungen und die intraparenchymale Hämorrhagie nach der Lokalisation in atypische und *loco typico* Blutungen eingeteilt werden, erfolgt die Einteilung des ischämischen Schlaganfalls üblicherweise nach ätiologischen Gesichtspunkten, wobei wir zwischen kardioembolischen, arteriosklerotischen, lakunären, seltenen oder anderen spezifischen sowie ungeklärten Ursachen unterscheiden.

Dabei sind die Risikofaktoren für hämorrhagische und ischämische Schlaganfälle ähnlich, wenngleich ihre Bedeutung für die Entstehung des jeweiligen Schlaganfalls unterschiedlich zu werten ist: So zählt z. B. erhöhter Blutdruck als unmittelbare Ursache für eine intraparenchymale Blutung zu den Hauptrisikofaktoren des hämorrhagischen Schlaganfalls, er führt jedoch ebenso zu Schäden an den hirnversorgenden Gefäßen in Form von Arteriosklerose und erhöht dadurch langfristig auch das Risiko für ischämische Schlaganfälle.

MERKE

Für eine langfristig wirksame Reduktion der Inzidenz und der Prävalenz des Schlaganfalls spielen die Identifikation, die Vermeidung und die Behandlung von Risikofaktoren eine zentrale Rolle. Dabei sind *modifizierbare* (z. B. Verhaltensweisen) und *nicht modifizierbare* (z. B. Ethnie, Alter) *Risikofaktoren* ebenso zu berücksichtigen wie sich *kurzfristig* (z. B. Infektionen und Stress), *mittelfristig* (z. B. metabolische Störung) und *langfristig auswirkende Faktoren* (z. B. Geschlecht, genetische Prädisposition). Nicht zuletzt sind Anzahl und Stellenwert der Risikofaktoren auch vom jeweiligen Lebensalter abhängig.

Auch mit modernen medizinischen Methoden ist es bislang nicht möglich, das individuelle Schlaganfallrisiko und die Wahrscheinlichkeit eines zukünftigen Schlaganfalls vorherzusagen. Mithilfe einer standardisierten Risikostratifizierung haben Forscher versucht, auch für den Einzelnen eine möglichst genaue Vorhersage zum statistischen Schlaganfallrisiko zu treffen. Die modifizierte Risikobewertung nach Framingham, das *Framingham Stroke Risk Profile,* zählt zu den bekannten und vielfach verwendeten Punktwertmodellen, mit dem sich unter Berücksichtigung von Risikofaktoren wie Alter, Bluthochdruck, Diabetes, Zigarettenkonsum, strukturellen Herzerkrankungen und Geschlecht das individuelle Schlaganfallrisiko berechnen lässt. Allerdings beschränkt sich dieses ebenso wie andere Risikostratifizierungstools selten auf den Schlaganfall, sondern bildet vielmehr das Risiko für die Entstehung kardiovaskulärer Erkrankungen in ihrer Gesamtheit ab.

Die **INTERSTROKE Study** (O'Donell et al. 2010), eine groß angelegte Fall-Kontroll-Studie zum Schlaganfallrisiko mit rund 27.000 Patienten aus über 30 Ländern, von denen die Hälfte bereits einen Schlaganfall erlitten hatte, hat zeigen können, dass 10 modifizierbare Risikofaktoren zusammen für rund 90 % des individuellen Schlaganfallrisikos verantwortlich sind.

MERKE

Modifizierbare Risikofaktoren des Schlaganfalls:

- Die Faktoren Bluthochdruck, Fettstoffwechselstörung, Blutzuckererkrankung, strukturelle Herzerkrankung, Bewegungsmangel, Fettleibigkeit, Rauchen, schädlicher Alkoholkonsum, psychosozialer Stress und Depressionen sind allesamt mit einem erhöhten Risiko für ischämische Schlaganfälle assoziiert.
- Risikofaktoren für einen hämorrhagischen Schlaganfall waren Bluthochdruck, Rauchen, Fettleibigkeit, ungesunde Ernährung und Alkoholmissbrauch.

Auch die Autoren der Studie **Global Burden of Stroke 2013** (Feigin et al. 2016), einer weltweiten Analyse zu Risikofaktoren des Schlaganfalls, die in insgesamt 188 Ländern die populationsbezogenen Anteile von Risikofaktoren und dem Auftreten von Schlaganfällen zwischen 1990 und 2013 untersuchten, kamen zu einem sehr ähnlich Ergebnis: Auch sie konnten zeigen, dass rund 90 % aller Schlaganfälle auf modifizierbare Risikofaktoren zurückzuführen sind, wozu neben den **metabolischen Faktoren** Bluthochdruck, Diabetes mellitus, Fettleibigkeit, Fettstoffwechselstörung und Niereninsuffizienz und den **Verhaltensfaktoren** Rauchen, ungesunde Ernährung und Bewegungsmangel auch **schädliche Umwelteinflüsse** wie Luftverschmutzung und Bleiexposition zählten. Auffällig war, dass insbesondere in Schwellenländern und solchen mit geringem oder unterdurchschnittlichem Bruttoinlandsprodukt die schädlichen Umwelteinflüsse einen großen Anteil an der Entstehung kardiovaskulärer Erkrankungen und einem erhöhten Schlaganfallrisiko hatten.

Vor dem Hintergrund dieser aktuellen Studienergebnisse wird deutlich, welch großen Stellenwert die Primärprävention und die Reduktion insbesondere modifizierbarer Risikofaktoren für die Vermeidung und Behandlung des Schlaganfalls einnehmen.

3.3 Nicht modifizierbare Risikofaktoren

Zu den nicht modifizierbaren Risikofaktoren des Schlaganfalls gehören Alter, Geschlecht, Ethnie und genetische Prädisposition.

Das Schlaganfallrisiko steigt mit zunehmendem **Lebensalter** und verdoppelt sich mit jeder Lebensdekade nach dem 55. Lebensjahr. Dennoch nimmt der Anteil jüngerer Schlaganfallpatienten stetig zu: Etwa 20 % der Schlaganfallpatienten sind jünger als 55 Jahre. Die Inzidenz hämorrhagischer Schlaganfälle steigt ab dem 45. Lebensjahr.

Im jüngeren Lebensalter ist das Schlaganfallrisiko bei **Frauen** größer als bei **Männern**, während das Verhältnis mit zunehmendem Alter kippt und Männer im höheren Lebensalter häufiger betroffen sind als Frauen. Dass Frauen im jüngeren Lebensalter ein höheres Schlaganfallrisiko aufweisen als Männer, ist möglicherweise auf hormonelle Einflüsse und die Einnahme von Kontrazeptiva zurückzuführen.

Auch die **ethnische Zugehörigkeit** hat Einfluss auf das individuelle Schlaganfallrisiko. Afroamerikaner, Lateinamerikaner, die indigenen Völker Nordamerikas und Ostasiaten weisen ein höheres Schlaganfallrisiko auf als Kaukasier. Ein Grund für das höhere Schlaganfallrisiko in diesen Populationen könnte deren höhere Prävalenz für kardiovaskuläre bzw. metabolische Risikofaktoren wie Bluthochdruck, Übergewicht, Diabetes und Zigarettenkonsum sein.

Auch **genetische Faktoren** tragen zum individuellen Schlaganfallrisiko bei. Dabei wird unterschieden zwischen einer familiären Prädisposition, bei der Menschen mit Schlaganfallpatienten in der Blutsverwandtschaft ein höheres Schlaganfallrisiko aufweisen als solche mit einer leeren Familienanamnese für Schlaganfälle, und genetisch determinierten Erkrankungen, die mit einem höheren Risiko für Schlaganfälle einhergehen.

- Eine **familiäre Prädisposition** für Schlaganfälle erhöht das eigene Schlaganfallrisiko um bis zu 30 %, und eineiige Zwillinge haben ein 7-mal so hohes Risiko, einen Schlaganfall zu erleiden, wie zweieiige Zwillinge (Flossmann et al. 2004).
- Zu den **genetisch determinierten Krankheiten,** die das Schlaganfallrisiko erhöhen, zählen seltene hereditäre Erkrankungen, die sich primär durch Schlaganfälle manifestieren wie z. B. die zerebrale autosomal-dominante Arteriopathie mit subkortikalen Infarkten und Leukenzephalopathie (CADASIL), genetisch determinierte systemische Erkrankungen, bei denen der Schlaganfall eine von mehreren Manifestationsformen ist wie z. B. die Sichelzellenanämie, genetische Polymorphismen, die mit einem erhöhten Schlaganfallrisiko assoziiert sind, und genetische Faktoren, die das Auftreten klassischer Schlaganfallrisikofaktoren wie Vorhofflimmern, Diabetes mellitus und arterielle Hypertonie begünstigen.

Derzeit werden die hereditären Risikofaktoren des Schlaganfalls als nicht modifizierbare Risikofaktoren eingestuft, möglicherweise wird sich dies durch die Entwicklung neuer Gentherapien in Zukunft ändern.

3.4 Modifizierbare Risikofaktoren

Modifizierbare Risikofaktoren bilden den primärpräventiven Angriffspunkt zielgerichteter Maßnahmen und Interventionsstrategien zur Reduktion oder Vermeidung von Schlaganfällen und setzen sich aus medizinisch definierten Erkrankungen und Zuständen sowie beeinflussbaren Verhaltensfaktoren zusammen.

Bluthochdruck gehört zu den wichtigsten modifizierbaren Erkrankungen, die stark und linear

3

sowohl mittel- als auch langfristig mit einem erhöhten Schlaganfallrisiko assoziiert sind (Chobanian et al. 2003). Hierbei gilt, dass mit steigendem Blutdruck auch das Schlaganfallrisiko steigt. In der INTERSTROKE-Studie (O'Donell et al. 2010) war Bluthochdruck mit Abstand der wichtigste Schlaganfallrisikofaktor: Der populationsbasierte Anteil der Schlaganfälle, die auf Bluthochdruck zurückzuführen waren, betrug 54 %. Die Auswirkung von Bluthochdruck auf das Schlaganfallrisiko betrifft sowohl den ischämischen als auch den hämorrhagischen Schlaganfall. Da der Blutdruck mit fortschreitendem Lebensalter steigt, erhöht sich im höheren Lebensalter auch das Risiko, eine Bluthochdruckerkrankung zu entwickeln. Zwei von drei Menschen > 65 Jahre leiden an Bluthochdruck, und nur in der Hälfte der Fälle ist der Bluthochdruck gut kontrolliert (Egan et al. 2010).

MERKE

Die Behandlung des Bluthochdrucks, entweder medikamentös oder durch Verhaltensmodifikation, ist mit einer Reduktion des Schlaganfallrisikos um 22 % assoziiert und gehört damit zu den effektivsten Strategien, um das Schlaganfallrisiko zu senken.

Die **Blutzuckererkrankung** ist ein unabhängiger Risikofaktor für Schlaganfälle. Diabetiker haben ein zweifach erhöhtes Schlaganfallrisiko, bei einer länger als 10 Jahre dauernden Diabeteserkrankung ist das Risiko 3-fach erhöht, und etwa 20 % aller Diabetiker sterben an den Folgen eines Schlaganfalls (Banerjee et al. 2012). Bereits eine gestörte Glukosetoleranz („Prädiabetes") ist mit einem erhöhten Schlaganfallrisiko assoziiert. In Industrieländern wie Deutschland und den USA liegt der Anteil an Diabetikern in der Gesamtbevölkerung bei 8–10 %, und fast die Hälfte aller Menschen > 65 Jahre sind als Prädiabetiker einzustufen. Diabetiker, die einen Schlaganfall erleiden, sind im Mittel jünger und weisen mehr Risikofaktoren auf als Nichtdiabetiker. Möglicherweise ist die steigende Prävalenz der an Diabetes erkrankten Menschen mit verantwortlich für die steigende Zahl jüngerer Schlaganfallpatienten). Eine konsequente Behandlung des Bluthochdrucks und weiterer Risikofaktoren führt bei Diabetikern zu einer noch stärkeren Reduktion des Schlaganfallrisikos als bei Nichtdiabetikern. Während eine kombinierte medikamentöse und verhaltensmodifizierende Therapiestrategie das Schlaganfallrisiko von Diabetikern signifikant senkt, wird eine aggressive Einstellung des Blutzuckers durch eine intensivierte Insulintherapie nicht empfohlen.

Während ein hohes Gesamt-**Cholesterin** zu einem erhöhten Schlaganfallrisiko führt (Iso et al. 1989), ist ein erhöhtes HDL-Cholesterin mit einer Reduktion des Schlaganfallrisikos assoziiert (Wannamethee et al. 2000). Der Einfluss erhöhter Triglyzeride auf das Schlaganfallrisiko ist weniger eindeutig, scheint aber das Risiko eines makroangiopathisch bedingten Schlaganfalls zu erhöhen. Auf das Risiko eines hämorrhagischen Schlaganfalls hingegen wirken sich hohe Cholesterinwerte eher positiv aus. Die medikamentöse Therapie mit einem HMG-CoA-Reduktase-Hemmer (Statin) senkt das Risiko ischämischer Schlaganfälle signifikant um bis zu 21 %, ohne das Risiko für hämorrhagische Schlaganfälle eindeutig zu erhöhen (Baigent et al. 2005). Eine intensivierte Statintherapie, die eine Absenkung des LDL-Cholesterins auf Werte < 80 mg/dl erzielt, führt zu einer signifikanten Reduktion des Schlaganfallrisikos gegenüber einer moderaten Therapie mit Zielwerten > 80 mg/dl (Chan et al. 2011). Die Intensität der LDL-Cholesterinabsenkung korreliert nicht mit dem Risiko für hämorrhagische Schlaganfälle. Insgesamt überwiegt die deutliche Risikoreduktion ischämischer Schlaganfälle, die durch den Einsatz von Statinen erzielt wird, den relativ kleinen und nichtsignifikanten Anstieg des Hämorrhagierisikos (McKinney et al. 2012).

Bewegungsmangel ist mit einem erhöhten Schlaganfallrisiko assoziiert. Körperlich aktive Menschen (täglich 2 h oder mehr körperliche Betätigung) weisen ein um bis zu 30 % geringeres Risiko für Schlaganfälle und die damit assoziierte Mortalität auf als solche, die körperlich inaktiv sind (Kyu et al. 2016). Dies ist möglicherweise die Folge einer mit körperlicher Aktivität assoziierten Reduktion von Bluthochdruck, Diabetes und Übergewicht.

Ebenso hat eine **bewusste (gesunde) Ernährung** einen positiven Einfluss sowohl auf das Schlaganfallrisiko als auch auf das Risiko für die Entwicklung von Bluthochdruck, Diabetes und Fettstoffwechselstörungen. Eine Cochrane-Analyse von 2013 kommt zu dem Schluss, dass ein gesunder Ernährungsstil das Lebenszeitrisiko für Schlaganfälle um bis zu 20 % senken kann (Rees et al. 2013). So ist z. B. ein vermehrter *Salzkonsum* mit einem Anstieg des Risikos für Bluthochdruck und Schlaganfall assoziiert (Strazullo et al. 2009), während kaliumreiche Kost hilft, das Schlaganfallrisiko zu reduzieren (Larsson et al. 2011). Eine Reihe von Studien konnte zeigen, dass die sog. *mediterrane Diät* mit einem hohen Anteil an Obst und Gemüse und einem geringen Anteil an Rohöl, gesättigten Fettsäuren und rotem Fleisch das Schlaganfallrisiko signifikant reduziert (He et al. 2006). In der multizentrischen randomisierten PREDIMED-Studie konnte gezeigt werden, dass durch eine mediterrane Diät mit einem hohem Anteil an Obst, Gemüse, Olivenöl und Fisch sowie geringem Anteil an rotem Fleisch und Milchprodukten das Risiko für Schlaganfälle um rund 30 % gesenkt werden kann (Estruch et al. 2013).

Eine neuere Metaanalyse mit 1,8 Mio. Teilnehmern konnte zeigen, dass 76 % des mit **Fettleibigkeit** assoziierten Schlaganfallrisikos durch Folgeerscheinungen wie Bluthochdruck, Fettstoffwechselstörung und Blutzuckerkrankheit verursacht werden; der Bluthochdruck allein war für zwei Drittel des mit Übergewicht assoziierten Schlaganfallrisikos verantwortlich (Lu et al. 2014). Für die Erhöhung des Schlaganfallrisikos entscheidend ist dabei nicht das absolute Körpergewicht oder der Body-Mass-Index (BMI), sondern das Verhältnis zwischen Hüft- und Taillenumfang (abdominale Fettleibigkeit).

MERKE

Abdominale Fettleibigkeit ist mit einem erhöhten Auftreten von Schlaganfallrisikofaktoren wie Bluthochdruck und Diabetes vergesellschaftet.

Während ein geringer **Alkoholkonsum** sich günstig auf das Schlaganfallrisiko auswirken kann, ist ein vermehrter Alkoholkonsum (mehr als zwei Gläser Bier oder Wein pro Tag bei Männern bzw. mehr als ein Glas Bier oder Wein bei Frauen) mit einem erhöhten Risiko für ischämische Schlaganfälle assoziiert. Das Risiko für hämorrhagische Schlaganfälle steigt linear mit zunehmendem Alkoholkonsum und ist selbst bei Konsum kleinerer Mengen Alkohol erhöht, nicht zuletzt weil regelmäßiger Alkoholkonsum den Blutdruck steigert und das Risiko für die Entwicklung einer Hypertonie erhöht, ebenso wie durch vermehrten Alkoholkonsum die Wahrscheinlichkeit eines schlecht eingestellten Bluthochdrucks steigt.

Tabakkonsum ist einer der Hauptrisikofaktoren des Schlaganfalls. Raucher haben ein doppelt so hohes Risiko, einen Schlaganfall zu erleiden, wie Nichtraucher (Burns et al. 2003), wobei das Schlaganfallrisiko linear mit der Menge des Tabakkonsums („pack years") ansteigt. Auch Passivrauchen erhöht das Schlaganfallrisiko um bis zu 30 % (Malek et al. 2015). Schätzungsweise 15 % aller schlaganfallassoziierten Todesfälle sind auf Tabakkonsum zurückzuführen (Thun et al. 2000).

MERKE

Tabakkarenz führt zu einer relevanten Reduktion des Schlaganfallrisikos, etwa 4 Jahre nach Beendigung des Tabakkonsums nähert sich das Schlaganfallrisiko wieder dem eines Nichtrauchers an.

Vorhofflimmern ist unabhängig von anderen Risikofaktoren mit einer 5-fachen Erhöhung des Risikos ischämischer Schlaganfälle assoziiert, und fast ein Viertel aller ischämischen Schlaganfälle ist auf Vorhofflimmern zurückzuführen. Mit zunehmendem Lebensalter steigt auch das Risiko für die Entwicklung eines Vorhofflimmerns, weshalb sich in den vergangenen 30 Jahren im Zuge der stetig alternden Gesellschaft die Anzahl der auf Vorhofflimmern zurückzuführenden Schlaganfälle nahezu verdreifacht hat (Yiin et al. 2014). Die früher gängige Annahme, dass Vorhofflimmern zu einer Blutstarre im linken Ventrikel führt, welche die Ausbildung eines Gerinnsels begünstigt, das in die hirnversorgenden Arterien embolisiert, ist durch jüngste Untersuchungen infrage gestellt worden (Kamel et al. 2016). Einerseits besteht kein eindeutiger zeitlicher Zusammenhang zwischen dem Auftreten des Vorhofflimmerns und dem Eintreten des Schlaganfalls, bei etwa einem Drittel aller Patienten lassen sich trotz regelmäßiger kardialer Überwachung bis zum Auftreten des Schlaganfalls keine Hinweise auf ein Vorhofflimmern finden. Zum anderen sind auch andere Herzrhythmusstörungen wie die paroxysmale supraventrikuläre Tachykardie ohne Vorhofflimmern mit einem erhöhten Schlaganfallrisiko assoziiert. In einigen Studien konnte ein Zusammenhang zwischen einer Vorhofdysfunktion und embolischen Schlaganfällen bei Patienten ohne

Vorhofflimmern gefunden werden – ein Hinweis darauf, dass Thrombembolien aus dem linken Vorhof auch ohne Vorhofflimmern entstehen können; auch eine Erhöhung des NT-pro-BNP (Brain Natriuretic Peptide) ist unabhängig vom Auftreten von Vorhofflimmern mit einem 2-fach erhöhten Schlaganfallrisiko assoziiert (Longstreth et al. 2013).

Untersuchungen aus jüngerer Zeit haben zeigen können, dass neben den klassischen Risikofaktoren auch kurzfristige bzw. unmittelbar vorausgehende Faktoren (sog. **Triggerfaktoren**) das Schlaganfallrisiko erhöhen. Beispielsweise wird durch akute Infektionen innerhalb der nächsten 90 Tage das Schlaganfallrisiko um mehr als das 3-Fache erhöht (Elkind et al. 2011). Darüber hinaus entwickeln Patienten mit Sepsis überproportional häufig ein Vorhofflimmern, welches wiederum das Schlaganfallrisiko erhöht. Eine Studie aus Dänemark demonstrierte, dass etwa 80 % der kardiovaskulären Ereignisse nach einer Infektion mit Bakteriämie noch während der Hospitalisationsphase auftraten und das Schlaganfallrisiko in den ersten 2 Wochen nach einer Bakteriämie am höchsten ist (Dalager-Pedersen et al. 2014).

In den letzten Jahren hat die Identifikation schädlicher Umwelteinflüsse als Risikofaktoren für den Schlaganfall vor dem Hintergrund stetig wachsender und immer dichter besiedelter urbaner Gebiete weltweit an Bedeutung gewonnen. Insbesondere die **Luftverschmutzung** hat sich zu einem immer dringenderen Problem entwickelt, das nicht nur führende Industrienationen, sondern auch und gerade ärmere und Schwellenländer mit rasant wachsenden Populationen betrifft. Die langfristige Exposition gegenüber Luftverschmutzung ist nachweislich mit einem erhöhten Schlaganfallrisiko assoziiert (Maheswaran et al. 2012). Insbesondere Kleinstpartikel mit einem Durchmesser $< 2{,}5\ \mu m$ führen bei gehäufter Exposition oberhalb der zugelassenen Grenzwerte zu einer erhöhten Rate an Hospitalisation und Mortalität infolge ischämischer Schlaganfälle. Eine 2015 erschienene Metaanalyse von 20 Studien zur Assoziation zwischen Luftverschmutzung und kardiovaskulären Ereignissen konnte zeigen, dass eine Exposition mit $5\ \mu g/m^3$ Mikropartikeln das Schlaganfallrisiko um 6 % und die schlaganfallassoziierte Mortalität um 12,5 % erhöht (Scheers et al. 2015).

3.5 Primärprävention des Schlaganfalls

Die Vorbeugung und Verhinderung eines Schlaganfalls (Schlaganfallprophylaxe) basiert auf drei Grundbausteinen:

1. Verhaltensmodifikation (Lebensstiländerung) zur Verbesserung der Lebensqualität und Einhaltung eines gesunden Lebensstils, z. B. durch körperliche Aktivität, gesunde Ernährung und den Verzicht auf den Konsum schädlicher Substanzen
2. Vorbeugung und frühzeitige Behandlung von anerkannten Risikofaktoren wie Bluthochdruck, Blutzuckerkrankheit und Fettstoffwechselstörung bei Menschen, die bislang keinen Schlaganfall erlitten haben (Primärprävention)
3. Vorbeugung und Verhinderung eines erneuten Schlaganfalls bei Menschen, die bereits einen Schlaganfall erlitten haben (Sekundärprävention)

Während medikamentöse Therapiestrategien bei der Sekundärprävention eine entscheidende Rolle spielen, sind diese in der Primärprävention des Schlaganfalls bislang umstritten. Derzeit wird diskutiert, ob die primärprophylaktische Einnahme einer Wirkstoffkombination in einer Tablette, der sog. „Poly-Pille“, das Schlaganfallrisiko reduzieren kann. In der HOPE-Studie (Heart Outcomes Prevention Evaluation Phase-III-Studie) wurden über 12.000 Teilnehmer placebokontrolliert entweder mit einem Statin, zwei Blutdrucksenkern oder der Kombination aus beiden in einer Tablette (Polypille) über einen Zeitraum von knapp 6 Jahren primärprophylaktisch behandelt. Im Vergleich zu den anderen Therapiearmen wies die mit der Polypille behandelte Gruppe ein um 1,4 % reduziertes absolutes Risiko für kardiovaskuläre Ereignisse auf, ohne dass es zu einem Anstieg relevanter Nebenwirkungen gekommen war (Yusuf et al. 2016).

TIPP

Der standardisierte Einsatz einer Kombination aus mehreren Wirkstoffen in einer Tablette zur Primärprophylaxe des Schlaganfalls mag insbesondere für Patientengruppen mit hohem kardiovaskulärem Risikoprofil effektiv sein, allerdings ist das Verhältnis zwischen primärprophylaktischem Nutzen und dem Risikopotenzieller Nebenwirkungen für die Gesamtheit der Bevölkerung bislang nicht ausreichend untersucht.

3.6 Empfehlungen zur Primärprävention

Primär- wie auch sekundärprophylaktisch werden die regelmäßige moderate körperliche Aktivität über mindestens 40 Minuten an mindestens 3–4 Tagen pro Woche sowie eine ausgewogene mediterrane Kost mit einem hohen Anteil an pflanzlichen und kaliumreichen Nährstoffen sowie geringen Anteilen an Salz, gesättigten Fettsäuren und raffinierten Zuckern empfohlen (Eckel et al. 2014). Für Menschen mit Übergewicht (BMI 25–29 kg/m^2) oder Fettleibigkeit (BMI > 30 kg/m^2) wird eine Gewichtsabnahme zur Reduktion von Bluthochdruck und des Schlaganfallrisikos empfohlen. Da die Beendigung des Tabakkonsums innerhalb von 5 Jahren zu einer Angleichung des Schlaganfallrisikos auf das eines Nichtrauchers führt, wird zur Primär- und Sekundärprävention des Schlaganfalls und anderer kardiovaskulärer Erkrankungen eine vollständige und dauerhafte Tabakkarenz empfohlen. Zur Tabakentwöhnung können verhaltenstherapeutische Ansätze ebenso eingesetzt werden wie Nikotinersatzprodukte (Pflaster, Kaugummi etc.).

3.6.1 Bluthochdruck

Eine 2009 publizierte Metaanalyse von 147 Studien mit insgesamt 464.000 Teilnehmern konnte zeigen, dass die Blutdrucksenkung um 10 mmHg systolisch oder 5 mmHg diastolisch zu einer 40-prozentigen Risikoreduktion für einen erstmaligen Schlaganfall führt (Law et al. 2009). Für die Schlaganfallprävention ist das Erreichen einer suffizienten Blutdruckabsenkung wichtiger als die Wahl des dazu eingesetzten Blutdruckmedikaments; Betablocker, Thiaziddiuretika, ACE-Hemmer, AT_2-Blocker und Kalziumantagonisten können allesamt zur Blutdruckreduktion eingesetzt und bedarfsweise kombiniert werden.

Die amerikanischen Fachgesellschaften empfehlen ein Blutdruckscreening und regelmäßige Kontrollen erhöhter Blutdruckwerte schon bei Menschen mit Prähypertonus (definiert als systolischer Blutdruck zwischen 120 und 139 mmHg oder als diastolischer Blutdruck zwischen 80 und 89 mmHg). Blutdruckwerte > 140 mmHg systolisch oder 90 mmHg diastolisch definieren die Diagnose eines arteriellen Hypertonus und sollten medikamentös gesenkt werden. Eine intensivierte Blutdrucksenkung auf Werte < 120 mmHg systolisch kann im Vergleich zu einer weniger strengen Blutdruckabsenkung auf Werte zwischen 120 und 140 mmHg systolisch das Risiko kardiovaskulärer Ereignisse um bis zu 25 % senken, ohne dass hierdurch ernst zu nehmende Nebenwirkungen oder Komplikationen befürchtet werden müssen (Wright et al. 2015).

TIPP

Für die Schlaganfallprävention ist die intensivierte Blutdrucksenkung nicht ausreichend untersucht, sodass hierzu eine Blutdrucksenkung auf Werte < 140/90 mmHg mithilfe verhaltensmodifizierender und medikamentöser Therapiemaßnahmen empfohlen wird.

3.6.2 Diabetes mellitus

Während die aggressive Behandlung der Hyperglykämie bei Diabetikern nach aktueller Studienlage nicht empfohlen wird, deuten jüngere Studien darauf hin, dass die frühzeitige Behandlung eines Prädiabetes (HbA_{1C}-Wert 6,0–6,5 %) das Risiko für kardiovaskuläre Ereignisse signifikant senkt (Kernan et al. 2016). In der Schlaganfallprophylaxe wird die Einstellung einer diabetischen Stoffwechsellage auf HbA_{1C}-Werte < 7 % zur Vermeidung von kardiovaskulären Komplikationen der Blutzuckerkrankheit empfohlen.

3.6.3 Dyslipidämie

In der Primärprävention führt der Einsatz eines Statins zu einer Reduktion des Schlaganfallrisikos um bis zu 40 %. Metaanalysen zur Statintherapie deuten darauf hin, dass eine LDL-Absenkung um 20 mg/dl das relative Risiko eines Schlaganfalls um 20 % senkt (Amarenco et al. 2009). In der Heart-Protection-Studie mit über 20.000 Teilnehmern, die mindestens einen zusätzlichen Risikofaktor aufwiesen, konnte *Simvastatin* gegenüber Placebo das 5-Jahres-Schlaganfallrisiko um 25 % reduzieren (Baigent et al. 2010). In der TNT-Studie, bei der 10.000 Patienten mit stabiler KHK untersucht wurden, erzielte die Hochdosistherapie mit *Atorvastatin* mit 80 mg/d im Vergleich zur geringeren Dosis von 10 mg/d eine Schlaganfallreduktion von 25 %, wobei die Risikoreduktion mit der Intensität der LDL-Reduktion korrelierte (LaRosa et al. 2005). Eine aggressivere Senkung des LDL-Cholesterins führt demnach zu einer stärkeren Reduktion des Schlaganfallrisikos. Um die positiven Effekte auf das Schlaganfallrisiko langfristig aufrechtzuerhalten, scheint das Erreichen eines LDL-Cholesterins < 100 mg/dl notwendig zu sein. Darüber hinaus führt die Therapie mit einem Statin nicht nur zu LDL-Reduktion, sondern scheint auch die Endothelfunktion der Gefäße zu verbessern und inflammatorische Vorgänge zu reduzieren.

MERKE

Zur Primärprophylaxe des Schlaganfalls wird für Patienten mit einem hohen 10-Jahres-Risiko für kardiovaskuläre Ereignisse der Einsatz eines Statins empfohlen.

Für Patienten mit einer Statinunverträglichkeit kann der Einsatz von anderen lipidsenkenden Medikamenten wie Fibraten oder Ezetemib erwogen werden, wobei deren Wirksamkeit in der Schlaganfallprävention nicht ausreichend untersucht ist.

3.6.4 Thrombozytenaggregationshemmer (TAH)

Während die Wirksamkeit der TAH in der Sekundärprophylaxe des Schlaganfalls unbestritten ist, gibt es für ihren Einsatz in der Primärprävention nur wenig Evidenz. Die im Jahr 2009 von der *Antithrombotic Trialists Collaboration* publizierte Metaanalyse von sechs Studien zur Primärprävention vaskulärer Ereignisse mit etwa 95.000 Teilnehmern konnte keine signifikante Reduktion der Schlaganfallrate durch den Einsatz von Acetylsalicylsäure (ASS, Aspirin®) nachweisen (Baigent et al. 2009). In einer 2011 publizierten Metaanalyse von 9 Studien konnte ASS bei Patienten ohne bisherige kardiovaskuläre Ereignisse das relative Risiko für einen ischämischen Schlaganfall um 14 % reduzieren, im Gegenzug war das relative Risiko für hämorrhagische Schlaganfälle um 36 % erhöht, sodass kein Nettonutzen bestand (Raju et al. 2011).

MERKE

Der primärprophylaktische Einsatz eines TAH kann für Patienten mit einem hohen kardiovaskulären Risikoprofil (10-Jahres-Risiko für kardiovaskuläre Ereignisse > 10 %) erwogen werden; der generelle Einsatz einer TAH zur Primärprophylaxe des Schlaganfalls wird jedoch nicht empfohlen.

3.6.5 Kardiale Erkrankungen

Vorhofflimmern

Zur Therapie des Vorhofflimmerns darf auf ➤ Kap. 12.3 verwiesen werden.

Herzinsuffizienz

In der WARCEF-Studie, die über 2.000 Patienten mit fortgeschrittener Herzinsuffizienz (EF < 35 %) ohne Vorhofflimmern untersuchte, führte die Behandlung mit Vitamin-K-Antagonisten (VKA) im Vergleich zu TAH zu einer signifikanten Reduktion ischämischer Schlaganfälle, gleichzeitig jedoch auch zu einer höheren Rate an relevanten Blutungskomplikationen (Homma et al. 2012). Subgruppenanalysen deuten darauf hin, dass bei Erreichen eines stabilen INR-Zielwertes zwischen 2 und 3 der Nutzen der VKA das Blutungsrisiko überwiegt. Der Einsatz von direkten oralen Antikoagulanzien (DOAK) zur Schlaganfallprävention bei fortgeschrittener Herzinsuffizienz ist bislang nicht ausreichend untersucht.

TIPP

Derzeit kann hinsichtlich der bestmöglichen antithrombotischen Therapie zur Primärprophylaxe des Schlaganfalls bei Herzinsuffizienz keine eindeutige Empfehlung gegeben werden.

Andere Herzerkrankungen

Neben Vorhofflimmern und Herzinsuffizienz sind eine Reihe weiterer kardialer Erkrankungen mit einem erhöhten Schlaganfallrisiko assoziiert; hierzu zählen der akute Myokardinfarkt, die Kardiomyopathie,

Herzklappenerkrankungen, intrakardiale Tumoren, die Aortenbogensklerose und das persistierende Foramen ovale (PFO) mit assoziiertem atrialem Septumaneurysma (ASA). Oft gehen diese mit anderen kardialen Erkrankungen und weiteren kardiovaskulären Risikofaktoren einher, weshalb der prophylaktische Einsatz eines Blutverdünners sinnvoll erscheint. Ob und welcher Blutverdünner (TAH oder orale Antikoagulanzien) zur Primärprävention des Schlaganfalls eingesetzt werden sollte, ist bislang nicht oder nicht ausreichend durch randomisierte Studien untersucht worden, sodass sich die Wahl der bestmöglichen Prophylaxe oftmals an den allgemeinen Empfehlungen zur Behandlung und Vorbeugung kardiovaskulärer Erkrankungen orientiert und letztlich der persönlichen Entscheidung des Behandlers obliegt.

3.6.6 Asymptomatische Stenosen der extra- und intrakraniellen hirnversorgenden Gefäße

In den 1990er- und frühen 2000er-Jahren wurde in Studien gezeigt, dass die prophylaktische operative Behandlung hochgradiger asymptomatischer Karotisstenosen (definiert als Stenosegrad > 60 % nach NASCET-Kriterien) gegenüber der konservativen Therapie zu einer relevanten Reduktion des Schlaganfallrisikos führt, wobei das jährliche Schlaganfallrisiko unbehandelter Stenosen mit 2–3 % angegeben wurde (Hobson et al. 1993). Neuere Studien hingegen dokumentieren für asymptomatische Karotisstenosen unter konservativer Therapie ein deutlich geringeres Schlaganfall-Jahresrisiko von etwa 0,5 % (Marquardt et al. 2010). Dieser Unterschied lässt sich auf die in der Zwischenzeit verbesserten konservativen Therapiemaßnahmen zurückführen, zu denen insbesondere der flächendeckende Einsatz der Statintherapie zählt. Die SPACE-2-Studie, die zur Behandlung asymptomatischer Karotisstenosen die bestmögliche konservative Behandlung mit der Operation und dem Stenting verglich, wurde aufgrund zu niedriger Rekrutierungszahlen vorzeitig eingestellt.

TIPP

Zur Primärprophylaxe des Schlaganfalls sollte bei asymptomatischer Karotisstenose eine bestmögliche konservative Behandlung angestrebt werden, die neben der Therapie mit einem TAH und einem Statin insbesondere die konsequente Optimierung aller kardiovaskulären Risikofaktoren beinhaltet; für eine operative oder interventionelle Behandlung der asymptomatischen Karotisstenose kann hingegen derzeit keine eindeutige Empfehlung gegeben werden. Da das jährliche Schlaganfallrisiko akkumuliert, könnte einzig bei entsprechend langer Lebenserwartung und Behandlungswunsch eine Rekanalisierung erwogen werden.
Asymptomatische Stenosen der Vertebralarterien und der intrakraniellen Gefäße sollten ebenfalls bestmöglich konservativ behandelt werden, hier liegt keine Evidenz für eine operative oder interventionelle Behandlung vor.

Es darf an dieser Stelle auf ➤ Kap. 12.5 verwiesen werden, in dem rekanalisierende Maßnahmen der hirnversorgenden Stenosen in der Sekundärprävention näher erläutert werden.

LITERATUR

Amarenco P, Labreuche J. Lipid management in the prevention of stroke: review and updated meta-analysis of statins for stroke prevention. Lancet Neurol 2009; 8: 453–463.

Baigent C, Keech A, Kearney PM, Blackwell L, Buck G, Pollicino C, et al. Efficacy and safety of cholesterol-lowering treatment: prospective meta-analysis of data from 90,056 participants in 14 randomised trials of statins. Lancet 2005; 366: 1267–1278.

Baigent C, Blackwell L, Collins R, Emberson J, Godwin J, et al. Aspirin in the primary and secondary prevention of vascular disease: collaborative meta-analysis of individual participant data from randomised trials. Lancet 2009; 373: 1849–1860.

Baigent C, Blackwell L, Emberson J, Holland LE, Reith C, et al. Efficacy and safety of more intensive lowering of LDL cholesterol: a meta-analysis of data from 170,000 participants in 26 randomised trials. Lancet 2010; 376: 1670–1681.

Banerjee C, Moon YP, Paik MC, Rundek T, Mora-McLaughlin C, Vieira JR, et al. Duration of diabetes and risk of ischemic stroke: the Northern Manhattan Study. Stroke 2012; 43: 1212–1217.

Burns DM. Epidemiology of smoking-induced cardiovascular disease. Prog Cardiovasc Dis 2003; 46: 11–29.

Chan DK, O'Rourke F, Shen Q, Mak JC, Hung WT. Meta-analysis of the cardiovascular benefits of intensive lipid lowering with statins. Acta Neurol Scand 2011; 124: 188–195.

Chobanian AV, Bakris GL, Black HR, Cushman WC, Green LA, Izzo Jr. JL, et al. The seventh report of the Joint National Committee on Prevention, Detection, Evaluation, and Treatment of High Blood Pressure: The JNC 7 report. JAMA 2003; 289: 2560–2572.

Dalager-Pedersen M, Sogaard M, Schonheyder HC, Nielsen H, Thomsen RW. Risk for myocardial infarction and stroke after community-acquired bacteremia: a 20-year population-based cohort study. Circulation 2014; 129: 1387–1396.

Eckel RH, Jakicic JM, Ard JD, de Jesus JM, Houston Miller N, Hubbard VS, et al. 2013 AHA/ACC guideline on lifestyle management to reduce cardiovascular risk: a report of the American College of Cardiology/American Heart Association Task Force on Practice Guidelines. Circulation 2014; 129(Suppl 2): S76–S99.

Egan BM, Zhao Y, Axon RN. US trends in prevalence, awareness, treatment, and control of hypertension, 1988–2008. JAMA 2010; 303: 2043–2050.

Elkind MS, Carty CL, O'Meara ES, Lumley T, Lefkowitz D, Kronmal RA, et al. Hospitalization for infection and risk of acute ischemic stroke: the Cardiovascular Health Study. Stroke 2011; 42: 1851–1856.

Estruch R, Ros E, Salas-Salvado J, Covas MI, Corella D, Aros F, et al. for the PREDIMED Study Investigators. Primary prevention of cardiovascular disease with a Mediterranean diet. N Engl J Med 2013; 368: 1279–1290.

Feigin VL, Roth GA, Naghavi M, Parmar P, Krishnamurthi R, Chugh S, et al. Global burden of stroke and risk factors in 188 countries, during 1990–2013: a systematic analysis for the Global Burden of Disease Study 2013. Lancet Neurol 2016; 15: 913–924.

Flossmann E, Schulz UG, Rothwell PM. Systematic review of methods and results of studies of the genetic epidemiology of ischemic stroke. Stroke 2004; 35: 212–227.

He FJ, Nowson CA, MacGregor GA. Fruit and vegetable consumption and stroke: meta-analysis of cohort studies. Lancet 2006; 367: 320–326.

Hobson RW 2nd, Weiss DG, Fields WS, Goldstone J, Moore WS, Towne JB, Wright CB. Efficacy of carotid endarterectomy for asymptomatic carotid stenosis: the Veterans Affairs Cooperative Study Group. N Engl J Med 1993; 328: 221–227.

Homma S, Thompson JL, Pullicino PM, Levin B, Freudenberger RS, Teerlink JR, et al. Warfarin and aspirin in patients with heart failure and sinus rhythm. N Engl J Med 2012; 366: 1859–1869.

Iso H, Jacobs DR. Jr Wentworth D, Neaton JD, Cohen JD. Serum cholesterol levels and six-year mortality from stroke in 350,977 men screened for the multiple risk factor intervention trial. N Engl J Med 1989; 320: 904–910.

Kamel H, Okin PM, Elkind MS, Iadecola C. Atrial fibrillation and mechanisms of stroke: time for a new model. Stroke 2016; 47: 895–900.

Kernan WN, Viscoli CM, Furie KL, Young LH, Inzucchi SE, Gorman M, et al. Pioglitazone after ischemic stroke or transient ischemic attack. N Engl J Med 2016; 374: 1321–1331.

Kyu HH, Bachman VF, Alexander LT, Mumford JE, Afshin A, Estep K, et al. Physical activity and risk of breast cancer, colon cancer, diabetes, ischemic heart disease, and ischemic stroke events: systematic review and dose-response meta-analysis for the global burden of disease study 2013. BMJ 2016; 354: i3857.

LaRosa JC, Grundy SM, Waters DD, Shear C, Barter P, Fruchart JC, et al.; Treating to New Targets (TNT) Investigators. Intensive lipid lowering with atorvastatin in patients with stable coronary disease. N Engl J Med 2005; 352(14): 1425–1435.

Larsson SC, Orsini N, Wolk A. Dietary potassium intake and risk of stroke: a dose-response meta-analysis of prospective studies. Stroke 2011; 42: 2746–2750.

Law MR, Morris JK, Wald NJ. Use of blood pressure lowering drugs in the prevention of cardiovascular disease: meta-analysis of 147 randomised trials in the context of expectations from prospective epidemiological studies. BMJ 2009; 338: b1665.

Law MR, Wald NJ. Risk factor thresholds: their existence under scrutiny. BMJ 2002; 324: 1570–1576.

Longstreth WT Jr. Kronmal RA, Thompson JL, Christenson RH, Levine SR, Gross R, et al. Amino terminal pro-B-type natriuretic peptide, secondary stroke prevention, and choice of antithrombotic therapy. Stroke 2013; 44: 714–719.

Lu Y, Hajifathalian K, Ezzati M, Woodward M, Rimm EB, et al. Global burden of metabolic risk factors for chronic diseases. Metabolic mediators of the effects of body-mass index, overweight, and obesity on coronary heart disease and stroke: a pooled analysis of 97 prospective cohorts with 1.8 million participants. Lancet 2014; 383: 970–983.

Maheswaran R, Pearson T, Smeeton NC, Beevers SD, Campbell MJ, Wolfe CD. Outdoor air pollution and incidence of ischemic and hemorrhagic stroke: a small-area level ecological study. Stroke 2012; 43: 22–27.

Malek AM, Cushman M, Lackland DT, Howard G, McClure LA. Secondhand smoke exposure and stroke: the reasons for geographic and racial differences in stroke (regards) study. Am J Prev Med 2015; 49: e89–e97.

Marquardt L, Geraghty OC, Mehta Z, Rothwell PM. Low risk of ipsilateral stroke in patients with asymptomatic carotid stenosis on best medical treatment: a prospective, population-based study. Stroke 2010; 41: e11–e17.

McKinney JS, Kostis WJ. Statin therapy and the risk of intracerebral hemorrhage: a meta-analysis of 31 randomized controlled trials. Stroke 2012; 43: 2149–2156.

O'Donnell MJ, Xavier D, Liu L, Zhang H, Chin SL, Rao-Melacini P, et al. Risk factors for ischaemic and intracerebral haemorrhagic stroke in 22 countries (the INTERSTROKE study): A case-control study. Lancet 2010; 376: 112–123.

Raju N, Sobieraj-Teague M, Hirsh J, O'Donnell M, Eikelboom J. Effect of aspirin on mortality in the primary prevention of cardiovascular disease. Am J Med 2011; 124: 621–629.

Rees K, Dyakova M, Wilson N, Ward K, Thorogood M, Brunner E. Dietary advice for reducing cardiovascular risk. Cochrane Database Syst Rev 2013; 12: CD002128.

Scheers H, Jacobs L, Casas L, Nemery B, Nawrot TS. Long-term exposure to particulate matter air pollution is a risk factor for stroke: meta-analytical evidence. Stroke 2015; 46: 3058–3066.

Strazzullo P, D'Elia L, Kandala NB, Cappuccio FP. Salt intake, stroke, and cardiovascular disease: meta-analysis of prospective studies. BMJ 2009; 339: b4567.

Thun MJ, Apicella LF, Henley SJ. Smoking vs other risk factors as the cause of smoking-attributable deaths: confounding in the courtroom. JAMA 2000; 284: 706–712.

Wannamethee SG, Shaper AG, Ebrahim S. HDL-cholesterol, total cholesterol, and the risk of stroke in middle-aged British men. Stroke 2000; 31: 1882–1888.

Wright JT Jr. Williamson JD, Whelton PK, Snyder JK, Sink KM, et al. A randomized trial of intensive versus standard blood-pressure control. N Engl J Med 2015; 373: 2103–2116.

Yiin GS, Howard DP, Paul NL, Li L, Luengo-Fernandez R, Bull LM, et al. Age-specific incidence, outcome, cost, and projected future burden of atrial fibrillation-related embolic vascular events: a population-based study. Circulation 2014; 130: 1236–1244.

Yusuf S, Lonn E, Pais P, Bosch J, Lopez-Jaramillo P, Zhu J, et al. Blood-pressure and cholesterol lowering in persons without cardiovascular disease. N Engl J Med 2016; 374: 2032–2043.

KAPITEL

4 Präklinische Schlaganfallversorgung

Christian Nolte

4.1 Präklinische Akutversorgung eines Schlaganfallpatienten – Status quo

ZUSAMMENFASSUNG

- Der Schlaganfall ist **behandelbar**. Die Behandlung ist zeitabhängig. Deshalb ist der Schlaganfall ein Notfall, sodass der präklinischen Schlaganfallversorgung besondere Bedeutung zukommt.
- Am Anfang jeder guten Versorgung eines Patienten mit Schlaganfall steht die Erkenntnis, **dass es ein Schlaganfall ist** oder zumindest sein könnte. Dabei können präklinische Tests helfen (z. B. der **FAST**-Test).
- Der Patient soll **schnellstmöglich** in eine Klinik mit **Stroke Unit** gebracht werden.
- Auf dem **Weg in die Klinik** sollten zum einen Maßnahmen der Erstversorgung eingeleitet und zum anderen wichtige Informationen gesammelt werden, die bei den nachgelagerten Therapieentscheidungen im Krankenhaus hilfreich sein können.
- Maßnahmen der **Erstversorgung** betreffen die Erfassung und Beeinflussung von Vitalparametern wie Blutdruck, Sauerstoffsättigung, Körpertemperatur und Glukose.
- Weitere wichtige Informationen hinsichtlich der Entscheidungen für oder gegen evidenzbasierte **Therapien** beinhalten die seit Symptombeginn vergangene Zeit, Art und Ausprägung der Symptome, relevante Vorerkrankungen, relevante Medikamente, Vitalparameter (insbesondere Blutdruck und Glukose) und die Kontaktdaten von Angehörigen für eine Fremdanamnese.

4.1.1 Ist es ein Schlaganfall?

Aufklärung der Bevölkerung

Am Anfang jeder guten Versorgung eines Patienten mit Schlaganfall steht die Erkenntnis, **dass es ein Schlaganfall ist** oder zumindest sein könnte. Da sich Schlaganfälle mehrheitlich in Situationen ereignen, in denen kein medizinisch ausgebildetes Personal anwesend ist, kann eine **Aufklärung der Bevölkerung** sinnvoll sein.

MERKE

Die Personen, welche die Erstversorgung leisten, müssen die Schlaganfallsymptome als solche erkennen (Wissen) und diese Erkenntnis in die sofortige Alarmierung des Rettungsdienstes umsetzen (Handeln).

Der adäquate Ort für die Behandlung eines Schlaganfallpatienten ist eine spezialisierte Schlaganfallstation (Stroke Unit). Dorthin soll der Patient schnellstmöglich gelangen, denn die Erfolgsaussichten wesentlicher Schlaganfalltherapien (wie Thrombolyse und endovaskuläre Rekanalisation) sind zeitabhängig. Die Botschaft an die Bevölkerung lautet, den **Notruf „112“** zu wählen, da der Transport zu einer Stroke Unit mittels Rettungsdienst am schnellsten gelingt (Powers et al. 2018; Kobayashi et al. 2018).

Das Laienwissen zu Risikofaktoren und Symptomen des Schlaganfalls ist in Deutschland durchaus verbesserungsfähig. Interessanterweise waren Frauen in vielen Erhebungen in westlichen Industrienationen besser informiert als Männer (Stroebele et al. 2011).

Aufklärungskampagnen werden durch die aktuelle Konsensuserklärung der europäischen Schlaganfallorganisation (ESO; Kobayashi et al. 2018) und die aktuellen Leitlinien der amerikanischen Schlaganfall-Gesellschaft (AHA/ASA; Powers et al. 2018) jeweils mit der höchsten Empfehlungsstärke („stark“) befürwortet. Die Evidenzlage wird jedoch als „sehr gering“ (ESO) bzw. „moderat“ (AHA/ASA) eingeschätzt, da sie auf wenigen nichtrandomisierten (Beobachtungsstudien) und noch weniger randomisierten Studien beruht. Auch ist der personelle und finanzielle Aufwand für Aufklärungskampagnen hoch.

Aufklärungskampagnen wurden sehr unterschiedlich durchgeführt (z. B. „Stadt X gegen den Schlaganfall“) und haben je nach Medium unterschiedliche Zielgruppen unterschiedlich gut erreicht (Müller-Nordhorn et al. 2009). Ein innovatives Beispiel ist ein Video auf „YouTube“, das konkret auf die jugendliche Bevölkerung abzielt und möglicherweise in Schulen herangezogen werden könnte („Stroke heroes act fast“; www.youtube.com/watch?v=YHzz2cXBlGk).

MERKE

- Aufklärungskampagnen in der Allgemeinbevölkerung werden von den Fachgesellschaften generell empfohlen.
- Im Zentrum stehen das Erkennen von Schlaganfallsymptomen und das Handlungswissen, den Rettungsdienst mittels Notruf „112“ zu alarmieren.
- Das Aufwand-Nutzen-Verhältnis von Aufklärungskampagnen ist hoch.

Stationen und beteiligte Personen auf dem Weg in die Klinik sind in ➤ Abb. 4.1 veranschaulicht.

Schulung des Personals der Rettungsdienste in der Erkennung eines Schlaganfalls

In der Rettungskette stehen nach der Allgemeinbevölkerung die Notrufzentrale bzw. die **Leitstelle des Rettungsdienstes** und dann die Rettungssanitäter und

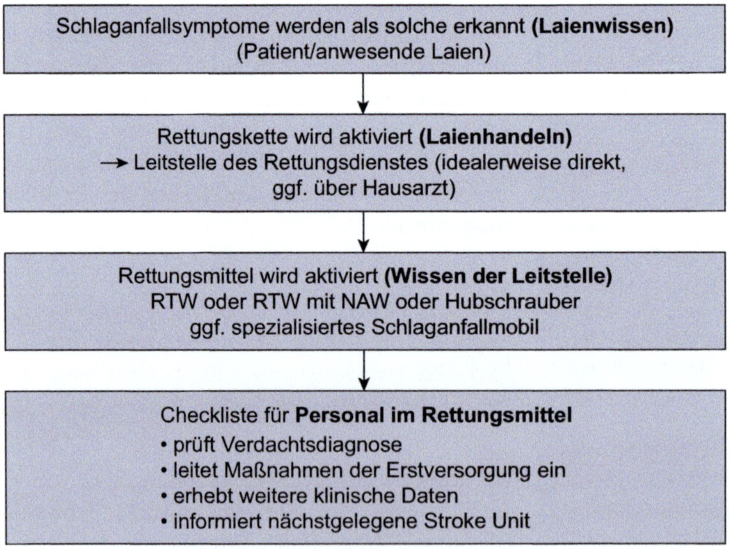

Abb. 4.1 Stationen und beteiligte Personen auf dem Weg des Patienten in die Klinik [L143]

Notärzte. Aufklärungsmaßnahmen und Schulungen sind auch in Leitstellen und bei den Rettungssanitätern sinnvoll. Schulungen des **Rettungspersonals** haben in der Konsensuserklärung der ESO und den Leitlinien der AHA/ASA den Empfehlungsgrad „stark" erhalten, obwohl auch hier die Evidenzlage „niedrig" bis „moderat" ist.

In den Leitstellen wird üblicherweise ein standardisierter Fragenkatalog abgearbeitet, der Schlaganfallverdachtsfälle identifizieren soll: Hierbei wird nach dem akuten Auftreten einer Lähmung in Arm, Bein oder Gesicht, einer Verständigungsstörung (undeutliches Sprechen, Wortfindungsstörungen), einer Sehstörung, einer halbseitigen Empfindungsstörung oder einem Schwindelgefühl gefragt. Damit können bis zu 60 % der Patienten mit Schlaganfall und transitorischer ischämischer Attacke (TIA) korrekt durch die Notrufzentrale vorhergesagt werden: 60 % der Patienten, bei denen in der Notfallzentrale aufgrund des Fragenkatalogs ein Schlaganfall bzw. eine TIA vermutet wurde, erhielten nach Abklärung im Krankenhaus auch diese Diagnose (Krebes et al. 2012).

MERKE

Die Fragen nach folgenden Symptomen führen mit hoher Wahrscheinlichkeit dazu, dass Patienten mit einem Schlaganfall (in der Leitstelle des Rettungsdienstes) bei telefonischer Meldung erkannt werden: plötzliche Sprach-/Sprechprobleme, einseitige Defizite wie Lähmungen oder Taubheit (ausgenommen Schmerz), Doppelbilder, Gesichtsfeldeinschränkung, Desorientierung, Unfähigkeit, gerade zu stehen, und/oder Ungeschicklichkeit mit Armen oder Beinen.

Die Rettungssanitäter vor Ort überprüfen die telefonisch gestellte Verdachtsdiagnose erneut. Als einfacher Test zur Identifikation klassischer Schlaganfallsymptome wird häufig der **FAST** genutzt (Akronym für engl. „Face", „Arm", „Speech", „Test"). Damit lassen sich typische Schlaganfallsymptome wie eine Gesichts- oder Armlähmung oder eine Sprach-/Sprechstörung verlässlich erkennen. Der FAST-Test hat eine hohe Sensitivität (Brandler et al. 2014).

Neben dem FAST werden u. a. auch der *Los Angeles Prehospital Stroke Screen* (LAPSS; Kidwell et al. 2000) und die *Cincinnati Prehospital Stroke Scale* (CPSS; Kothari et al. 1997) eingesetzt. Alle drei Tests sind sich ähnlich. Der **LAPSS** berücksichtigt neben der Untersuchung selbst auch Vorerkrankungen (z. B. Vorliegen einer Epilepsie), Alter und Blutzuckerspiegel. In einem Cochrane-Review zur Treffsicherheit (engl. „accuracy") von insgesamt acht prähospitalen Schlaganfallskalen wurde die CPSS als Skala mit der höchsten Sensitivität identifiziert. Die **CPSS** fragt ähnlich wie der FAST nach Mimik, Kraft der Arme und Sprache (Zhelev et al. 2019). In Deutschland kommt meistens der FAST zur Anwendung (Kessler et al. 2011).

Der Rettungsdienst entscheidet nicht nur darüber, ob der Patient initial in ein Krankenhaus mit Stroke Unit gebracht wird (wo z. B. eine Thrombolyse durchgeführt werden kann), sondern auch, ob ggf. ein Krankenhaus angefahren wird, in dem zusätzlich die Möglichkeit zur endovaskulären Rekanalisation oder neurochirurgischen Intervention besteht. Überlegungen zur Verbesserung der prähospitalen Logistik in einer komplexer gewordenen Infrastruktur mit Krankenhäusern ohne Stroke Unit, Krankenhäusern mit (regionaler) Stroke Unit und solchen mit der Möglichkeit neuroradiologischer oder neurochirurgischen Intervention werden in ➤ Kap. 4.2 näher erläutert.

4.1.2 Maßnahmen der Rettungsdienste

Informationen, die der Rettungsdienst einholen kann, um die Versorgung zu verbessern

Das Rettungsdienstpersonal soll regelmäßig darin geschult werden, bei Patienten mit Verdacht auf Schlaganfall den Symptombeginn oder – falls sich der Beginn nicht einwandfrei eruieren lässt – den Zeitpunkt zu erfragen und zu notieren, zu dem der Patient noch symptomfrei war („last seen well"). Es soll nach Medikamenten (insbesondere antithrombotischen Substanzen), Vorerkrankungen (insbesondere solche mit erhöhtem Schlaganfallrisiko und solche mit erhöhter Blutungsneigung), nach Angehörigen und deren Kontaktdaten fragen und diese Informationen an die weiterbehandelnden Kollegen im Krankenhaus übermitteln (Kessler et al. 2011). Auch eine (kurze) Fremdanamnese vor Ort kann hilfreich sein. Der

Rettungsdienst soll Krankenhäuser anfahren, die auf die Behandlung von Schlaganfallpatienten spezialisiert sind.

Das Rettungsdienstpersonal soll den Patienten vor Ankunft in der Notaufnahme oder in der Stroke Unit des Krankenhauses **ankündigen** (Powers et al. 2018; Kessler et al. 2011). Die vorverlagerte Übergabe kann die intrahospitalen Abläufe signifikant beschleunigen (Meretoja et al. 2012) und sollte auf dem Boden eines standardisierten Protokolls erfolgen (Powers et al. 2018).

4

MERKE

Eine strukturierte, standardisierte Übergabe von relevanten Informationen zum Patienten an das Krankenhauspersonal verkürzt und vereinfacht die intrahospitalen Versorgungsabläufe. Die Übergabe soll bereits telefonisch vor Eintreffen im Krankenhaus erfolgen oder zumindest beginnen.

Messwerte

Das medizinische Personal des Rettungsdienstes sollte neben relevanten Informationen zu klinischen Symptomen und Vorerkrankungen auch klinische Parameter wie Blutdruck, Sauerstoffsättigung, Körpertemperatur und Blutzucker erheben.

Blutdruck prähospital

Der Blutdruck kann prähospital leicht gemessen werden. Vor Beginn einer Thrombolysetherapie sind Blutdruckwerte < 185 mmHg systolisch und < 110 mmHg diastolisch obligat, da diese Grenzen in den Zulassungsstudien angewendet wurden. Bis 24 h nach Thrombolyse sollen Blutdruckwerte <180/105 mmHg vorliegen. Diese Blutdruckgrenzen gelten auch, wenn die Thrombolyse im Rahmen innovativer Ansätze wie z. B. in einem mobilen Schlaganfall-Einsatzmobil prähospital erfolgt.

Aus Beobachtungsstudien ist bekannt, dass sowohl hypo- als auch hypertensive Werte mit einer schlechteren Prognose assoziiert sind (Kobayashi et al. 2018). Die idealen Blutdruckgrenzen sind aber unklar. Die ESO empfiehlt deshalb, erhöhte Blutdruckwerte prähospital nicht zu senken. Die Leitlinien der AHA/ASA beziehen sich nicht ausschließlich auf die Prähospitalphase, empfehlen aber bei Patienten, die für eine Thrombolyse infrage kommen, die vorsichtige Senkung der Blutdruckwerte bei Überschreiten von 185/110 mmHg. Die AHA/ASA empfiehlt *Labetalol* 10–20 mg i. v., *Nicardipin* 5 mg/h i. v. oder *Clevidipin* 1–2 mg/h i. v., die in Deutschland selten zur Anwendung kommen. Hier wird meist **Urapidil** 10–50 mg langsam i. v. verabreicht.

MERKE

Eindeutige Blutdruckgrenzen sind beim ischämischen Schlaganfall nur für Patienten festgelegt, die eine Thrombolyse erhalten sollen oder erhalten haben (<185/110 mmHg vor Lyse und <180/105 mmHg während und bis 24 h nach Thrombolyse).

Sauerstoffsättigung prähospital

Ein signifikanter Nutzen durch eine Sauerstoffgabe bei Schlaganfallpatienten konnte bisher in keiner Studie nachgewiesen werden. Die ESO und AHA/ASA sind sich bei schwachem Empfehlungsgrad einig, dass eine Sauerstoffgabe nicht generell, sondern nur bei einer gemessenen Sauerstoffsättigung von < 95 % erfolgen sollte.

MERKE

Im Rettungswagen sollten nur die Patienten Sauerstoff erhalten, deren Sättigungswerte unter 95 % liegen.

Körpertemperatur prähospital

Insgesamt ist der Zusammenhang zwischen der Körpertemperatur und dem Verlauf einer Schlaganfallerkrankung nicht zufriedenstellend untersucht. Hinsichtlich der prähospitalen Phase konnte eine prospektive Studie keinen Zusammenhang zwischen einer erhöhten Körpertemperatur während der ersten 6 h nach Schlaganfallbeginn und der Prognose nach Schlaganfall aufzeigen (Boysen und Christensen 2001). Die ESO gibt deshalb keine Empfehlung zur prähospitalen Beeinflussung der Körpertemperatur ab. Die AHA/ASA gibt keine spezifische Empfehlung für die prähospitale Versorgung ab, empfiehlt aber eine Senkung der Temperatur bei Werten >38 °C auf der Basis von Expertenmeinungen.

MERKE

Ob die Körpertemperatur prähospital therapeutisch beeinflusst werden soll, ist unklar.

Blutzucker/Glukose prähospital

Für die Bestimmung des Blutzuckers ist ein Point-of-Care(POC-)Messgerät im Rettungsfahrzeug von Vorteil. Die **Hypoglykämie ist eine wichtige Differenzialdiagnose** bei apoplektiform aufgetretenen neurologischen Defiziten und desorientierten Patienten. Entsprechend den AHA/ASA-Leitlinien soll die Glukose zwischen 140–180 mg/dl eingestellt werden. Insbesondere bei Hyperglykämien ist das Vorgehen im Rettungswagen aber umstritten. Die ESO rät vom Einsatz von Insulin im Rettungstransport ab. Demnach werden im Rettungswagen nur bei Hypoglykämien < 60 mg/dl therapeutische Konsequenzen gezogen (z. B. Gabe von 30 ml 20–40 % Glukose i. v.) (Kessler et al. 2011; Powers et al. 2018).

MERKE

Die Hypoglykämie ist eine wichtige Differenzialdiagnose bei apoplektiform aufgetretenen neurologischen Defiziten. Die Kenntnis des Glukosespiegels ist wichtig für therapeutische Entscheidungen (z. B. Thrombolysetherapie) und die Prognose des Schlaganfalls.

Blutgerinnung prähospital

Die Bestimmung der Blutgerinnung, konkret des INR, kann mittels POC bereits im Rettungswagen erfolgen. Damit kann ein wichtiger Baustein für die Behandlung sowohl des ischämischen als auch des hämorrhagischen Schlaganfalls bereits vor Eintreffen in der Notaufnahme bestimmt werden.

MERKE

Die Bestimmung der Blutgerinnung, konkret der INR, mittels POC im Rettungswagen kann in der intrahospitalen Versorgung Zeit einsparen.

4.2 Innovative Konzepte in der präklinischen Schlaganfallversorgung

ZUSAMMENFASSUNG

- Beim Schlaganfall korreliert der Erfolg der aktuellen evidenzbasierten Akuttherapien (systemische Thrombolyse beim ischämischen Schlaganfall; mechanische Rekanalisation bei Verschluss eines großen hirnversorgenden Gefäßes) mit einem möglichst frühzeitigen Therapiebeginn: „**Time is brain.**"
- Um diese Therapien indizieren zu können, muss für die Thrombolyse klar sein, dass es sich um einen ischämischen (und nicht um einen hämorrhagischen) Schlaganfall handelt, und bzgl. der mechanischen Rekanalisation muss klar sein, dass ein Verschluss eines großen hirnversorgenden Gefäßes („large vessel occlusion", LVO) vorliegt.
- Für die Unterscheidung des Schlaganfalls in ischämisch oder hämorrhagisch ist eine **zerebrale Bildgebung des Gewebes** unabdingbar. Goldstandard ist die Durchführung einer nativen zerebralen CT oder MRT. Innovative Versuche, Ischämie und Hämorrhagie prähospital anhand von klinischen Zeichen, Laborparametern oder anderen bildgebenden Verfahren zu unterscheiden, haben bisher keine ausreichend hohe Trennschärfe erreicht.
- Für den Nachweis eines LVO ist eine **Bildgebung der hirnversorgenden Gefäße** nötig. Goldstandard ist die CT-Angiografie (CTA) oder die MR-Angiografie (MRA). Alternativ wird prähospital der transkranielle Ultraschall evaluiert.
- Neben der für die Therapieentscheidung notwendigen Bildgebung (Gewebe und Gefäße) setzen auch die Therapien selbst technische und personelle Standards voraus (für eine mechanische Rekanalisation z. B. eine Angiografie-Anlage und einen ausgebildeten Interventionalisten). Unter dem eminent wichtigen Zeitaspekt werden innovative **Organisationskonzepte für die prähospitale Triage** des Patienten in ein für die Therapie adäquat ausgestattetes Krankenhaus getestet. Sind Patienten mit LVO prähospital erkennbar, und sollen sie (zunächst) in ein Krankenhaus transportiert werden, das (nur) über die Möglichkeit zur Thrombolyse verfügt, oder sofort in ein Krankenhaus mit der Möglichkeit zur mechanischen Rekanalisation?
- Alternativ gibt es Konzepte, die Technik (cCT) und personelle Expertise zum Patienten zu bringen. Ein Beispiel ist der Einsatz **mobiler Stroke Units.**

4.2.1 Ansätze zur prähospitalen Differenzialdiagnose und Therapie des ischämischen Schlaganfalls

Prähospital kann mit den regulär eingesetzten Ressourcen bisher nicht eindeutig entschieden werden, ob bei allen Patienten ein Schlaganfall vorliegt oder ein sog. **Stroke Mimic** (also ein klinisches Syndrom, das sich durch einen Schlaganfall erklären ließe, aber nicht notwendigerweise einer ist: „falsch positive

Diagnose“). Die prähospital gestellte (Verdachts-) Diagnose „Schlaganfall“ wird bei fast der Hälfte der Patienten im Krankenhaus revidiert, war also falsch positiv (Gioia et al. 2016). Eine hohe Anzahl an Stroke Mimics kann die Prozesse unnötig belasten und verlangsamen. Der FAST (➤ Kap. 4.1) ist zwar sehr sensitiv, hat aber keinen hohen positiven Vorhersagewert. In der täglichen Praxis wird vor dem Hintergrund von „Time is brain“ eine hohe „falsch positive“ Diagnoserate akzeptiert. Das Ziel, keinen Patienten mit Schlaganfall zu übersehen, wird als höherwertig eingestuft.

Auch die therapierelevante Zuordnung als ischämischer oder hämorrhagischer Schlaganfall ist prähospital anhand von **klinischen Zeichen** nicht mit ausreichender Sensitivität möglich. Zwar treten Hirndruckzeichen wie Übelkeit, Erbrechen, Vigilanzminderung bei intrakraniellen Hämorrhagien im Vergleich zu ischämischen Schlaganfällen häufiger und vor allem früher auf, da eine Blutung schneller raumfordernde Wirkung entfalten kann, sicher sind diese klinischen Zeichen in der Unterscheidung zwischen ischämischem und hämorrhagischen Schlaganfall aber nicht (Kalra 2003). Auch der Versuch, mit **Laborparametern** zwischen ischämisch und hämorrhagisch zu differenzieren, bleibt bisher deutlich hinter dem Goldstandard der Bildgebung zurück (Zhang et al. 2013).

Dementsprechend ist eine Bildgebung zwingend notwendig. Die Leitlinien der AHA/ASA empfehlen mit höchstem Empfehlungsgrad bei moderater Evidenzstufe die Durchführung einer nativen **CT** (Powers et al. 2018). Die **MRT** sei zwar mittels diffusionsgewichteter Sequenzen im Nachweis der Ischämie sensitiver als das CT (Chalela et al. 2007), im routinemäßigen Einsatz nach Einschätzung der AHA/ASA aber nicht kosteneffektiv (Powers et al. 2018). Innovative Ansätze bestehen darin, die Bildgebung von der großen, schweren und unhandlichen Technik für CT und MRT unabhängig zu machen. Hier werden handlichere, mobilere Verfahren wie Ultraschall oder Nahinfrarotspektroskopie hinsichtlich ihrer Aussagekraft, eine intrakranielle Blutung nachzuweisen, getestet. Vor gut 20 Jahren wurde bereits untersucht, ob der **transkranielle Ultraschall** zwischen ischämischem und hämorrhagischem Schlaganfall unterscheiden könnte, und zunächst als vielversprechend angesehen. Letztendlich hat sich dieser Ansatz aber nicht durchgesetzt, da das Gehirn beim Stand der Technik nur teilweise abgebildet werden konnte und insbesondere die Hirnstamm- und Kleinhirnregion, aber auch Okzipital- und Frontallappen nur eingeschränkt beurteilbar waren (Mäurer et al. 1998).

Andere nichtinvasive Verfahren sind vor allem im prähospitalen Einsatz in der Testung und betreffen Nahinfrarotspektroskopie, EEG und volumetrische Impedanzphasenverschiebungsspektroskopie (VIPS®) (Walsh 2019). Belastbare Ergebnisse liegen hier für die klinische Routine noch nicht vor.

MERKE

Insbesondere prähospital ist die therapierelevante Differenzialdiagnose zwischen ischämischem und hämorrhagischem Schlaganfall nur mittels zerebraler Bildgebung (CT oder MRT) möglich. Klinische Untersuchung, Laborparameter, Ultraschall und weitere bildgebende Verfahren sind in ihrer Trennschärfe bisher nicht ausreichend.

Weitere innovative Konzepte betreffen die **Schlaganfall-Einsatzmobile** (engl. „mobile stroke units“, MSU). Damit werden bildgebende Verfahren zum Patienten gebracht und prähospital durchgeführt. Das spart Zeit. Die MSU sind mit einem CT ausgestattet und haben zusätzlich meistens ein kleines Labor zur Bestimmung der Gerinnungsparameter an Bord. Die CT-Beurteilung erfolgt meist teleradiologisch.

LEITLINIEN

Teleradiologische Befundung wird – sofern keine Expertise direkt vor Ort verfügbar ist – von der AHA/ASA mit höchstem Empfehlungsgrad bei bester Evidenzlage empfohlen (Powers et al. 2018).

Die Beurteilung des Patienten im MSU erfolgt entweder durch einen in der Schlaganfallbehandlung geschulten Arzt vor Ort und/oder wird durch telemedizinische Anbindung unterstützt (Fassbender et al. 2017). In einer MSU kann die **Thrombolyse prähospital** sicher und vor allem zu einem früheren Zeitpunkt und häufiger durchgeführt werden als im konventionellen Prozess nach Transport ins Krankenhaus (Kunz et al. 2016). MSUs sind derzeit in mehreren Staaten in der

Evaluation (u.a. in Deutschland, USA, Kanada, Norwegen, Thailand, China, Argentinien, Australien). Die Fahrzeuge variieren entsprechend den regionalen gesetzlichen Bestimmungen (inkl. Strahlenschutz) in Größe und Gewicht (3,5–12 t) sowie in der personellen Ausstattung. In den USA bringt eine MSU i.d.R. einen Krankenpfleger mit Zusatzausbildung in der Schlaganfallversorgung („stroke nurse"), einen Rettungssanitäter („paramedic") und einen MTRA („radiographer") an den Ort des Geschehens; ein Arzt betreut die Behandlung in einer MSU häufig nur telemedizinisch. In Europa ist bisher ein Arzt an Bord. Ob die Thrombolyse in einem Schlaganfall-Einsatzmobil letztendlich auch häufiger zu einem guten klinisch-funktionellen Ergebnis für den Patienten führt, wird derzeit in multizentrischen Studien überprüft (Ebinger et al. 2017). Ergebnisse sind 2020 zu erwarten.

Es gibt auch Ansätze, eine MSU mittels **Helikopter oder Flugzeug** in die Luft zu bringen (AIR-MSU). So könnte eine zerebrale Bildgebung für Gewebe und Hirngefäße vor allem in weniger dicht besiedelte und weit von einem Schlaganfallzentrum entfernte Gebiete gebracht werden. Ein solcher Ansatz könnte für Staaten wie Australien, die bereits über Erfahrungen mit den „flying doctors" verfügen, für eine bessere Schlaganfallversorgung zielführend sein (Walter et al. 2018).

In einem Schlaganfall-Einsatzmobil könnte auch der therapeutische Ansatz einer **Sonolyse** (Thrombolyse gepaart mit transkraniellem Ultraschall) prähospital getestet werden. Die Sonolyse wäre nicht an technische Voraussetzungen wie eine Angiografie-Anlage gebunden und damit logistisch einfacher durchzuführen und könnte auf dem Transportweg von einem Krankenhaus ohne Möglichkeit zur mechanischen Rekanalisation zu einem Krankenhaus mit der Möglichkeit zur mechanischen Rekanalisation eingesetzt werden. Bisherige Testungen sind allerdings noch nicht überzeugend (Alexandrov et al. 2019).

MERKE

Mobile Schlaganfall-Einsatzfahrzeuge („mobile stroke units", MSU) ermöglichen die prähospitale Bildgebung und erlauben darauf aufbauend zusätzlich eine prähospitale Thrombolyse. In einer MSU sind sowohl Bildgebung als auch Thrombolyse sicher und im Vergleich zum konventionellen Prozess zu einem früheren Zeitpunkt durchführbar.

4.2.2 Lässt sich ein (akuter) Verschluss eines großen hirnversorgenden Gefäßes prähospital erkennen?

Die hohe Wirksamkeit der mechanischen Rekanalisation bei Schlaganfallpatienten mit großem proximalem Gefäßverschluss (engl. „large vessel occlusion", LVO) ist durch Metaanalysen eindrucksvoll belegt, sodass dieses Verfahren bereits Eingang in die Leitlinien der Fachgesellschaften gefunden hat (Román et al. 2018; Powers et al. 2018; Turc et al. 2018).

Dieser neue Goldstandard stellt die prähospitale Versorgung vor die Herausforderung, **Patienten mit großem Gefäßverschluss frühzeitig zu identifizieren** und zu entscheiden, ob sie direkt in ein Krankenaus mit der Möglichkeit zur mechanischen Rekanalisation gebracht werden sollen. Die Durchführung einer mechanischen Rekanalisation ist an Gerätekapazitäten und fachliche Expertise gebunden, die nicht in allen Krankenhäusern, auch nicht in allen mit Stroke Unit, vorgehalten werden kann. Krankenhäuser mit Stroke Unit ohne die Möglichkeit der mechanischen Rekanalisation sind meist äquivalent zu sog. „regionalen Stroke Units" (engl. „primary stroke center", **PSC**). Krankenhäuser mit der Möglichkeit einer mechanischen Rekanalisation sind meist äquivalent zu sog. „überregionalen Stroke Units" oder „neurovaskulären Zentren" (engl. „comprehensive stroke center", **CSC**). Die europäischen Leitlinien der European Stroke Organisation (ESO) und der European Society of Minimally Invasive Neurological Therapy (ESMINT) empfehlen bei sehr geringer Evidenzstufe, aber sehr hohem Empfehlungsgrad, mechanische Rekanalisationen in CSCs durchzuführen (Turc et al. 2019).

Um die **prähospitale Triage** zu verbessern, wurden zahlreiche **klinische Scores** evaluiert, die Patienten mit LVO bestmöglich identifizieren sollen. Auf diesem Feld sind der Innovation neuer Scores derzeit wenig Grenzen gesetzt. Mindestens 19 Scores wurden bereits evaluiert (Vidale und Agostoni 2018). Dabei korreliert der klinische Schweregrad gut mit der Wahrscheinlichkeit, dass ein LVO vorliegt. Beispielsweise kann die weit verbreitete *National Institutes of Health Stroke Scale* (NIHSS) für diese Frage herangezogen werden. Für den prähospitalen Einsatz erscheint die NIHSS aber sehr aufwendig. Getestet wurden deshalb weniger detailreiche Scores wie z. B. G-FAST, die *Prehospital Acute Stroke Severity Scale* (PASS), die *Rapid Arterial Occlusion Evaluation Scale* (RACE) oder das *Cinncinnati Stroke Triage Assessment* (C-Stat). Die höchste Trennschärfe erreichten G-FAST, PASS und C-STAT. Insbesondere die Berücksichtigung kortikaler Zeichen (Blickwendung, Aphasie, Neglect) erhöht die Wahrscheinlichkeit, dass ein LVO vorliegt. Doch der positive prädiktive Wert blieb bei allen Scores unter 75 %. Die klinische Untersuchung bzgl. der Vorhersage einer LVO ist damit zum jetzigen Zeitpunkt noch nicht ausreichend sicher.

Die **Triage durch eine MSU** war in einer Studie aus dem Jahr 2019 der klinischen Untersuchung (konkret dem *Los Angeles Motor Score* mit einem Cut-off bei 3 Punkten) überlegen. Diese Überlegenheit der MSU hinsichtlich der LVO-Detektion basiert auf der Durchführung einer CTA, die in einer MSU bereits prähospital möglich ist. Somit kann eine MSU 100 % aller Patienten mit LVO in ein Krankenhaus mit Möglichkeit zur mechanischen Rekanalisation („CSC") triagieren. Zeitaufwendige Sekundärtransporte (vom PSC zum CSC) werden so vermieden.

MERKE

Durch den Einsatz der CTA im **Schlaganfall-Einsatzmobil** wurde in einer Studie die Zeit zwischen Notrufeingang und Gefäßverschlussnachweis sowie die Zeit bis zur Aufnahme in einem CSC und zur Leistenpunktion signifikant verkürzt (Zeitdifferenz/Beschleunigung des Prozesses 48 bzw. 74 min) (Helwig et al. 2019).

Die europäischen ESO/ESMINT-Leitlinien empfehlen bei niedriger Evidenzstufe und geringem Empfehlungsgrad keinen spezifischen Score, um Patienten mit LVO zu identifizieren (Turc et al. 2019), sondern eine notfallmäßige Gefäßdarstellung bei allen Patienten mit der Verdachtsdiagnose „akuter Schlaganfall". Die amerikanischen Leitlinien der AHA/ASA empfehlen bei höchstem Empfehlungsgrad und höchster Evidenzstufe eine **intrakranielle Gefäßdarstellung während der initialen Bildgebung.** Eine Methode der Wahl (CTA, MRA, transkranieller Ultraschall) wird nicht spezifiziert. Die CTA wird als sinnvoll angesehen, auch ohne dass zuvor anhand der Kreatininkonzentration die Nierenfunktion abgeschätzt werden kann.

Der transkranielle Ultraschall könnte eine preiswerte, im Vergleich zu CTA und/oder MRA technisch weniger aufwendige Alternative sein, um einen LVO nachzuweisen. Die Sensitivität und Spezifität zum Nachweis eines Gefäßverschlusses der A. cerebri media liegen in den Händen eines erfahrenen Untersuchers zwischen 90 und 100 %. In jüngerer Zeit haben sich aber nur noch wenige Arbeiten mit diesem Ansatz beschäftigt, da er von vielen Experten als stark benutzerabhängig angesehen wird und für Verschlüsse anderer Gefäße als der A. cerebri media nicht evaluiert ist (Gerriets et al. 2002).

Laborparameter spielen bei der Frage, ob ein LVO vorliegt, bisher keine relevante Rolle.

4.2.3 Soll ein Patient mit LVO sofort in ein CSC mit der Möglichkeit zur mechanischen Rekanalisation?

Innovative **Organisationskonzepte** versuchen, die Versorgung von Patienten mit LVO zu verbessern (➤ Abb. 4.2). Grundsätzlich wird die Frage diskutiert, ob Patienten mit LVO erst in ein PSC (und anschließend in ein CSC, das **„Drip-and-Ship"-Modell**) oder direkt in ein CSC (**„Mothership"-Modell**) gebracht werden sollen. Eine Metaanalyse aus dem Jahr 2018 mit mehr als 2.000 Patienten zeigte einen Vorteil für das „Mothership"-Konzept auf (Ismail et al. 2019). Die ESO/ESMINT bevorzugt bei sehr niedriger Evidenzstufe mit geringem Empfehlungsgrad aber keine der Optionen, sondern verweist auf die lokalen bzw. regionalen Gegebenheiten, die es zu berücksichtigen gelte. In der Großstadt könnte eine Direktzuweisung zum CSC bei Transportzeiten von weniger als 30–54 min zum CSC nach Expertenmeinung von Vorteil sein (Turc et al. 2019; Schlemm et al. 2020).

Alternativ kann auch der Intervenionalist zum primären Krankenhaus gebracht werden, sofern dieses über eine adäquate Angiografie-Anlage verfügt. Ein solches **„Drip-and-Drive"-Konzept** wird z. B. im ländlichen Bayern getestet. Hier wird der Interventionalist mit dem Helikopter zum PSC gebracht (www.tempis.de/index.php/flying-interventionalists.html).

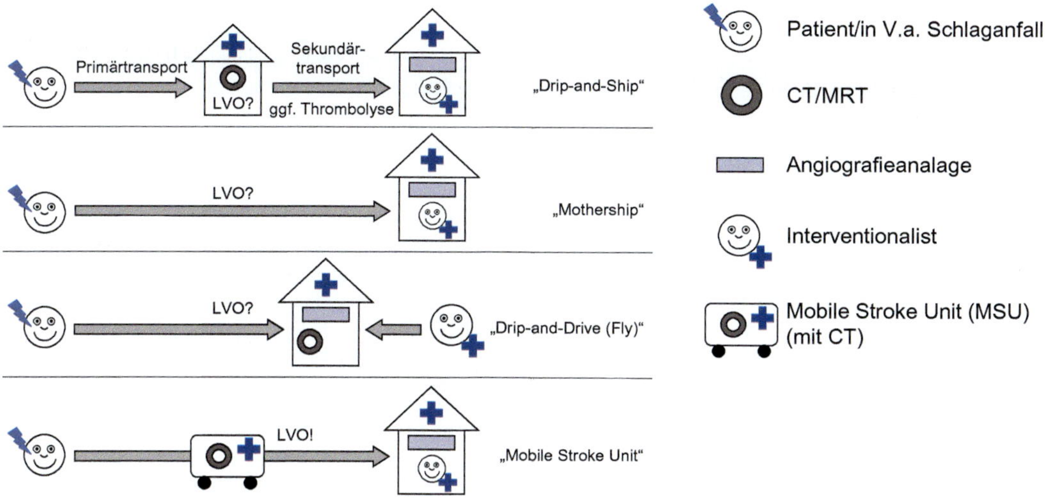

Abb. 4.2 Organisationsmodelle der prähospitalen Versorgung für Patienten mit LVO [L143]

Ein systematischer Review untersuchte „Drip-and-Ship"-, „Mothership"-, „Drip-and-Drive"- sowie das MSU-Modell (in der MSU wird ein LVO mittels CTA diagnostiziert und der Patient direkt ins CSC gebracht, ➤ Kap. 4.2.2). Ein zielführender Vergleich konnte jedoch nicht durchgeführt werden, da zahlreiche regionale Faktoren wie Transportmittel, Verkehrswege und räumliche Distanzen, aus denen sich Transportzeiten ableiten lassen, jeweils Berücksichtigung finden müssten (Ciccone et al. 2019).

Transportzeiten zum PSC bzw. CSC sowie zwischen PSC und CSC finden in mehreren mathematischen Modellen Anwendung, die ebenfalls jeweils zu individuellen Lösungen kommen – je nach Transportmittel (RTW, MSU, Helikopter), Verkehrslage, Distanzen und der Wahrscheinlichkeit, das auf dem Boden eines klinischen Scores wirklich ein LVO vorliegt. Solche mathematischen Algorithmen könnten auch in eine App einfließen, die dem Nutzer passgenau die wahrscheinlich beste Transportstrategie aufzeigt (Holodinsky et al. 2018; Schlemm et al. 2018; Schlemm et al. 2020).

MERKE

Das „beste" Organisationsmodell hängt von zahlreichen regionalen Faktoren wie Transportmittel, Verkehrslage und Entfernungen ab und wird sich in der Mehrheit der Fälle an diesen Gegebenheiten orientieren.

LITERATUR

Alexandrov AV, Köhrmann M, Soinne L, et al. CLOTBUST-ER Trial Investigators. Safety and efficacy of sonothrombolysis for acute ischaemic stroke: a multicentre, double-blind, phase 3, randomised controlled trial. Lancet Neurol 2019; 18: 338–347.

Boysen G, Christensen H. Stroke severity determines body temperature in acute stroke. Stroke 2001; 32: 413–417.

Brandler ES, Sharma M, Sinert RH, Levine SR. Prehospital stroke scales in urban environments: a systematic review. Neurology 2014; 82: 2241–2249.

Chalela JA, Kidwell CS, Nentwich LM, et al. Magnetic resonance imaging and computed tomography in emergency assessment of patients with suspected acute stroke: a prospective comparison. Lancet 2007; 369: 293–298.

Ciccone A, Berge E, Fischer U. Systematic review of organizational models for intra-arterial treatment of acute ischemic stroke. Int J Stroke 2019; 14: 12–22.

Ebinger M, Harmel P, Nolte CH, Grittner U, Siegerink B, Audebert HJ. Berlin prehospital or usual delivery of acute stroke care – Study protocol. Int J Stroke 2017; 12: 653–658.

Fassbender K, Grotta JC, Walter S, Grunwald IQ, Ragoschke-Schumm A, Saver JL. Mobile stroke units for prehospital thrombolysis, triage, and beyond: benefits and challenges. Lancet Neurol 2017; 16: 227–237.

Gerriets T, Goertler M, Stolz E, et al. Feasibility and validity of transcranial duplex sonography in patients with acute stroke. J Neurol Neurosurg Psychiatry 2002; 73: 17–20.

Gioia LC, Zewude RT, Kate MP, et al. Prehospital systolic blood pressure is higher in acute stroke compared with stroke mimics. Neurology 2016; 86: 2146–2153.

Helwig SA, Ragoschke-Schumm A, et al. Prehospital stroke management optimized by use of clinical scoring vs mobile stroke unit for triage of patients with stroke: a randomized clinical trial. JAMA Neurol 2019; 76(12): 1484–1492.

Holodinsky JK, Patel AB, Thornton J, et al. Drip and ship versus direct to endovascular thrombectomy: the impact of treatment times on transport decision-making. Eur Stroke J 2018; 3: 126–135.

Ismail M, Armoiry X, Tau N, et al. Mothership versus drip and ship for thrombectomy in patients who had an acute stroke: a systematic review and meta-analysis. J Neurointerv Surg 2019; 11: 14–19.

Kalra L. Scoring systems for the differential diagnosis of ischaemic and haemorrhagic stroke. Natl Med J India 2003; 16: 1–3.

Kessler C, Khaw AV, Nabavi DG, Glahn J, Grond M, Busse O. Standardized pre-hospital management of stroke. Dtsch Arztebl 2011; 108: 585–591.

Kidwell CS, Starkman S, Eckstein M, Weems K, Saver JL. Identifying stroke in the field: prospective validation of the Los Angeles Prehospital Stroke Screen (LAPSS). Stroke 2000; 31: 71–76.

Kobayashi A, Czlonkowska A, Ford GA, et al. European Academy of Neurology and European Stroke Organization consensus statement and practical guidance for pre-hospital management of stroke. Eur J Neurol 2018; 25: 425–433.

Kothari R, Hall K, Brott T, Broderick J. Early stroke recognition: developing an out-of-hospital NIH stroke scale. Acad Emerg Med 1997; 4: 986–990.

Krebes S, Ebinger M, Baumann AM, et al. Development and validation of a dispatcher identification algorithm for stroke emergencies. Stroke 2012; 43: 776–781.

Kunz A, Ebinger M, Geisler F, et al. Functional outcomes of pre-hospital thrombolysis in a mobile stroke treatment unit compared with conventional care: an observational registry study. Lancet Neurol 2016; 15: 1035–1043.

Mäurer M, Shambal S, Berg D, et al. Differentiation between intracerebral hemorrhage and ischemic stroke by transcranial color-coded duplex-sonography. Stroke 1998; 29: 2563–2567.

Meretoja A, Strbian D, Putaala J, et al. Reducing in-hospital delay to 20 minutes in stroke thrombolysis. Neurology 2012; 79: 306–313.

Müller-Nordhorn J, Wegscheider K, Nolte CH, et al. Population-based intervention to reduce prehospital delays in patients with cerebrovascular events. Arch Intern Med 2009; 169: 1484–1490.

Powers WJ, Rabinstein AA, Ackerson T, et al. 2018 Guidelines for the Early Management of Patients with Acute Ischemic Stroke. A guideline for healthcare professionals from the American Heart Association/ American Stroke Association. Stroke 2018; 49: e46–e99.

Román LS, Menon BK, Blasco J, et al. HERMES collaborators. Imaging features and safety and efficacy of endovascular stroke treatment: a meta-analysis of individual patient-level data. Lancet Neurol 2018; 17: 895–904.

Schlemm L, Ebinger M, Nolte CH, Endres M. impact of prehospital triage scales to detect large vessel occlusion on resource utilization and time to treatment. Stroke 2018; 49: 439–446.

Schlemm L, Endres M, Nolte CH. Bypassing the Closest stroke center for thrombectomy candidates: What additional delay to thrombolysis is acceptable? Stroke 2020; 51(3): 867–875.

Stroebele N, Müller-Riemenschneider F, Nolte CH, Müller-Nordhorn J, Bockelbrink A, Willich SN. Knowledge of risk factors, and warning signs of stroke: a systematic review from a gender perspective. Int J Stroke 2011; 6: 60–66.

Turc G, Bhogal P, Fischer U, et al. European Stroke Organisation (ESO) – European Society for Minimally Invasive Neurological Therapy (ESMINT) Guidelines on Mechanical Thrombectomy in Acute Ischaemic Stroke Endorsed by Stroke Alliance for Europe (SAFE). Eur Stroke J 2019; 4: 6–12.

Vidale S, Agostoni E. Prehospital stroke scales and large vessel occlusion: a systematic review. Acta Neurol Scand 2018; 138: 24–31.

Walsh KB. Non-invasive sensor technology for prehospital stroke diagnosis: current status and future directions. Int J Stroke 2019; 14: 592–602.

Walter S, Zhao H, Easton D, et al. Air-mobile stroke unit for access to stroke treatment in rural regions. Int J Stroke 2018; 13: 568–575.

Zhang J, Zhang CH, Lin XL, Zhang Q, Wang J, Shi SL. Serum glial fibrillary acidic protein as a biomarker for differentiating intracerebral hemorrhage and ischemic stroke in patients with symptoms of acute stroke: a systematic review and meta-analysis. Neurol Sci 2013; 34: 1887–1892.

Zhelev Z, Walker G, Henschke N, Fridhandler J, Yip S. Prehospital stroke scales as screening tools for early identification of stroke an transient ischemic attack. Cochrane Database Syst Rev 2019; 4: CD011427.

II

Transitorische ischämische Attacke und ischämischer Hirninfarkt

KAPITEL

5 Grundlagen

Peter Kraft

FALLBEISPIEL

Abends stellt sich ein 45-jähriger Geschäftsmann selbstständig in der Neurologischen Klinik vor, da seit 1 h eine durchgehende Hypästhesie der rechten Körperhälfte vorliegt. Die Symptomatik hatte sich bereits gebessert und bildet sich im Verlauf der nächsten 3 h komplett zurück. Die Ehefrau des Patienten hatte auf einer Untersuchung bestanden. Die Vitalzeichen sind völlig stabil, der arterielle Blutdruck liegt im normotensiven Bereich. Es sind keine Vorerkrankungen bekannt, allerdings berichtet der Patient von einer seit wenigen Wochen bestehenden intermittierenden Belastungsdyspnoe. Bei unauffälligem CT und EKG lehnt der Patient nach kompletter Symptomrückbildung eine weitere Behandlung ab und verlässt die Klinik gegen ärztlichen Rat, da er am nächsten Morgen einen wichtigen Termin wahrnehmen müsse.

Zwei Wochen später wird derselbe Patient erneut stationär vorstellig. Dieses Mal wird er vom Rettungsdienst gebracht; er leidet an einer hochgradigen brachiofazial betonten Hemiparese links mit massiver Dysarthrie. Im Verlauf demarkiert sich ein großer Mediainfarkt rechts. Ursächlich wird ein Vorhofflimmern diagnostiziert.

5.1 Definitionen

ZUSAMMENFASSUNG

- Man unterscheidet klinische und MRT-basierte Definitionen von transitorischer ischämischer Attacke (TIA) und ischämischem Schlaganfall.
- Es handelt sich bei TIA und ischämischem Schlaganfall letztlich um eine Erkrankung verschiedener Ausprägung, sodass sich Diagnostik und Therapie nicht unterscheiden.

Eine geläufige **Definition einer TIA** ist: klinisches Syndrom, das durch einen akuten Verlust einer fokalen zerebralen und/oder monokulären Funktion charakterisiert ist, < 24 h anhält und durch eine insuffiziente zerebrale und/oder okuläre Blutversorgung (hämodynamisch, embolisch und/oder thrombotisch durch Erkrankungen der Arterien, des Herzens oder des Blutes) erklärt werden kann. Diese klinische **WHO-Definition** bietet Vorteile gegenüber einer MRT-basierten Definition, da z. B. für Studieneinschlüsse häufig nicht das MRT abgewartet werden kann bzw. nicht überall ein MRT zur Verfügung steht. Dennoch ist die **Definition nach MRT-Kriterien** (Diffusionsstörung = Infarkt, keine Diffusionsstörung = TIA) auf dem Vormarsch.

Bei passender klinischer Symptomatik und Dauer der Symptome über 24 h wird i. d. R. von einem Schlaganfall ausgegangen, auch wenn die MRT keine Diffusionsstörung zeigt. Man geht davon aus, dass bis zu 20–30 % der ischämischen Schlaganfälle **MRT-negativ** sind (mögliche Erklärungen in ➤ Kap. 1) (Makin et al. 2015). Umgekehrt ist eine Diffusionsstörung nicht zu 100 % spezifisch für einen ischämischen Schlaganfall und erklärt bei Weitem nicht immer das klinische Bild.

MERKE

Eine TIA ist folgendermaßen charakterisiert:
- Plötzlicher Beginn
- Typische fokal-neurologische Ausfallsymptome
- Symptomatik i. d. R. initial maximal ausgeprägt
- Rückbildung innerhalb von 24 h

Die Art der fokal-neurologischen Ausfallsymptome richtet sich nach dem betroffenen Gefäßterritorium (Näheres dazu in ➤ Kap. 6). Folgende Symptome sind in der Mehrheit der Fälle nicht mit dem Vorliegen einer Durchblutungsstörung assoziiert und werden daher i. d. R. nicht als TIA (bzw. Schlaganfall) gewertet:

- Drehschwindel (falls keine zusätzlichen Symptome vorliegen wie z. B. Doppelbilder, Dysarthrie)
- Wandernde neurologische Ausfallsymptome
- Transiente Amnesie
- Allgemeine Schwäche
- Synkopale Zustände
- Verwirrtheit
- Tinnitus

Rund 15 % aller ischämischen Schlaganfälle geht eine TIA voraus. Etwa 50 % der Patienten mit einer TIA-Dauer über 1 h zeigen eine Diffusionsstörung in der MRT. Das Risiko, nach einer TIA einen manifesten ischämischen Schlaganfall zu erleiden, lässt sich anhand verschiedener Skalen einschätzen. Am weitesten verbreitet ist der sog. **ABCD²-Score** (Johnston et al. 2007) (➤ Tab. 5.1, ➤ Tab. 5.2).

Ein **ischämischer Schlaganfall** kann gemäß WHO definiert werden als ein akuter, fokaler (oder auch globaler) zerebraler Funktionsverlust mit einer Symptomdauer von > 24 h, der durch eine insuffiziente Blutversorgung (hämodynamisch, embolisch und/oder thrombotisch durch Erkrankungen der Gefäße, des Herzens oder des Bluts) erklärbar ist.

Die genannten Definitionen von TIA und ischämischem Schlaganfall erstrecken sich nicht auf **spinale Ischämien;** zu diesem Thema wird auf weiterführende Literatur verwiesen (z. B. Nasr et al. 2017).

MERKE

Entscheidend für das Verständnis ist, dass TIA und Schlaganfall ein pathophysiologisches Kontinuum darstellen und sich nur in der Dauer der Symptomatik unterscheiden. Daraus folgt, dass die diagnostische Abklärung und Therapie in beiden Fällen in gleicher Art und Weise erfolgen muss.

5.2 Ätiologie

ZUSAMMENFASSUNG

- Die wichtigsten Ursachen einer TIA bzw. eines ischämischen Schlaganfalls sind kardiale bzw. arterioarterielle embolische Ereignisse und mikroangiopathische zerebrale Läsionen.
- Der Begriff ESUS („embolic stroke of undetermined source") definierte eine relevante Subgruppe aller Patienten neu. Dazu gehören ein embolisch anmutendes Infarktmuster und das Fehlen offensichtlicher Emboliequellen.

In diesem Abschnitt werden häufige und weniger häufige Auslöser einer TIA bzw. eines ischämischen Schlaganfalls vorgestellt. Im Text wird auf weitere Abschnitte verwiesen, in denen spezielle Krankheitsbilder gesondert beschrieben werden.

Tab. 5.2 ABCD²-Score: Schlaganfallrisiko nach TIA (Johnston et al. 2007)

Punktzahl	Risiko 7 Tage	Risiko 90 Tage
0–3	1,2 %	3,1 %
4–5	5,9 %	9,8 %
6–7	11,7 %	17,8 %

Tab. 5.1 ABCD²-Score: Punktevergabe (Johnston et al. 2007)

Age	Alter	≥ 60 Jahre	1 Punkt
Blood pressure	Blutdruck	≥ 140/90 mmHg	1 Punkt
Clinical features	Klinik	Halbseitenschwäche Sprachstörung allein	2 Punkte 1 Punkt
Duration of symptoms	Symptomdauer	≥ 60 min 10–59 min	2 Punkte 1 Punkt
Diabetes	Diabetes mellitus	ja	1 Punkt

Die meisten ischämischen Schlaganfälle treten im Rahmen **kardioembolischer Ereignisse** und aufgrund **makro- und/oder mikroangiopathischer arteriosklerotischer Läsionen** hirnversorgender Arterien auf.

Bei etwa 25 % aller ischämischen Schlaganfälle findet man eine potenzielle **kardiale Emboliequelle** (Kolominsky-Rabas et al. 2001), wobei manche mit großer Wahrscheinlichkeit kausal dem Schlaganfall zugrunde liegen (z. B. kardialer Thrombus), andere eher nicht (z. B. persistierendes Foramen ovale [PFO] bei älteren Patienten). Populationsbasiert stellt **Vorhofflimmern** die wichtigste kardioembolische Schlaganfallursache dar. Die wichtigsten potenziellen kardialen Emboliequellen sind:

- Vorhofflimmern
- Kardialer Thrombus
- Myxom oder andere kardiale Tumoren
- Kardiomyopathie oder andere Ursache einer ventrikulären Wandbewegungsstörung/Herzinsuffizienz
- Endokarditis
- PFO mit/ohne Vorhofseptumaneurysma (➤ Kap. 12.6)
- Iatrogen durch mechanische Herzklappen, Herz-OP oder Herzkatheter

Bei etwa 25 % der Patienten findet sich eine **makroangiopathische Ursache.** Ursächlich liegen arteriosklerotische Veränderungen zugrunde, sodass Risikofaktoren wie arterielle Hypertonie, Rauchen, Diabetes und Hypercholesterinämie eine entscheidende Rolle spielen. Prinzipiell können alle hirnversorgenden Arterien betroffen sein. Läsionen bilden sich an extra- und intrakraniellen Arterien meist an Aufteilungsstellen, z. B. im Bereich des Karotisbulbus. Die Verteilung in Bezug auf einen intra- und extrakraniellen Befall unterscheidet sich abhängig von der Ethnizität der Patienten. Während bei weißen Amerikanern i. d. R. extrakranielle Gefäßbefunde vorliegen (Rate intrakranieller Stenosen < 5 %), zeigen knapp 20 % der dunkelhäutigen Amerikaner und sogar 30–50 % der Chinesen mit Schlaganfall eine intrakranielle Gefäßstenose.

Die **arteriosklerotischen Gefäßläsionen** wachsen über die Zeit mit dem Vorliegen der genannten Risikofaktoren, wobei insbesondere auch Entzündungsvorgänge eine große Rolle spielen und jüngste Daten darauf hindeuten, dass bei „Gefäßpatienten" im Vergleich zu gesunden Kontrollpersonen auch Veränderungen der Blutgerinnung bestehen. Bei der sog. **Plaqueruptur** kommt es durch verschiedene Mechanismen zu einer Thrombusbildung an der Läsionsstelle. Ein Verschleppen thrombotischen Materials kann schließlich **arterioarteriell-thrombembolisch** zu einem Schlaganfall führen. Eine Plaqueruptur erhöht das Schlaganfallrisiko für unklare Zeit (Unklarheit in der Literatur: Wochen bis Jahre), kann aber abheilen, sodass sich das Schlaganfallrisiko auf das Niveau einer asymptomatischen Gefäßstenose zurückbildet. Sehr viel seltener kommt es durch eine höchstgradige hämodynamisch relevante Stenose einer hirnversorgenden Arterie v. a. bei Unterschreitung eines individuell verschiedenen kritischen Blutdrucks zu einem **hämodynamischen Schlaganfall.** Hier zeigt sich i. d. R. eine typische Verteilung der zerebralen Läsionen („Grenzzoneninfarkte", Infarkte der „letzten Wiese", ➤ Abb. 5.1).

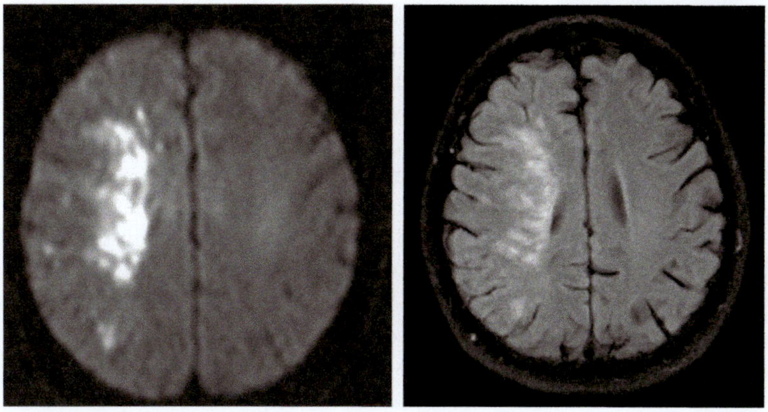

Abb. 5.1 Hämodynamischer Infarkt im Marklager rechts im Rahmen einer Karotis-Pseudookklusion, zusätzlich einzelne kortikal lokalisierte embolische Infarkte (MRT, links: Diffusionswichtung [DWI], rechts: FLAIR) [P436]

In ebenfalls etwa 25 % der Fälle liegt eine **mikroangiopathische Ursache** des Schlaganfalls vor. Wichtigster Risikofaktor für die deskriptiv auch als „small vessel disease" bezeichnete Erkrankung ist ein langjähriger Bluthochdruck. Es kommt dabei zu einer sog. Lipohyalinose und einer fibrinoiden Nekrose kleiner intrakranieller Arterien mit der Konsequenz umschriebener (Ø < 1–1,5 cm) sog. lakunärer Läsionen im Marklager (s. auch ➤ Kap. 10.1). Während diese einzeln vorliegen können, kommt es im weiteren Verlauf nicht selten zu einer konfluierenden flächigen Ausdehnung der mikroangiopathischen Läsionen mit dem Vollbild einer sog. **Leukoaraiose** bzw. einer **subkortikalen arteriosklerotischen Enzephalopathie (SAE, Morbus Binswanger).** Lakunäre Schlaganfälle sind häufig durch eine typische klinische Präsentation gekennzeichnet (➤ Kap. 6.4). Daneben sind mikroangiopathische Marklagerläsionen Verursacher einer **vaskulären Demenz** und **eines vaskulären Parkinson-Syndroms.** Ein typisches Bild einer subkortikalen SAE zeigt ➤ Abb. 5.2.

5

Nicht selten zeigt sich in der Bildgebung ein (kardio-)embolisch anmutender Infarkt, die diagnostische Abklärung bleibt aber negativ. Während man früher von einem kryptogenen Schlaganfall sprach, wird seit mehreren Jahren die Abkürzung **ESUS** („embolic stroke of undetermined source") benutzt (Hart et al. 2014). Der Begriff ESUS ist im Gegensatz zu seinem Vorgänger „kryptogener Schlaganfall" genau definiert, was einen Vorteil gerade für den Einsatz in Studien mit sich bringt (s. auch ➤ Kap. 12.3).

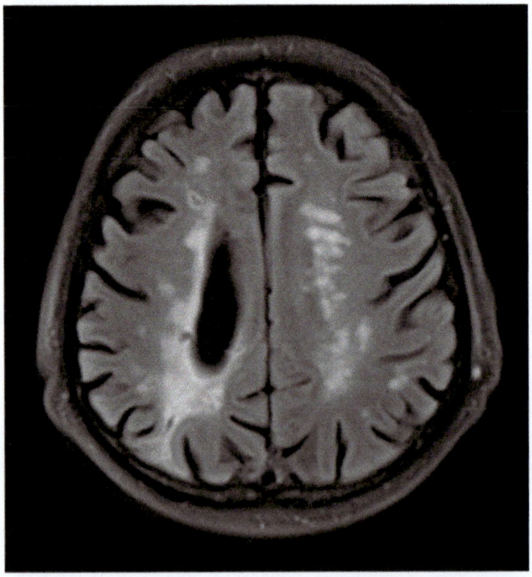

Abb. 5.2 Typisches MRT (FLAIR-Wichtung) einer SAE [P436]

Die gängigste Klassifikation zur ätiologischen Subtypisierung ischämischer Schlaganfälle ist der sog. **TOAST-Score** (Trial of ORG 10172 in Acute Stroke) (Adams et al. 1993). Dabei werden ischämische Schlaganfälle nach folgenden Gesichtspunkten unterschieden:

1. Makroangiopathie
2. Kardiale Embolie
3. Mikroangiopathie
4. Andere Ursache (z. B. Dissektion)
5. Unklare Ursache (z. B. ESUS)
6. Mehr als eine potenzielle Ursache

Zu den selteneren Ursachen eines ischämischen zerebrovaskulären Ereignisses gehören:

- Dissektionen (➤ Kap. 8.1)
- Vaskulitiden (➤ Kap. 8.2)
- CADASIL/CARASIL (➤ Kap. 8.3)
- Gerinnungsstörungen (➤ Kap. 8.4)
- Substanzgebrauch (➤ Kap. 8.5)
- Moyamoya-Erkrankung (➤ Kap. 8.6)
- **Reversibles zerebrales Vasokonstriktionssyndrom** (Call-Fleming-Syndrom): Charakteristisch ist ein Donnerschlagkopfschmerz, dem in etwa 10 % der Fälle fokal-neurologische Auffälligkeiten/Krampfanfälle folgen. Es liegt eine zerebrale Vasokonstriktion mit Rückbildung innerhalb von 3 Monaten vor. Die Pathophysiologie ist etwas unklar. Es gibt primäre Fälle und sekundäre Fälle, die mit der Einnahme von sympathomimetischen oder serotonergen Substanzen in Zusammenhang stehen. Auch ein postpartales Auftreten ist beschrieben. Mögliche Komplikationen sind fokal lokalisierte kortikale Subarachnoidalblutungen (etwa 20 % der Fälle). Der Altersgipfel liegt bei etwa 40 Jahren. Frauen sind häufiger betroffen als Männer. Die Mortalität liegt unter 1 % (➤ Kap. 8.2).
- **Mitochondriale Erkrankungen** wie die mitochondriale Enzephalopathie mit Laktatazidose und Schlaganfällen (MELAS) treten meist bei Kindern bis jungen Erwachsenen auf und kommen nur sehr selten vor. Sie sind häufig assoziiert mit Krampfanfällen, Demenz, Taubheit und/oder Migräne. Das Liquorlaktat

ist oft erhöht. Man kann ggf. Mutationen mitochondrialer DNA finden. Im EMG und in der Muskelbiopsie finden sich oft myopathische Veränderungen.
- **Fibromuskuläre Dysplasie:** sehr seltene Erkrankung mit typischem angiografischem Bild (➤ Abb. 5.3). Meist sind junge Frauen betroffen. Potenziell können alle Arterien des Körpers betroffen sein, v. a. aber die A. renalis und bei den hirnversorgenden Gefäßen insbesondere die distale A. carotis interna. Häufig ist die fibromuskuläre Dysplasie Ursache einer Dissektion. Die Pathophysiologie ist nicht ganz klar. Typische Auslöser für eine Arteriosklerose liegen oft nicht vor.

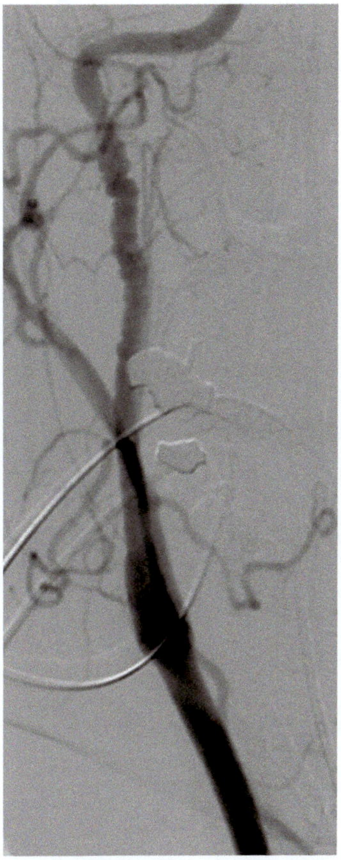

Abb. 5.3 Digitale Subtraktionsangiografie (DSA) einer 49-jährigen Patientin mit konzentrischen kontinuierlichen, nicht signifikant einengenden Wandunregelmäßigkeiten in „String-of-Beads"-Konfiguration (mittleres Drittel der rechten A. carotis interna). Der Befund ist charakteristisch für eine fibromuskuläre Dysplasie Typ 1. [P436]

- Sichelzellenanämie (v. a. Kinder, Blutbildveränderungen hinweisend)
- **Morbus Fabry:** eine X-chromosomale Erkrankung, die mit einem α-Galaktosidase-A-Mangel einhergeht. Es kommt vorwiegend zu mikroangiopathischen Läsionen, wobei makroangiopathische Auffälligkeiten im hinteren Stromkreis, insbesondere im Bereich der A. basilaris, bestehen können. Zusatzsymptome umfassen Brennschmerzen der Extremitäten, Angiokeratome und korneale Auffälligkeiten. Die kausale Behandlung besteht aus einer Enzymersatztherapie, allerdings wurde bislang kein sicherer Nutzen bzgl. einer Reduktion von Schlaganfällen nachgewiesen.
- HIV-Krankheit: Es wurden v. a. kardioembolische Schlaganfälle, im Verlauf der Erkrankung auch makroangiopathische Infarkte beschrieben.
- Krebserkrankungen und die Folgen (Hyperkoagulabilität, Tumorembolie, Bestrahlungsvaskulopathie, tumorbedingte Kompression hirnversorgender Arterien)

5.3 Anamnese und Untersuchung

ZUSAMMENFASSUNG

Anamnese und klinische Untersuchung in der Akutsituation sollen zügig und bedarfsorientiert erfolgen. Die neurologische Untersuchung unter Zuhilfenahme des NIHSS wird gerade für weniger erfahrene Untersucher erleichtert und erlaubt durch das standardisierte Vorgehen auch den Vergleich zwischen verschiedenen Untersuchern.

Aufgrund der **zeitabhängigen ischämischen Nervenschädigung** und eines ggf. noch relevanten Zeitfensters für eine intravenöse Thrombolyse (IVT) bzw. eine mechanische Thrombektomie finden die initiale Anamnese und Untersuchung eines Patienten mit vermutetem ischämischem Schlaganfall regelmäßig unter einem gewissen **Zeitdruck** statt. Aus diesem Grund empfiehlt sich gerade für den Nicht-Schlaganfallspezialisten ein **standardisiertes und fokussiertes Vorgehen,** z. B. auf der Basis einer Checkliste/SOP oder eines Schlaganfallmanuals, damit alle wichtigen Informationen in möglichst kurzer Zeit eingeholt werden können.

Die **Anamnese in der Akutsituation** sollte immer folgende Fragen enthalten:

- **Was ist passiert?** Beschreibung der Symptomatik mit den Worten des Patienten; ggf. gezielt nachfragen, z. B.: Nur eine Seite betroffen oder beide? Begann Symptomatik plötzlich oder protrahiert? Wie ist die Dynamik? Bereits Besserungstendenz? Begleitsymptome (z. B. Schwindel plus Doppelbilder)? Eventuell Hinweise auf relevante Differenzialdiagnosen wie Migräne oder Krampfanfall?
- **Wann war der Symptombeginn?** Falls unklar, da z. B. im Schlaf aufgetreten (sog. Wake-up-Stroke): Wann lag zuletzt ein unauffälliger Befund vor („last seen well"; eine wichtige Frage an einen Patienten, der morgens mit einer Hemiparese erwacht ist, könnte etwa sein, ob und wann er nachts [mit noch Wohlbefinden] auf der Toilette gewesen ist).
- **Relevante Vorerkrankungen,** v. a. Risikofaktoren für Schlaganfall und mögliche Kontraindikationen für eine Thrombolyse.
- **Medikation,** v. a. antithrombotische Substanzen, d. h. Thrombozytenfunktionshemmer und Antikoagulanzien; ggf. erfragen, wann zuletzt genommen.

Wenn möglich, sollte immer auch eine **Fremdanamnese** eingeholt werden. Im weiteren Verlauf der Behandlung sollte die Anamnese wie gewohnt komplettiert werden (Familien-, Sozialanamnese usw.).

Ähnlich fokussiert sollte bei der **klinischen Untersuchung in der Akutsituation** vorgegangen werden. Es empfiehlt sich der Einsatz der *National Institutes of Health Stroke Scale* (**NIHSS**), einer Skala aus 11 Items (zusätzlich Unterpunkte vorhanden), auf der 0–42 Punkte erreicht werden können (➤ Tab. 5.3): Je höher die Punktzahl, desto schwerer ist der Patient betroffen (Kasner 2006).

Sehr wichtig für das **Verständnis des NIHSS** sind jedoch folgende Aspekte:

Tab. 5.3 NIHSS-Skala (Kasner 2006)

Item Nr.	Inhalt	Punktzahl
1a	Vigilanz	0 = wach 1 = benommen 2 = somnolent 3 = Koma
1b	Orientierung	Frage nach Monat und Alter 0 = beide Fragen richtig beantwortet 1 = eine Frage richtig beantwortet 2 = keine Frage richtig beantwortet
1c	Befolgen von Aufforderungen	Aufforderung, die Augen und die nichtparetische Hand zu öffnen und zu schließen 0 = beide Aufforderungen richtig befolgt 1 = eine Aufforderung richtig befolgt 2 = keine Aufforderung richtig befolgt
2	Blickbewegung	0 = normal 1 = partielle Blickparese (wenn die Blickrichtung eines oder beider Augen abnormal ist, jedoch keine forcierte Blickdeviation oder komplette Blickparese besteht, z. B. Augenmuskelparese) 2 = forcierte Blickdeviation oder komplette Blickparese (die durch Ausführen des okulozephalen Reflexes z. B. auch bei komatösen Patienten nicht überwunden werden kann)
3	Gesichtsfeld	0 = keine Einschränkung 1 = partielle Hemianopsie 2 = komplette Hemianopsie 3 = bilaterale Hemianopsie (Blindheit oder kortikale Blindheit)
4	Faziale Schwäche	0 = normal 1 = gering (abgeflachte Nasolabialfalte, Asymmetrie beim Lächeln) 2 = partiell (vollständige oder fast vollständige Parese des unteren Gesichts) 3 = vollständig auf einer oder beiden Seiten (fehlende Bewegungen im unteren und oberen Teil des Gesichts)

Tab. 5.3 NIHSS-Skala (Kasner 2006). *(Forts.)*

Item Nr.	Inhalt	Punktzahl
5	Motorik Arme	0 = kein Absinken (der Arm wird über 10 s in der 90°/45°-Position gehalten, je nachdem, ob im Sitzen [90°] oder Liegen [45°]) 1 = Absinken (der Arm wird zunächst bei 90°/45° gehalten, sinkt aber im Verlauf von 10 s ab) 2 = Anheben gegen Schwerkraft möglich (der Arm kann die 90°/45°-Position nicht erreichen oder halten, sinkt auf die Liegefläche ab, kann aber gegen Schwerkraft angehoben werden) 3 = kein (aktives) Anheben gegen Schwerkraft (der Arm fällt nach passivem Anheben sofort auf die Liegefläche) 4 = keine Bewegung **(seitengetrennt für links und rechts zu bepunkten)**
6	Motorik Beine	0 = kein Absinken (das Bein bleibt ggü. Unterlage > 5 s in der 30°-Position) 1 = Absinken (das Bein sinkt am Ende der 5-Sekunden-Periode, berührt aber die Liegefläche nicht) 2 = aktive Bewegung gegen die Schwerkraft (das Bein sinkt binnen 5 s auf die Liegefläche ab, kann aber gegen die Schwerkraft gehoben werden) 3 = kein (aktives) Anheben gegen die Schwerkraft (das Bein fällt nach passivem Anheben sofort auf die Liegefläche) 4 = keine Bewegung **(seitengetrennt für links und rechts zu bepunkten)**
7	Extremitätenataxie	0 = fehlend 1 = in einer Extremität vorhanden 2 = in zwei Extremitäten vorhanden
8	Sensibilität	0 = normal (kein Sensibilitätsverlust) 1 = leichter bis mittelschwerer Sensibilitätsverlust (Patient empfindet spitze Gegenstände auf der betroffenen Seite als stumpf oder nimmt sie nur als Berührung wahr) 2 = schwerer bis vollständiger Sensibilitätsverlust (Patient nimmt die Berührung von Gesicht, Arm und Bein nicht wahr)
9	Sprache	0 = normal (keine Aphasie) 1 = leichte bis mittelschwere Aphasie (deutliche Einschränkung der Wortflüssigkeit oder des Sprachverständnisses, keine relevante Einschränkung von Umfang oder Art des Ausdrucks, die Einschränkung des Sprachvermögens und/oder des Sprachverständnisses macht die Unterhaltung schwierig bis unmöglich) 2 = schwere Aphasie (die Kommunikation findet über fragmentierte Ausdrucksformen statt, der Untersucher muss das Gesagte in großem Umfang interpretieren, nachfragen oder erraten und trägt im Wesentlichen die Kommunikation) 3 = stumm, globale Aphasie (Sprachproduktion oder Sprachverständnis nicht verwertbar)
10	Dysarthrie	0 = normal 1 = leicht bis mittelschwer (der Patient spricht zumindest einige Worte verwaschen und kann nur mit Schwierigkeiten verstanden werden) 2 = schwer, anarthrisch (die verwaschene Sprache des Patienten ist unverständlich und beruht nicht auf einer Aphasie)
11	Neglect	0 = keine Abnormalität 1 = visuelle, taktile, auditive oder personenbezogene Unaufmerksamkeit oder Auslöschung bei Überprüfung von gleichzeitiger bilateraler Stimulation in einer der sensiblen Qualitäten 2 = schwere halbseitige Unaufmerksamkeit, kein Erkennen der eigenen Hand oder Orientierung nur zu einer Seite des Raumes

1. Ein Patient mit 0 Punkten muss nicht zwangsläufig asymptomatisch sein, da manche Symptome, die durchaus funktionell beeinträchtigend sein können, mit dem NIHSS nicht erfasst werden (z. B. distale Extremitätenmotorik, Doppelbilder).
2. Der NIHSS ist nicht ganz ausgewogen, und motorische Defizite (Paresen) werden tendenziell überbewertet. Im Gegensatz dazu werden für eine isolierte Sprachstörung nur maximal 3 Punkte vergeben (globale Aphasie), wobei bei ausgeprägtem Befund i. d. R. auch andere Items wie z. B. *Befolgen von Aufforderungen* betroffen sind.
3. Das Erheben des Scores muss idealerweise auch anhand von Schulungsvideos/Hospitationen und ggf. einer Zertifizierung (https://secure.trainingcampus.net/uas/modules/trees/windex.aspx?rx=nihss-english.trainingcampus.net) erlernt werden, da die Punktevergabe in manchen klinischen Konstellationen nicht ganz einfach und intuitiv ist.

Aus dem unter 1) genannten Grund sollte der NIHSS in der Akutsituation durch eine Testung der Hand- und Fußkraft sowie der Okulomotorik ergänzt werden und zusätzlich immer auch eine Prüfung auf Meningismus und Pyramidenbahnzeichen (meist Testung des Babinski-Zeichens) erfolgen. Es empfiehlt sich, den **Armhalteversuch in supinierter Handstellung** durchzuführen (d. h. Handflächen zeigen zur Zimmerdecke), da man so neben einem Absinken auch eine **Pronation als Hinweis auf eine zentrale Parese** werten kann (formal müsste eine reine Pronation allerdings trotzdem mit 0 Punkten bewertet werden). Mit diesem erweiterten NIHSS-Score gelingt es i. d. R., den Schweregrad eines Schlaganfalls sehr rasch und hinreichend genau abzuschätzen, um darauf aufbauend z. B. eine Thrombolyse- und/oder Thrombektomie-Entscheidung zu fällen.

MERKE

Eine Untersuchung eines Schlaganfallpatienten nach dem NIHSS allein ist nicht hinreichend, da dieser Score mehrere typische Schlaganfallsymptome nicht erfasst.

Im weiteren Verlauf sollte eine **differenziertere Untersuchung** des Patienten erfolgen, die i. d. R. die Prüfung folgender Punkte umfasst:

- **Bewusstsein:** ggf. Erhebung des *Glasgow Coma Score* (Mullie et al. 1988, ➤ Tab. 5.4) und Orientierung
- **Sprechen und Sprache** inkl. Charakterisierung der Aphasie: flüssig, nicht flüssig, amnestisch (Wortfindungsstörungen), global, Leitungsaphasie (Sprache flüssig und Verständnis intakt, Wiederholen jedoch nicht möglich), transkortikale Aphasie (Sprachproduktion problematisch, bei Nachsprechen aber möglich)
- **Apraxie:** z. B. Extremitätenapraxie, Gangapraxie, Apraxie des Objektgebrauchs, Ankleideapraxie; z. B. Aufforderung, Faust zu machen, Haare zu kämmen, Zähneputzen zu imitieren, Kaffeekochen zu imitieren, meist parietale Läsion der dominanten Hemisphäre
- **Neglect:** Vernachlässigen einer Körperhälfte, verschiedene Modalitäten können betroffen sein (visuell/auditorisch/sensibel/motorisch), meist parietale Läsion der rechten Hemisphäre
- **Agnosie:** Erkennen von Gegenständen/Strukturen gelingt trotz erhaltenen Visus bzw. intakter Sensibilität nicht, z. B. visuelle Agnosie, Prosopagnosie (Gesichter werden nicht erkannt), Anosog-

Tab. 5.4 Glasgow Coma Scale (Mullie et al. 1988)

Punkte	Augen öffnen	Verbale Kommunikation	Motorische Funktion
6			befolgt Aufforderungen
5		konversationsfähig, orientiert	gezielte Schmerzabwehr
4	spontan	konversationsfähig, nicht orientiert	ungezielte Schmerzabwehr
3	auf Aufforderung	unzusammenhängende Worte	auf Schmerzreiz Beugesynergismen
2	auf Schmerzreiz	unverständliche Laute	auf Schmerzreiz Strecksynergismen
1	keine Reaktion	keine Reaktion	keine Reaktion

5

nosie (keine Krankheitseinsicht), meist parietale Läsion

- **Hirnnerven:** Wichtig ist v. a.: Visus (z. B. Amaurose, Hemianopsie, Quadrantenanopsie)? Augenbewegungsstörung? Nystagmus? Doppelbilder? Faziale Schwäche? Sensibilitätsstörung? Abweichen von Gaumensegel und/oder Zunge? Dysarthrie? Schluckstörung?
- **Motorik:** Graduierung der Kraftgrade der einzelnen Muskeln: 5 Punkte = volle Kraft, 4 Punkte = Muskelaktion vom Untersucher „überwindbar", 3 Punkte = Muskelaktion mit Bewegung gegen die Schwerkraft, 2 Punkte = Muskelaktion unter Aufhebung der Schwerkraft, 1 Punkt = Muskelaktion sichtbar, allerdings kein Bewegungseffekt, 0 Punkte = keine Muskelaktion sichtbar; Defizite in der formalen Kraftprüfung werden als manifeste Parese (Punktzahl 1–4) bzw. Plegie (0 Punkte) bezeichnet; falls Kraftgrad 5 vorliegt, kann trotzdem eine sog. latente Parese bestehen (z. B. Pronation/Absinken im Armhalteversuch); zusätzlich Inspektion bzgl. Muskelmasse (ggf. Umfangsmessung) zur Klärung, ob Atrophie (Hinweis auf periphere Pathologie) besteht, und in Bezug auf Faszikulationen (spontane „Zuckungen" der Muskultur ohne Bewegungseffekt der Extremität)
- **Tonus:** „Durchbewegen" von Extremitäten und Kopf/Nacken. Hinweis auf pathologische Tonuserhöhung? Spastik = geschwindigkeitsabhängige Tonuserhöhung durch Schädigung des 1. Motoneurons selbst bzw. seines Verlaufs (d. h. der Pyramidenbahn), meist einhergehend mit Reflexsteigerung und ggf. Vorliegen von Pyramidenbahnzeichen, Rigor = geschwindigkeitsunabhängige Tonuserhöhung, wie sie bei extrapyramidalmotorischen Erkrankungen (z. B. Parkinson-Krankheit) beobachtet wird, oft mit Zahnradphänomen als Zeichen eines zusätzlichen Tremors
- **Muskeleigen- und Muskelfremdreflexe**
- **Sensibilität:** Oberflächensensibilität, Vibrationsempfinden (Pallästhesie), Lagesinn, Schmerz- und Temperaturwahrnehmung, ggf. Zwei-Punkt-Diskrimination
- **Koordination:** Zeigeversuche der Extremitäten, Diadochokinese (repetitive Drehbewegungen der Hände: „Glühbirnen einschrauben"), Romberg Versuch
- **Gang:** stellt einen essenziellen Punkt dar, da durch die Untersuchung im Bett allein keine Aussage über die Gehfähigkeit möglich ist und eine Gangstörung gleichzeitig funktionell gesehen höchst beeinträchtigend sein kann
- **Gedächtnis:** i. d. R. orientierende Testung, z. B. mittels *Montreal Cognitive Assessment* (MoCA) ausreichend (www.mocatest.org/pdf_files/test/MOCA-Test-German2.pdf)
- Bei **Bewusstlosen** empfiehlt sich eine Untersuchung zumindest folgender Punkte: Meningismus? Bulbusfehlstellung (z. B. „skew deviation", z. B. Blickwendung zur Läsion bei großem Mediainfarkt)? Pupillengröße, Pupillenreflex und Asymmetrien (z. B. Stecknadelpupille bei pontiner Läsion, z. B. maximale Mydriasis bei ipsiläsionaler Hirnblutung mit Hirndruck)? Okulozephaler Reflex? Kornealreflex? Reaktion auf Schmerzreize? Würgreflex? Extremitätenposition und -tonus, Reflexe inkl. Pyramidenbahnzeichen

CAVE

Es muss an dieser Stelle darauf hingewiesen werden, dass die vorstehenden Ausführungen zur neurologischen Untersuchung aufgrund der knappen Darstellung ein umfangreicheres Lehrbuch nicht ersetzen können und dass die aktive und korrekte Durchführung der Untersuchung Übung und zu Beginn die Unterstützung/Hilfestellung durch einen erfahrenen Untersucher erfordert.

LITERATUR

Adams HP Jr. Bendixen BH, Kappelle LJ, Biller J, Love BB, Gordon DL, Marsh EE 3rd. Classification of subtype of acute ischemic stroke. Definitions for use in a multicenter clinical trial. TOAST. Trial of Org 10172 in Acute Stroke Treatment. Stroke 1993; 24(1): 35–41.

Hart RG, Diener HC, Coutts SB, Easton JD, Granger CB, O'Donnell MJ, et al; Cryptogenic Stroke/ESUS International Working Group. Embolic strokes of undetermined source: the case for a new clinical construct. Lancet Neurol 2014; 13(4): 429–438.

Johnston SC, Rothwell PM, Nguyen-Huynh MN, Giles MF, Elkins JS, Bernstein AL, Sidney S. Validation and refinement of scores to predict very early stroke risk after transient ischaemic attack. Lancet 2007; 369(9558): 283–292.

Kasner SE. Clinical interpretation and use of stroke scales. Lancet Neurol 2006; 5(7): 603–612.

5

Kolominsky-Rabas PL, Weber M, Gefeller O, Neundoerfer B, Heuschmann PU. Epidemiology of ischemic stroke subtypes according to TOAST criteria: incidence, recurrence, and long-term survival in ischemic stroke subtypes: a population-based study. Stroke 2001; 32(12): 2735–2740.

Makin SDJ, Doubal FN, Dennis MS, et al. Clinically confirmed stroke with negative diffusion-weighted imaging magnetic resonance imaging. Stroke 2015; 46: 3142–3148.

Mullie A, Verstringe P, Buylaert W, Houbrechts H, Michem N, Delooz H, et al. Predictive value of Glasgow Coma Score for awakening after out-of-hospital cardiac arrest. Cerebral Resuscitation Study Group of the Belgian Society for Intensive Care. Lancet 1988; 1(8578): 137–140.

Nasr DM, Rabinstein A. Spinal cord infarcts: risk factors, management, and prognosis. Curr Treat Options Neurol 2017; 19(8): 28.

KAPITEL

Peter Kraft

6 Arterielle Gefäßversorgung des Gehirns und typische Schlaganfallsyndrome

ZUSAMMENFASSUNG

Kenntnisse der Anatomie der hirnversorgenden Arterien sind entscheidend für das Verständnis der verschiedenen Schlaganfallsyndrome.

6.1 Einführung

Der ischämische Schlaganfall beschreibt ein akutes zerebrovaskuläres Krankheitsbild. Das **Verständnis der arteriellen Blutversorgung des Gehirns** ist daher essenziell – nicht zuletzt, weil Läsionen in bestimmten Gefäßterritorien häufig zu typischen Ausfallerscheinungen führen, sodass Rückschlüsse von der klinischen Präsentation auf die Lokalisation der Läsion möglich sind. In modernen Zeiten mag das nicht mehr die Relevanz haben wie zu Zeiten, in denen keine Schnittbilddiagnostik verfügbar war, allerdings ist eine Zuordnung der Symptomatologie zu einer (ggf. in der Bildgebung sichtbaren) Läsion immer noch entscheidend, z. B. wenn es um die Klärung der Frage geht, ob eine Läsion überhaupt in der Lage ist, eine bestimmte Symptomatik auszulösen (z. B. ist eine Aphasie durch einen Kleinhirninfarkt nur schwer erklärbar). Man sollte jedoch immer beachten, dass eine bestimmte klinische Präsentation nicht immer durch eine vermeintlich spezifische kortikale Läsion ausgelöst sein muss (z. B. Schädigung eines Sprachzentrums); vielmehr ist auch denkbar, dass eine Läsion in afferenten und/oder efferenten Bahnen bzw. in subkortikalen Kerngebieten zur gleichen Symptomatik führen kann.

In diesem Abschnitt soll das arterielle System erläutert werden (zum venösen Abfluss s. ➤ Kap. 15). Man unterscheidet bei der zerebralen Blutversorgung den **vorderen** und den **hinteren Kreislauf.**

6.2 Vorderer Kreislauf

Der vordere Kreislauf umfasst die **A. carotis interna und ihre Äste (A. ophthalmica, A. choroidea anterior, A. cerebri media, A. cerebri anterior)** (➤ Abb. 6.1, ➤ Abb. 6.2). Die A. carotis externa trägt im Normalfall nicht zur Hirnperfusion bei.

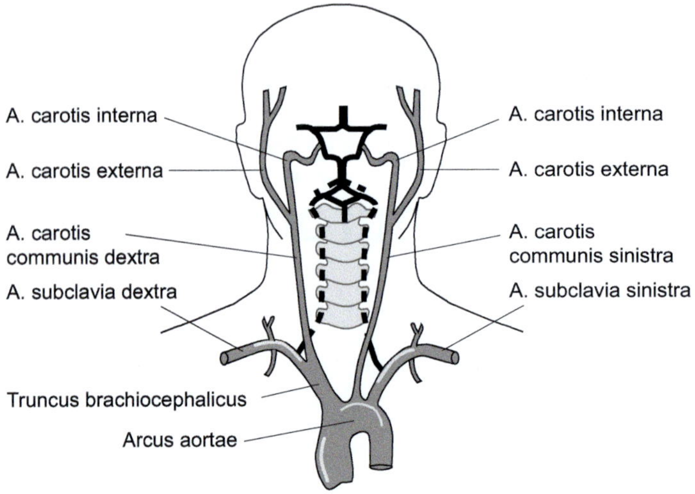

Abb. 6.1 Aortenbogen und extrakranielle hirnversorgende Arterien inkl. Anschluss an den Circulus arteriosus Willisii [L143]

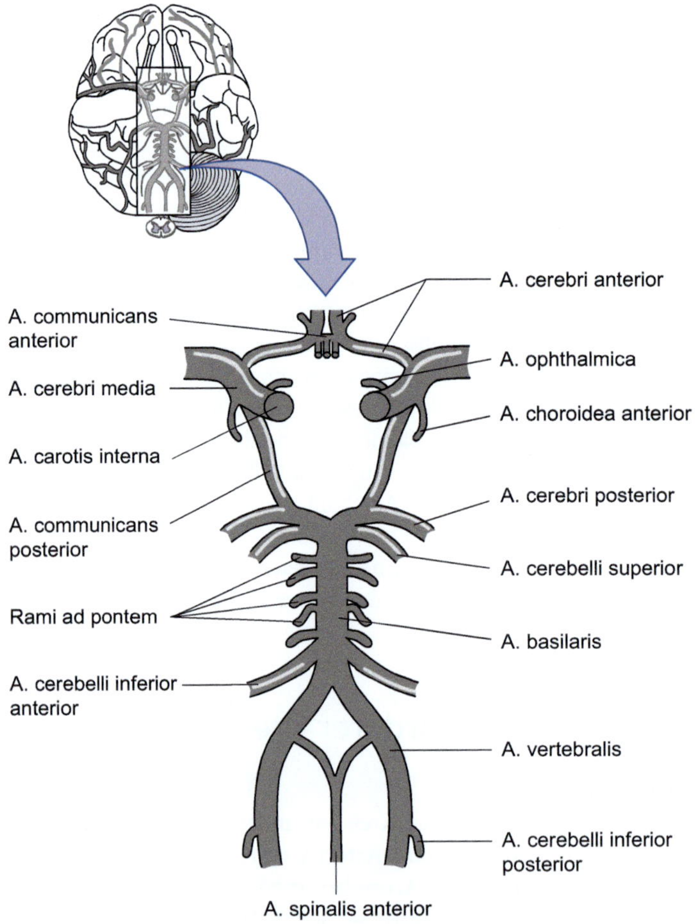

Abb. 6.2 Circulus arteriosus Willisii inkl. Zufluss durch A. carotis interna und Arterien des hinteren Stromkreises [L143]

Es kann nicht genug betont werden, dass die **intrakranielle Gefäßversorgung interindividuell äußerst variabel** ist, sodass keine allgemeingültigen Grenzen zwischen den Territorien gezogen werden können. ➤ Abb. 6.3 kann daher lediglich einen häufig vorkommenden Versorgungstyp illustrieren, der aber im Einzelfall kritisch hinterfragt werden muss, nicht zuletzt da anhand des Läsionsmusters wichtige ätiologische Erkenntnisse gewonnen werden können. Frische Läsionen in den Versorgungsgebieten des vorderen und hinteren Stromkreises sprächen etwa für das Vorliegen einer sehr weit proximal gelegenen Emboliequelle (z. B. kardial). **Grenzzoneninfarkte** bei vorgeschalteten hochgradigen und daher hämodynamisch relevanten Stenosen betreffen, wie der Name schon sagt, häufig das Gewebe zwischen zwei Gefäßterritorien (➤ Kap. 5.2.1 und ➤ Kap. 10).

Die **A. ophthalmica** versorgt das ipsilaterale Auge mit Blut, sodass ein (transienter) Verschluss dieser Arterie (häufig arterioarteriell-embolisch bei Karotisstenose oder kardioembolisch) zu einem plötzlichen Visusverlust auf diesem Auge führt, der sich rasch (innerhalb von Sekunden bis Minuten) spontan zurückbilden kann (typisch: wie wenn sich ein Vorhang hebt) (**Amaurosis fugax**), aber nicht muss, d. h. zu persistierender Blindheit auf diesem Auge führen kann.

Die **A. cerebri media** ist der größte Ast der A. carotis interna und versorgt weite Teile der ipsilateralen Hemisphäre inkl. der Basalganglien und der Capsula interna (über lentikulostriatale Äste) sowie der Sprachzentren (bei Läsion der dominanten Hemisphäre). Bei den **lentikulostriatalen Ästen** handelt es sich um 6–12 Endäste des Mediahauptstamms, die keine Kollateralversorgung haben. Ein Verschluss eines Astes führt zu einem lakunären Infarkt (➤ Kap. 6.5), ein Verschluss aller dieser Äste oft zu einem kommaförmigen Infarkt im Marklager, der die Größe einer Lakune überschreitet. Ein Verschluss der A. cerebri media oder ihrer Äste führt typischerweise zu einer **kontralateralen sensomotorischen Ausfallsymptomatik mit brachiofazialer Betonung** (d. h. vor allem Gesicht und Arm sind betroffen). Zusätzlich kommt es oft zu einer Aphasie und einer Apraxie (dominante Hemisphäre) sowie einem Neglect (nichtdominante Hemisphäre). Gerade wenn es sich um eine Läsion im vorderen Mediaterritorium handelt, ist häufig eine **Blickwendung zur Läsion hin** zu finden. ➤ Abb. 6.4 zeigt einen großen Mediainfarkt links.

Die **A. cerebri anterior** verzweigt sich ebenfalls weiter in Äste, die einen Teil des Balkens (Corpus callosum), des Frontallappens und des Gyrus cinguli sowie einen Streifen entlang der Mantelkante bis weit nach dorsal (bis zum Gebiet der A. cerebri posterior) versorgen. Beide Aa. cerebri anteriores sind durch die **A. communicans anterior** verbunden, über die Umgehungskreisläufe möglich sind (➤ Kap. 6.4).

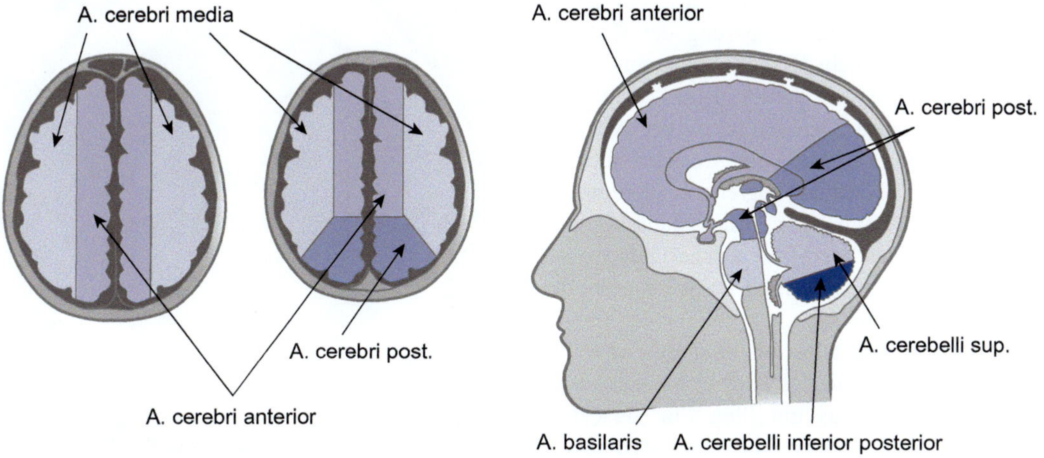

Abb. 6.3 Versorgungsgebiete der verschiedenen hirnversorgenden Arterien supra- und infratentoriell [L243]

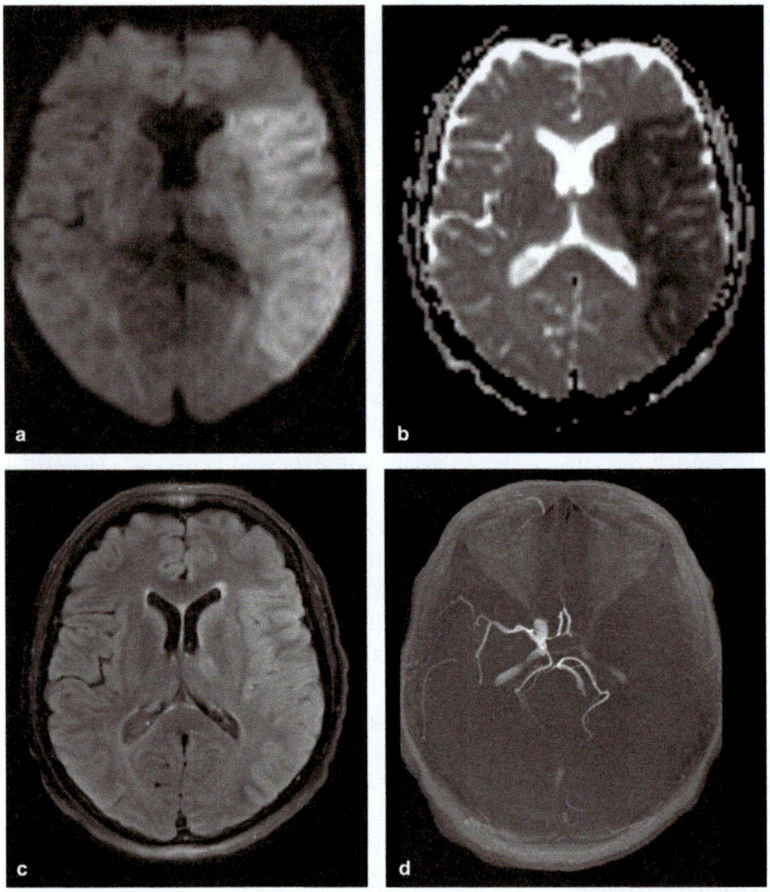

Abb. 6.4 Großer Infarkt im Territorium der A. cerebri media links bei Karotis-T-Verschluss (MRT; links oben: Diffusionswichtung [DWI], rechts oben: ADC-Map, links unten: FLAIR, rechts unten: Time-of-Flight-Angiografie) [P436]

Ein Verschluss der A. cerebri anterior oder ihrer Äste verursacht häufig eine **kontralaterale Beinparese** (ggf. beinbetonte Hemiparese) mit i. d. R. nur milder Sensibilitätsstörung und Aussparung des Gesichts. Gelegentlich wurden ein Mutismus bzw. eine Abulie (fehlender Antrieb) sowie pathologisches Lachen und Weinen beschrieben. Der Verschluss der **A. recurrens Heubneri,** eines Astes der A. cerebri anterior, lässt sich in der Bildgebung abgrenzen, allerdings ist nach neuerer Literatur keine Symptomatik bekannt, die pathognomonisch für eine solche Läsion wäre. ➤ Abb. 6.5 zeigt einen Infarkt im Stromgebiet der A. cerebri anterior links.

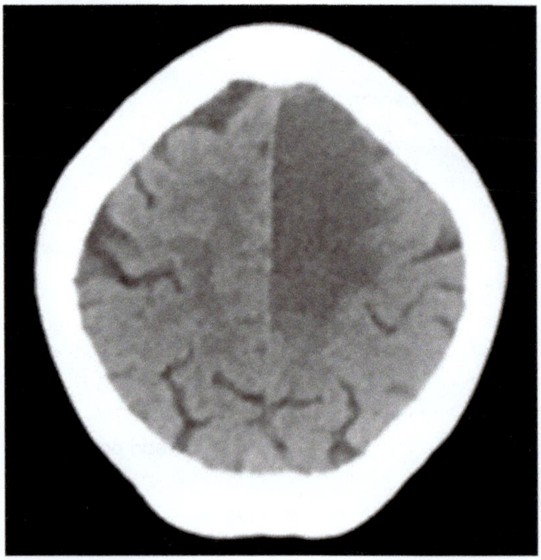

Abb. 6.5 Ischämischer Schlaganfall im Territorium der A. cerebri anterior links (CT) [P436]

Die **A. choroidea anterior** versorgt einen Teil des Hippokampus und des Globus pallidus sowie den Plexus choroideus mit Blut. Ein Verschluss der Arterie führt zu einer **kontralateralen sensomotorischen Hemiparese.** Zusätzlich kann es zu Gesichtsfelddefekten kommen, etwa einer homonymen Hemianopsie bei Läsion der Sehbahn, wobei eine homonyme horizontale Sektoranopsie bei Läsion des Ncl. geniculatus lateralis pathognomonisch ist.

6.3 Hinterer Kreislauf

Der vordere Kreislauf ist über die **A. communicans posterior** mit dem hinteren Kreislauf verbunden. Der hintere Kreislauf umfasst (vgl. ➤ Abb. 6.1 und ➤ Abb. 6.2):

- A. subclavia,
- A. vertebralis,
- A. basilaris,
- A. cerebri posterior sowie die
- Kleinhirnarterien (A. cerebelli posterior inferior, A. cerebelli posterior anterior, A. cerebelli superior).

Die **A. subclavia** entspringt rechts aus dem Truncus brachiocephalicus bzw. links direkt aus dem Aortenbogen und ist neben der Blutversorgung des Armes der Ursprung der ipsilateralen A. vertebralis. Eine Subclaviastenose bzw. ein Subclaviaverschluss proximal des Vertebralisabgangs ist Ursache des **Subclavian-Steal-Syndroms (SSS).** Dabei kommt es in einem fortgeschrittenen Stadium insbesondere bei Gebrauch/Anstrengung des gleichseitigen Armes (typischerweise bei Überkopfarbeit) zu einer **Flussumkehr in der ipsilateralen A. vertebralis,** um eine hinreichende Perfusion des Armes zu gewährleisten. Dies wiederum kann neurologische Komplikationen nach sich ziehen, da die zerebrale Perfusion (v. a. des Hirnstamms) kompromittiert werden kann. Die Folge sind typische Symptome wie (belastungsabhängiger) Schwindel, Doppelbilder bis hin zu synkopalen Ereignissen. Diese Symptome sind formal als hämodynamisch bedingte TIA zu werten. Ein manifester SSS-bedingter Schlaganfall dürfte aber eine Rarität darstellen. Die Therapie der Wahl ist eine **Revaskularisierung der A. subclavia** durch Stenteinlage bzw. gefäßchirurgisches Herangehen (z. B. Bypass).

Die Vertebralen werden in vier Segmente eingeteilt, wobei die Segmente V1–3 extrakraniell und das Segment V4 intrakraniell liegen. In etwa 20 % der Fälle liegt eine **hypoplastische A. vertebralis** vor (Durchmesser < 2,0–2,5 mm, verschiedene Definitionen). Die A. vertebralis entsendet Äste zur Mitversorgung des Myelons (A. spinalis anterior und A. spinalis posterior). Als relevanter Ast ist weiterhin die **A. cerebelli posterior inferior (PICA)** zu nennen, die Teile des Kleinhirns und des Hirnstamms inkl. der Medulla oblongata mit Blut versorgt.

Nach Abgabe der PICA konfluieren beide Aa. vertebrales zur **A. basilaris.** Auf dem Weg nach kranial gibt diese verschiedene Äste ab: **Rami ad pontem** (rechtwinklig abgehende Endäste, die den Pons versorgen), **A. cerebelli anterior inferior, A. cerebelli superior** (Versorgung des Kleinhirns) und A. labyrinthi (Versorgung des Innenohrs). Nach Abgabe dieser Äste teilt sich die A. basilaris in die paarige **A. cerebri posterior (PCA)** auf, die ein relativ variables Territorium mit Blut versorgt, u. a. die Sehrinde im Okzipitallappen sowie Teile des Thalamus und des Temporallappens. Über die **A. communicans posterior** besteht eine Verbindung zur vorderen Zirkulation (vgl. ➤ Abb. 6.1 und ➤ Abb. 6.2). In bis zu 20 % der Fälle entspringt die PCA direkt aus der ipsilateralen A. carotis interna (sog. **fetaler Posteriorabgang),** was man bei der Ursachenabklärung eines Posteriorinfarkts immer berücksichtigen muss, da in diesen Fällen ursächlich ggf. auch eine Karotisstenose zugrunde liegen kann.

Ein Verschluss der PCA verursacht einen Infarkt im Okzipitallappen und äußert sich klinisch durch eine **homonyme Hemianopsie** bzw. eine **Quadrantenanopsie zur Gegenseite** (d. h. Posteriorinfarkt rechts verursacht Hemianopsie nach links). Ein Posteriorinfarkt bds. kann sich in einer **kortikalen Blindheit** äußern, häufig mit Anosognosie und visuellen Halluzinationen (**Anton-Syndrom**). Bei PCA-Infarkten sind weitere klinische Ausfälle möglich (Balint-Syndrom, reine Alexie usw.). Eine detaillierte Beschreibung der Symptomatik von Schlaganfällen im hinteren Stromgebiet, der diagnostischen Schritte und aller Therapieoptionen findet sich z. B. in Schulz et al. (2017). In ➤ Abb. 6.6 ist ein typischer Posteriorinfarkt links zu sehen.

Hirnstamminfarkte sind gefürchtet, da Patienten trotz kleiner Läsionen häufig schwer betroffen und die Infarkte vielgestaltig sind, sodass sie eher

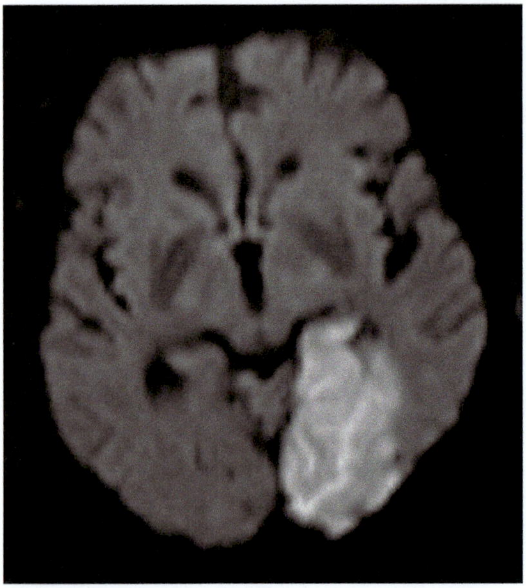

Abb. 6.6 Infarkt im Territorium der A. cerebri posterior links (MRT, Diffusionswichtung [DWI]) [P436]

übersehen werden als ein klassischer Mediainfarkt mit Hemiparese und Aphasie. Mögliche Symptome binhalten:

- Schwindel mit Übelkeit und Erbrechen (meist Schwankschwindel, im Gegensatz zu peripher-vestibulärem Drehschwindel, aber nicht beweisend, da im Rahmen eines Hirnstamminfarkts auch der Ncl. vestibularis selbst bzw. periphere Bahnen betroffen sein können)
- Horner-Syndrom (Trias aus Miosis, Ptosis, Enophthalmus)
- Doppelbilder
- Nystagmus
- Vertikale Blickparese (Mittelhirnläsion)
- Ataxie
- Tetraparese bzw. -plegie
- Dissoziierte Sensibilitätsstörung (ipsiläsionale Störung der Oberflächensensibilität, kontraläsionale Störung der Schmerz- und Temperaturwahrnehmung)
- Hörstörung
- Dysarthrie
- Dysphagie
- Faziale (zentral durch supranukleäre Läsion) oder Fazialisparese (nukleäre oder periphere [aber noch im Hirnstamm befindliche] Läsion)
- Quantitative Bewusstseinsstörung jeder Art (Somnolenz bis Koma)

Zahlreiche **Hirnstammsyndrome** sind mit **Eponymen** versehen. Dies führt jedoch nicht gerade zum besseren Verständnis oder Einprägen der klinischen Konstellationen. Der Einfachheit halber soll daher lediglich auf ein klassisches Hirnstammsyndrom, das sog. **Wallenberg-Syndrom,** etwas näher eingegangen werden (dorsolateraler Infarkt der Medulla oblongata). Das Wallenberg-Syndrom setzt sich zusammen aus Schwindel, Übelkeit, Erbrechen, Nystagmus, einem ipsilateralen Horner-Syndrom (Schädigung sympathischer Fasern), ipsilateraler Ataxie, Störung der Schmerz- und Temperaturempfindung kontralateral an den Extremitäten (und ggf. ipsilateral im Gesicht), Dysarthrie und Schluckstörung. ➤ Abb. 6.7 zeigt einen dorsolateralen Medulla-oblongata-Infarkt links mit zusätzlicher Diffusionsrestriktion im linken Kleinhirn bei Verschluss der A. vertebralis links.

MERKE

Hirnstamminfarkte sind nach Volumenkriterien häufig klein, gehen aber oft mit einer schweren Ausfallsymptomatik einher, da im Hirnstamm eine Vielzahl afferenter und efferenter Bahnen auf kleinem Raum lokalisiert sind und so bereits durch eine kleine Läsion viele Nervenfasern geschädigt werden können.

Das sog. **Basilarisspitzensyndrom** ist gekennzeichnet durch bilaterale Hirnstamm- und PCA-Infarkte mit entsprechendem Ausfallmuster (Pupillenstörung, supranukleäre vertikale Blickparese, Ptosis, Vigilanzminderung, Sehstörung). Es ist entscheidend, an dieses Krankheitsbild zu denken und klinisch passende Patienten schnell daraufhin zu untersuchen, da

- keine Paresen vorliegen müssen (d. h., dass die Diagnose durch eine oberflächliche Untersuchung evtl. verzögert/verpasst wird)
- und ursächlich meist ein embolischer Verschluss der distalen A. basilaris besteht (d. h., dass ein möglichst rascher Therapiebeginn nötig ist).

Isolierte **Thalamusinfarkte** können sich durch eine „ausgestanzte" kontralaterale Sensibilitätsstörung, häufiger aber durch ein weniger spezifisches Krankheitsbild mit Verwirrtheit und Gedächtnisstörung äußern. Bilaterale Thalamusläsionen führen mitunter

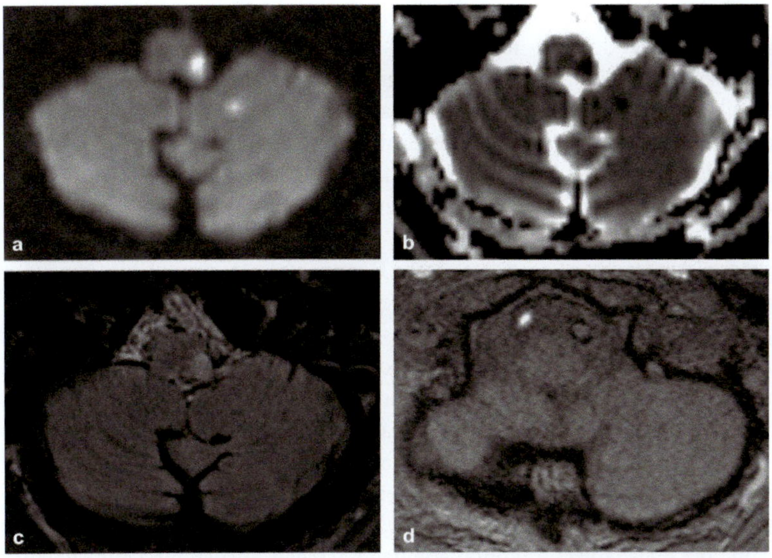

Abb. 6.7 Exemplarisches Beispiel eines Hirnstamminfarkts (dorsolaterale Medulla oblongata), hier zusätzlich mit punktförmigem Kleinhirninfarkt links (MRT, links oben: Diffusionswichtung [DWI], rechts oben: ADC-Map, links unten: FLAIR, rechts unten: Time-of-Flight-Angiografie) [P436]

zu einer Vigilanzminderung. Bei **symmetrischen bilateralen Thalamusinfarkten** muss an das Vorliegen einer sog. **Percheron-Arterie** gedacht werden, die ausgehend von einem P1-Segment (Hauptast der PCA) beide Thalami mit Blut versorgt. Im Regelfall entspringt dem linken und dem rechten P1-Segment jeweils ein Thalamusperforator und versorgt nur die ipsilaterale Seite.

Kleinhirninfarkte sind vorwiegend gekennzeichnet durch das Vorliegen einer **ipsilateralen ataktischen Störung** und ggf. (Schwank-)**Schwindel, Gangstörung** und **Dysarthrie.** Oft kommt es jedoch zu einer Vermischung mit Hirnstammsymptomen, da die Läsion nicht auf das Kleinhirn beschränkt ist. ➤ Abb. 6.8 illustriert einen großen Infarkt der A. cerebelli inferior posterior (PICA).

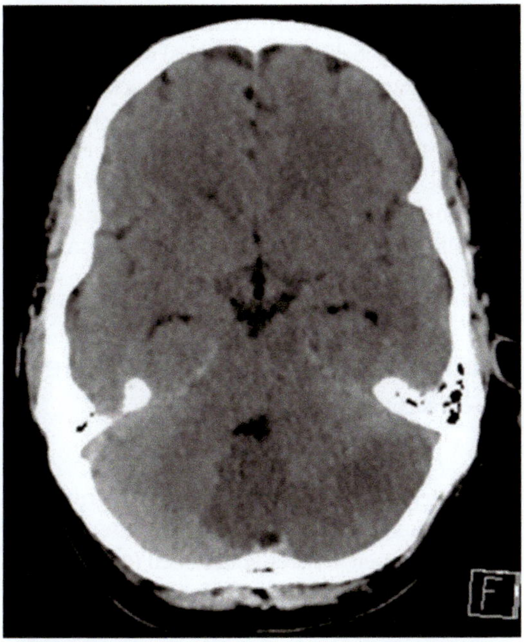

Abb. 6.8 Demarkierung eines großen PICA-Infarkts links, geringer auch rechts in der CT. In der hinteren Schädelgrube bereits enge äußere Liquorräume sowie Verziehung und leichte Komprimierung des IV. Ventrikels als Zeichen der raumfordernden Wirkung. Bei diesem Patienten musste aufgrund zunehmender infratentorieller Schwellung mit drohender Herniation („Einklemmung" der Kleinhirntonsillen in das Foramen magnum) eine Entlastungskraniektomie durchgeführt werden. [P436]

6.4 Kollateralkreisläufe

Durch die Anlage des Circulus arteriosus Willisii (➤ Abb. 6.1 und ➤ Abb. 6.2) ergeben sich direkt zwei mögliche Kollateralkreisläufe für den Fall eines Verschlusses bzw. einer Minderperfusion einer hirnversorgenden Arterie:

- **Anteriores Crossfilling** (durch z. B. extrakraniellen Verschluss der A. carotis interna und daher

Minderperfusion der ipsiläsionalen A. cerebri media kommt es zu einer Kollateralisierung über die gegenseitige A. cerebri anterior und die A. communicans anterior; die ipsiläsionale A. cerebri anterior ist dann retrograd durchflossen)

- **Posteriores Crossfilling** (durch z. B. extrakraniellen Verschluss der A. carotis interna und daher Minderperfusion der ipsiläsionalen A. cerebri media kommt es zu einer Kollateralisierung über die gleichseitige A. cerebri posterior und die A. communicans posterior, d. h. aus dem hinteren Stromkreis; andersherum kann bei Vorliegen einer Basilarisstenose Blut aus dem vorderen Stromkreis über die A. communicans posterior in den hinteren Stromkreis fließen)

Zusätzlich zu diesen beiden Kollateralen existieren Kurzschlussverbindungen über meningeale Gefäße (leptomeningeale Anastomosen) und die Augenkollateralen (Äste der A. carotis externa). Alle Kollateralen dienen dem Schutz des Hirngewebes bei kritischer Verschlechterung der Hirnperfusion, die rasch (plötzlicher kardioembolischer Verschluss) oder protrahiert auftreten kann (z. B. langsame Entwicklung einer Karotisstenose). Die Kollateralen sind interindividuell unterschiedlich gut ausgeprägt, wobei eine lang dauernde Adaptation des Körpers an veränderte Perfusionsbedingungen sicherlich günstiger für die Güte der Kollateralen ist als ein plötzlicher Perfusionsstopp.

6.5 Kortikale vs. subkortikale Infarkte

Man unterscheidet von der Lokalisation grundsätzlich **kortikale und subkortikale Infarkte.** Ein Fehlen von Läsionen höherer Funktionen (z. B. Sprache) kann für eine subkortikale Läsion sprechen, beweist diese aber nicht. Andersherum spricht das Vorliegen z. B. einer Aphasie für eine kortikale Läsion, ist aber ebenfalls nicht beweisend.

Lakunäre Infarkte sind **kleine subkortikale Läsionen (< 1–1,5 cm) im Marklager, in den Basalganglien oder im Hirnstamm,** die meist mikroangiopathisch bedingt sind und häufig eine **typische klinische Präsentation** zeigen:

- „Pure motor stroke“ (rein motorische Hemiparese)
- „Pure sensory stroke“ (rein sensible Hemisymptomatik)
- Ataktische Hemiparese (Ataxie meist im Vordergrund stehend)
- Dysarthria-Clumsy-Hand-Syndrom (Dysarthrie und Ungeschicklichkeit einer Hand im Vordergrund stehend)

Mikroangiopathische Läsionen treten oft asymptomatisch (Zufallsbefund in der Bildgebung) oder im Rahmen eines der o. g. Syndrome auf, kulminieren bei weiterer Progredienz jedoch häufig zu einer konfluierenden flächigen Ausdehnung zum Vollbild einer sog. **Leukoaraiose** bzw. einer **subkortikalen arteriosklerotischen Enzephalopathie (SAE, Morbus Binswanger),** was mit dem Auftreten einer vaskulären Demenz oder eines vaskulären Parkinson-Syndroms assoziiert sein kann (vgl. ➤ Kap. 5.2).

MERKE

Kortikale Symptome wie z. B. Sprachstörung und Gesichtsfelddefizit lassen eher nicht an ein lakunäres Syndrom denken.
Auch bei sehr „ausgestanzten" Defiziten (z. B. nur die Hand betroffen) sollte man eher an eine kortikale Läsion denken. Aufgrund der räumlich eng gepackten Fasern im Marklager führt auch eine kleine Läsion i. d. R. zu Ausfallerscheinungen, die mehr als eine Extremität (z. B. Arm und Gesicht) umfassen.

LITERATUR

Schulz UG, Fischer U. Posterior circulation cerebrovascular syndromes: diagnosis and management. J Neurol Neurosurg Psychiatry 2017;88(1):45–53.

6

KAPITEL

7

Peter Kraft

Stroke Mimics

ZUSAMMENFASSUNG

„Stroke Mimics" können häufig erst im Verlauf (teilweise nie) als solche erkannt werden. Die Behandlung auf einer Stroke Unit muss daher niederschwellig erfolgen.

7.1 Einführung

Man kann davon ausgehen, dass bei schätzungsweise 20–30 % aller Patienten auf Stroke Units letztendlich kein zerebrovaskuläres Ereignis diagnostiziert, sondern eine alternative Diagnose gestellt wird. Der Grund dafür ist, dass ein Schlaganfall, was die klinische Präsentation angeht, äußerst vielgestaltig sein kann, sodass man zunächst häufig nicht weiß, ob es sich wirklich um einen Schlaganfall bzw. eine TIA handelt oder nicht. Dieses Dilemma wird durch eine unauffällige initiale Bildgebung noch verstärkt, zudem dadurch, dass viele Patienten, die außerhalb der Klinik symptomatisch waren, in der Notaufnahme bereits wieder asymptomatisch sind. In letztgenannter Konstellation ist man ausschließlich auf die Anamnese angewiesen, um zu entscheiden, ob eine

Durchblutungsstörung des Gehirns vorlag oder nicht – eine gewisse Unschärfe ist hier zwangsläufig gegeben. Manche Symptompräsentation ist sehr unspezifisch: Man denke nur an den Schwindel, wohinter sich unzählige Differenzialdiagnosen verbergen können – die meisten davon freilich nicht vaskulär. In diesem Abschnitt soll daher der Versuch unternommen werden, **„echte" zerebrovaskuläre** Ereignisse auf der Grundlage von Anamnese und Präsentation von sog. **Stroke Mimics** zu unterscheiden.

Die folgenden wichtigen Stroke Mimics sollen angesprochen werden:

- Hypertensive Krise/posteriores reversibles Enzephalopathie-Syndrom (PRES)
- Migräne mit Aura
- Epilepsie
- Metabolische Störungen
- Enzephalitis
- „HNO"-Spektrum mit Leitsymptom Schwindel
- „Augen"-Spektrum mit Leitsymptom monokuläre Blindheit/Sehstörung
- Transiente globale Amnesie
- Funktionelle Störungen
- Multiple Sklerose
- Synkope

7.2 Hypertensive Krise und posteriores reversibles Enzephalopathie-Syndrom

Hypertensive Blutdruckwerte sind bei Schlaganfallpatienten mehr die Regel als die Ausnahme. Insofern fällt es häufig schwer, in der Akutsituation eine hypertensive Krise mit schlaganfalltypischer Ausfallsymptomatik von einer „echten" Durchblutungsstörung bei TIA/Schlaganfall zu differenzieren, gerade wenn noch kein cMRT durchgeführt wurde. Hinweisend für das Vorliegen einer hypertensiven Krise als Ursache einer Schlaganfallsymptomatik sind sehr hohe Blutdruckwerte (i. d. R. $RR_{diast} > 100\,mmHg$) sowie eine relativ **rasche Rückbildung der Symptome nach Blutdrucksenkung.** Häufig kommt es zu ergänzenden Symptomen wie Kopfschmerzen/Kopfdruck, Übelkeit und Erbrechen. Meist ist eine Vorgeschichte mit Vorliegen einer arteriellen Hypertonie (häufig relativ therapierefraktär) bekannt. Pathophysiologisch kommt es bei einer hypertensiven Krise mit Ausbildung einer neurologischen Ausfallsymptomatik durch den **Zusammenbruch der zerebralen Autoregulation** zur Bildung eines Hirnödems. Therapeutisch versucht man, den Blutdruck über Stunden zu senken; eine abrupte Senkung ist nicht ratsam.

Das sog. **posteriore reversible Enzephalopathie-Syndrom (PRES)** zeigt Parallelen zur hypertensiven Enzephalopathie. Im cMRT ist das PRES durch bihemisphärische Auffälligkeiten der weißen Substanz charakterisiert (in erster Linie hinweisend für ödematöse Veränderungen), die **okzipital betont** sind und häufig Gefäßterritorien überschreiten. Klinisch können dementsprechend z. B. Sehstörungen oder Vigilanzminderungen, ggf. auch Krampfanfälle auftreten. Das Syndrom ist mit hypertensiven Blutdruckwerten (z. B. auch im Rahmen einer Eklampsie) und einer immunsuppressiven Vortherapie assoziiert. Bei entsprechender Therapie (Blutdrucküberwachung, ggf. Pause/Umstellung Immunsuppression) ist die Prognose als sehr gut einzuschätzen.

7.3 Migräne mit Aura

Bei einer typischen **Migräneattacke mit Aura** entwickeln sich neurologische Ausfallsymptome (d. h. die Aura) graduell über einen Zeitraum von 5–20 min und persistieren i. d. R. < 60 min. Die am häufigsten vorkommende Aurasymptomatik ist eine **Sehstörung** mit typischerweise Lichtblitzen, Zickzackstrukturen und sog. Fortifikationen (erscheinen „wie Burgzinnen"), die durch das Gesichtsfeld wandern. Nichtsdestotrotz kommen auch immer wieder sensible Ausfallsymptome vor. Mitunter wandern die Symptome von einem Organsystem auf ein anderes (z. B. zunächst visuelle Aura, dann Taubheit am Arm), was aber auch nicht sicher zwischen einer Migräne und einem Schlaganfall differenziert. In den meisten Fällen folgen der Aura mehr oder weniger **migränetypische Kopfschmerzen** (halbseitig, Besserung in Ruhe und bei Dunkelheit, Übelkeit, Erbrechen, Dauer meist 4–72 h), allerdings ist die zeitliche Abfolge (Aura vor Kopfschmerzen) nicht immer gegeben, und auch Attacken einer Migräne mit **Aura ohne Kopfschmerzen** (d. h. nur Vorliegen der neurologischen Ausfallsymptome) kommen vor.

In diesen Fällen basiert die Diagnose einer Migräneattacke vorwiegend auf der **Anamnese** (Migräne bzw. ähnliche Episoden in Vorgeschichte, positive Familienanamnese) und dem klinischen Kontext (i. d. R. junge Patienten ohne zerebrovaskuläre Risikofaktoren). Beim Erstereignis wird man auch bei dringendem Verdacht auf eine Migräneattacke häufig eine Schlaganfallabklärung empfehlen. Zudem muss beachtet werden, dass eine Erstmanifestation einer Migräne in höherem Alter äußerst unwahrscheinlich ist, sodass in diesen Fällen primär an eine Durchblutungsstörung im engeren Sinne zu denken ist.

An dieser Stelle soll darauf aufmerksam gemacht werden, dass die Migräne mit Aura zum einen eine wichtige Differenzialdiagnose für zerebrovaskuläre Ereignisse darstellt, zum anderen aber gleichzeitig ein Risikofaktor dafür ist. Migräneattacken und ischämische Schlaganfälle sind miteinander assoziiert, wobei verschiedene kausale Zusammenhänge (Schlaganfall wegen z. B. Vasokonstriktion bei Migräne oder Triggern einer Migräne durch einen Schlaganfall) denkbar sind.

MERKE

Triptane sollten aufgrund einer erhöhten Schlaganfallgefahr erst nach Eintreten der migränetypischen Kopfschmerzen eingenommen werden – zu einem Zeitpunkt, zu dem die Aura, die mit einer Vasokonstriktion einhergeht, häufig schon vorbei ist. Nach der Fachinformation (beispielhaft von Sumatriptan 50 mg p. o.) ist die Gabe bei medizinischer Vorgeschichte mit TIA/ischämischem Schlaganfall, pAVK und ischämischer Herzkrankheit kontraindiziert.

7.4 Epilepsie

Schlaganfälle können der Auslöser von **epileptischen Anfällen** sein. Durch einen epileptischen Anfall kann es jedoch auch zu einer vorübergehenden zerebralen Dysfunktion mit schlaganfalltypischer Symptomatik kommen, ohne dass eine Durchblutungsstörung vorliegt. Dieses Phänomen wird als **postiktale Symptomatik** bezeichnet und kann verschiedene Funktionen betreffen, u. a.: Sprachstörung (z. B. nach Krampfanfall, ausgehend von einem Tumor im Bereich eines Sprachzentrums), Sehstörung (z. B. Krampfanfall ausgehend von alter okzipitaler Läsion) bzw. auch Hemiparese (bezeichnet als sog. **Todd-Parese**).

Anamnestisch und klinisch wegweisend sind Hinweise auf einen stattgehabten Krampfanfall (z. B. entsprechende Fremdanamnese, Zungenbiss, Enuresis, Enkopresis, typische Laborveränderungen, iktogene Läsionen in der Bildgebung, Vorgeschichte mit Epilepsie). Es kommt regelmäßig vor, dass die Frage, ob ein Schlaganfall oder ein Krampfanfall mit transienter Ausfallsymptomatik vorliegt, v. a. in der Akutsituation nicht geklärt werden kann, was gerade für das Stellen einer Lyseindikation problematisch sein kann. Man kann sich der Ursache ggf. durch erweiterte Bildgebung (Notfall-cMRT mit Diffusionswichtung, Perfusionsmessung) annähern.

An dieser Stelle soll betont werden, dass bei erstmaligem Krampfanfall immer eine Abklärung (inkl. kranieller Bildgebung) nötig ist, gerade um z. B. einen Schlaganfall als mögliche Ursache auszuschließen, der bei älteren Patienten die häufigste Ursache für einen ersten Krampfanfall darstellt.

7.5 Metabolische Störungen

Metabolische Enzephalopathien (z. B. durch Hypo- oder Hyperglykämie, Hyponatriämie, hepatische Enzephalopathie) sind gewöhnlich durch eine diffuse Hirnfunktionsstörung inkl. Desorientiertheit, Vigilanzminderung und/oder Krampfanfällen gekennzeichnet. In seltenen Fällen können jedoch auch schlaganfallverdächtige Symptome auftreten, sodass durch eine entsprechende Laborbestimmung eine metabolische Entgleisung ausgeschlossen werden sollte.

Die **Wernicke-Enzephalopathie** geht mit Doppelbildern, einer Ataxie und neuropsychiatrischen Veränderungen einher (u. a. kognitive Defizite, Konfabulationen). Bei entsprechender Symptomatik sollte – gerade bei einer Alkoholvorgeschichte (die aber nicht zwingend für die Entstehung nötig ist) – eine Bestimmung von Vitamin B_1 und Transketolase erfolgen und (ohne die Laborbefunde abzuwarten) eine niederschwellige Vitamin-B_1-Substitution begonnen werden.

7.6 Enzephalitis

Hinweisend für eine **(Meningo-)Enzephalitis** sind entsprechende anamnestische Angaben (z. B. zunehmende Wesensänderung/Sprachstörung/ Verwirrtheit über wenige Tage), das Vorliegen von Meningismus, Fieber und Entzündungszeichen, die anderweitig nicht erklärbar sind, oder das Vorliegen von suspekten Veränderungen in der MR-Bildgebung (z. B. temporale Schwellung, bitemporale nicht-schlaganfalltypische Läsionen) bzw. das Fehlen eines Schlaganfallnachweises trotz klarer Symptomatik. In diesen Fällen muss zum Ausschluss einer (Meningo-)Enzephalitis eine weiterführende Diagnostik erfolgen, die i. d. R. eine Lumbalpunktion und ein EEG umfasst.

7.7 „HNO"-Spektrum mit Leitsymptom Schwindel

Schwindel ist ein überaus häufiges und leider auch sehr unspezifisches Krankheitsbild. Der typische **peripher-vestibuläre Schwindel** ist meist gekennzeichnet durch einen Drehschwindel, starke Übelkeit mit Erbrechen, einen horizontalen Spontan- oder Blickrichtungsnystagmus in eine Richtung, Besserung in Ruhe und Verschlechterung bei Kopfbewegung. Die Dauer der Symptomatik richtet sich nach der Grunderkrankung (z. B. Sekunden bei benignem paroxysmalem Lagerungsschwindel, wenige Tage bis Wochen bei Neuritis vestibularis).

Ein **zentraler Schwindel** im Rahmen eines Schlaganfalls ist häufig gekennzeichnet durch einen Schwankschwindel, weniger starke vegetative Beteiligung, einen bidirektionalen Blickrichtungsnystagmus, eine von Position und Bewegung unabhängige Symptomatik, keine symptomfreien Phasen und zusätzliche Symptome wie z. B. Doppelbilder, Dysarthrie, Paresen. Letztlich kann auch durch eine dezidierte klinische Untersuchung (inkl. **Halmagyi-Curthoys-Kopfimpulstest**) ein Schlaganfall nicht mit letzter Gewissheit ausgeschlossen werden, **da eine ischämische Hirnstammläsion pränukleäre, nukleäre und postnukleäre Strukturen treffen kann.** Im Zweifelsfall wird man daher eine zerebrale Bildgebung (MRT im vertebrobasilären Stromgebiet deutlich sensitiver!) durchführen, die aber auch nicht in jedem Fall wegweisend sein wird. Ein interdisziplinäres Herangehen ist empfehlenswert.

7.8 „Ophthalmologisches" Spektrum mit Leitsymptom monokulare Blindheit/ Sehstörung

Eine monokulare Blindheit/Sehstörung kann neben einer ischämischen Ursache (Amaurosis fugax, persistierender Augenarterienverschluss, anteriore ischämische Optikusneuropathie) viele Ursachen haben, z. B. retinale Migräne, retinale Venenthrombose, Glaukom, retinale Blutungen, Chorioretinitis, Optikusneuritis. Aus diesem Grund empfiehlt sich im Zweifelsfall eine **ophthalmologische Mitbetreuung,** zumal die Patienten i. d. R. initial beim Augenarzt vorstellig werden.

7.9 Transiente globale Amnesie

Die **transiente globale Amnesie (TGA)** ist ein eindrucksvolles und charakteristisches Krankheitsbild, das mit einer gewöhnlich mehrere Stunden dauernden anterograden Amnesie einhergeht, d. h., der Patient kann sich über einen Zeitraum von wenigen Stunden keine neuen Gedächtnisinhalte merken. Häufig betrifft die Störung in geringerer Ausprägung auch das Altgedächtnis (retrograde Amnesie), v. a. die kürzer zurückliegende Zeit. Sehr typisch ist das **ständige Fragen des Patienten nach den gleichen**

Dingen (z. B. Datum, wo er ist, was passiert ist), obwohl man es ihm schon mehrfach erklärt hat.

Das Krankheitsbild tritt häufig nach physischer Anstrengung oder emotionaler Belastung auf und bildet sich (bis auf eine gewisse Gedächtnislücke für die Zeit der Symptomatik) komplett zurück. Nach neueren Erkenntnissen ist die TGA nicht als TIA/ Schlaganfall im engeren Sinn auszufassen, selbst wenn mitunter (bilaterale) hippokampale Diffusionsstörungen im cMRT zu finden sind. Bei seltenen rezidivierenden Ereignissen muss an das Vorliegen einer **transienten epileptischen Amnesie (TEA)** gedacht werden, bei der i. d. R. ein antiepileptischer Therapieversuch erfolgen wird.

7.10 Funktionelle Störungen

Immer wieder kommt es zur Vorstellung von Patienten mit vermeintlich schlaganfallverdächtigen Symptomen, bei denen man sich mit der topologischen Zuordnung oder der Erklärung durch eine somatische Ursache schwertut. **Symptome ohne somatische Ursache werden auch als psychogen oder funktionell bezeichnet** und können nahezu allen vermeintlichen Schlaganfallsymptomen zugrunde liegen. Hinweisend dafür sind diskrepante und inkonsistente Befunde (z. B. Heben eines Beines von der Liege gelingt nicht, Bein wird aber beim Aufsteigen auf die Liege problemlos gehoben, und das Gangbild ist unauffällig). Der erfahrene Untersucher wird die Untersuchung so gestalten, dass solche Diskrepanzen möglichst „aufgedeckt" werden. Zusätzlich kann man z. B. den sog. **Hoover-Test** durchführen, der darauf basiert, dass bei Hebung eines gestreckten Beines in liegender Position das andere Bein in Richtung Unterlage gestreckt werden sollte.

Es muss darauf hingewiesen werden, dass gerade der weniger erfahrene Untersucher eine Symptomatik als psychogen fehlinterpretierten kann, was medizinisch und forensisch (Übersehen eines Schlaganfalls!) sehr weitreichende Folgen haben kann. Insofern sollte man sich sehr sicher sein, wenn die Diagnose einer psychogenen Ursache gestellt wird. Dies beinhaltet oft eine komplette diagnostische Abklärung, gerade weil einer noch so psychogen anmutenden Symptomatik ein organischer Kern zugrunde liegen könnte.

7.11 Multiple Sklerose

Schübe bei vorliegender (ggf. noch nicht bekannter) multipler Sklerose (MS) bzw. beim klinisch isolierten Syndrom (CIS) als einem neuroimmunologischen Krankheitsbild, das häufig in eine MS mündet, sind oft durch ein subakutes Auftreten gekennzeichnet. Die Patienten sind meist deutlich jünger und haben keine bzw. deutlich weniger zerebrovaskuläre Risikofaktoren als der typische Schlaganfallpatient. Auch wenn die Differenzierung zum Schlaganfall in seltenen Fällen herausfordernd sein mag, ist eine Abgrenzung auf der Basis von Anamnese, klinischem Befund und cMRT häufig problemlos möglich.

7.12 Synkope

Häufig werden Patienten mit plötzlicher und kurz dauernder **Bewusstlosigkeit** unter dem Verdacht auf TIA/Schlaganfall ins Krankenhaus eingeliefert. Die häufigste Ursache ist eine Synkope, die definiert ist als Verlust von Bewusstsein und Muskeltonus durch plötzliche Minderperfusion des Gehirns. Verschiedene Ursachen können zugrunde liegen (z. B. orthostatisch, vasovagal, weitere). Typischerweise ist der Patient während der Episode blass, schwitzt und berichtet von einem „Schwarzwerden" vor den Augen, z. B. nach raschem Aufstehen. Nach Einnehmen einer liegenden Position (z. B. durch Sturz) und ggf. zusätzlichem Hochheben der Beine kommt es i. d. R. automatisch zu einer Verbesserung der zerebralen Perfusion und zur raschen Wiedererlangung des Bewusstseins mit ebenso rascher Reorientierung.

Da relativ häufig Myoklonien auftreten (konvulsive Synkope) wird die Synkope mitunter als **epileptischer Krampfanfall** verkannt. Die diagnostische Abklärung umfasst bei Erstereignis i. d. R. zerebrale Bildgebung, EEG, Duplexsonografie der hirnversorgenden Gefäße, Langzeit-EKG und Echokardiografie.

MERKE

Bei Unsicherheit bezüglich der Diagnose (Schlaganfall vs. Stroke Mimic) sollte man im Zweifelsfall lieber „auf Nummer sicher gehen" und den Patienten auf einer Stroke Unit behandeln. Das Übersehen eines Schlaganfalls kann für alle Beteiligten negative Folgen haben.

KAPITEL

8

Gerhard F. Hamann

Spezielle Krankheitsbilder

8.1 Dissektionen

ZUSAMMENFASSUNG

- Es handelt sich um eine wichtige Ursache ischämischer Hirnerkrankungen bei Kindern und jungen Menschen: Nur 1 von 14 Patienten mit Dissektion ist älter als 60 Jahre.
- Bis zu 25 % der jugendlichen Schlaganfälle sind durch Dissektionen bedingt.
- Die Jahresinzidenz liegt bei 3,5–4,5/100.000 Patienten mit einem Altersgipfel zwischen dem 40. und 45. Lebensjahr.
- Es gibt spontane und traumatische Dissektionen. Neben den klaren Traumata gibt es auch einen Bezug zu Bagatelltraumata (wie Zug oder Druck) bei Niesen, Husten oder Kopfumdrehung.
- Obwohl eine genetische Prädisposition für die Entwicklung von Dissektionen besteht, ist eine routinemäßige genetische Analyse im klinischen Alltag nicht sinnvoll.
- Klinisch richtungweisend sind Kopfschmerzen sowie isolierte Hirnnervenausfälle und/oder ein Horner-Syndrom verbunden mit ischämischen Hirninfarkten oder TIAs.
- Morphologisch sind Einblutungen in die Gefäßwand mit hieraus resultierenden Gefäßstenosen von nach außen gehenden „Pseudoaneurysmen" zu unterscheiden. Häufig findet sich auch eine Kombination beider Läsionsformen.
- Auch ohne randomisierte Studien sind die intravenöse Thrombolyse (IVT) und die mechanische Rekanalisation geeignete Akuttherapieverfahren bei Patienten mit akuten neurologischen Ausfällen aufgrund von Dissektionen.
- Die Sekundärprävention kann mit ASS oder oraler Antikoagulation mit Vitamin-K-Antagonisten erfolgen.
- NOAKs sollten bei Dissektionen bis zum Vorliegen randomisierter Studien noch nicht eingesetzt werden.
- Intrakranielle Dissektionen sind im Vergleich zu extrakraniellen deutlich seltener und schwieriger zu diagnostizieren; zudem besteht bei ihnen die Gefahr der Subarachnoidalblutung (SAB, ➤ Kap. 14), sodass hier eine Antikoagulation nicht indiziert ist.

8.1.1 Epidemiologie

Die erste Beschreibung einer Dissektion erfolgte durch Anderson und Schechter (1959). Seither wurden vielfältige Beschreibungen, Fallberichte sowie größere populations- und krankenhausbezogene Kohortenstudien und einige RCTs veröffentlicht. Die Jahresinzidenz der **zervikalen arteriellen Dissektion** (CeAD) wird in der Allgemeinbevölkerung mit 2,6–3,0/100.000 Personen angegeben (Bejot et al. 2014). Bei jungen Patienten mit Schlaganfall wird je nach Population in 12–25 % die definitive Ursache des Schlaganfalls in einer Dissektion gesehen (z. B. Yesilot Barlas et al. 2013). Einer von 14 Patienten mit einer Dissektion ist über 60 Jahre alt; bei diesen „untypischen", weil alten Dissektionspatienten treten die Dissektionen oft ohne Schmerzen oder mechanischen Trigger auf (Traenka et al. 2017).

Meist finden sich Dissektionen der A. carotis interna und eher bei Männern (Metso et al. 2012). Die Dissektionen erfolgen in der Mehrzahl spontan (> 60 %); bei bis zu 45 % der Patienten lassen sich jedoch mechanische Trigger oder sog. Bagatellursachen wie leichtere Sportunfälle oder zervikale Manipulationen

8

ausmachen (Schievink 2001). In rund 80 % der Fälle kommt es zu einer TIA oder einem ischämischen Hirninfarkt, selten nur zu einem Horner-Syndrom oder zu Hirnnervenausfällen (Schievink 2001). Noch seltener sind durch eine Pseudoaneurysmabildung ausgelöste zervikale Nervenwurzelläsionen. Typisch sind der begleitende einseitige Kopf- und Halsschmerz (Schievink 2001). Intrakranielle Dissektionen sind ca. 10-mal seltener als CeADs.

8.1.2 Klinik

FALLBEISPIEL

Der 47-jährige Patient erlitt 1 Woche vor der Aufnahme im Rahmen eines grippalen Infekts starke rechtsseitige Halsschmerzen. Am Aufnahmetag entwickelt er plötzlich eine Lähmung der linken Körperseite mit heftigen Kopfschmerzen. Bei Aufnahme hatte der Patient ein Horner-Syndrom des rechten Auges sowie eine Hemiplegie des linken Armes und Beines mit kompletter Hemihypästhesie und schwerem Neglect nach li. Eine sofort durchgeführte CT und CTA zeigen eine Dissektion der rechten A. carotis interna mit Verschluss der rechten mittleren Hirnarterie (➤ Abb. 8.1). Nach i. v. Lyse erfolgt die mechanische Rekanalisation mit Stenting der Dissektion.

Nach erfolgreicher Rekanalisation erholt sich der (➤ Abb. 8.2). Patient klinisch rasch und kann die Klinik nach 7 Tagen mit nur leichter Reflexbetonung der linken Seite verlassen. Eine Ursache der Dissektion kann nur in den Bagatelltraumata durch Husten und Niesen bei grippalem Infekt vermutet werden. Es gibt keine Hinweise auf eine familiäre Bindegewebserkrankung oder eine fibromuskuläre Dysplasie.

Die klinische Ausprägung einer Dissektion ist durch die Kombination von einseitigen Hals- und Kopfschmerzen, Horner-Syndrom und ischämischen zerebralen Symptomen bei einem Befall der **A. carotis interna** typisch (➤ Tab. 8.1), auch wenn sie komplett nur bei einem Drittel der Patienten vorliegt (Schievink 2001). **Vertebralisdissektionen** weisen

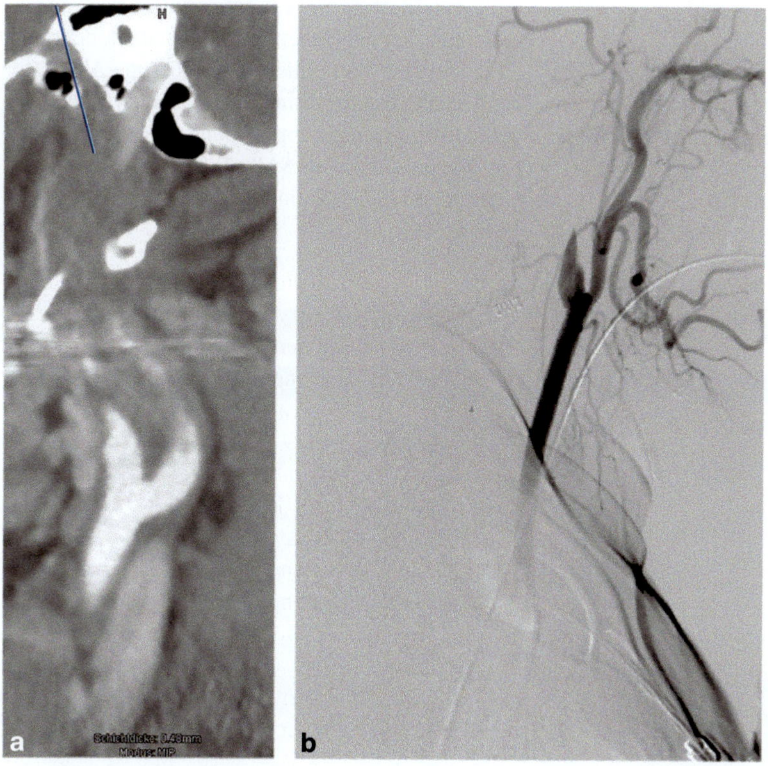

Abb. 8.1 CT-angiografischer (a) und angiografischer (b) Nachweis der Dissektion mit typischem spitz zulaufendem (Bischofsmütze) Verschluss der proximalen A. carotis interna re. [T1082]

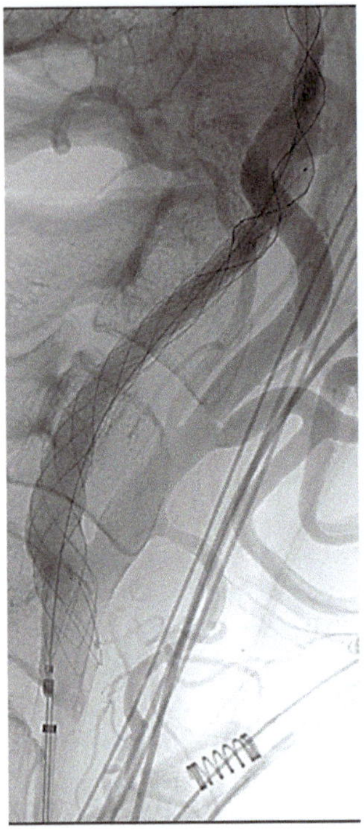

Abb. 8.2 Angiografischer Nachweis der rekanalisierten, mit Stent versorgten A. carotis interna re. [T1082]

meist die Kombination von Nackenschmerzen mit muskulärem Hartspann und Hirnstammsymptomen auf (➤ Tab. 8.1). Sie scheinen gehäuft bei hypoplastischen Vertebralarterien aufzutreten.

MERKE

Die klassische Trias der A.-carotis-interna-Dissektion ist die Kombination von einseitigem Hals- und Kopfschmerz mit einem ipsilateralen Horner-Syndrom und einem ipsilateralen zerebrovaskulären Ereignis (TIA oder Hirninfarkt).

Intrakranielle Dissektionen sind deutlich seltener als CeADs. Besonders häufig sind sie bei Kindern und bei Menschen mit asiatischer Abstammung. Klinisch werden diese Dissektionen i. d. R. bei ischämischen Ausfällen entdeckt; zusätzlich weisen Hirninfarkte mit Kopfschmerzen und begleitender SAB auf intrakranielle Dissektionen hin. Ihre Diagnose ist schwieriger und erfordert meist eine hochspezifische MRT-Diagnostik mit z. B. Black-Blood-Sequenzen zur besseren Wanddarstellung (Jung et al. 2016). Entscheidend ist das Vorliegen einer begleitenden SAB als Prognosekriterium. Patienten mit intrakranieller Dissektion und SAB haben eine deutlich schlechtere Prognose (Mortalität 19–50 %), die Therapie erfordert meist ein interventionelles neuroradiologisches Vorgehen, z. B. mit Stent oder mit Flow-Diverter kombiniert mit Coiling. Alternativ können die dissektionsbedingten Aneurysmen auch neurochirurgisch geclippt werden. Reine intrakranielle Dissektionen ohne SAB sollten nur mit ASS und nicht mit Antikoagulation behandelt werden.

Tab. 8.1 Typische klinische Symptome einer A.-carotis-interna-Dissektion und einer A.-vertebralis-Dissektion (nach Häufigkeit)

A. carotis Interna	A. vertebralis
Einseitige Hals- und Kopfschmerzen ipsilateral	Nackenschmerzen
TIA oder ischämischer Hirninfarkt ipsilateral, somit klassische Schlaganfallsymptome kontralateral	Muskulärer Hartspann und Bewegungseinschränkung der HWS
Horner-Syndrom ipsilateral (rund 38,5 % aller Patienten)	Hirnstammfunktionsstörungen mit klassischen Hirnstammsyndromen, z. B. Wallenberg-Syndrom TIA-artig oder als ischämischer Hirninfarkt
Hirnnervenausfälle ipsilateral (bis zu 12 %)	Horner-Syndrom (13,4 % aller Patienten)
Chorda tympani mit Geschmacksstörungen: • N. lingualis des N. trigeminus mit ipsilateraler Zungentaubheit • N. hypoglossus mit ipsilateraler Zungenparese • N. facialis mit ipsilateraler Gesichtslähmung • N. glossopharyngeus mit Schluckstörungen	**Zervikale Wurzelkompression** (v. a. Wurzel C5 oder C6)
Ohrgeräusch (pulssynchron), Tinnitus	**Ohrgeräusch pulssynchron,** Tinnitus

8.1.3 Ätiopathogenese

Pathophysiologisch gesehen spielen bei der Symptomentstehung verschiedene Aspekte eine entscheidende Rolle (➤ Tab. 8.2):

- Grundsätzlich können Dissektionen an jeder Arterie des Körpers auftreten, sie sind aber besonders häufig im Bereich der zervikalen hirnversorgenden Arterien, deren Besonderheit die große Beweglichkeit bei Kopfdrehung und Halsbewegungen ist.
- Dissektionen nehmen ihren Ursprung von einem intimalen Riss. Durch diesen kann Blut in die Gefäßwand eindringen, und es entsteht ein Wandhämatom und evtl. ein zweites Lumen (➤ Abb. 8.3, s. Farbtafeln).
- Klassisch liegt das Wandhämatom in der Media der Gefäßwand. Es kann dann zu Stenosen oder Verschlüssen des Gefäßes führen. Liegt das Wandhämatom mehr Richtung Adventitia, ist die Gefahr der Pseudoaneurysmabildung größer.
- Neben dieser Inside-out-Möglichkeit könnte auch eine primäre Wandhämatombildung zu einem sekundären Intimariss führen. Im Einzelfall ist unklar, welcher Weg vorliegt.
- In der Pathogenese können genetische und Umweltfaktoren (Infektionen und Bagatelltraumata) unterschieden werden (Ortiz und Ruland 2015).
- Wichtig für genetische Ursachen sind Bindegewebserkrankungen mit reduzierter Wandschwäche wie das Ehlers-Danlos-Syndrom Typ IV, das Marfan-Syndrom, die autosomal-dominante polyzystische Nierenerkrankung und die Osteogenesis imperfecta Typ 1. Man findet sie aber nur bei 1–5 % der Patienten (Schievink 2001). Ebenso haben 5 % der Patienten eine familiäre Häufung, aber immerhin 20 % haben sonstige Zeichen einer nicht definierten Bindegewebserkrankung wie Pigmentveränderungen der Haut, Gelenkveränderungen etc.
- Eine zystische Medianekrose Erdheim-Gsell und eine fibromuskuläre Dysplasie finden sich pathologisch und angiografisch in bis zu 15 % aller Dissektionen als Ursache (Schievink 2001)
- Eine erhöhte Rate von Tortuositäten bei Patienten mit Dissektionen wurde beschrieben (Giossi et al. 2017), insbesondere bei Patienten mit Rezidiv einer Dissektion.

MERKE

Genetische Ursachen einer Wandschwäche durch Bindegewebserkrankungen sind selten offensichtliche Ursachen einer Dissektion, häufig aber bei sog. Bagatelltraumata anzuschuldigen. Keine routinemäßige genetische Testung bei Dissektionen!

8.1.4 Diagnostik

Zum Screening auf Dissektionen und zum Monitoring nach festgestellter Dissektion hat sich die Ultraschalldiagnostik bewährt (Widder und Hamann 2019). Vier charakteristische Befunde bei Dissektionen der A. carotis interna sind zu unterscheiden: **intramurale Einblutung,** Nachweis eines sog.

Tab. 8.2 Prädisponierende Faktoren für Dissektionen (nach Ortiz und Ruland 2015)

Genetische Erkrankungen	Umweltfaktoren
• Fibromuskuläre Dysplasie • Marfan-Syndrom • Ehlers-Danlos-Syndrom • **Turner-Syndrom** • **Willimas-Syndrom** • **Pseudoxanthoma elasticum** • **Hereditäre Hämochromatose** • **Menkes-Syndrom** • Osteogenesis imperfecta • **α_1-Antitrypsin-Mangel** • Zystische Medianekrose • **Down-Syndrom** • Polyzystische Nierenerkrankungen	• Trauma (stumpf oder penetrierend) • Heftiges Niesen oder Husten • Sportaktivitäten wie Gewichtheben, Tennis, Golf • **Chirotherapeutische Manipulationen** • Oropharyngeale Infektionen • Arterielle Hypertension • **Drogenmissbrauch** • Orale Kontrazeptiva • **Migräne** • **Aortenkoarktation** • Gefäßtortuositäten • Verlängerter Proc. styloideus (**Eagle-Syndrom**)

falschen Lumens, Nachweis **einer Intimalefze** („intimal flap") und eine kurzstreckige, zipflige Stenose. Dissektionen der A. vertebralis finden sich typischerweise im Bereich der Atlasschlinge oder im Übergang von V1 zu V2 (➤ Abb. 8.3, s. Farbtafeln).

Im Vordergrund stehen zur Diagnosesicherung aber CTA und MRA, sowie die T1-fat-saturated-Sequenz zum Nachweis des Wandhämatoms (➤ Abb. 8.4).

Grundsätzlich sind heute DSA-Untersuchungen bei V. a. auf Dissektionen nicht mehr nötig, sondern mit der Kombination aus MRT mit MRA und T1-fat-sat- und T2*-Sequenzen sollte die Diagnose mittels MRT gelingen (Bachmann et al. 2007).

Die DWI-MRT zeigt ebenfalls eine Restriktion von Wassermolekülen im Bereich der Dissektion und kann diagnostisch bei unklaren Fällen hilfreich sein. Die CT- und CTA-Diagnostik helfen bei Dissektionen oft auch entscheidend weiter, insbesondere zur Frage eines Restflusses. Dieser wird im MRT häufig nicht sicher detektiert, aber in der CTA gut dargestellt (Hanning et al. 2017).

MERKE

Screening- und Monitoringmethode der Wahl bei V. a. Dissektion ist die Ultraschalldiagnostik. Die Diagnosesicherung gelingt i. d. R. mittels MRT-Diagnostik mit MRA, T1-fat-sat zum Nachweis des Wandhämatoms und hochauflösenden T2- und T2*-Sequenzen. Alternativ können CT und CTA eingesetzt werden.

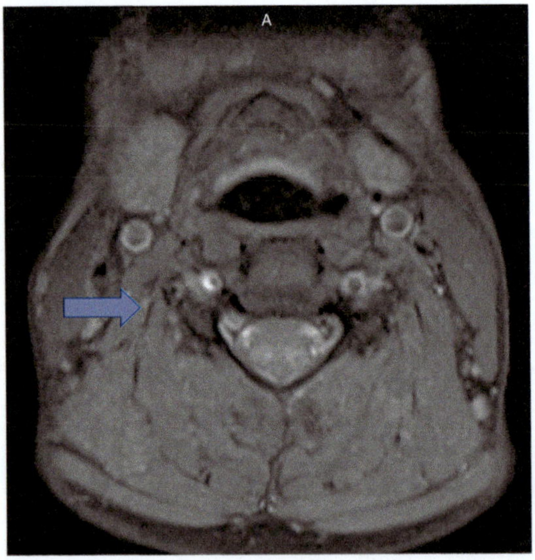

Abb. 8.4 MRT mit T1-fat-sat-Sequenz mit Nachweis des halbmondförmigen Wandhämatoms in der rechten A. vertebralis (Pfeil) [T1082]

8.1.5 Therapie

Aufgrund der großen Gefahr ischämischer Hirninfarkte nach Dissektionen sollten diese wie jeder Schlaganfall auf einer Stroke Unit behandelt werden. Hierbei sollten die entsprechenden allgemeinen Behandlungsrichtlinien verfolgt werden (➤ Kap. 21).

Grundsätzlich können Patienten mit Hirninfarkten und Dissektionen entsprechend den allgemeinen Zulassungen i. v. mit rtPA lysiert und auch mittels mechanischer Thrombektomie rekanalisiert werden.

Es gibt mehrere Untersuchungen zur Frage der Lyse bei Patienten mit Dissektionen, auch die DGN-Leitlinie (s. u.) empfiehlt die **rtPA-Lyse** ohne Einschränkung bei Patienten mit Dissektionen. Lin et al. (2016) konnten in ihrer Metaanalyse 846 Patienten mit Dissektionen aus 10 Studien untersuchen, rund 174 Patienten wurden hierbei lysiert. Ihre Prognose unterschied sich nicht signifikant von der nichtlysierter Patienten, auch in Bezug auf Blutungen allgemein. Die Autoren schlussfolgern, dass eine i. v. Lyse Dissektionspatienten nicht vorenthalten werden sollte.

Neuere Untersuchungen zum Einsatz der **mechanischen Thrombektomie** kommen ebenso wie die Leitlinie (s. u.) zu der Schlussfolgerung, dass die neuen mechanischen Verfahren auch bei Dissektionspatienten angewendet werden können (Kurre et al. 2016). In der Regel führen diese Therapien dann zu einer Überstentung der Dissektion meist der A. carotis interna von der Dissektionsstelle bis nach intrakraniell (s. o. Fallbeispiel).

MERKE

Die Akutbehandlung eines Patienten mit Dissektion und ischämischem Hirninfarkt entspricht der Akutbehandlung des Schlaganfalls allgemein. Stroke-Unit-Behandlung, i. v. Lyse und mechanische Thrombektomie sollten Dissektionspatienten nicht vorenthalten werden.

Die frühe **Sekundärprophylaxe** ist entscheidend, da es bei Dissektionspatienten zu einer hohen Rate früher Rezidivdissektionen (bis zu 26 % innerhalb der ersten 4 Wochen) und zu einer hohen Rate von ischämischen Komplikationen im ersten Jahr (bis zu 17 %) kommt.

Grundsätzlich sollten alle Patienten mit **Thrombozytenaggregationshemmern (TFH)** behandelt werden. Die CADISS-Studie bestätigte diese Empfehlung (Markus et al. 2019).

Die aktuelle Leitlinie (s. u.) führt dazu aus:

Pragmatisch sollte bei Hirninfarkten oder flüchtigen Insulten eine **Therapie mit TFH** durchgeführt werden, insbesondere wenn

- ein ausgedehnter, evtl. raumfordernder Hirninfarkt oder
- eine intradurale Dissektion oder
- ausschließlich lokale Symptome der Dissektion oder
- relative oder absolute Kontraindikationen gegen eine Antikoagulation vorliegen.

Eine **Antikoagulation** sollte nur dann erfolgen, wenn

- multiple, rezidivierende embolische Infarkte trotz TFH-Therapie auftreten oder
- eine arterielle (Pseudo-)Okklusion mit erheblicher poststenotischer Flussreduktion („low flow") oder
- intraluminale arterielle Thromben vorliegen.

MERKE

Die Sekundärprävention bei Patienten mit Dissektionen sollte i. d. R. mit Thrombozytenaggregationshemmern erfolgen.

8.1.6 Prognose

Die Prognose von Dissektionen ist i. d. R. gut und besser als bei zerebrovaskulären Erkrankungen anderer Ursache. Ein gutes Outcome (mRS 0–2) haben ca. 60 % der Dissektionspatienten, ein exzellentes Outcome von mRS 0–1 immerhin rund 50 % (Lin et al. 2016).

Patienten mit Vertebralisdissektion haben allerdings eine Letalität von bis zu 9,5 %, und 29,7 % hatten ein schlechtes Outcome mit einem mRS von 4 oder größer (Chang et al. 2015).

Dissektionen ohne Ischämie sollten v. a. in den ersten 2 Wochen gut beobachtet und mit THF behandelt werden; danach ist das Schlaganfallrisiko deutlich reduziert (Morris et al. 2017).

Multiple Dissektionen werden immer wieder beobachtet und machen rund 15 % aller Dissektionen aus. Sie werden häufiger bei fibromuskulärer Dysplasie und nach Infekten und zervikaler Manipulation gesehen. Ihre Prognose ist nicht schlechter als die der einzelnen Dissektion.

Das Rezidivrisiko einer Dissektion (erneute Dissektion) wird der Leitlinie zufolge mit bis zu 26 % in 4 Wochen angegeben, ist also erheblich. Eine monozentrische Untersuchung mit 293 Patienten ergab 9,2 % Rezidiv im ersten Monat und 7,1 % weitere Rezidive im ersten Jahr nach der Indexdissektion (Kloss et al. 2018). Grundsätzlich werden die früher bekannten hohen Rezidivraten durch die neueren Studien nicht mehr bestätigt, was evtl. an einer Verschiebung des Kollektivs durch Erkennen auch kleinerer und leichterer Dissektionen mit besseren Bildgebungsmethoden liegen kann.

Das Rezidivrisiko einer zerebralen Ischämie liegt bei bis zu 17 % im ersten Jahr.

Patienten mit dissektionsbedingten Aneurysmen der A. carotis interna, sog. Pseudoaneurysmen, haben einen benignen Verlauf, und die Patienten können bzgl. der Aneurysmen beruhigt werden (Larsson et al. 2017). THF reichen als Therapie aus.

LEITLINIEN

Die Leitlinie der Deutschen Gesellschaft für Neurologie wurde zuletzt 2016 aufgelegt (AWMF Registriernummer 030/005; Entwicklungsstufe S1) und ist voraussichtlich bis 2021 gültig (Ringelstein et al. 2016): www.dgn.org/leitlinien/3264-030-005-spontane-dissektionen-der-extrakraniellen-und-intrakraniellen-hirnversorgenden-arterien-2016.

Sie sind frei zugänglich und geben einen aktuellen Überblick über das evidenzbasierte Wissen rund um Dissektionen.

LITERATUR

Anderson RM, Schechter MM. A case of spontaneous dissecting aneurysm of the internal carotid artery. J Neurol Neurosurg Psychiatr 1959; 22: 195–201.

Bachmann R, Nassenstein I, Kooijman H, Dittrich R, Stehling C, Kugel H, et al. High resolution magnetic resonance imaging at 3.0 tesla in the short-term follow-up of patients with proven cervical artery dissection. Invest Radiol 2007; 42: 460–466.

Bejot Y, Daubail B, Debette S, Durier J, Giroud M. Incidence and outcome of cerebrovascular events related to cervical artery dissection: the Dijon stroke registry. Int J Stroke 2014; 9: 879–882.

8

Chang FC, Yong CS, Huang HC, Tsai JY, Sheng WY, Hu HH, Chung CP. Posterior circulation ischemic stroke caused by arterial dissection: characteristics and predictors of poor outcomes. Cerebrovasc Dis 2015; 40: 144–150.
Giossi A, Mardighian D, Caria F, Poli L, De Giuli V, Costa P, et al. Arterial tortuosity in patients with spontaneous cervical artery dissection. Neuroradiology 2017; 59: 571–575.
Hanning U, Sporns PB, Schmiedel M, Ringelstein EB, Heindel W, Wiendl H, et al. CT versus MR techniques in the detection of cervical artery dissection. J Neuroimaging 2017; 27: 607–612.
Jung SC, Kim HS, Choi CG, Kim SJ, Lee DH, Suh DC, et al. Quantitative analysis using high-resolution 3T MRI in acute intracranial artery dissection. J Neuroimaging 2016; 26: 612–617.
Kloss M, Grond-Ginsbach C, Ringleb P, Hausser I, Hacke W, Brandt T. Recurrence of cervical artery dissection: An underestimated risk. Neurology 2018; 90(16): e1372–e1378.
Kurre W, Bansemir K, Aguilar Perez M, Martinez Moreno R, Schmid E, Bazner H, et al. Endovascular treatment of acute internal carotid artery dissections: technical considerations, clinical and angiographic outcome. Neuroradiology 2016; 58(12): 1167–1179.
Larsson SC, King A, Madigan J, Levi C, Norris JW, Markus HS. Prognosis of carotid dissecting aneurysms: results from CADISS and a systematic review. Neurology 2017; 88: 646–652.
Lin J, Sun Y, Zhao S, Xu J, Zhao C. Safety and efficacy of thrombolysis in cervical artery dissection-related ischemic stroke: a meta-analysis of observational studies. Cerebrovasc Dis 2016; 42: 272–279.
Markus HS, Levi C, King A, Madigan J, Norris J. Cervical Artery Dissection in Stroke Study (CADISS) Investigators. Antiplatelet therapy vs anticoagulation therapy in cervical artery dissection: The Cervical Artery Dissection in Stroke Study (CADISS) randomized clinical trial final results. JAMA Neurol 2019; 76(6): 657–664.
Metso TM, Debette S, Grond-Ginsbach C, Engelter ST, Leys D, Brandt T, et al. Age-dependent differences in cervical artery dissection. J Neurol 2012; 259: 2202–2210.
Morris NA, Merkler AE, Gialdini G, Kamel H. Timing of incident stroke risk after cervical artery dissection presenting without ischemia. Stroke 2017; 48(3): 551–555. correction in Stroke 2018; 49(10): e308.
Ortiz J, Ruland S. Cervicocerebral artery dissection. Curr Opin Cardiol 2015; 30: 603–610.
Ringelstein E, Dittrich R, et al. S1-Leitlinie Spontane Dissektionen der extra- und intrakraniellen hirnversorgenden Arterien. In: Deutsche Gesellschaft für Neurologie, Hrsg. Leitlinien für Diagnostik und Therapie in der Neurologie. 2016. Online: www.dgn.org/leitlinien (letzter Zugriff: 7.2.2020).
Schievink WI. Spontaneous dissection of the carotid and vertebral arteries. N Engl J Med 2001; 344: 898–906.
Traenka C, Dougoud D, Simonetti BG, Metso TM, Debette S, Pezzini A, et al. Cervical artery dissection in patients ≥ 60 years: often painless, few mechanical triggers. Neurology 2017; 88: 1313–1320.
Widder B, Hamann GF. Duplexsonographie der hirnversorgenden Arterien. Berlin, Heidelberg: Springer, 2018, Kap. 18 und 19.
Yesilot Barlas N, Putaala J, Waje-Andreassen U, Vassilopoulou S, Nardi K, Odier C, et al. Etiology of first-ever ischaemic stroke in European young adults: the 15 cities young stroke study. Eur J Neurol 2013; 20: 1431–1439.

8

8.2 Vaskulitiden

ZUSAMMENFASSUNG

- Zerebrale Vaskulitiden sind seltene Erkrankungen. Man unterscheidet die primäre zerebrale Vaskulitis (primäre Angiitis des ZNS, PACNS) von den sekundären Vaskulitiden bei systemischen Erkrankungen (z. B. bei Wegener-Granulomatose); zusätzlich muss die Arteriitis temporalis (heute Riesenzellarteriitis) beachtet werden.
- Die PACNS präsentiert sich häufig mit der Kombination von neu aufgetretenen Kopfschmerzen, veränderter Kognition und fokal-neurologischen Ausfällen. Leider gibt es kein typisches klinisches Ausfallmuster.
- MRT-Veränderungen sind wichtig und treten regulär auf; auch hier ist kein völlig eindeutiges Muster klar erkennbar, ein negatives MRT schließt eine PACNS aber aus.
- Liquorveränderungen mit Pleozytose und Eiweißerhöhung sind oft festzustellen, aber wenig spezifisch.
- Die DSA weist häufig Gefäßunregelmäßigkeiten und Kaliberschwankungen nach.
- Gesichert wird die PACNS durch Biopsie und den Nachweis der vaskulären granulomatösen Entzündung.
- Die möglichen systemischen Vaskulitiden mit zerebraler Beteiligung umfassen die Großgefäßvaskulitiden (v. a. die Riesenzellarteriitis), die Vaskulitiden der mittleren Gefäße (z. B. Panarteriitis nodosa) und die Kleingefäßvaskulitiden (ANCA-assoziierte, Immunkomplex- und direkt infektiöse Vaskulitiden).
- Die Riesenzellarteriitis ist durch den Befall der Augenarterien bedrohlich und muss rasch behandelt werden (Glukokortikoide).

8.2.1 Allgemeines und Definition

Die primäre zerebrale Vaskulitis (PACNS) ist eine seltene neurologische Erkrankung, für die verschiedene Namen benutzt wurden, z. B. primäre ZNS-Vaskulitis, zerebrale granulomatöse Angiitis. Durchgesetzt hat sich mittlerweile die Bezeichnung primäre Vaskulitis des ZNS (PACNS). Die PACNS wurde erstmals 1959 beschrieben. Die Kriterien der Diagnosestellung wurden von Calabrese und Mallek (1988) festgelegt:

1. Unerklärte neue neurologische Ausfälle
2. Angiografische oder pathologische Befunde, die mit einer primären zerebralen Vaskulitis zu vereinbaren sind
3. Das Fehlen einer systemischen Ursache für Symptome und Erkrankung

Ursprünglich war die Detektion einer **granulomatösen Inflammation** der zerebralen Arterien bei der Biopsie die Grundvoraussetzung für die Diagnosestellung. Die Diagnose wird häufig klinisch vermutet; und daher gibt es Überdiagnosen, aber auch ein Nichtentdecken von Fällen bei der seltenen Erkrankung. Inzwischen ist die Therapie mit Kortison und **Cyclophosphamid** sehr erfolgreich.

Die PACNS betrifft v. a. die kleineren und mittleren Hirnarterien. Entsprechend wird eine Variante mit bevorzugtem Befall der kleinen von einer Variante mit bevorzugtem Befall der mittleren Gefäße unterschieden (Bhattacharyya und Berkowitz 2016).

8.2.2 Epidemiologie

Die Jahresinzidenz der PACNS liegt bei ca. 2,4 Fällen pro 1 Mio. Personen; damit handelt es sich um eine sehr seltene Erkrankung. Männer und Frauen sind in etwa gleich häufig betroffen. Das mittlere Erkrankungsalter liegt bei ca. 50 Jahren. Im normalen Schlaganfallpatientengut eines Akutkrankenhauses machen Verdachtsfälle ca. 0,1 % und gesicherte Fälle 0,02 % aller Patienten aus (Kempster et al. 2016), sodass ein routinemäßiges Screening auf diese seltene Erkrankung nicht sinnvoll ist.

MERKE

Die primäre zerebrale Vaskulitis ist eine seltene Erkrankung, die eine umfangreiche Ausschlussdiagnostik erfordert.

8.2.3 Klinik

FALLBEISPIEL

Die zum Zeitpunkt der Ersterkrankung 45-jährige Patientin berichtet bei Aufnahme, sie habe sich 2 Tage zuvor aufgrund stärkster Kopfschmerzen an ihren Hausarzt gewandt. Dort seien hypertensiv entgleiste Blutdruckwerte aufgefallen, sodass eine Einweisung in eine internistische Abteilung zur Hypertoniebehandlung und -abklärung erfolgt sei. In der dortigen cCT-Untersuchung fiel eine atypisch gelegene ICB linkshemisphärisch mit kleinem intraventrikulärem Blutungsanteil auf. Eine suffiziente Blutdruckeinstellung gelang internistischerseits nicht. Am Morgen des 4. stationären Tages kommt es zwischen 3:30 Uhr und 5:30 Uhr zu einer vorwiegend sensiblen Hemisymptomatik auf der rechten Seite. Eine cMRT-Untersuchung zeigt zusätzlich zur intrazerebralen Blutung multiple kleinere Hirninfarkte in verschiedenen Stromgebieten. Als ursächlich für die Beschwerdesymptomatik wird ein Thalamusinfarkt li. angenommen (➤ Abb. 8.5).

Zur weiteren ätiologischen Abklärung erfolgt eine Liquoranalyse, die keinen wegweisenden Befund erbringt, insbesondere keine Pleozytose. Ein Vaskulitis-Screening zeigt eine leichte ANA-Erhöhung. Duplexsonografisch ist insgesamt keine relevante Arteriosklerose nachweisbar, jedoch transtemporal in den Aa. cerebri mediae eine Flussbeschleunigung bds. als Hinweis auf Vasospasmen.

Im weiteren klinischen Verlauf kommt es zu einer massiven Verschlechterung. Die Patientin zeigt sich soporös mit einer Verschlechterung der Hemiparese re., einer beginnenden spastischen Tonuserhöhung im rechten Arm und bds. positiven Babinski-Zeichen. Es besteht eine leichte Anisokorie, rechts > links, mit bds. nur träge lichtreagiblen Pupillen. Ein Notfall-CT mit CTA und CT-Perfusion kann keine Größenprogredienz der Blutung oder neue Hirninfarkte nachweisen, jedoch zeigen sich Vasospasmen, v. a. im Bereich der A. basilaris, weshalb eine orale Nimodipin-Therapie begonnen wird. Wegen einer weiteren Verschlechterung mit Koma und Strecksynergismen sowie erloschenen Schutzreflexen muss die Patientin intubiert und beatmet werden. Es erfolgt eine diagnostische DSA. Hier zeigen sich hochgradige Stenosen und Wandirregularitäten an allen distalen intrakraniellen Arterien. Insgesamt ist der Befund mit einer zerebralen Vaskulitis vereinbar (➤ Abb. 8.6).

Neben der Therapie mit Nimodipin wurde der arterielle Mitteldruck (MAD) > 100 mmHg gehalten. Eine Biopsie re. frontal mit Hirn- und meningealer Biopsie war negativ. Bei weiter bestehendem V. a. eine PACNS erhielt die Patientin eine Kortison-Stoßtherapie mit 1 g Prednisolon und anschließender Gabe von weiteren 250 mg/d oral, die über 42 Tage ausgeschlichen wurde. Hierunter kam es zu einer dramatischen klinischen Besserung, sodass die Patientin komplikationslos extubiert werden konnte. Ergänzend zur Kortisontherapie wurde bei V. a. eine zerebrale Vaskulitis

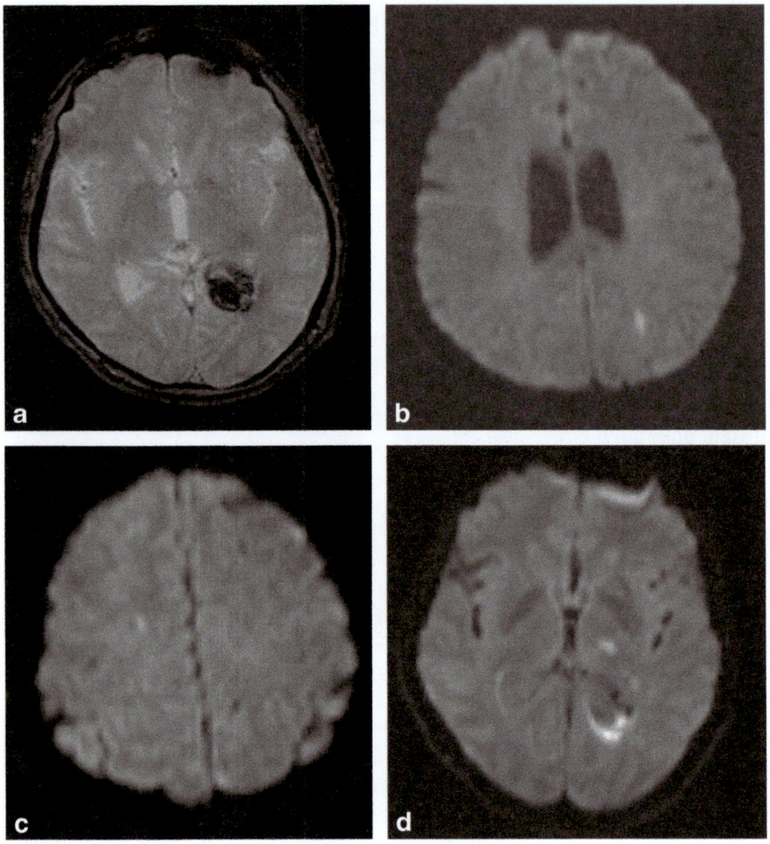

Abb. 8.5 Thalamusinfarkt
a) T2*-MRT mit Nachweis einer linksseitigen intrazerebralen Blutung
b) MRT mit Nachweis einer kleinen DWI-positiven Signalsteigerung linksseitig
c) MRT mit Nachweis einer kleinen DWI positiven Signalsteigerung re.
d) MRT mit Nachweis einer kleinen DWI positiven Signalsteigerung im Thalamus li. [T1082]

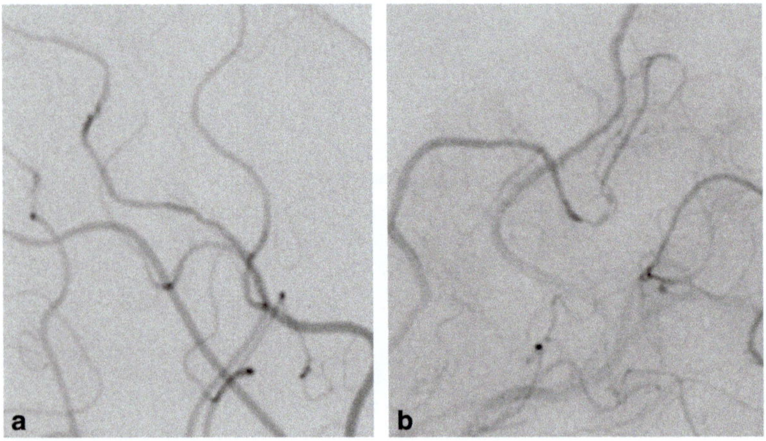

Abb. 8.6 Digitale Subtraktionsangiografie (DSA):
a) rechte A. carotis interna mit Kaliberschwankungen
b) linke A. carotis interna mit Kaliberschwankungen [T1083]

eine Therapie mit Cyclophosphamid begonnen. Hierunter traten keine weiteren zerebralen Ischämien oder Blutungen auf. Die Gefäßveränderungen normalisierten sich. Eine umfassende internistische und rheumatologische Abklärung sowie augenärztliche, hautärztliche und nephrologische Untersuchungen blieben unauffällig bis auf den maximal bis 1:320 erhöhten ANA-Titer. Nach Beendigung von 6 Zyklen Cyclophosphamid konnte diese Therapie aufgrund massiver Blutbildveränderungen nicht weitergeführt werden. Aufgrund einer massiven Progression leukenzephalopathischer Veränderungen im MRT, verbunden mit stärksten Kopfschmerzen, erfolgte eine Therapie mit Rituximab. Hierunter kam es zur klinischen und radiologischen Stabilisierung. Die Kopfschmerzen verschwanden.
Eine bioptische Sicherung der Diagnose Vaskulitis gelang letztlich nicht, der eindeutige radiologische Befund und das gute Ansprechen auf Cyclophosphamid und dann Rituximab, die wiederkehrende Symptomatik nach Absetzen der Immunsuppression und das Fehlen sonstiger Erklärungen lassen weiter die klinische Verdachtsdiagnose einer primären zerebralen Vaskulitis gerechtfertigt erscheinen.

Ein Grund für die Schwierigkeit in Diagnostik und Therapie ist die unspezifische klinische Präsentation. Häufig finden sich initial Kopfschmerzen, Verwirrtheit, kognitive Funktionsstörungen, Verhaltensauffälligkeiten oder eine Persönlichkeitsveränderung. Ein ischämischer Hirninfarkt ist die häufigste zerebrovaskuläre Erkrankung, aber auch eine intrazerebrale Blutung und Subarachnoidalblutung können auftreten. Recht typisch sind multiple Schlaganfälle in verschiedenen Strombahngebieten, die man bei etwa 30–50 % der Patienten findet. Eine okuläre Beteiligung kann zu Sehstörungen bis hin zum Visusverlust führen. Zusätzlich sind Auffälligkeiten der Hirnnerven, Anfälle, Ataxien und auch eine Myelopathie beschrieben. Insbesondere neu aufgetretene tägliche Kopfschmerzen, kognitive und Verhaltensauffälligkeiten oder eine chronische Meningitis ohne zugrunde liegende Infektion oder ein Tumor sollten den Verdacht auf eine PACNS lenken (➤ Tab. 8.3). Fieber, Gewichtsverlust, Ausschlag, Hautrötung, nächtliches Schwitzen, Arthritis und periphere Neuropathie wurden in 20 % der Fälle beschrieben. Diese Symptome, insbesondere Gewichtsverlust, Fieber und Allgemeinsymptomatik, sollten den Verdacht natürlich auf eine sekundäre ZNS-Vaskulitis lenken (Bhattacharyya und Berkowitz 2016).

Tab. 8.3 Typische klinische Symptome der PACNS mit der jeweiligen Häufigkeit (mod. nach Bhattacharyya und Berkowitz 2016)

Symptom	Häufigkeit [%]
Kopfschmerzen	50–60
Kognitive Veränderungen und kognitiver Abbau	50–70
Subakuter Beginn (Symptomdauer > 3 Monate)	40
Fokal-neurologische Ausfälle (Hemiparesen, Ataxien, Hirnnervenausfälle, Sehstörungen, extrapyramidale Störungen, Anfälle oder Myelopathie)	25–30
Fieber, Gewichtsverlust	nie

MERKE

Die klinische Präsentation der PACNS ist uncharakteristisch und uneindeutig. Vor allem bei chronischer Symptomentwicklung, Kopfschmerzen, kognitivem Abbau und fokal-neurologischen Ausfällen ist an diese Diagnose zu denken.

8.2.4 Differenzialdiagnose

Die Differenzialdiagnose der PACNS umfasst eine Vielzahl von Erkrankungen, insbesondere:

1. Erkrankungen mit mikroangiopathischen/leukenzephalopathischen Veränderungen wie:
   1. **Reversibles Vasokonstriktionssyndrom (RCVS)**
   2. Diffuse Arteriosklerose
   3. **Intravaskuläre Lymphome**
   4. **Moyamoya Erkrankung** (➤ Kap. 8.6)
   5. **Fibromuskuläre Dysplasie** (➤ Kap. 8.1)
   6. **Bestrahlungsbedingte Vaskulopathie**
   7. **Karzinomatöse Meningitis**
   8. MS, **ADEM, NMO**
2. Systemische Erkrankungen, die eine PACNS nachahmen können (➤ Kap. 8.2.9):
   1. Panarteriitis nodosa
   2. **Churg-Strauss-Syndrom**
   3. **Behçet-Syndrom**
   4. Granulomatose mit **Polyangiitis**
   5. **Sarkoidose** mit Granulomatose und Angiitis
   6. **Hypokomplementämie**

3. Systemische Infektionen, die sekundäre ZNS-Vaskulitiden auslösen können:
   1. **Endokarditiden** mit septischer Herdenzephalitis
   2. Bakterien, z. B. *Streptococcus pneumoniae, Mycoplasma pneumoniae, Mycobacterium tuberculosis*
   3. Pilze, z. B. *Aspergillus, Actinomyces* oder *Candida albicans*
   4. Viren, z. B. Epstein-Barr-Virus, Zytomegalievirus, Varicella-zoster-Virus, Hepatitis-C-Virus, Parvovirus B19, Enterovirus, West-Nil-Virus
   5. Schäden durch *Treponema pallidum* oder *Borrelia burgdorferi*
4. Drogeninduzierte Veränderungen wie bei Kokain, Amphetamin oder Cannabis (➤ Kap. 8.5)
5. **Postpartale Angiopathie,** intrakranielle Arteriosklerose oder Susac-Syndrom
6. Hereditäre Leukenzephalopathien und Endotheliopathien wie **CADASIL, CARASIL, HERNS-Syndrom** u. Ä. (➤ Kap. 8.3)

Die klinisch wichtigste Differenzialdiagnose ist das **reversible Vasokonstriktionssyndrom (RCVS)** (vgl. auch ➤ Kap. 7). Die Diagnose eines RCVS kann bei akuten, starken Kopfschmerzen gestellt werden, die begleitet sind von neurologischen Ausfällen oder epileptischen Anfällen, bei monophasischem Verlauf, ohne Aneurysmanachweis, normalem Liquorbefund, Vasospasmusnachweis in TCD, CTA oder DSA und einer Erholung der Vasospasmen innerhalb von 12 Wochen. Im Gegensatz zur PACNS sollte hier kein Kortison gegeben werden, da dies den Verlauf verschlechtern kann. Zur Differenzierung zwischen PACNS und RCVS wird auf die neue deutsche Leitlinie verwiesen (AWMF 2018). Wesentliche Unterschiede sind der im Vergleich zur PACNS akutere Kopfschmerz, der eher normale Liquor und die Reversibilität innerhalb von 12 Wochen beim RCVS.

Es gibt Hinweise auf eine Überdiagnose der an sich seltenen Erkrankung durch Fehlinterpretation der Befunde und Versäumen einer klärenden Hirnbiopsie sowie Hinweise auf ein Übersehen der sehr seltenen Erkrankung (Bhattacharyya und Berkowitz 2016).

8.2.5 Pathophysiologie

Ursache und Pathophysiologie der PACNS sind unvollständig verstanden. Es ist eine Vaskulitis der kleinen und mittleren leptomeningealen und kortikalen Gefäße. Venöse Strukturen sind typischerweise nicht beteiligt. Histologisch findet sich eine granulomatöse lymphozytische und nekrotisierende Angiitis. Der Auslöser ist unbekannt (Bhattacharyya und Berkowitz 2016).

8.2.6 Diagnostik

Die Diagnose ist eine Ausschlussdiagnose. Es gibt keinen spezifischen Labortest, der eine PACNS nachweisen könnte, sondern nur Laborteste, die differenzialdiagnostische Erkrankungen ausschließen konnten.

- Die **Liquoruntersuchung** ist typischerweise auffällig, 80–90 % der Patienten zeigen hier Veränderungen. Typischerweise finden sich eine Liquorpleozytose und/oder erhöhte Proteinspiegel. Sonstige Befunde sind negativ.
- Sinnvolle **Laboruntersuchungen** sind: Blutbild mit Differenzialblutbild, BSG, Komplementfaktoren, Rheumafaktor, Elektrophorese, Immunfixation, antinukleäre Faktoren, SSA, SSB, SSM, SCL70-AK, c-ANCA, p-ANCA, HIV, Hepatitis C und Kryoglobuline.
- Die **Ultraschalluntersuchung** ergibt gelegentlich ein Halo-Zeichen. Da sich die Gefäße aber meist nicht mittels Ultraschall direkt untersuchen lassen, ist dieses schwierig festzustellen. Im TCD finden sich gelegentlich Flusssteigerungen wie bei Vasospasmen.
- **CTA** und **MRA** zeigen häufig stenotische Läsionen insbesondere im Bereich der Hirnbasisarterien.
- Die **MRT** zeigt multiple vaskuläre Veränderungen mit diffusen Diffusionsveränderungen und auch Gefäßveränderungen insbesondere der kleineren zerebralen Gefäße. Oft findet sich auch die Kombination von ischämischen und hämorrhagischen Veränderungen (→ Fallbeispiel) (Boulouis et al. 2017).
  Aus der französischen PACNS-Studie (French COVAC) liegen Daten zu 60 Patienten mit bioptisch (23 Patienten) oder angiografisch (37 Patienten) gesicherter PACNS vor.
  Bei einem mittleren Alter von 45 Jahren (± 12,9 Jahre) fanden sich im MRT bei

Diagnosestellung am häufigsten (42 %) multiple, bilaterale und eher distale Ischämien v. a. im Mediaterritorium. Weiterhin lagen häufig hämorrhagische Komplikationen vor (55 %). Eine SAB im Konvexitätsbereich fand sich bei 26 % der Patienten (DD RCVS ➤ Kap. 8.2.4). Ein **leptomeningeales Enhancement** fand sich bei 42 % der Patienten, die auch häufiger in der Biopsie positiv waren. 7 Patienten hatten eine tumorartige Präsentation (Boulouis et al. 2017).

MERKE

Das MRT zeigt bei PACNS am häufigsten bilaterale, multiple, eher distal im Gefäßbaum gelegene Ischämien, hämorrhagische Komplikationen und ein leptomeningeales Enhancement.

- Die **DSA** zeigt typischerweise klassische Veränderungen mit Einengungen in multiplen Regionen, Ektasien und Einengungen.
- Die **Hirnbiopsie** ist der Goldstandard zur Diagnose. Sie wird üblicherweise im Anschluss an eine DSA durchgeführt. Die Angst vor einer Hirnbiopsie ist unbegründet. Eine evtl. nicht indizierte, lang dauernde immunsuppressive Therapie ist wesentlich gefährlicher als eine Hirnbiopsie.
  Schwierig ist die Beurteilung der Fälle bei negativer Hirnbiopsie, was nicht selten ist (→ Fallbeispiel). Alle Autoren und auch die S1-Leitlinie (AWMF 2018) betonen die absolute Notwendigkeit der Biopsie. Interessant ist, dass auch in großen Kollektiven wie dem französischen (French COVAC) letztlich nur bei etwa einem Drittel der Patienten die Diagnose bioptisch gesichert war, sodass ein gewisser Widerspruch zwischen Leitlinie und gelebter Realität festzustellen ist.

MERKE

Die Diagnose der primären zerebralen Vaskulitis sollte, wenn möglich, durch eine Hirnbiopsie und eine histopathologische Untersuchung (mit Nachweis einer granulomatösen Vaskulitis) gesichert werden.

8.2.7 Behandlung

Es fehlen prospektive Studien zur Therapie der ZNS-Vaskulitiden (AWMF 2018).

Initial werden Glukokortikoide als Hochdosistherapie gegeben, z. B. 1 mg/kg KG oder 1 g als Einzeldosis. Cyclophosphamid wird üblicherweise in oraler Dosis mit 2 mg/kg KG/d oder monatlicher Pulstherapie (750 mg/m² KOF) für 6 Monate gegeben (Bhattacharyya und Berkowitz 2016). Hierunter kommt es bei 80 % der Patienten zu einer klinischen Remission.

Die Europäische Liga gegen Rheuma (EULAR) empfiehlt nach Stabilisierung der Erkrankung als Langzeitbehandlung **Azathioprin, Methotrexat** oder **Mycophenolat-Mofetil.** Eigene Erfahrungen mit der Gabe von **Rituximab** sind sehr positiv.

Sehr detaillierte Empfehlungen zur spezifischen Therapie der verschiedenen Vaskulitis-Subentitäten sind in der deutschen Leitlinie nachzulesen (AWMF 2018).

MERKE

Die PACNS wird standardmäßig mit einer Kortison-Stoßtherapie und nachfolgend mit Cyclophosphamid behandelt.

In einer Vergleichsstudie der französischen PACNS-Gruppe (de Boysson et al. 2018) hat sich bei der Behandlung der PACNS eine Erhaltungstherapie mit Glukokortikoiden in Kombination mit einer Immunsuppression (z. B. Cyclophosphamid) als am günstigsten erwiesen. Bei 95 % aller Patienten konnte eine Remission und bei 66 % der Patienten eine Langzeitremission über durchschnittlich 57 (12–198) Monate erreicht werden. Die Letalität lag bei 8 %, ein mRS von 2 oder besser wurde bei 56 % der Patienten erzielt.

8.2.8 Zerebrovaskuläre Komplikationen bei systemischen Vaskulitiden

Die Vaskulitiden werden nach dem Befall der Gefäße eingeteilt (➤ Tab. 8.4).

Typische Hinweise auf Organbeteiligungen sind Veränderungen im Bereich des Hals-Nasen-Rachen-Raums, blutiger Schnupfen oder blutige Veränderungen im Bereich der Nasen-Mund-Rachen-Schleimhaut,

Erythema nodosum, Ulzerationen der Haut, Nagelfalznekrosen, rote Augen, Asthmabeschwerden und Nierensymptome.
Spezielle Labortests: Hepatitis-Serologie bei Polyarteriitis nodosa, p-ANCA bei Churg-Strauss-Syndrom, c-ANCA bei Wegener-Granulomatose, ANA bei Kollagenerkrankungen.

Zerebrovaskuläre Erkrankungen bei rheumatischen Erkrankungen

Bei rheumatischen Erkrankungen wie rheumatoider Arthritis, **systemischem Lupus erythematodes, ankylosierender Spondylitis,** Gicht oder Psoriasis ist das Schlaganfallrisiko um den Faktor 1,51 (95%-Konfidenzintervall 1,39–1,62) bis 2,13 erhöht (Wiseman et al. 2016). Bei der **rheumatoiden Arthritis** findet sich eine Odds Ratio für ischämische Schlaganfälle von 1,64 (1,32–2,05), für hämorrhagische Veränderungen von 1,68 (1,11–2,3). Beim systemischem Lupus erythematodes findet sich eine Odds-Ratio von 2,1 (1,66–2,67) für ischämische Veränderungen und von 1,82 für hämorrhagische Veränderungen (1,07–3,09). Am stärksten erhöht ist das Schlaganfallrisiko bei Personen < 50 Jahren. Je älter die Patienten werden, desto geringer ist das Risiko, dass eine rheumatische Erkrankung noch zu einem Schlaganfall führt. Inflammatorische Arthropathien haben ein höheres Schlaganfallrisiko als nicht inflammatorische Arthropathien. Bei jüngeren Frauen mit unerfülltem Kinderwunsch und evtl. Aborten in der Vorgeschichte ist an ein **Antiphospholipid-Antikörper-Syndrom** (APS) zu denken (➤ Kap. 8.4).

MERKE
Denken Sie bei jüngeren bis mittelalten Frauen mit Schlaganfall, unerfülltem Kinderwunsch und früheren Aborten an ein Antiphospholipid-AK-Syndrom!

Tab. 8.4 Einteilung der Vaskulitiden nach Gefäßgröße und Befall

Gefäßgröße	Diagnose
Große Gefäße	• Riesenzellarteriitis • **Takayasu-Arteriitis** • Arteriitis temporalis
Mittelgroße Gefäße	• Polyarteriitis nodosa • **Morbus Kawasaki** (bei Kindern) • PACNS
Kleine Gefäße	• ANCA-assoziierte Vaskulitiden: – Wegener-Granulomatose – **Mikroskopische Polyangiitis** – Churg-Strauss-Syndrom – Medikamenteninduzierte ANCA-positive Vaskulitis • Immunkomplex-Vaskulitiden: – **Purpura Schönlein-Henoch** – **Kryoglobulinassoziierte Vaskulitis** – Vaskulitis bei systemischem Lupus erythematodes – Vaskulitis bei rheumatoider Arthritis – Vaskulitis bei Sjögren-Syndrom – Morbus Behcet – **Goodpasture-Syndrom** – Vaskulitis bei Serumkrankheit – Medikamenteninduzierte Immunkomplex-Vaskulitis – Infektionsassoziierte Immunkomplex-Vaskulitis • Paraneoplastische/entzündliche Darmerkrankungen: – Paraneoplastische Vaskulitis – **Vaskulitis bei Morbus Crohn und Colitis ulcerosa**

Zur Therapie kommen bei systemischen Vaskulitiden ebenfalls akut Kortison (s. o.) und im Langzeitverlauf Methotrexat, Azathioprin oder Leflunomid zur Remissionserhaltung infrage (AWMF 2018).

8.2.9 Arteriitis temporalis

Die Arteriitis temporalis (Syn.: Riesenzellarteriitis [RZA], Horton-Arteriitis) ist eine wichtige ophthalmologische und neurologische Erkrankung, die gerade ältere Patienten betrifft und auch zu erheblichen Problemen und sekundären Behinderungen führen kann (Diagnosekriterien des American College of Rheumatology [ACR] ➤ Tab. 8.5). So haben 15–25 % der Fälle einen permanenten partiellen oder vollständigen Visusverlust eines Auges (Baig et al. 2019).

Die RZA ist die häufigste Vaskulitis des höheren Lebensalters. Der hierfür oft benutzte Begriff der Arteriitis temporalis ist irreführend, da die Erkrankung zwar schwerpunktmäßig die Äste der A. carotis externa einschließlich der A. ophthalmica, jedoch auch andere extra- und intrakranielle Gefäße wie die A. vertebralis, A. subclavia und A. axillaris betreffen kann. Entsprechend bunt ist das Bild möglicher Ausfallerscheinungen, das von Sehstörungen über zerebrale Ischämien bis hin zu Ischämien im Bereich des Armes reicht. Nicht selten findet sich die Erkrankung im Gefolge einer mit generalisierten Muskelschmerzen einhergehenden **Polymyalgia rheumatica.** Laborchemisch imponieren regelmäßig eine stark erhöhte Blutsenkungsgeschwindigkeit (BSG) und ein erhöhtes C-reaktives Protein (CRP).

Tab. 8.5 ACR-Diagnosekriterien für die Riesenzellarteriitis (mod. nach Baig et al. 2019)

Erfüllt	Kriterien
bei mehr als 3 positiven Kriterien	Alter > 50 Jahre
	Neu aufgetretener Kopfschmerz
	Temporalarterienauffälligkeiten (Druckempfindlichkeit oder Pulsverlust)
	Erhöhte BSG von > 50 mm in der ersten Stunde
	Abnorme Biopsie

Die Doppler- und Duplexsonografie ist ein gutes Hilfsmittel in der oft schwierigen Diagnosestellung. In einer Metaanalyse von 10 Studien mit insgesamt 696 Patienten beschreiben Buttgereit et al. (2016) eine Sensitivität der Duplexsonografie der A. temporalis superficialis mit **Halozeichen** von 55–100 % und eine Spezifität von 78–100 %. Stenosen oder Verschlüsse der A. temporalis superficialis zeigten bei 5 Studien mit 316 Patienten eine ähnliche Spezifität (73–100 %), aber eine deutlich geringere Sensitivität (8–80 %). Das Zeichen der sichtbaren Wand nach mechanischer Kompression des Gefäßes mit dem Schallkopf ergab eine Sensitivität von 73–78 % bei einer Spezifität von 100 %. Die Autoren sehen den Ultraschall als ideale Methode zur Verlaufsuntersuchung. So verschwindet bei 95 % der behandelten Patienten nach im Median 8 Wochen ein vorher detektierter Halo (Details zur Methode bei Widder und Hamann 2018).

Bei klinischem Verdacht auf eine RZA sollte unverzüglich eine Therapie mit Glukokortikoiden eingeleitet werden, z. B. 1,5 mg/kg KG über 5 Tage und dann reduziert, alternativ initial auch 1 g i. v. gegeben werden (Braig et al. 2019).

LEITLINIEN

Die S1-Leitlinie empfiehlt (AWMF 2018):

- Glukokortikoide (1 mg/kg KG in absteigender Dosierung über 6–12 Monate) werden auch zur Remissionsinduktion bei der RZA eingesetzt.
- Aufgrund der hohen Rezidivrate und des Langzeitrisikos für glukokortikoidinduzierte Langzeitnebenwirkungen sollte bei der Mehrzahl der Patienten eine additive Therapie erwogen werden. Hierzu steht **Tocilizumab** als zugelassene Substanz zur Verfügung. Alternativ kann Methotrexat (MTX) eingesetzt werden (off-label).

8

LITERATUR

AWMF. S1-Leitlinie „Zerebrale Vaskulitis und zerebrale Beteiligung bei systemischen Vaskulitiden und rheumatischen Grunderkrankungen". AWMF-Registernummer 030-085, Stand: April 2018; www.awmf.org/uploads/tx_szleitlinien/030-085l_S1_Zerebrale_Vaskulitis_2018-5.pdf (letzter Zugriff: 16.8.2019).

Baig IF, Pascoe AR, Kini A, Lee AG. Giant cell arteritis: early diagnosis is key. Eye Brain 2019; 11: 1–12.

Bhattacharyya S, Berkowitz AL. Primary angiitis of the central nervous system: avoiding misdiagnosis and missed diagnosis of a rare disease. Pract Neurol 2016; 16: 195–200.

Boulouis G, de Boysson H, Zuber M, Guillevin L, Meary E, Costalat V, et al. French Vasculitis Group. Primary angiitis of the central nervous system: magnetic resonance imaging spectrum of parenchymal, meningeal, and vascular lesions at baseline. Stroke 2017; 48: 1248–1255.
Buttgereit F, Dejaco C, Matteson EL, Dasgupta B. Polymyalgia rheumatica and giant cell arteritis: a systematic review. JAMA 2016; 315: 2442–2458.
Calabrese LH, Mallek JA. Primary angiitis of the central nervous system. Report of 8 new cases, review of the literature, and proposal for diagnostic criteria. Medicine (Baltimore) 1988; 67(1): 20–39.
de Boysson H, Arquizan C, Touzé E, Zuber M, Boulouis G, Naggara O, et al. Treatment and long-term outcomes of primary central nervous system vasculitis. Stroke 2018; 49: 1946–1952.
Kempster PA, McLean CA, Phan TG. Ten year clinical experience with stroke and cerebral vasculitis. J Clin Neurosci 2016; 27: 119–125.
Widder B, Hamann GF. Duplexsonographie der hirnversorgenden Arterien. 7. A. Berlin, Heidelberg: Springer, 2018, Kap. 17.2.
Wiseman SJ, Ralston SH, Wardlaw JM. Cerebrovascular disease in rheumatic diseases: a systematic review and meta-analysis. Stroke 2016; 47: 943–950.

8.3 CADASIL und CARASIL

ZUSAMMENFASSUNG

- CADASIL („cerebral autosomal dominant arteriopathy with subcortical infarcts and leukoencephalopathy") ist eine autosomal-dominante und CARASIL („cerebral autosomal recessive arteriopathy with subcortical infarcts and leukoencephalopathy") eine autosomal-rezessive genetisch definierte, familiär auftretende Mikroangiopathie.
- Die Häufigkeit von CADASIL liegt in westeuropäischen Bevölkerungen bei ca. 1–2 pro 100.000 Personen. CARASIL ist wesentlich seltener und bisher v. a. in Ostasien beschrieben.
- Die klinische Verdachtsdiagnose wird durch die Kombination von Migräne mit Aura, frühen kognitiven Ausfällen, frühen Hirninfarkten oder TIAs, psychiatrischen Auffälligkeiten und einer progredienten zerebralen Mikroangiopathie bedingt.
- Bildgebend finden sich typischerweise eine prämature Mikroangiopathie mit besonderer Betonung der Capsula externa und des temporalen Marklagers.
- Diagnostisch sichernd ist die humangenetische Untersuchung auf Mutationen im Notch-3-Gen des Chromosoms 19p13 (bei CADASIL); bei Unklarheiten kann eine Hautbiopsie mit dem diagnostischen Nachweis von elektronenmikroskopisch nachweisbaren osmophilen Granula und Basalmembranverdickungen hilfreich sein.
- Es gibt derzeit keine evidenzbasierte gesicherte Therapie für CADASIL oder CARASIL. Es sollten die klassischen vaskulären Risikofaktoren (Hypertonus, Rauchen etc.) bestmöglich behandelt werden.

8

8.3.1 Geschichte und Definition

Sowohl CADASIL als auch CARASIL sind hereditäre Mikroangiopathien, die entweder dominant (CADASIL) oder rezessiv (CARASIL) vererbt werden. Das Hauptsubstrat sind subkortikale Infarkte und eine **Leukenzephalopathie.** Klinische Ausprägung, bildgebende Befunde und Pathologien sind durchaus unterschiedlich.

Die erste CADASIL-Familie wurde später durch genetische Analyse verifiziert und 1955 von van Bogaeat als hereditäre **Binswanger-Krankheit** beschrieben (Tikka et al. 2014). Zwischen 1955 und 1996, der Beschreibung des CADASIL-Gens, wurden klinisch viele Familien mit genetischen oder familiären zerebralen Mikrogefäßerkrankungen beschrieben, die sich im Nachhinein als CADASIL oder CARASIL herausstellten. CARASIL wurde 1960 als Maeda-Syndrom von Nemoto beschrieben (Tikka et al. 2014). Für CADASIL gelang 1996 die Bestimmung des ursächlichen Gendefekts als *Notch-3*-Gen-Mutation auf Chromosom 19p13 (Tikka et al. 2014).

8.3.2 Epidemiologie

Nach Feststellung des Gendefekts wurden viele CADASIL-Fälle beschrieben und die Inzidenz stieg scheinbar. Es gibt nur wenige harte epidemiologische Daten. In Westschottland wurde 2005 eine definitive Diagnose bei 1,98 von 100.000 Patienten und eine Mutationsüberträgerrate von 4,14/100.000 ermittelt. In einzelnen, geschlossenen geografischen Regionen wurde durch eine Gründermutation eine höhere Prävalenz verursacht. So wurde auf der Insel Gran Canaria eine Prävalenz von 14/100.000 einer p.Arg207Cys-Mutation gefunden. In Kanada und den USA wird mit Raten von unter 1:100.000 gerechnet. CARASIL ist noch seltener; insgesamt wurden bisher etwas mehr als 50 Fälle (48 aus Japan, 3 aus China und je 1 Fall aus Spanien, Rumänien und der Türkei) diagnostiziert (Tikka et al. 2014).

8.3.3 Klinik

FALLBEISPIEL

Der zum Untersuchungszeitpunkt 53-jährige Patient kommt akut mit einer Hemihypästhesie re. zur stationären Aufnahme. Sonstige Erkrankungen sind nicht sicher bekannt. Bei Aufnahme ist der Blutdruck 160 mmHg systolisch. Kein Alkohol-, Nikotin- oder Drogenabusus. Familienanamnese unauffällig, zwei gesunde Kinder. Er arbeite als Schlosser vollzeitig. Die MRT ergibt eine frische, 5 mm große Läsion li. im Hirnstamm (➤ Abb. 8.7). Ferner werden deutlich fortgeschrittene Veränderungen des Marklagers bds. (➤ Abb. 8.8) mit Gliosen, lakunären Defekten und zusammenhängenden Hypodensitäten entdeckt. Eine umfangreiche Abklärung ergibt einen unauffälligen Liquor, eine neg. Morbus-Fabry-Diagnostik, normales Labor mit BSG und Vaskulitisparametern. Kardiale und neuroangiologische Diagnostik sind unauffällig. Nachträglich stellt sich heraus, dass der 2 Jahre ältere Bruder an Demenz erkrankt ist. Die dann initiierte CADASIL-Diagnostik ist positiv mit einem Mutationsnachweis im **Notch-3-Gen.**

CADASIL

Bei CADASIL besteht eine große Variabilität des klinischen Bildes. In der Regel fehlen bei den Patienten die klassischen Risikofaktoren wie Hypertension, Hypercholesterinämie, Rauchen oder Diabetes.

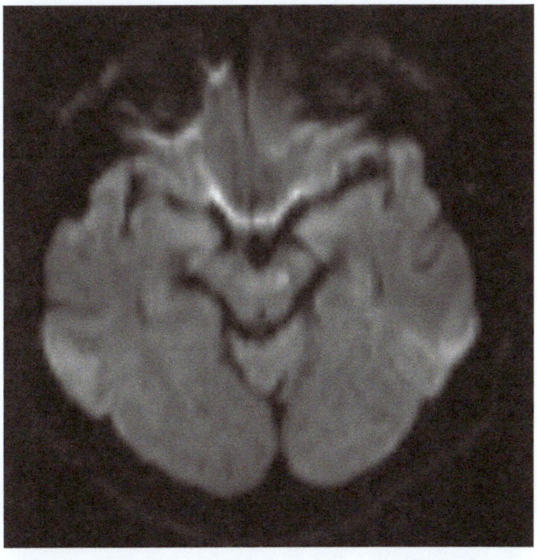

Abb. 8.7 MRT mit Nachweis eines kleinen linksseitigen DWI-auffälligen Areals im linken Hirnschenkel [T1082]

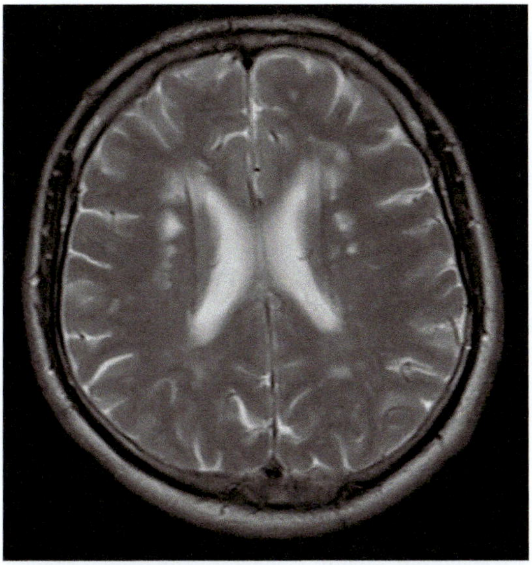

Abb. 8.8 MRT mit Nachweis multipler T2-auffälliger Areale im Marklager bds. [T1082]

Die vier Kardinalmanifestationen sind (Chabriat et al. 2009; Tikka et al. 2014):

- **Migräne mit Aura:** Etwa 20–40 % der CADASIL-Patienten haben dieses Symptom, bis zu 60 % leiden unter Migräne ohne Aura. Typischerweise beginnt die Migräne um das 30. Lebensjahr, sie kann aber auch schon vor dem 10. Lebensjahr beginnen.
- **Ischämische Attacken als Hirninfarkte oder TIAs:** Es ist die häufigste Manifestation und betrifft 85 % der Patienten. Das Alter beim ersten Hirninfarkt variiert hier stark zwischen 11 und ca. 70 Jahren. Typischerweise werden die meisten Schlaganfälle um das 40. Lebensjahr beschrieben. Es sind klassische lakunäre Syndrome wie der **„pure motor stroke"** oder **„pure sensory stroke"** oder das **Dysarthria-Clumsy-Hand-Syndrom;** große Schlaganfälle als Territorialinfarkte sind selten.
- **Kognitiver Abbau und Demenz:** Verschlechterung der Exekutivfunktionen und des Arbeitsgedächtnisses werden oft vor TIAs und Schlaganfällen gefunden. Das episodische Gedächtnis ist i. d. R. noch gut erhalten.
- **Psychiatrische Manifestationen:** 20–30 % der CADASIL-Patienten weisen psychiatrische

Auffälligkeiten auf, insbesondere Depressionen und Apathie. Manische Episoden sind sehr ungewöhnlich. Typischerweise hängt das Auftreten psychiatrischer Symptome stark mit der Progredienz der Erkrankung zusammen.

Atypische klinische Manifestationen umfassen: pathologisches Spielen, Neuropathien, Myopathien, komaartige Zustände, akute Vestibularis-Ausfallsyndrome, spinale Beteiligung oder Status epilepticus.

CARASIL

Die neurologischen Symptome und Zeichen entsprechen oft denen des CADASIL. Die Hälfte der Patienten mit CARASIL zeigt ischämische Hirnveränderungen; eine Demenz entwickelt sich nach 30–40 Jahren. Die Gedächtnisfunktion scheint stärker betroffen zu sein als bei CADASIL. Ein wichtiges klinisches Zeichen ist eine frühe diffuse Alopezie, insbesondere bei männlichen Patienten, oft schon im Teenageralter ausgeprägt beginnend. 80 % der Patienten haben Rückenschmerzen (wohl durch Spondylosen und Bandscheibendegeneration bedingt), da auch das normale Bindegewebe verändert ist. Die Bildgebungsbefunde bei CARASIL sind ähnlich wie bei CADASIL; insbesondere sind auch die anteriotemporale Region und die Capsula externa betroffen. Die Veränderungen sind eher homogen, und die U-Fasern sind mehr oder minder ausgespart.

8

MERKE

CARASIL ist in Europa extrem selten. CADASIL ist mit 1–2 pro 100.000 Personen häufiger und durch die Kombination von Migräne mit Aura, ischämischen Hirninfarkten und TIAs, kognitivem Abbau und Demenz und der Entwicklung von psychiatrischen Symptomen (Depression, Apathie etc.) charakterisiert.

8.3.4 Ätiopathogenese

Beide Erkrankungen sind genetisch bedingte Mikroangiopathien.

Bei CADASIL liegt ein definitiver Gendefekt im *Notch-3*-Gen im Bereich 19p13.1 bis 13.2 vor. Die 33 Exone des *Notch-3*-Gens kodieren einen einzelnen transmembranen heterodimeren Rezeptor aus 2.321 Aminosäuren. Wie alle Notch-Rezeptoren wird auch der Notch-3-Rezeptor als langes Protein synthetisiert und dann proteolytisch durch Furin in zwei Teile geteilt. Eine N-terminale extrazelluläre Domäne besteht aus 34 epidermalen Growth-Faktor-Wiederholungen, dies ist verbunden mit einem 97 kD c-terminalen Ende, das transmembrane und intrazelluläre Domänen hat. In der Notch-Familie gibt es vier Mitglieder; alle diese Mitglieder sind an Signalwegen in vielen Organen beteiligt. Der Rezeptor spielt eine Rolle in der Vaskulogenese und der vaskulären Stammzellerneuerung, Zellproliferation, Differenzierung und Apoptose. Die exakte Funktion von *Notch 3* beim Erwachsenen ist nicht bekannt (Tikka et al. 2014).

CARASIL hat einen anderen genetischen Defekt: in einer 2,4 Megabasenregion auf Chromosom 10q – hier spielt die Hochtemperatur-Serin-A-Peptidase (HTRA1) eine Rolle – sowie der Transforming Growth-Factor (TGF) β1.

Pathologie

Bei CADASIL findet man makroskopisch, ähnlich wie bei den bildgebenden Befunden, multiple lakunäre Infarkte in der weißen Substanz und in den Basalganglien. Histopathologisch fallen wandverdickte kleine Arterien und Gefäße mit **basophilen Einlagerungen** in der Tunica media bis hin zur kompletten Obliteration von Arteriolen auf. Es findet sich eine Akkumulation von extrazellulären Matrixproteinen in den Gefäßwänden. Elektronenmikroskopisch findet man granuläres elektrodenses, extrazelluläres, osmophiles Material, GOM genannt, dies v. a. im Bereich der Basalmembranen.

Bei CARASIL sind v. a. die kleinen perforierenden Arterien der weißen Substanz und der Basalganglien betroffen, ohne dass es basophile Granulome oder GOMs in der Elektronenmikroskopie gibt. Die Intima erscheint aber fibrös verdickt und hyalin umgewandelt.

MERKE

CADASIL und CARASIL sind genetisch bedingte Mikroangiopathien mit klaren pathologischen und genetischen Veränderungen.

8.3.5 Diagnostik

Bildgebende Befunde bei CADASIL

Häufig wird die Diagnose eines CADASIL-Syndroms durch klassische MRT-Befunde angeregt. Besonders auffällig sind die Beteiligung der Mikroangiopathie im temporalen Bereich sowie in der Capsula externa. Es handelt sich meist um eine schwere, für das Alter weit fortgeschrittene zerebrale **Mikroangiopathie** mit Leukoaraiose. Ein Drittel bis zwei Drittel der Patienten haben auch Mikroblutungen, die i. d. R. klinisch stumm sind (Zhu und Nahas 2016; Tikka et al. 2014).

CADASIL und CARASIL werden heute durch genetische Diagnostik festgestellt (➤ Kap. 8.3.4).

Hautbioptische Diagnostik

Als zusätzliches Verfahren bietet sich die elektronenmikroskopische Untersuchung aus bioptischem Material der Haut an. Bei korrekter Präanalytik bietet dieses Verfahren eine hohe Sensitivität und Spezifität. Es stellt somit ein ergänzendes Verfahren zur molekulargenetischen Diagnostik dar, insbesondere bei nicht eindeutigen Befunden.

Differenzialdiagnostisch sind zu bedenken: nichthereditäre Mikroangiopathien, **Amyloidangiopathie, PANCS,** multiple Sklerose und andere genetische Krankheiten wie CARASIL, **MELAS-Syndrom, Fabry-Krankheit** und Erkrankung der kleinen Gefäße in Verbindung mit **COL4A1-Mutationen** (z. B. familiäre Porenzephalie), TREX-Mutationen mit Kleingefäßveränderungen, **SUSAC-Syndrom** und andere hereditäre Mikroangiopathien (Federico et al. 2012).

MERKE
Heutzutage wird die Verdachtsdiagnose einer CADASIL-Erkrankung durch die typische Klinik und die MRT-Befunde gestellt. Die genetische Diagnostik sichert die Diagnose.

8.3.6 Therapie

Für CADASIL und CARASIL gibt es keine kurative Behandlung. Symptomatisch behandelt werden Migräne und etwaige begleitende vaskuläre Risikofaktoren (Bluthochdruck, Hypercholesterinämie, Diabetes). Zur Migränebehandlung werden die klassischen Migränemedikamente empfohlen. Ergotamin und Triptane sollten aufgrund des vasokonstriktorischen Effekts gemieden werden. Acetazolamid kann akute Migräneattacken bei CADASIL-Patienten gelegentlich blockieren. Es gibt keine spezifische sekundärpräventive Therapie bei CADASIL. Aspirin und Statine werden eingesetzt, ohne dass hierzu RCTs existieren. Vorsichtig sollte man mit Blutdrucksenkern, trizyklischen Antidepressiva und Neuroleptika sein. Cholinesterasehemmer können bei kognitiven Defiziten eingesetzt werden. Die Patienten und ihre Familien benötigen zur emotionalen Unterstützung psychologische Begleitung. Zur Vermeidung eines zusätzlich erhöhten Risikos für zerebrovaskuläre Symptome sollten bei Patienten mit CADASIL Angiografie, Antikoagulanzien und eine aggressive thrombotische Therapie vermieden werden; auch sollen die Patienten auf Tabakkonsum verzichten (Chabriat et al. 2009).

Eine genetische Therapie könnte das mutierte Gen stilllegen, im Sinne einer Antisense-Therapie mit Skipping des *Notch-3*-Gens. Experimentell ist dies möglich, klinisch aber noch Zukunftsmusik.

Für CARASIL gibt es keine effektive Behandlung. Der genetische Defekt ist ein Loss-of-Function-Defekt, während es sich beim CADASIL um eine Gain-of-Function-Mutation handelt. So gesehen erscheint eine genetische Therapie deutlich schwieriger. TGF-1 und β-Antagonisten könnten untersucht werden, aber auch hier gibt es noch keine sicheren Wirksamkeitshinweise. Angiotensin-1-Rezeptor-Antagonisten hemmen auch den TGF-β1-Signalweg, sodass sie hier eine potenzielle Option sein könnten.

8

MERKE
Es gibt keine evidenzbasierte Therapie für CADASIL und CARASIL.

Eine aktuelle deutsche Leitlinie für CADASIL oder für CARASIL ist nicht verfügbar. Eine verwandte Leitlinie ist die Leitlinie „Vaskuläre Demenzen“ (AWMF-Registernummer 030-038), die Teile dieser Thematik behandelt.

Patienten und betroffene Familien sollten auf die Möglichkeit der genetischen Beratung hingewiesen werden. Adressen von genetischen Beratungsstellen der Deutschen Gesellschaft für Humangenetik finden sich unter: www.gfhev.de/de/beratungsstellen/beratungsstellen.php.

8.3.7 Prognose

Die Prognose ist ungünstig und nicht sicher beeinflussbar. Die meisten Patienten werden im Verlauf bettlägerig und dement und benötigen dauerhaft Pflege. Im Mittel versterben die Patienten mit 68 Jahren.

LITERATUR

Chabriat H, Joutel A, Dichgans M, Tournier-Lasserve E, Bousser MG. CADASIL. Lancet Neurol 2009; 8: 643–653.

Federico A, Di Donato I, Bianchi S, Di Palma C, Taglia I, Dotti MT. Hereditary cerebral small vessel diseases: a review. J Neurol Sci 2012; 322: 25–30.

Tikka S, Baumann M, Siitonen M, Pasanen P, Pöyhönen M, Myllykangas L, et al. CADASIL and CARASIL. Brain Pathol 2014; 24: 525–544.

Zhu S, Nahas SJ. CADASIL: Imaging characteristics and clinical correlation. Curr Pain Headache Rep 2016; 20: 57.

8.4 Koagulopathien

ZUSAMMENFASSUNG

- Gerinnungsstörungen als Ursache arterieller Hirninfarkte spielen v. a. bei Kindern und Jugendlichen eine Rolle.
- Ein routinemäßiges Gerinnungsscreening wird weder bei arteriellen noch venösen zerebrovaskulären Erkrankungen empfohlen.
- Die Gerinnung ist ein komplexes Zusammenspiel von Endothel, löslichen und zellständigen Teilen des Gerinnungs- und Fibrinolysesystems, zellulären Blutkomponenten (v. a. Thrombozyten) und Blutströmung.
- Gerinnungsstörungen können zu Überfunktionen und damit einerseits zu Übergerinnbarkeit mit Thrombosebildung und andererseits zu Blutungsneigung und Blutungsentstehung durch fehlende oder gestörte Gerinnung führen.
- Es gibt angeborene Gerinnungsdefekte wie die Faktor-V-Leiden-Mutation und Blutererkrankungen sowie erworbene Gerinnungsstörungen wie bei Entzündungen oder Tumoren.
- Die wichtigsten angeborenen Gerinnungsdefekte sind die Faktor-V-Leiden-Mutation, die Prothrombin-Mutation 20210 und die Blutererkrankungen. Die wichtigste erworbene Gerinnungsstörung ist das Antiphospholipid-Antikörper-Syndrom (APS). Hier sollte auf den Einsatz von NOAKs verzichtet werden, da sie offensichtlich vermehrt thrombotische Komplikationen verursachen.

8

8.4.1 Allgemeines

Das Gerinnungssystem zeichnet sich durch eine Balance von **Thrombusbildung** (zur vaskulären Reparatur von endothelialen Defekten) und **Gerinnselauflösung** (zur Vermeidung von vaskulären Obstruktionen) aus. Störungen in diesem Gleichgewicht können jeweils zu Schlaganfällen führen: einerseits durch überschießende Gerinnung zum ischämischen Hirninfarkt und andererseits durch Gerinnungsstörungen zu intrazerebralen oder subarachnoidalen Blutungen (Übersicht: Chan und Paredes 2013). Angeborene oder erworbene **Thrombophilien** (Gerinnungsneigung) werden zunehmend als Ursache ischämischer Hirninfarkte diagnostiziert. Vor allem Hirninfarkte bei Patienten in jüngerem Lebensalter (< 45 Jahre) führen zu der Frage, ob neben den klassischen Schlaganfallursachen wie Vorhofflimmern oder Stenosen und Verschlüssen intra- und extrakranieller hirnversorgender Gefäße eine Gerinnungsneigung die Ursache sein könnte. Thrombophilien sind damit eine zwar insgesamt relativ seltene, aber v. a. bei Schlaganfallpatienten < 45 Jahren eine wichtige Schlaganfallursache. Aufgrund differenziert verfügbarer neuer Methoden der Molekularbiologie und Proteinchemie konnten vielfältige Gerinnungsveränderungen als Schlaganfallursache detektiert werden. Hier sei v. a. an die sog. Faktor-V-Leiden-Mutation oder die Mutation 20210 des Prothrombin-Gens erinnert.

Gerinnung unter physiologischen Aspekten

An dem komplexen Blutgerinnungssystem sind im Wesentlichen die folgenden Faktoren beteiligt (Chan und Paredes 2013):

- **das Endothel,**
- die löslichen und zellständigen Teile des Gerinnungs- und Fibrinolysesystems,
- die zellulären Blutkomponenten, v. a. die Thrombozyten, und
- die Blutströmung.

Diese vier Komponenten sind verwoben und nicht trennbar an der **koagulatorischen Regulation** beteiligt (Preissner 2008; s. hierzu auch ➤ Kap. 1).

Das **Endothel** sorgt für die Abschirmung des potenziell thrombogenen Gefäßinhalts von der Umgebung, verhindert damit grundsätzlich Gerinnung und sorgt für reibungsarmen Fluss. Nur aktivierte Thrombozyten können an nichtintaktes Endothel binden. Wichtige Eigenschaften des Endothels, die zu einer Gerinnungsauslösung oder -verstärkung führen können, sind:

- Bildung und Sekretion von **Plasminogenaktivator-1 (PAI-1)**
- Initiierung des **Endothel-Faktor-VII-Tissue-Factor Komplexes**
- Bildung von **Von-Willebrand-Faktor (VWF)**
- Thrombozytenadhäsion

Dagegen hat das Endothel im intakten Zustand deutlich mehr antithrombotische Eigenschaften:

- Bildung von **Thrombomodulin**
- Aktivierung von Protein C nach **Thrombinbindung**
- Bindung von Antithrombin an Heparane mit **Thrombinhemmung**
- Bildung und Sekretion von Prostacyclin (PGI2) mit Hemmung der **Thrombozytenaggregation**

Die Faktoren des **Gerinnungs- und Fibrinolysesystems** führen zur plasmatischen Gerinnung bzw. zur Gerinnselauflösung. Die thrombininduzierte Umwandlung von Fibrinogen in Fibrin und die Bildung von unlöslichen, stabilen Fibrinpolymeren stellen den Endpunkt der plasmatischen Gerinnung dar. Die daran beteiligten Proteine gehören zum Großteil zu den **Serinproteasen** (die Gerinnungsfaktoren II, VII, IX, X, XI, XII sowie der Inhibitor Protein C). Erst im Komplex mit Cofaktoren, Kalzium sowie Phospholipiden und ihren Substraten entfalten Serinproteasen an der Stelle einer Endothelläsion ihre volle Wirkung.

Faktoren der Gerinnung

- **Tissue Factor (TF) = Gewebsfaktor (Faktor III):** TF ist ein transmembranöses Protein und der Initiator der in vivo-Gerinnung und fehlt nur in intaktem Endothel.
- Faktor (F) I = Fibrinogen: Bei der Gerinnung wird es durch Thrombin in das unlösliche Fibrin überführt.
- Faktor II = **Prothrombin:** Vitamin-K-abhängig und wird durch FXa zu Thrombin aktiviert.
- Faktor IV = freie Kalziumionen: Kalziumionen sind im Plasma im Überschuss vorhanden und für die Gerinnung unerlässlich.
- Faktor V = **Accelerin:** bildet zusammen mit Phospholipiden, Kalziumionen und FXa den Prothrombinase-Komplex und katalysiert die Aktivierung von Prothrombin.
- Faktor VII = **Proconvertin:** Vitamin-K-abhängig; wird im Komplex mit TF zu FVIIa (Convertin) umgewandelt und aktiviert zusammen mit TF den FX.
- Faktor VIII = **antihämophiler Faktor:** Nach Ablauf der Gerinnung ist er im Serum nicht mehr nachweisbar.
- Faktor IX = **Christmas-Faktor:** Vitamin-K-abhängig; wird von FXIa aktiviert, während FIX seinerseits FX im Komplex mit FVIIIa, Kalziumionen und Phopholipiden aktiviert.
- Faktor X = **Stuart-Prower-Faktor:** Vitamin-K-abhängig; wird sowohl durch FVIIa als auch FIXa zu FXa aktiviert.
- Faktor XI = **Rosenthal-Faktor:** Substrat von Thrombin und FXIIa.
- Faktor XII = **Hageman-Faktor:** FXII wird durch unphysiologische Oberflächen aktiviert und ist am Fibrinolysesystem, am Kallikrein-Kinin-System und am Komplementsystem beteiligt.
- **High-molecular-weight Kininogen (HMWK):** transportiert FXI und Präkallikrein und wird durch Kallikrein zum stark vasoaktiven **Bradykinin** abgebaut.
- Faktor XIII = **fibrinstabilisierender Faktor:** verknüpft Fibrinmonomere durch kovalente Bindungen zu einem stabilen Netz.

Exogenes System

An einen Endotheldefekt lagern sich Thrombozyten an, die einen Plättchenthrombus durch Aggregation bilden. Extravaskulärer Tissue Factor (TF) von subendothelial bildet kalziumabhängig mit FVII oder FVIIa einen Komplex, der sowohl FVII als auch FIX und FX aktiviert. FXa kann zusammen mit FVa kalziumabhängig FII zu FIIa, also Prothrombin zu Thrombin, aktivieren. Dieser Schritt wird als Initiation bezeichnet. Die Aktivierbarkeit von FIX durch den TF-FVIIa-Komplex stellt einen Amplifikationsmechanismus mit verstärkter Thrombinbildung dar

(Josso-Schleife). Das entstandene Thrombin kann nun FXI zu FXIa aktivieren, was einen weiteren Weg zu vermehrter Generation von Thrombin, die sog. Propagation, darstellt. Thrombin aktiviert die Faktoren V, VIII sowie XIII und ist zugleich ein potenter Plättchenaktivator. Es wandelt unter Abspaltung der Fibrinopeptide A und B Fibrinogen zu Fibrin um. Schon kleine Mengen Thrombin können enorme Mengen Fibrinogen zu Fibrin umsetzen.

Endogenes System

Beim endogenen System handelt es sich um ein In-vitro-Phänomen. Wertvoll ist die Abgrenzung des endogenen Systems jedoch für die Diagnostik, da einer der gebräuchlichsten Tests, die aktivierte partielle Thromboplastinzeit (aPTT), genau diesen Bereich des Gerinnungssystems abdeckt und die Fähigkeit von FXII, durch unphysiologische Fremdoberflächen aktivierbar zu sein, ausnutzt.

Fibrinolyse

Bei Fibrinbildung wird gleichzeitig die Fibrinolyse kaskade aktiviert (Kwaan et al. 2017). Aus den Endothelzellen wird v. a. **tPA** sezerniert, das an Fibrin bindet und dort einen Komplex aus Fibrin-tPA-Plasminogen bildet; dabei wird dann aus **Plasminogen** Plasmin gebildet. **Plasmin** spaltet Fibrin und löst temporäre Thromben auf. Entstehende Fibrinspaltprodukte führen zu einer verstärkten Plasminogen-tPA-Interaktion und zur Entstehung fibrinspezifischeren Lys-Plasminogens. Außerdem wird durch Plasmin die Bildung der aktiveren Zweiketten-tPA-Form ausgelöst. Die Andauung des Thrombus führt zur Zerstörung darin enthaltener Thrombozyten, die PAI1 freisetzen, was hemmend wirkt. Extrazelluläre Fibrinolyse stimuliert dann die Neoangiogenese und Remodellierung des Gewebes.

8.4.2 Angeborene Gerinnungsdefekte

Klassische familiär auftretende Gerinnungsstörungen geben Anlass zur genetischen Untersuchung oder Familienuntersuchung. Hier sei nur an die Blutererkrankung in den Zarenfamilien erinnert. Durch neue molekularbiologische Techniken konnten viele weitere Familien mit Gerinnungsdefekten in ihrer molekularen Grundlage aufgeschlüsselt werden. Die wichtigsten angeborenen Gerinnungsstörungen sind in ➤ Tab. 8.6 wiedergegeben (Singh et al. 2018):

Die **Faktor-V-Leiden-Mutation** (Campello et al. 2016) führt bei betroffenen Merkmalsträgern zu einer Resistenz gegenüber aktiviertem Protein C, daher rührt auch das Pseudonym *APC-Resistenz.* Die Mehrzahl der Träger dieser Punktmutation werden nie in ihrem Leben thrombembolische Komplikationen erleiden, allerdings findet sich diese Mutation gehäuft bei Patienten mit venösen Thrombembolien. Diese erhöhte Neigung zu Venenthrombosen mit pulmonaler Thrombembolie kann über den Mechanismus der paradoxen Embolie bei offenem Foramen ovale zu Schlaganfällen führen.

Tab. 8.6 Die wichtigsten angeborenen Gerinnungsstörungen und ihre Häufigkeit

Gerinnungsdefekt	Prävalenz	
	Normalbevölkerung	Hochrisikokollektive
Faktor-V-Leiden-Mutation	5–7 %	25–35 %
Prothrombin-Mutation 20210	2–4 %	bis zu 8 %
Antithrombin-Mangel	ca. 0,02–0,2 %	bis max. 1,1 %
Protein-C-Mangel	0,2–0,5 %	bis zu 3 %
Protein-S-Mangel	< 1 %	bis zu 2 %
Faktor-VIII-Erhöhung	in 5–10 %	bis zu 20 %
Fibrinogenerhöhung > 5 g/l		bis zu 5 %

Die Mutation des Prothrombin-Gens führt zu erhöhten Plasmaspiegeln von Prothrombin. Die Veränderungen führen zu insbesondere erhöhten Risiken von Venenthrombosen ähnlich wie bei einer Faktor-V-Leiden-Mutation.

Der Antithrombin-Mangel hat v. a. für die Therapie mit Heparin, da hier der endogene Cofaktor fehlt, eine wesentliche Bedeutung.

Andere seltene Thrombophilie-Risikofaktoren betreffen Mutationen von FXIII oder TF-Pathway Inhibitor, FXII oder Heparin-Cofaktor II.

MERKE

Kein routinemäßiges Screening auf Gerinnungsdefekte!

Ein sinnvoller Testalgorithmus stammt von Carroll und Piazza (2018). Eine Notwendigkeit für die Testung auf eine **Hyperhomocysteinämie** und ischämischen Hirninfarkt sehen sie nur bei:

- Fehlenden sonstigen Ursachen
- Rezidivierenden Ereignissen
- Patienten < 40 Jahren
- Test nur auf erhöhte Antiphospholipid-AK

8.4.3 Erworbene Gerinnungsstörungen

FALLBEISPIEL

Die zum Zeitpunkt der akuten Erkrankung 65-jährige Patientin erlitt eine rechtsseitige Sensibilitätsstörung und eine Gangstörung. Bei Aufnahme fällt eine Hemianopsie nach re. auf. Da zudem eine alte Hemianopsie nach li. von einem älteren Posteriorinfarkt re. besteht, ist die Patientin faktisch erblindet und hat nur noch im zentralen Sehfeld bds. einen Grobvisus für Fingererkennen. Im initialen MRT zeigt sich eine frische Infarzierung im Posteriorstrombahngebiet li. (➤ Abb. 8.9) und eine alte Läsion kontralateral (➤ Abb. 8.10).

Vorbekannt sind eine Hypertonie, eine Hyperlipidämie und ein Typ-2-Diabetes. Im Rahmen der Abklärung des Schlaganfalls fallen zusätzlich multiple Infarkte im Körper auf: ein Niereninfarkt, multiple Milzinfarkte sowie Lungenarterienembolien und eine Beinvenenthrombose re. Im Thorax-CT wird der V. a. ein Bronchialkarzinom im rechten Oberlappen gestellt. Es gibt zentrale pulmonale Lymphknoten und eine Metastase in der linken Nebenniere. Histologisch wird ein großzelliges Bronchialkarzinom gesichert.

Zusammenfassend wird die Verdachtsdiagnose einer paraneoplastischen Gerinnungsstörung bei Bronchialkarzinom im Sinne eines Trousseau-Syndroms gestellt. Die Gerinnungsanalysen sind ohne spezifische Befunde.

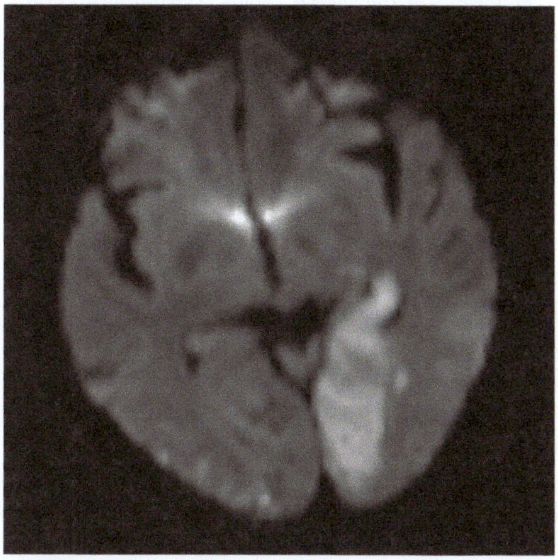

Abb. 8.9 MRT mit Nachweis des Posteriorinfarkts li. in der DWI-Bildgebung [T1082]

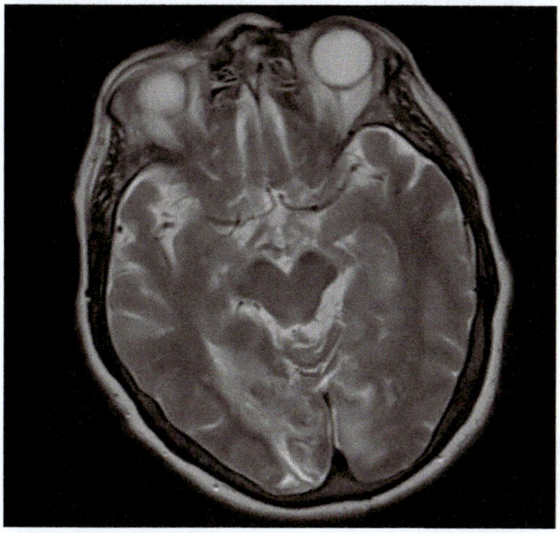

Abb. 8.10 MRT mit Nachweis des alten Posteriorinfarkts re. in der T2-Bildgebung [T1082]

Es gibt verschiebende erworbene Veränderungen von Gerinnungsparametern:

1. Autoimmunreaktionen gegen Phospholipidstrukturen (Anticardiolipin- oder Lupus-Antikoagulans-Reaktion)
2. Mangelnde Neubildung von Gerinnungsinhibitoren oder Fibrinolysefaktoren (bei Lebererkrankung oder Mangelernährung)
3. Verlust von Gerinnungsinhibitoren oder Fibrinolysefaktoren, z. B. bei Nieren-, Haut-, Darmerkrankung
4. Entzündungsreaktionen, v. a. konsumierende Infektionen, Malignome oder Vaskulitiden

Es gibt auch eine erworbene APC-Resistenz, die durch die Einnahme von oralen Kontrazeptiva oder eine Schwangerschaft selbst ausgelöst wird. Diese hormonellen Zustände führen zu einer Resistenz gegenüber aktiviertem Protein C, da im Laufe der Schwangerschaft oder durch Hormoneinnahme die Protein-C-Konzentration und -Aktivität absinkt, während die Aktivität von FXIII ansteigt. Beides führt dann zu einer Zunahme der Resistenz gegen aktiviertes Protein C.

Der Einfluss der Hyperhomocysteinämie auf das Gerinnungssystem ist Anlass für zahlreiche Untersuchungen gewesen (Moretti und Caruso 2019). Mittlerweile scheint klar zu sein, dass Homocystein zwar ein Risikofaktor für kardiovaskuläre und zerebrovaskuläre Erkrankungen ist, dass die Behandlung der Hyperhomocysteinämie durch Vitamin-B_{12}- und Folsäure-Gaben aber nicht zu einer Reduktion kardiovaskulärer und zerebrovaskulärer Ereignisse führt. Inwieweit die Aminosäure Homocystein direkt in die Homöostase eingreift, bleibt unklar. Eine Studie, die den Einfluss einer Senkung des Homocysteins durch Vitamin- und Folsäuregaben auf biochemische Gerinnungsmarker untersuchte, erbrachte keinen Hinweis auf eine positive antithrombotische Veränderung (Dusitanond et al. 2005).

MERKE

Denken Sie bei jüngeren bis mittelalten Frauen mit Schlaganfall, unerfülltem Kinderwunsch und früheren Aborten an ein APS!

8.4.4 Interaktion von Gerinnungs- und Gefäßsystem

Generell sind Gerinnungsstörungen für arterielle Hirninfarkte als Risikofaktoren nicht sehr bedeutsam. So wurde kein Unterschied in der Häufigkeit dieser Veränderungen bei Schlaganfallpatienten und einem Kontrollkollektiv gefunden (Hankey et al. 2001). Dies bedeutet, dass es sich häufig um Koinzidenzen und nicht um kausale Beziehungen handelt und ein Routinescreening nicht sinnvoll ist.

Gerinnungsveränderungen können relevant werden, wenn zu einer Gerinnungsstörung weitere Risikofaktoren hinzukommen, z. B. die Einnahme von oralen Kontrazeptiva (Slooter et al. 2005). So konnte in einer populationsbezogenen Fall-Kontroll-Studie mit 190 jungen Frauen mit ischämischem Schlaganfall gezeigt werden, dass v. a. bei Frauen, die die „Pille" einnahmen, eine Mutation im FXIII-Gen zu relevanten Gerinnungsveränderungen führen kann und signifikant häufiger zu finden war (Pruissen et al. 2008). Keine Bedeutung haben Gerinnungsstörungen bei Patienten mit ischämischen Hirninfarkten aufgrund von absoluter Arrhythmie und Vorhofflimmern (VHF).

Auch bei den vermeintlich häufigen Gerinnungsstörungen im Zusammenhang mit Sinusvenenthrombosen fordert die aktuelle Leitlinie zur Sinusvenenthrombose den Verzicht auf ein generelles Gerinnungsscreening (Weimar et al. 2018).

Patienten mit mehreren angeborenen Thrombophilien – die klassische Kombination ist die Kombination einer Faktor-V-Leiden-Mutation mit der Prothrombin-20210-Mutation –Patienten haben ein nochmals stärker erhöhtes Thrombose-Rezidivrisiko, und bei diesen Patienten wird eine lebenslange Antikoagulation diskutiert. Ebenso sind Familienangehörige von Patienten mit vaskulären Ereignissen und Gerinnungsveränderungen gefährdet, selbst klinisch auffällig zu werden. Die Betroffenen sollten in spezialisierten Zentren untersucht und beraten werden.

Das **Antiphospholipid-Antikörper-Syndrom** (APS) ist die häufigste erworbene Thrombophilie (Cervera 2017). Die maßgeblichen Untergruppen von Antiphospholipid-AK sind das **Lupus-Antikoagulans-AK-Syndrom** oder das **Cardiolipin-AK-Syndrom.** Weitere Antikörper Syndrome sind das **Beta-II-Glykoprotein-I-AK-Syndrom.** APS sind bei bis zu 5 % der Normalbevölkerung nachweisbar, ohne dass hier thrombembolische Ereignisse auftreten. Beim APS finden sich in ca. zwei Drittel der Fälle arterielle und bei einem Drittel venöse Thrombosen. 25 % der Komplikationen betreffen das ZNS. Nicht

8

alle Patienten haben lokale Thrombosen als Ursache, sondern Herzklappenanomalien oder Vegetationen auf den Herzklappen. Besonders hellhörig sollte man bei jungen Frauen werden, die zusätzlich rezidivierende Aborte und unerfüllten Kinderwunsch in der Vorgeschichte haben. Eine positive Testung sollte im Abstand von 6–8 Wochen wiederholt werden, um nicht transiente Antikörper fälschlich als APS zu diagnostizieren. Der Einsatz von NOAKs zur Therapie bei dieser Erkrankung wird mittlerweile als kontraindiziert angesehen, und es kommt zu vermehrten thrombotischen Komplikationen, v. a. bei Patienten mit allen drei möglichen positiven AK-Subklassen (Rote Hand Brief 23.5.2019).

Beim Morbus Moschcowitz (thrombotisch thrombozytopenische Purpura), eng verwandt mit dem hämolytisch-urämischen Syndrom (HUS) und eklamptischen Störungen, kommt es durch einen Mangel an **ADAMTS13** (einer Metalloproteinase) zu einer Akkumulation von prothrombogenen Makromeren des Von-Willebrand-Faktors (VWF) (Kremer et al. 2017). Dieses Enzym zerlegt VWF-Multimere in kleinere Teile. Aufgrund seiner mangelnden Aktivität findet sich im Plasma ein extrem hochmolekulares VWF-Multimer, das zur spontanen Thrombozytenaggregation führen kann. Diese reinen Plättchenthromben sind fibrin- oder fibrinogenfrei. Bei Patienten mit Morbus Moschcowitz kann es zur thrombotischen Okklusion kleiner Hirnarterien und auch zu Blutungen aufgrund der Thrombozytenfunktionsstörungen kommen. Die Behandlung erfolgt mittels Plasmapherese; dadurch werden die AK gegen ADAMTS13 entfernt, sodass das Enzym die Zerlegung der Multimere wieder mit normaler Aktivität bewerkstelligen kann.

Eine spezifische Leitlinie existiert nicht. Gemäß der deutschen S1-Leitlinie zur Diagnostik beim akuten Schlaganfall (Hennerici et al. 2016) kann bei APC-Resistenz die Bestimmung von Faktor-V-Leiden Mutation, Prothrombin-20210-Mutation, Protein-C- und Protein-S-Mangel und Antithrombin III erfolgen. Eine Untersuchung auf APS soll bei Frauen mit rezidivierenden thrombembolischen Ereignissen, Fehlgeburten in der Vorgeschichte, Hautnekrosen und Thrombozytopenie erfolgen.

LITERATUR

Campello E, Spiezia L, Simioni P. Diagnosis and management of factor V Leiden. Expert Rev Hematol 2016; 9: 1139–1149.

Carroll BJ, Piazza G. Hypercoagulable states in arterial and venous thrombosis: When, how, and who to test? Vasc Med 2018; 23: 388–399.

Cervera R. Antiphospholipid syndrome. Thromb Res 2017; 151(Suppl 1): S43–S47.

Chan AK, Paredes N. The coagulation system in humans. Methods Mol Biol 2013; 992: 3–12.

Dusitanond P, Eikelboom JW, Hankey GJ, Thom J, Gilmore G, Loh K, et al. Homocysteine-lowering treatment with folic acid, cobalamin, and pyridoxine does not reduce blood markers of inflammation, endothelial dysfunction, or hypercoagulability in patients with previous transient ischemic attack or stroke: a randomized substudy of the VITATOPS trial. Stroke 2005; 36: 144–146.

Hankey GJ, Eikelboom JW, van Bockxmeer FM, Lofthouse E, Staples N, Baker RI. Inherited thrombophilia in ischemic stroke and its pathogenic subtypes. Stroke 2001; 32: 1793–1799.

Hennerici MG, Kern R et al. S1-Leitlinie „Diagnostik akuter zerebrovaskulärer Erkrankungen 2017". In: Deutsche Gesellschaft für Neurologie (Hrsg.). Leitlinien für Diagnostik und Therapie in der Neurologie; www.awmf.org/uploads/tx_szleitlinien/030-117l_S1_Zerebrovaskulaere_Erkrankungen_2017-07.pdf (letzter Zugriff: 19.8.2019).

Kremer Hovinga JA, Coppo P, Lämmle B, Moake JL, Miyata T, Vanhoorelbeke K. Thrombotic thrombocytopenic purpura. Nat Rev Dis Primers 2017; 3: 17020.

Kwaan H, Lisman T, Medcalf RL. Fibrinolysis: Biochemistry, clinical aspects, and therapeutic potential. Semin Thromb Hemost 2017; 43: 113–114.

Moretti R, Caruso P. The controversial role of homocysteine in neurology: from labs to clinical practice. Int J Mol Sci 2019; 20(1): 231.

Preissner KT. Physiologie der Blutgerinnung und Fibrinolyse. Hämostaseologie 2008; 28: 259–271.

Pruissen DM, Slooter AJ, Rosendaal FR, van der Graaf Y, Algra A. Coagulation factor XIII gene variation, oral contraceptives, and risk of ischemic stroke. Blood 2008; 111: 1282–1286.

Singh D, Natarajan A, Nand S, Mai HP. Genetics of hypercoagulable and hypocoagulable states. Neurosurg Clin N Am 2018; 29: 493–501.

Slooter AJ, Rosendaal FR, Tanis BC, Kemmeren JM, van der Graaf Y, Algra A. Prothrombotic conditions, oral contraceptives, and the risk of ischemic stroke. J Thromb Haemost 2005; 3: 1213–1217.

Weimar C, Kurth T et al. Zerebrale Venen- und Sinusthrombose. Sk2-Leitlinie. In: Deutsche Gesellschaft für Neurologie (Hrsg.). Leitlinien für Diagnostik und Therapie in der Neurologie; www.awmf.org/uploads/tx_szleitlinien/030-098l_S2k_Zerebrale_Venen_Sinusthrombose_2018-08.pdf (letzter Zugriff: 19.8.2019).

8.5 Substanzmissbrauch

ZUSAMMENFASSUNG

- Weltweit sind etwa 275 Mio. Menschen drogenabhängig, ca. 30 Mio. gelten als Problemabhängige. Drogenmissbrauch erhöht das Risiko, einen Schlaganfall zu erleiden, um den Faktor 6,5.
- Je nach untersuchter Population trägt Drogenkonsum wesentlich bei oder ist der alleinige Risikofaktor bei 12–45 % der sog. jugendlichen Schlaganfälle (Patienten < 45 Jahre).
- Kokain kann sowohl ischämische als auch hämorrhagische Schlaganfälle auslösen. Multiple Mechanismen sind denkbar und beschrieben, z. B. Blutdrucksteigerungen, Gerinnselbildung, endotheliale Dysfunktion und Vasokonstriktion.
- Amphetamine sind, wie die meisten sympathomimetischen Substanzen, v. a. durch Blutdrucksteigerungen und Vasokonstriktionen für die Schlaganfallauslösung ursächlich.
- Opioide verursachen i. d. R. zerebrovaskuläre Komplikationen nicht direkt, sondern über begleitende Endokarditiden oder paradoxe Embolien bei PFO in Verbindung mit der Injektion von verschnittenen Opioiden.
- Cannabis ist keinesfalls eine harmlose Lifestyle-Droge, sondern kann intrakranielle Stenosen, ein RCVS oder Schlaganfälle allgemein auslösen. Wichtig sind Arzneimittelinteraktionen mit Verstärkung der Wirkung von Vitamin-K-Antagonisten (VKAs) und von rtPA mit der Gefahr von Blutungen.

8.5.1 Einleitung

Nach Angaben der Vereinten Nationen (World Drug Report 2018; www.unodc.org/wdr2018/) benutzen weltweit rund 275 Mio. oder 5,6 % der Weltbevölkerung im Alter zwischen 15 und 64 Jahren illegale Drogen. Hiervon handelt es sich bei 30 Mio. um sog. Problemdrogenabhängige. In der Gruppe der Drogenanwender gibt es eine erhöhte, durch Überdosierungen, Suizide, AIDS und Gewaltverbrechen bedingte Letalität. Jährlich sterben ca. 450.000 Konsumenten weltweit an den Folgen des Drogenkonsums. Zerebrovaskuläre Erkrankungen sind in dieser Gruppe ebenfalls erhöht und tragen somit zum Risiko für Schlaganfälle im jugendlichen Alter (< 45 Jahren) bei. Bei Patienten mit Substanzmissbrauch ist das Risiko einer zerebrovaskulären Erkrankung, sowohl für hämorrhagische als auch für ischämische Komplikationen, gegenüber einer altersgematchten Normalbevölkerung um das 6,5-Fache erhöht.

8.5.2 Epidemiologie

In verschiedenen Studien wurde festgestellt, dass **Drogenabusus** für etwa 12 % der sog. jugendlichen Schlaganfälle eine Rolle spielt, in etwa 5 % ist es die alleinige Ursache (Sloan et al. 1998).

Amphetamine erhöhten das Risiko von hämorrhagischen zerebrovaskulären Erkrankungen um den Faktor 4,95. Kokain erhöht das Risiko hämorrhagischer Schlaganfälle um den Faktor 2,33 und ischämischer Schlaganfälle um den Faktor 2,03 (Westover et. 2007). In bestimmten Ländern der nichtwestlichen Zone ist die Rate von Drogenmissbrauch bei jugendlichen Schlaganfällen noch höher; so wird berichtet, dass im Iran etwa 45,7 % der Patienten mit jugendlichen Schlaganfällen opioidabhängig sind (Fonseca und Ferro 2013). Eine interessante Untersuchung in den USA bestimmte im Urin die Kokainkonzentration bei allen Schlaganfallpatienten (Silver et al. 2013). Dabei ergab sich bei 19 % der unter 50-jährigen und bei 9 % der über 50-jährigen Patienten ein positiver Kokainnachweis bei unselektionierten Schlaganfallpatienten. Sicher ist das Problem in den USA von umfassenderer Bedeutung als in Mitteleuropa, es zeigen sich aber ähnliche Trends für die Zukunft.

8.5.3 Kokain

Kokain ist ein aus der in Südamerika angebauten Kokapflanze gewonnenes Alkaloid, das in zwei chemischen Formen konsumiert wird: als Kokain selbst (freie Base) oder als Kokainhydrochlorid. **Kokainhydrochlorid** ist ein wasserlösliches, kristallklares Pulver, das auch über die Schleimhäute aufgenommen wird. Es wird meistens durch i. v. Injektion oder intranasale Anwendung aufgenommen. Das **Kokain** wird hergestellt, indem Kokainhydrochlorid in wässrigem Ammoniak gelöst wird; es wird auch **Crack** genannt und überwiegend geraucht. Die Effekte von Kokain beruhen darauf, dass es die Wiederaufnahme von Katecholaminen wie Dopamin, Serotonin, Adrenalin und Noradrenalin hemmt. Daraus resultieren vielfältige Wirkungen.

Etwa 25–60 % aller kokainassoziierten Schlaganfälle sind ischämische Hirninfarkte, 50 bis 80 % betreffen die mittlere Hirnarterie. Patienten mit kokaininduzierten Hirninfarkten sind meist zwischen 40 und 50 Jahre alt und haben keine wesentlichen sonstigen Risikofaktoren. Ein starker Zusammenhang besteht zwischen der akuten Einnahme von Kokain und Schlaganfällen (Hazard Ratio [HR] 5,7 nach Risikoadjustierung, 95%-CI 1,7–19,7) (Cheng et al. 2016). Es gibt Infarkte, die wie makroangiopathische, mikroangiopathische oder kardioembolische Schlaganfälle aussehen. Kokain kann Vasospasmen induzieren, eine plötzliche hypertensive Krise auslösen und Herzinfarkte und kardiale Arrhythmien bedingen. Bei längerer Anwendung sind auch eine **Kokain-Kardiomyopathie, endotheliale Dysfunktionen** mit prothrombotischen Situationen und einer Beschleunigung einer vorbestehenden Arteriosklerose sowie eine **Thrombozytenaktivierung** und eine **Vaskulitis** beschrieben. Bei wiederholtem Gebrauch entsteht eine zerebrale Mikroangiopathie (Siniscalchi et al. 2015). Die Halbwertszeit von Kokain beträgt wegen der kurzen Wirksamkeit der Katecholamine meist nur 1 h, aber aufgrund der Metabolisierung können vasokonstriktive Effekte bis zu mehrere Tage anhalten. Kokain kann in Thrombozyten die Freisetzung von Arachidonsäure bewirken und damit die Produktion von Thromboxan und eine Thrombozytenaggregation und damit letztendlich auch eine Thrombusbildung begünstigen. Die kokainassoziierte Vaskulitis wurde in Einzelfällen histologisch nachgewiesen. Es gibt auch Moyamoya-ähnliche Befunde (➤ Kap. 8.6). In den meisten Autopsien zeigt sich keine Vaskulitis, nur eine milde Gefäßwandnekrose. Neuere Untersuchungen mittels hochauflösender Gefäßwand-MRT zeigen aber doch, dass es zu inflammatorischen Gefäßwandveränderungen kommen kann. Die meisten ischämischen Schlaganfälle nach Kokaingebrauch passieren in den ersten wenigen Stunden nach der Kokainaufnahme, sodass v. a. die vasokonstriktive Funktion und die endotheliale Dysfunktion und Plättchenaggregation eine Rolle spielen sollten. Im Langzeitverlauf kann Kokain dann zu kognitiven Veränderungen, aufgrund der Dopaminveränderung auch zu Depression, Aufmerksamkeits- und Konzentrationsstörungen führen. Die Behandlung von Hirninfarkten unter Kokain unterscheidet sich nicht von der Behandlung sonstiger Hirninfarkte.

Kokain führt aber auch zu intrakraniellen Blutungen, was den akuten Blutdrucksteigerungen in der ersten Stunde nach Kokaineinnahme geschuldet sein kann. Es kommen sowohl **intrazerebrale, intraventrikuläre** als auch **Subarachnoidalblutungen** (SAB) vor. Vier Mechanismen werden hier angeschuldigt (Fonseca und Ferro 2013):

1. Der plötzliche Blutdruckanstieg bei zugrunde liegender Aneurysmen- oder Gefäßmalformation, was wohl bei bis zu 41 % der Patienten eine Rolle spielt
2. Hämorrhagische Transformationen von ischämischen Infarkten
3. Vaskulitis mit Blutungskomplikationen
4. Veränderungen der zerebrovaskulären Autoregulation mit dann vaskulären Rupturen bei normotensiven Patienten

Die Prognose von kokaininduzierten intrazerebralen Blutungen ist schlechter als die von spontanen. Häufig finden sich SABs bei Patienten, die zusätzlich Rauchen, Alkohol trinken oder Nierenprobleme haben. Obwohl Kokain Vasospasmen auslöst, scheinen die Verläufe der SABs nicht wesentlich schwerer zu sein als bei spontanen SABs, allerdings gibt es Studien die nachweisen, dass das Risiko für Vasospasmen bei SABs bei Kokainbenutzern um den Faktor 2,8 erhöht ist.

MERKE

Kokain ist ein potenter Risikofaktor für Hirnblutungen und Hirninfarkte. Vor allem der akute Genuss erhöht das Schlaganfallrisiko in den folgenden 24 h massiv (HR 5,7). Die Mechanismen, mittels derer Kokain Schlaganfälle auslösen kann, sind vielfältig und schließen Blutdrucksteigerungen, Gerinnselbildung, endotheliale Dysfunktion und Vasokonstriktion ein.

8.5.4 Amphetamine und Amphetamin-Analoga

Amphetamine sind psychomotorische Stimulanzien. Sie blockieren ebenfalls die Wiederaufnahme von Dopamin und die Freisetzung von Dopamin und Noradrenalin. Das Serotoninsystem sowie das Opioidsystem sind mit beteiligt (Fonseca und Ferro 2013). Sie können Veränderungen des Blutdrucks, Tachykardien, kardiale Arrhythmien und Fieber auslösen. Die bekanntesten Amphetaminderivate sind 3,4-Methylendioxy-amphetamin oder **3,4-Methylendioxymethamphetamin (Ecstasy).** Amphetamine und v. a. **Methamphetamine** lösen hohen Blutdruck, Vasokonstriktion und fokale Nekrosen im Herzen aus. Alle Applikationsformen von Amphetaminen (oral, i. v., nasal und inhalativ) können Schlaganfälle auslösen. Das Risiko ist etwa 4-fach höher als bei Nicht-Amphetaminanwendern. Ähnlich wie bei Kokain werden Hirninfarkte und Hirnblutungen beschrieben. Amphetamine scheinen direkt eine Vaskulitis auslösen zu können; dies ist histologisch belegt. Es kommt zu nekrotischen Läsionen der kleinen und größeren Arterien im Bereich der Media mit minimal inflammatorischen Zellzahlen. Die intrazerebrale Blutung ist durch die Hypertension oder die Vaskulitis bedingt. Auch nach einer einmaligen Amphetamindosis sind Patienten mit intrazerebraler Blutung beschrieben, sodass hier eher die Blutdrucksteigerung als die Vaskulitis eine Rolle spielt. Die Bedeutung von Amphetaminen wird durch einen starken Konsumentenanstieg zukünftig wohl dramatisch zunehmen (Lappin et al. 2017).

Ecstasy Ecstasy verändert v. a. die Serotoninkonzentrationen und den im Gehirn postsynaptischen 5-HT_2-Rezeptor, der eine Regulation der Mikrogefäße bedingt. Auch Ecstasy kann eine zerebrale Vaskulitis auslösen.

Ephedrin Ephedrin ist ebenfalls eine sympathomimetische Substanz, die ähnlich wie Amphetamine wirkt und auch die gleichen Nebenwirkungen haben kann.

8

MERKE

Amphetamine und andere sympathomimetisch wirksame Drogen wirken v. a. über Blutdrucksteigerungen und Vasokonstriktion schlaganfallauslösend. Das Risiko ist ca. 4-fach erhöht.

8.5.5 Opioide

Opioide wirken als natürliche oder synthetische Drogen ähnlich wie Morphin. **Morphin** ist ein natürliches Produkt der Mohnpflanze. **Heroin** ist ein acetyliertes Morphin. Heroin, aber auch Morphin und Opioide binden an den sog. Opioid-μ-Rezeptor, der im ZNS und im kardiovaskulären System wirkt. Heroin bewirkt Hypotension, Bradykardie, respiratorische Depression und EKG-Veränderungen. Nach Injektion tritt die maximale Wirkung innerhalb von 10 min bis 1 h auf. Die meisten Schlaganfälle nach Heroin treten unter Inhalation auf. Am häufigsten ist eine Kardioembolie durch infektiöse Endokarditis bei Patienten mit i. v. Heroinkonsum. Hier spielt v. a. das Verschneiden des Heroins eine Rolle; dazu werden verschiedene Produkte wie Aspirin, Koffein, Reinigungspulver, Lidocain, Mannitolstärke, Zucker, Strychnin und Talkum benutzt. Diese Zusätze können direkt eine Endokarditis auslösen oder bei PFO in das Hirn embolisieren und eine granulomatöse Reaktion auslösen. Ob es eine Vaskulitis unter Heroin gibt, ist unklar.

MERKE

Ursache für Schlaganfälle unter Opioidmissbrauch sind v. a. die sekundäre Endokarditis und direkte Embolien bei i. v. Injektion und Vorhandensein eines PFO.

8.5.6 Cannabis

FALLBEISPIEL

Die 18-jährige Patientin war nach dem Konsum von Alkohol, aber v. a. von Cannabis zu Hause eingeschlafen. Am nächsten Morgen fand der Freund sie nicht normal reagierend. Weil er sich unsicher ist, was die Folge der vorherigen Aufnahme von Alkohol und Drogen und was evtl. eine Krankheit ist, ruft er den Notarzt herbei. Dieser findet eine somnolente, aphasische Patientin mit Hemiplegie re., die er umgehend in das nächste Krankenhaus mit Stroke Unit verbringt. Dort wird ein MRT mit MRA durchgeführt (➤ Abb. 8.11), die einen Mediahauptstammverschluss li. zeigt. Unter laufender IVT erfolgt die Verlegung in unsere Klinik, wo die Patientin umgehend mechanisch thrombektomiert wird. Die DSA zeigt die vollständige Rekanalisation (➤ Abb. 8.12). Die Patientin erholt sich rasch und ist am nächsten Tag beschwerdefrei. Sie gibt an, dass sie seit dem 15. Lebensjahr regelmäßig Cannabis konsumiere und seit dem 14. Lebensjahr rauche. Weitere Risikofaktoren oder andere Schlaganfallursachen können nicht ermittelt werden.

Cannabis hat vielfältige psychotrope Wirkungen. Bei Cannabisbenutzern sind Hirninfarkte, ischämische Schlaganfälle und TIAs beschrieben worden. Die Risikosteigerung liegt um den Faktor 1,6 mit einem 95%-Konfidenzintervall von 1,15–2,71 (Fonseca

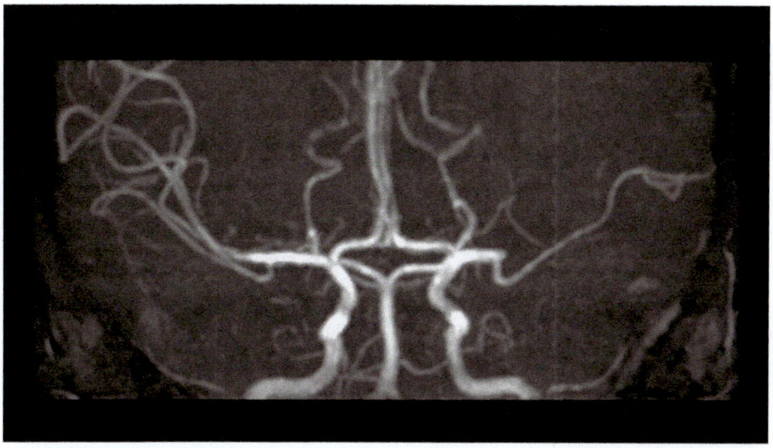

Abb. 8.11 MRT mit Nachweis eines Mediahauptstammverschlusses li. [T1083]

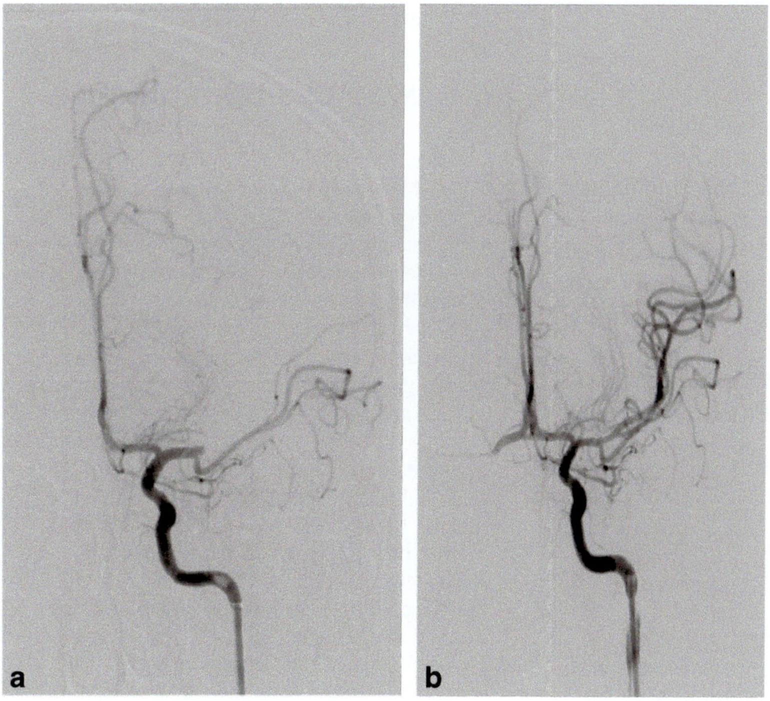

Abb. 8.12 DSA mit Nachweis des MCA-Hauptstammverschlusses li. (a) und der Rekanalisation nach Stent-Retriever gestützter mechanischer Thrombektomie (b) [T1083]

und Ferroa 2013). Multiple intrakranielle Stenosen werden unter Cannabis beschrieben (Wolff et al. 2014), sodass hier von einer Angiopathie auszugehen ist, die v. a. das vertebrobasiläre System betrifft. Außerdem kann Cannabis die zerebrale Autoregulation verändern, eine Hypotension bewirken und Vasospasmen, ein zerebrales Vasokonstriktionssyndrom, eine Vaskulitis oder Kardioembolien durch Arrhythmien, insbesondere durch Vorhofflimmern oder nach Herzinfarkt, auslösen. Keinesfalls ist in diesem Zusammenhang von einer harmlosen Lifestyle-Droge auszugehen.

Zudem kann es zu wesentlichen Arzneimittelinteraktionen kommen. Für Neurologen ist wichtig, dass Cannabis die Wirkung von Warfarin (Marcumar®) verstärkt und durch eine CYP-Hemmung des Abbaus der VKAs die INR erhöht (Damkier et al. 2019); weiterhin kann Cannabis die Wirkung der i. v. rtPA-Lyse verstärken und damit Blutungen auslösen (Shere et al. 2017).

MERKE

Cannabis kann über vielfältige Mechanismen Schlaganfälle auslösen, das Risiko ist gegenüber Nichtkonsumenten etwa um den Faktor 2 erhöht.
Wichtig ist die Cannabis-Angiopathie mit Stenosen v. a. im vertebrobasilären System und die potenzielle Auslösung eines RCVS.

8.5.7 Psychostimulanzien

Lysergsäurediethylamid LSD ist ein **Ergotaminderivat** und ein potenter Vasokonstriktor. Es kann daher v. a. ischämische Schlaganfälle auslösen.

Pentazocin Pentazocin ist eigentlich ein Antihistaminikum und bewirkt euphorische Stimmungen. Der umgangssprachliche Name *Ts blue* geht auf die blauen Tabletten zurück. Sowohl Hirninfarkte als auch Blutungen sind beschrieben, i. d. R. im Zusammenhang mit exzessiver Einnahme (Fonseca und Ferro 2013).

Phencyclidin Auch als *Angel Dust* bekannt. Wird geraucht, gegessen oder injiziert. Es hat sympathomimetische Effekte und kann zu Hypotension und Blutdruckkrisen führen.

8

LITERATUR

Cheng YC, Ryan KA, Qadwai SA, Shah J, Sparks MJ, Wozniak MA, et al. Cocaine use and risk of ischemic stroke in young adults. Stroke 2016; 47: 918–922.
Damkier P, Lassen D, Christensen MMH, Madsen KG, Hellfritzsch M, Pottegård A. Interaction between warfarin and cannabis. Basic Clin Pharmacol Toxicol 2019; 124: 28–31.
Fonseca AC, Ferro JM. Drug abuse and stroke. Curr Neurol Neurosci Rep 2013; 13: 325.
Lappin JM, Darke S, Farrell M. Stroke and methamphetamine use in young adults: a review. J Neurol Neurosurg Psychiatry 2017; 88: 1079–1091.
Shere A, Goyal H. Cannabis can augment thrombolytic properties of rtPA: intracranial hemorrhage in a heavy cannabis user. Am J Emerg Med 2017; 35: 1988.e1–1988.
Silver B, Miller D, Jankowski M, Murshed N, Garcia P, Penstone P, et al. Urine toxicology screening in an urban stroke and TIA population. Neurology 2013; 80: 1702–1709.
Siniscalchi A, Bonci A, Mercuri NB, De Siena A, De Sarro G, Malferrari G, et al. Cocaine dependence and stroke: pathogenesis and management. Curr Neurovasc Res 2015; 12: 163–172.
Sloan MA, Kittner SJ, Feeser BR, Gardner J, Epstein A, Wozniak MA, et al. Illicit drug-associated ischemic stroke in the Baltimore-Washington Young Stroke Study. Neurology 1998; 50: 1688–1693.
United Nations. World Drug Report, www.unodc.org/wdr2018/; 2018. (letzter Zugriff: 19.8.2019).
Westover AN, McBride S, Haley RW. Stroke in young adults who abuse amphetamines or cocaine: a population-based study of hospitalized patients. Arch Gen Psychiatry 2007; 64: 495–502.
Wolff V, Armspach JP, Beaujeux R, Manisor M, Rouyer O, Lauer V, et al. High frequency of intracranial arterial stenosis and cannabis use in ischaemic stroke in the young. Cerebrovasc Dis 2014; 37: 438–443.

8.6 Moyamoya-Erkrankung

ZUSAMMENFASSUNG

- Die Moyamoya-Erkrankung („Moyamoya disease", MMD) ist eine chronische Erkrankung mit Verschluss der bilateralen, distalen A. carotis interna (ACI) sowie der proximalen Abschnitte der Aa. cerebri anterior (ACA) und media (MCA) bds.
- Neben dieser Verschlusssituation findet sich ein irreguläres, perforierendes, vaskuläres Netzwerk, die sog. Moyamoya-Gefäße, v. a. im Bereich der Stenosen und Verschlüsse. Diese kleinen Gefäße erscheinen radiologisch wie Rauch, was den japanischen Namen „moyamoya" („Rauchwölkchen") erklärt.
- Ursache ist wohl eine genetische Prädisposition. Es gilt v. a. in der hereditär weniger betroffenen mitteleuropäischen Bevölkerung differenzialdiagnostisch die sog. Pseudo-Moyamoya-Erkrankungen oder symptomatische MMDs abzugrenzen (stenosierende Erkrankungen der distalen ACI und proximalen MCA/ACA Bereich bei z. B. Vaskulitiden oder nach Bestrahlungen in diesem Bereich).
- Die MMD präsentiert sich mit ischämischen Attacken v. a. bei Kindern, bei Erwachsenen mit ischämischen Attacken und Blutungen.
- Die Erkrankung ist insbesondere im ostasiatischen Raum und hier v. a. in Japan am häufigsten anzutreffen. Die mitteleuropäischen Inzidenzen liegen 10-fach niedriger bei ca. 0,05 Erkrankten pro 100.000 Personen.

- Die Therapie zielt auf die Vermeidung von Hirninfarkten und Hirnblutungen. Entscheidend ist eine Revaskularisationstherapie mittels EC-IC-Bypass oder sog. indirekten Revaskularisationen (z. B. Enzephaloduroarterio- oder Enzephalomyosynangiosis-OP).

8.6.1 Geschichtliches und Definition

Die Erstbeschreibung erfolgte 1957 als **bilaterale Hypoplasie der A. carotis interna** (Scott und Smith 2009). Andere Namen sind zerebrale juxtabasale Teleangiektasie, zerebrale Netzbildung, Rete mirabile, zerebrales basales Rete mirabile und Spontanokklusion des Circulus Willisii.

Im angelsächsischen Schrifttum hat sich eine Unterscheidung zwischen dem **Moyamoya-Syndrom** (bilateral mit den klassischen Ausprägungen) und der **Moyamoya-Erkrankung** (oft einseitig ohne alle klassischen Ausprägungen) herausgebildet. Wird der Begriff Moyamoya ohne Zusatz verwendet, wird nur der stenosierende Prozess der distalen A. carotis interna beschrieben. Zu begrifflicher Verwirrung trägt der Begriff *Pseudo-Moyamoya* bei, der eine Moyamoya-Situation bei bekannter sonstiger Grunderkrankung, z. B. Vaskulitis, beschreibt. Die japanische Klassifikation beinhaltet den weiteren Begriff des *Quasi-Moyamoya* bei symptomatischer Ursache. Da häufig auch initial einseitige Prozesse im Verlauf bilateral symptomatisch werden, empfiehlt es sich, die definitorische Verwirrung durch Verwendung des Begriffs Moyamoya-Erkrankung und den Zusatz „idiopathisch“ oder „sekundär“ sowie die Einordnung in „definitiv“ oder „wahrscheinlich“ (➤ Kap. 8.6.5, ➤ Tab. 8.9) aufzulösen.

8.6.2 Epidemiologie

Die höchste bekannte Prävalenz der MMD findet sich in Japan: 2003 wurden dort 7.700 Japaner mit dieser Erkrankung behandelt; dies entsprach einem Anstieg von ca. 100 %, ausgehend von 3.900 Patienten im Jahr 1994. Die Inzidenz liegt bei ca. 0,54/100.000 Menschen in Japan, die Prävalenz bei bis zu 10,5/100.000 (Burke et al. 2009). Die MMD findet sich v. a. bei Frauen, das Verhältnis männlich/weiblich beträgt 1 : 1,8. Der höchste Erkrankungsgipfel liegt bei Frauen zwischen 20 und 24 Jahren, ein zweiter Peak zwischen 50 und 54 Jahren (Kim 2016). Am häufigsten ist die Erkrankung bei männlichen Personen zwischen 10 und 14 Jahren, 35 und 39 Jahren sowie 55 und 59 Jahren (Kim 2016). Aufgrund der stark erhöhten Prävalenz der MMD in Japan wird ein genetischer Hintergrund vermutet. Eine positive Familienanamnese für MMD findet sich in ca. 12 % der Fälle (Burke et al. 2009).

Im Unterschied zu japanischen Patienten weisen z. B. amerikanische Patienten mit MMD keine Zweigipfeligkeit auf. Bei Kaukasiern scheinen am häufigsten ischämische Ereignisse aufzutreten; es scheint ein benignerer Verlauf und eine bessere Antwort auf die chirurgische Behandlung bei diesen Patienten vorzuliegen. In Kalifornien mit seiner hohen Zahl von japanischen oder ostasiatischen Immigranten betrug die Inzidenz 0,087/100.000 (Kaukasier 0,06; asiatisch-stämmige Amerikaner 0,28; Afroamerikaner 0,13; hispanische Amerikaner 0,03; Uchino et al. 2005). Die Angaben für Kaukasier in Kalifornien sollten etwa auf mitteleuropäische Verhältnisse übertragbar sein. Birkeland und Lauritsen (2018) berichten aus Dänemark von 56 Fällen mit MMD zwischen 1999 und 2015, was einer Inzidenz von 0,047/100.000 entspräche und rund 10-mal niedriger als in Japan, aber fast identisch mit den kalifornischen Daten wäre. Hier fanden sich doppelt so viele Frauen wie Männer mit einem Altersgipfel zwischen 0 und 9 sowie zwischen 30 und 39 Jahren.

Im Gegensatz zu ostasiatischen erwachsenen Patienten, die in 42 % hämorrhagische Komplikationen erleiden, treten bei Kaukasiern im Erwachsenenalter viel häufiger ischämische als hämorrhagische Formen der MMD auf (Scott und Smith 2009). Eine Erklärung hierfür könnte die im Vergleich mit Ostasiaten geringere Rate von Mikroblutungen bei Kaukasiern sein (ca. 44 % vs. 12,9 % der untersuchten Patienten mit MMD; Wenz et al. 2017).

Besonders Patienten mit Down-Syndrom oder Sichelzellenanämie scheinen gehäuft an MMD zu erkranken (Scott und Smith 2009; ➤ Tab. 8.7).

Neuere amerikanische Daten scheinen eine dramatische Zunahme der Diagnose MMD in den letzten 15 Jahren nahezulegen (Kainth et al. 2013) mit rund 7.500 Patienten zwischen 2005 und 2008. Dies lässt sich evtl. durch einen Zusammenhang mit Autoimmunerkrankungen wie Typ-1-Diabetes und **Autoimmunthyreoditiden** erklären (Bower et al. 2013).

Tab. 8.7 Begleiterkrankungen und Befunde bei MMD (mod. nach Scott und Smith 2009)

Befunde	Häufigkeit [%]
Angiografischer Nachweis von Moyamoya-Gefäßen	50–75
Sichelzellenanämie **Neurofibromatose** **Down-Syndrom** **Ganzkopfbestrahlung**	10–20
Kongenitale Herzfehler **Nierenarterienstenosen** **Riesenhämangiome** **Hyperthyreoidismus**	< 10

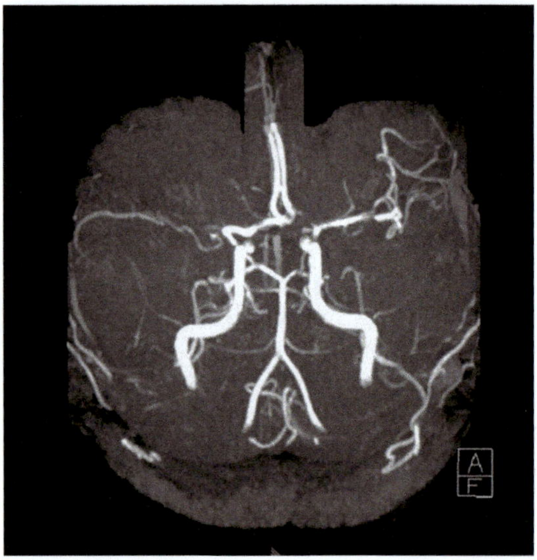

Abb. 8.13 MRA mit Nachweis des Mediaverschlusses re., des ACA-Verschlusses li. und der stenosierenden Veränderungen in der distalen ACI bds. und in der MCA li. [T1082]

8.6.3 Klinik

FALLBEISPIEL

Die jetzt 21-jährige Patientin erlitt im Alter von 12 Jahren einen rechtsseitigen Mediainfarkt. Schon damals fiel ein stenosierender Prozess im Bereich der proximalen MCA re. auf. Eine Behandlung in einer Kinderklinik schloss die klassischen Schlaganfallursachen im Kindesalter aus, insbesondere Dissektionen, kardiale Erkrankungen, angeborene Herzfehler, entzündliche Erkrankungen, Vaskulitiden etc. Wie bei jungen Patienten üblich, hatte sie sich sehr gut erholt und behielt lediglich eine leichte Reflexbetonung der linken Körperseite und eine Ungeschicklichkeit der linken Hand sowie eine kognitive Verlangsamung und rasche Ermüdbarkeit, die eher von ihr selbst beklagt wurde, Dritten nicht direkt auffällig war. Sie schloss die Realschule als normale Schülerin ab und absolvierte eine Ausbildung zur Bürokauffrau.

Im MRT zeigt sich ein Mediaverschluss re., progredient kam es zu einem ACA-Verschluss li. und Mediastenosen li. Zusätzlich finden sich stenosierende Veränderungen beider distalen ACIs (➤ Abb. 8.13). Ein Zusammenhang zu einer autosomal-dominanten zystischen Nierenerkrankung (ADPKD) ist zu vermuten. Diese liegt beim 51-jährigen Vater der Patientin und nach den internistischen Befunden auch bei der Patientin vor. Ein Zusammenhang zwischen ADPKD und MMD wird beschrieben (Lai et al. 2017).

Tab. 8.8 Typische klinische Symptome einer MMD mit der jeweiligen Häufigkeit (mod. nach Scott und Smith 2009)

Symptom	Häufigkeit [%]
Ischämischer Hirninfarkt	50–75
TIA	50–75
Hirnblutung	10–40
Anfälle und Kopfschmerzen	< 10–20
Choreatiforme Bewegungsstörungen und kognitive Beeinträchtigungen	< 10

Klassischerweise präsentiert sich eine Moyamoya-Erkrankung mit verschiedenen neurologischen Symptomen (➤ Tab. 8.8), insbesondere denen einer TIA, eines Hirninfarkts, einer Hirnblutung und manchmal auch epileptischer Anfälle. Die **japanische Klassifikation** der MMD (Fukui 1997) behandelt vier Typen:

1. Ischämischer Typ (63,4 %)
2. Hämorrhagischer Typ (21,5 %)
3. Epileptischer Typ (7,6 %)
4. Unspezifischer Typ (7,5 %)

Auch inzidentelle Befunde einer MMD werden beschrieben. Da v. a. Kinder von der ischämischen Variante betroffen sind und immer wieder rezidivierende Anfälle von ischämischen Attacken haben, kommt es bei ihnen auch zu mentaler Entwicklungsverzögerung und kognitiver Beeinträchtigung. Die erwachsene Variante mit einer höheren Rate von Blutungen führt häufiger zu wiederkehrenden Blutungen, dabei auch zu tödlichen Blutungen.

Hirninfarkte sind meist atypisch mit überwiegend gyralen Anteilen, halten sich nicht streng an klassische arterielle Territorien, überschreiten klassische Grenzzoneninfarkte oder sind bienenwabenartig konfiguriert (Kim 2016).

Hirnblutungen sind meist intraventrikulär (37,6 %), lobär (23,7 %) oder putaminal (22,6 %). Sonstige Lokalisationen, die bei idiopathischen intrazerebralen Blutungen häufig sind (z. B. thalamisch, pontin oder zerebellär) sind sehr selten (Kim 2016).

Der epileptische Typ kommt v. a. bei Kindern unter 10 Jahren vor. Die Progression der arteriellen Verschlusssituation ist ein typischer Befund; in einer japanischen Studie fand sich eine Progression von bis zu 15 % über einen Zeitraum von 15 Jahren. Eine Progression scheint v. a. mit dem weiblichen Geschlecht verbunden zu sein; sie tritt insbesondere bei Kindern unter 2 Jahren auf und geht dann auch mit einer schlechteren Prognose einher (Burke et al. 2009).

Wichtig ist Kopfschmerz als Symptom bei MMD. Man vermutet hier eine meningeale Reizung durch die massiv dilatierten, v. a. auch **leptomeningealen Kollateralen.** Der Kopfschmerz ist meist migräneartig und schwer zu beeinflussen. Rund 63 % der Patienten mit heftigen Kopfschmerzen behalten diese auch nach einem **revaskularisierenden Eingriff** (Scott und Smith 2009).

Dilatierte Moyamoya-Gefäße im Stammganglienbereich können v. a. bei Kindern zu choreatiformen Bewegungsstörungen führen, die nach revaskularisierenden Eingriffen häufig verschwinden.

Auch am Augenhintergrund können Moyamoya-bedingte Veränderungen der retinalen Gefäße auftreten und die sog. Morning-Glory-Papille bilden (Smith und Scott 2009).

MERKE

Bei der Moyamoya-Erkrankung können ischämische Verläufe und solche mit Blutungen unterschieden werden. Der ischämische Typ ist insgesamt am häufigsten und betrifft v. a. Kinder und Jugendliche sowie Erkrankte in Mitteleuropa.

8.6.4 Ätiopathogenese

Pathophysiologie Pathophysiologisch gesehen spielen bei der Symptomentstehung verschiedene Aspekte eine entscheidende Rolle (Bersano et al. 2015).

Genetisch wird eine Lokalisation von Mutationen, die zur MMD führen können, auf Chromosom 17q15 vermutet. Dies könnte im Sinne einer Co-Mutation benachbarter genetischer Bereiche den Zusammenhang zwischen einer autosomal-dominanten zystischen Nierenerkrankung (**ADPKD**) und MMD erklären (Lai et al. 2017). Die ADPKD wird ebenfalls auf Chromosom 17q lokalisiert.

Eine neue genetische Analyse (Duan et al. 2018) mit genomweiter Analyse an 1.492 MMD-Patienten und 5.084 Kontrollen identifizierte 10 neue Risikoloci; bestätigt wurden der Locus 17q25 und der in japanischen Populationen bekannte Locus RNF213. Letzterer spielt bei kaukasischen Patienten keine wesentliche Rolle. Die anderen Loci beziehen sich auf den Homocysteinstoffwechsel und das Immunsystem.

Generell findet man eine verdickte Intima in den Hauptästen des Circulus Willisii und das Aussprossen kleiner Moyamoya-Gefäße. Angiogenetische Faktoren scheinen eine wesentliche Rolle zu spielen. Die Bedeutung des *Vascular Endothelial Growth Factor* (**VEGF**) ist unklar; er scheint nicht an der Neoangiogenese in der MMD beteiligt zu sein. Der basische Fibroblasten-Wachstumsfaktor (**b-FGF**) scheint eine wesentliche Rolle zu spielen. Erhöhungen von b-FGF im Liquor wurden festgestellt und sind für die MMD genauso spezifisch wie Veränderungen des *Transforming Growth Factor beta-1* (**TGF-β1**). b-FGF erhöht die Neoangiogenese, TGF-β1 kann wohl eine Zunahme der Elastinsynthese und intimale Verdickungen bewirken.

8

Neuere Arbeiten weisen auf die Bedeutung von **TIMP-2** hin. TIMP-2 ist der gewebsgebundene Inhibitor der Matrixmetalloproteinasen. Diese Enzyme sind am Stoffwechsel der Bindegewebsproteine der Gefäßwand (v. a. Kollagen Typ IV) wesentlich beteiligt. Eine Überexpression von TIMP-2 könnte zur verstärkten Hemmung der Matrixmetalloproteinasen führen und damit zur Akkumulation von v. a. Kollagen Typ IV in der Gefäßwand mit sekundärer Gefäßwandverdickung. Blutungen entstehen wohl durch die Ruptur der kollateralisierenden kleinen Äste im Bereich des Moyamoya-Netzes.

Die allgemein alle Phänomene erklärende Ursache der MMD bleibt aber weiterhin unklar (Bersano et al. 2015). Trotz der Idee einer genetischen Ursache kommen auch sporadische Formen vor.

Pathologie Die meisten Befunde stammen von Erwachsenen mit letalen Hirnblutungen. Die Hirnblutung kann von der Ruptur dilatierter, fragiler Moyamoya-Gefäße oder von der Ruptur von Aneurysmen im Bereich des Circulus Willisii oder dilatierter Perforatoren ausgehen. Auch Mikroaneurysmen wurden beschrieben. Ein dritter Punkt kann die Ruptur von dilatierten Kollateralgefäßen an der Hirnoberfläche sein. Histopathologisch ist die Intima der Hauptgefäße exzentrisch verdickt, etwa 2- bis 3-mal dicker als in normalen Gefäßen; die Wand der MCA ist etwa 3-mal dicker als bei Gesunden. MMD-bedingte Veränderungen finden sich auch in Pulmonal-, Nieren- und Koronararterien, sodass ein Zusammenhang mit der fibromuskulären Dysplasie in Einzelfällen diskutiert wird.

MERKE

Genetische Ursachen der Moyamoya-Erkrankung sind anzunehmen, einzelne sporadische Formen in Mitteleuropa sind wahrscheinlich. Die Pathophysiologie ist von einer Wandverdickung und Gefäßneubildung geprägt.

8.6.5 Diagnostik

Geeignete Untersuchungsmethoden sind:

- **Magnetresonanztomografie (MRT):** zeigt idealerweise ischämische und Blutungskomplikationen, alte und frische Läsionen und die Verteilungsmuster und Lokalisationen der Läsionen.
- **Magnetresonanzangiografie (MRA):** Goldstandard für das Screening und die erste Beurteilung der Moyamoya-Gefäße. Die MMD erfasst nicht die Gefäße der hinteren Strombahn.
- **Hochauflösende MRT mit „Vessel Wall Imaging"** (3 Tesla, Black-Blood-Techniken): stellt Wandveränderungen bei MMD sehr gut direkt dar, wie ein konzentrisches Wand-Enhancement der distalen ACI und eine Schrumpfung der MCA (Ryoo et al. 2014). Dies sind sehr spezifische Befunde bei MMD, die in Zukunft in Diagnose und Differenzialdiagnose noch wesentliche Bedeutung erlangen werden.
- **Zerebrale Angiografie (DSA):** Diese Methode war historisch bzgl. Diagnose und Graduierung der MMD die Methode der Wahl, wird aber von der MRA abgelöst. Die DSA ist die einzige direkte Methode zur Darstellung der Moyamoya-Gefäße und wird vor der operativen Revaskularisation zur OP-Planung benötigt. Sie kann zwischen der ethmoidalen Moyamoya-Gefäßkollateralisierung zwischen den Ästen der A. ophthalmica und Aa. ethmoidales und den basalen Hirngefäßen und denen durch transdurale Anastomosen zwischen A. meningea media oder A. temporalis superficialis und den pialen Arterien unterscheiden und diese spontanen extra-/intrakraniellen (EC-IC-) Anastomosen nachweisen.
- **Transkranielle Doppler- und Duplexsonografie (TCD):** kann gute Hinweise auf Veränderungen der Hämodynamik und nichtinvasiv Hinweise auf die veränderte zerebrovaskuläre Reservekapazität geben.
- **Elektroenzephalografie (EEG):** wichtig zur Abgrenzung von epileptischen und ischämischen Symptomen. Etwa 50 % der MMD-Patienten zeigen im EEG das sog. Wiederaufbau-Phänomen. Hier kommt es nach Hyperventilation zur Entwicklung von hochgespannten Deltawellen, die 20–60 s nach Beendigung der Hyperventilation auftreten und bis zu 10 min anhalten. Sie sind wohl Ausdruck des verminderten Blutflusses, der sich unter CO_2-Abatmung verstärkt und nur langsam wieder ausgeglichen wird.
- **Zerebrale Perfusionsmessungen:** Wichtig sind hier die SPECT sowie CT- und MRT-basierte Perfusionsmessungen. Sie zeigen wie die **FDG-PET** eine Zunahme der Sauerstoffextraktionsfraktion, eine Reduktion der globalen Hirndurchblutung mit erhaltener posteriorer Durchblutung und eine reduzierte zerebrovaskuläre Reservekapazität.

Die Kriterien für die Diagnose der MMD wurden vom japanischen Forschungskomitee zur Moyamoya-Erkrankung festgelegt. Sie umfassen zerebrale Angiografie, Stenosen oder Verschluss der distalen ACI und/oder der proximalen ACA und MCA sowie abnorme Netzwerke im Bereich der okklusiven oder stenotischen Läsionen. Dies kann sowohl durch DSA als auch MR-Angiografie gezeigt werden (Fujimura und Tominaga 2015; ➤ Tab. 8.9).

Es gibt **definitive Fälle,** die sowohl die angiografischen als auch die Ausschlusskriterien erfüllen, und **mögliche Fälle,** die nur teilweise die Kriterien der Angiografie und die Ausschlusskriterien erfüllen. Es

Tab. 8.9 Definitive und mögliche Formen der MMD (mod. nach Fujimura und Tominaga 2015)

Einteilung	Definition
Definitiv	• Bilaterale Stenosen oder Verschlüsse der suprasellären A. carotis interna und der jeweiligen Hirnhemisphären • Kein Nachweis konkurrierender anderer Ursachen
Wahrscheinlich	• Einseitige Stenosen oder Verschlüsse der suprasellären A. carotis interna und Beteiligung nur einer Hirnhemisphäre • Kein Nachweis konkurrierender anderer Ursachen
Quasi-MMD	• Bilaterale oder einseitige Stenosen oder Verschlüsse der suprasellären A. carotis interna und der jeweiligen Hirnhemisphären • Nachweis konkurrierender anderer Ursachen (Arteriosklerose, Autoimmunerkrankungen, Meningitis, Hirntumoren, Down-Syndrom, Recklinghausen-Erkrankung, Schädel-Hirn-Trauma, Kopfbestrahlung, Hyperthyreose, Sichelzellenanämie und tuberöse Sklerose)

Tab. 8.10 Suzuki Grading System nach angiografischen Befunden der MMD (mod. nach Scott und Smith 2009)

Grad	Definition
I	Stenosen der suprasellären A. carotis interna bilateral
II	Entwicklung von Moyamoya-Gefäßen an der Hirnbasis
III	Zunahme der Stenosen und Intensivierung der Moyamoya-Gefäße
IV	Entwicklung von Kollateralen mit der A. carotis externa (Beteiligung des gesamten Circulus Willisii und der PCA)
V	Intensivierung der Kollateralen mit der A. carotis externa und Abnahme der Moyamoya-Gefäße
VI	Kompletter Verschluss der A. carotis interna und Verlust der Moyamoya-Gefäße

liegt auch eine angiografische Stadieneinteilung der MMD vor (➤ Tab. 8.10).

MERKE

Heutzutage wird die Verdachtsdiagnose einer Moyamoya Erkrankung durch MRT mit MRA und Ultraschall gestellt. Die Diagnosesicherung erfolgt mittels DSA. Die Stadieneinteilung beschreibt das klassische prozesshafte Fortschreiten der MMD.

8.6.6 Therapie

Die Behandlung der MMD basiert auf der Einschätzung der Aggressivität des Verlaufs. Es gibt Fälle mit milderen Symptomen ohne wesentliche Progression, die konservativ behandelt werden können. Allerdings zeigen zwei Drittel aller MMD-Patienten im Verlauf eine Progression.

Randomisierte Studien zur Therapie fehlen, abgesehen von der JAM-Studie zur Effizienz der Operation bei hämorrhagischen MMD-Patienten (Lee et al. 2018).

Schwere oder progrediente Verläufe mit sowohl ischämischen, aber auch hämorrhagischen Verläufen werden durch operative Revaskularisierungsprozeduren behandelt (Lee et al. 2018). Hier ist Japan führend, wo etwa 77 % der Fälle chirurgisch behandelt werden; dies scheint insgesamt effektiver zu sein als die medizinische Behandlung (nach Scott und Smith 2009; Lee et al. 2018).

Die **medizinische Behandlung** beinhaltet Vasodilatatoren, Thrombozytenaggregationshemmer, antifibrinolytische Medikamente und auch die Fibrinolysetherapie. Es fehlen überzeugende klinische Studien für den Einsatz der einzelnen Medikamente. Antiepileptika werden bei epileptischen Verläufen eingesetzt. Blutverdünnende Therapien sollten jeweils gegen das Hirnblutungsrisiko abgewogen werden. ASS wird den meisten Patienten verabreicht. Kalziumkanalblocker scheinen günstig bei der Behandlung von Kopfschmerzen und migräneartigen Beschwerden sowie bei TIAs (Scott und Smith 2009).

Da die MMD-Patienten im weiteren Leben wohl eine prämature Arteriosklerose entwickeln, sind die generelle Behandlung von Risikofaktoren und eine Lebensstilmodifikation besonders wichtig; sie mildern die Krankheitsprogression und -folgen.

Bei akuten neurologischen Symptomen ist die Stroke-Unit-Behandlung mit Normalisierung der Vitalparameter und der Vermeidung von Hypertension und Hypotension entscheidend.

Bei der **chirurgischen Behandlung** werden die direkte, die indirekte und die kombinierte Methode unterschieden.

Die **direkten Bypass-Methoden** beinhalten Veneninterponate und die extra-/intrakranielle Anastomose zwischen der A. temporalis superficialis und der A. cerebri media (sog. STA-MCA-Anastomose). Dieser **EC-IC-Bypass** wurde erstmals 1972 von Yasargil eingeführt.

Indirekte Methoden sind die **Enzephaloduroarteriosynangiosis (EDAS)**, die **Enzephalomyosynangiosis (EMS)**, die **Enzephalomyoarteriosynangiosis (EDMS)**, die **Enzephaloarteriosynangiosis (EAS)**, die **Durapexi** und multiple kranielle Bohrlöcher sowie die Transplantation des Omentum majum. Bei den indirekten Methoden wird jeweils der Kontakt von gut vaskularisiertem Gewebe (Muskel, Dura oder Omentum) mit der Hirnoberfläche erzeugt; vom nichtzerebralen Gewebe sprossen dann multiple kleine Gefäße von außen in die Gefäße der Hirnoberfläche und kollateralisieren diese damit.

Die direkte Revaskularisation hat meist dramatische Effekte bzgl. der Verbesserung des zerebralen Blutflusses (CBF) und damit auch der Verhinderung von Hirninfarkten. Allerdings hat der Bypass auch einen weiteren Effekt, indem er die Moyamoya-Gefäße entlastet und damit das Blutungsrisiko reduziert. Die direkte Bypass-Chirurgie wird typischerweise bei Erwachsenen oder älteren Kindern eingesetzt; bei jüngeren Kindern kommt eine Kombination von Bypassmethoden zur Anwendung.

Krämer et al. (2018) wiesen an 54 Patienten die Wirksamkeit der EC-IC-Bypasschirurgie nach; so konnte bei 56 von 75 Hemisphären eine deutliche Perfusionsverbesserung erzielt werden, und bei 65 von 79 Hemisphären wurden die Moyamoya-Gefäße reduziert bei jeweils ca. 3-jähriger Nachbeobachtungszeit.

Komplikationen der Operation sind intraoperative Hirninfarkte, v. a. in fortgeschrittenen Suzuki-Stadien, postoperative Ischämien v. a. bei Erwachsenen (0,9–8 % aller operierten Patienten), postoperative Blutungen (0,7–8 %), postoperative epidurale Hämatome (4,8 % der pädiatrischen Patienten), Hyperperfusionssyndrome bei 21–50 % der direkt vaskularisierten Patienten sowie Galea- und Kopfhautnekrosen (17–21 % der direkt vaskularisierten Patienten; Lee et al. 2018).

Unklar bleibt die Bedeutung der chirurgischen Therapie bei bisher asymptomatischen Patienten, deren MMD durch eine MRT-Bildgebung nur zufällig entdeckt wurde (Lee et al. 2018).

Endovaskuläre Therapien mit Stentversorgung der MMD-Stenosen waren bisher wenig erfolgreich. Aufgrund der zur MMD gehörenden Wanderkrankung kam es zur Entwicklung von Restenosen und Verschlüssen in Nachbarschaft zu den gestenteten Gefäßabschnitten, und bei dualer Plättchenhemmung, die für einen Stent benötigt wird, besteht eine erhöhte Gefahr für die Entwicklung von hämorrhagischen Komplikationen (Lee et al. 2018). Von daher ist der Einsatz derzeit v. a. in der Behandlung sekundärer Pseudoaneurysmen zur Blutungsvermeidung oder chirurgisch nicht mehr angehbarer Situationen zu sehen.

MERKE

Die medizinische Therapie der MMD ist wenig etabliert und umfasst alle bekannten sekundärpräventiven Medikamente und Maßnahmen. Im Vordergrund steht die chirurgische Therapie mit EC-IC-Bypass oder indirekten Anastomosen-OPs. Diese reduziert sekundäre ischämische und hämorrhagische Komplikationen.

Eine aktuelle deutsche Leitlinie ist nicht verfügbar.

8.6.7 Prognose

Asymptomatische erwachsene Patienten mit MMD scheinen eine Hirninfarktrate von ca. 2,3 %/Jahr zu haben, während symptomatische Patienten mit bilateralem Befall und kaukasischer Herkunft ein 5-Jahres-Risiko für einen Schlaganfall von ca. 80 % haben. Die Schlaganfälle sind aber meist klein und bleibende schwere Behinderung oder Tod eher selten (Scott und Smith 2009). Blutungen treten bei asymptomatischen Patienten mit ca. 2,2 % pro Jahr und als Rezidiv mit einer Rate von 16,9 % in 5 Jahren bzw. 26,3 % in 10 Jahren auf (Lee et al. 2018).

Die Behandlung mit chirurgischen Methoden der Revaskularisation führt zu einer deutlichen Risikoreduktion für Hirninfarkte um ca. 60 % und einer 96-prozentigen Chance, für die nächsten 5 Jahre ohne Schlaganfall zu bleiben. Zusätzlich erfahren 87 % der operierten Patienten auch eine Symptomlinderung gegenüber der präoperativen Situation (Scott und Smith 2009; Lee et al. 2018).

LITERATUR

Bersano A, Guey S, Bedini G, Nava S, Hervé D, Vajkoczy P, et al. European Moyamoya Disease Initiative. Research progresses in understanding the pathophysiology of moyamoya disease. Cerebrovasc Dis 2016; 41: 105–118.

Birkeland P, Lauritsen J. Incidence of Moyamoya disease in Denmark: a population-based register study. Acta Neurochir Suppl 2018; 129: 91–93.

Bower RS, Mallory GW, Nwojo M, Kudva YC, Flemming KD, Meyer FB. Moyamoya disease in a primarily white, midwestern US population: increased prevalence of autoimmune disease. Stroke 2013; 44: 1997–1999.

Burke GM, Burke AM, Sherma AK, Hurley MC, Batjer HH, Bendok BR. Moyamoya disease: a summary. Neurosurg Focus 2009; 26(4): E11.

Duan L, Wei L, Tian Y, Zhang Z, Hu P, Wei Q, et al. Novel susceptibility loci for Moyamoya disease revealed by a genome-wide association study. Stroke 2018; 49: 11–18.

Fujimura M, Tominaga T. Diagnosis of Moyamoya disease: international standard and regional differences. Neurol Med Chir (Tokyo) 2015; 55: 189–193.

Fukui M. Guidelines for the diagnosis and treatment of spontaneous occlusion of the circle of Willis ("Moyamoya" disease). Research Committee on Spontaneous Occlusion of the Circle of Willis (Moyamoya disease) of the Ministry of Health and Welfare, Japan. Clin Neurol Neurosurg 1997; 99 (Suppl 2): S238–S240.

Kainth D, Chaudhry SA, Kainth H, Suri FK, Qureshi AI. Epidemiological and clinical features of Moyamoya disease in the USA. Neuroepidemiology 2013; 40: 282–287.

Kim. Moyamoya disease: epidemiology, clinical features, and diagnosis. J Stroke 2016; 18: 2–11.

Kraemer M, Karakaya R, Matsushige T, et al. Efficacy of STA-MCA bypass surgery in Moyamoya angiopathy: long-term follow-up of the Caucasian Krupp Hospital cohort with 81 procedures. J Neurol 2018; 265: 2425–2433.

Lai J, Modi L, Ramai D, Tortora M. Tuberous sclerosis complex and polycystic kidney disease contiguous gene syndrome with Moyamoya disease. Pathol Res Pract 2017; 213: 410–415.

Lee SU, Oh CW, Kwon OK, Bang JS, Ban SP, Byoun HS, Kim T. Surgical treatment of adult Moyamoya disease. Curr Treat Options Neurol 2018; 20: 22.

Ryoo S, Cha J, Kim SJ, Choi JW, Ki CS, Kim KH, et al. High-resolution magnetic resonance wall imaging findings of Moyamoya disease. Stroke 2014; 45: 2457–2460.

Scott RM, Smith ER. Moyamoya disease and Moyamoya syndrome. N Engl J Med 2009; 360: 1226–1237.

Uchino K, Johnston SC, Becker KJ, Tirschwell DL. Moyamoya disease in Washington State and California. Neurology 2005; 65: 956–958.

Wenz H, Wenz R, Maros M, Ehrlich G, Al-Zghloul M, Groden C, Förster A. Incidence, locations, and longitudinal course of cerebral microbleeds in European Moyamoya. Stroke 2017; 48: 307–313.

KAPITEL

9

Lucia Gerstl

Schlaganfall im Kindes- und Jugendalter

ZUSAMMENFASSUNG

- Der Schlaganfall im Kindes- und Jugendalter gehört zu den seltenen Erkrankungen, ist in dieser Altersgruppe dabei aber so häufig wie Hirntumoren.
- Die Ursachen sind oftmals multifaktoriell. Arteriopathien, kardiale Ursachen, Koagulopathien und Infektionen finden sich in der ätiologischen Abklärung am häufigsten.
- Klinische Leitsymptome sind Hemiparese, faziale Parese und Sprachstörung. Häufiger als bei Erwachsenen finden sich Krampfanfälle und unspezifische Symptome wie Kopfschmerzen, Übelkeit und Bewusstseinsstörung.
- Eine Verzögerung der Diagnosestellung durch mangelnde Awareness, eine Fülle prozentual wahrscheinlicherer Differenzialdiagnosen (Stroke Mimics wie z.B. Migräne, Epilepsie, Fazialisparese) und unzureichend etablierte Versorgungsstrukturen ist häufig.
- Goldstandard in der Akutdiagnostik ist das cMRT.
- Thrombolyse und mechanische Thrombektomie setzen zum jetzigen Zeitpunkt als „Off-Label"-Therapien spezialisierte Expertise, wie sie in Pediatric-Stroke-Zentren angeboten wird, voraus.

9.1 Epidemiologie

Der Schlaganfall im Kindesalter gehört mit einer Jahresinzidenz von 1–8/100.000 zu den seltenen Erkrankungen; in Deutschland wird jährlich von ca. 300–500 Neuerkrankungen ausgegangen. Im Folgenden sollen die Besonderheiten des arteriell-ischämischen Schlaganfalls im Kindes- und Jugendalter ab dem 28. Lebenstag bis zur Volljährigkeit („childhood stroke"), dargestellt werden. Für Informationen zum prä-/neonatalen Schlaganfall (bis zum 28. Lebenstag) und hämorrhagischen Schlaganfall (bis zu 50% der Schlaganfälle im Kindesalter!) wird auf die entsprechende Fachliteratur verwiesen (Gerstl et al. 2019).

Der Schlaganfall im Kindesalter kann in jeder Altersstufe auftreten mit Peaks bei Säuglingen, jungen Kleinkindern und in der Adoleszenz. Insbesondere in der Adoleszenz scheint eine deutliche Knabenwendigkeit zu bestehen (Gerstl et al. 2018).

9.2 Ätiologie/Risikofaktoren

Für den Childhood Stroke spielen die Hauptrisikofaktoren des Erwachsenen wie z. B. arterielle Hypertonie, Rauchen, Fettstoffwechselstörungen oder Vorhofflimmern keine relevante Rolle.

Die Bandbreite der Risikofaktoren, die es beim kindlichen Schlaganfall zu bedenken und abzuklären gilt, ist groß und umfasst u. a. Infektionen, kardiale Erkrankungen, Arteriopathien und Gerinnungsstörungen. Dabei ist der Childhood Stroke eine „Multiple-Risk"-Erkrankung, d. h., bei bis zu 50 % der betroffenen Kinder treten mehrere Risikofaktoren kombiniert auf. Ein kryptogener Schlaganfall (ohne Nachweis eines bislang bekannten Risikofaktors) findet sich bei ca. 10–20 % der Kinder.

Eine Übersicht über mögliche Risikofaktoren gibt ➤ Tab. 9.1 (Gerstl et al. 2019). Auf einige Spezifika der Pädiatrie wird im Folgenden noch kurz eingegangen.

Arteriopathien stellen einen der bedeutendsten Risikofaktoren für den Schlaganfall im Kindesalter dar (Mackay et al. 2011; Mallick et al. 2014). Hier sei neben den zerebrovaskulären Dissektionen (ca. 10 %) und dem Moyamoya-Syndrom bzw. der Moyamoya-Erkrankung (ca. 10 %) insbesondere auch die transiente fokale Arteriopathie (ca. 30 %) genannt (häufig synonym verwendet: „transient cerebral arteriopathy" [TCA], „focal cerebral arteriopathy" [FCA]). Diese meist einseitige Arteriopathie betrifft meistens die distale A. carotis interna, die proximale A. cerebri media sowie die proximale A. cerebri anterior und zeigt innerhalb von 12 Monaten einen selbstlimitierenden Verlauf. Pathophysiologisch noch nicht vollständig geklärt, geht man am ehesten von einer post-/parainfektiösen, inflammatorischen Veränderung der Gefäßwand aus. Als bekannteste Ursache gilt die Varizelleninfektion, die auch Wochen bis Monate vor der „post-varicella arteriopathy" auftreten kann.

Infektionen stellen allgemein einen wichtigen Risikofaktor für den Schlaganfall im Kindesalter dar. Wie die *Vascular Effects on Infections in Pediatric Stroke Study* (VIPS-Studie) zeigt, erhöht sich das Schlaganfallrisiko bereits beim Auftreten von

Tab. 9.1 Childhood Stroke: mögliche Ursachen und Risikofaktoren

Kategorien mit *beispielhaften* Erkrankungen/Ursachen ohne Anspruch auf Vollständigkeit	
Arteriopathien	Fokale zerebrale Arteriopathie Moyamoya-Syndrom und -Erkrankung Dissektion der extra- und intrakraniellen Hirngefäße Para-/postinfektiöse Vaskulitis Genetische Prädisposition (s. u.)
Kardiale Erkrankungen	Angeborene und erworbene Herzfehler Endokarditis Kardiomyopathie PFO Tachykarde Herzrhythmusstörungen Herzchirurgische Eingriffe/Herzkatheteruntersuchungen
Koagulopathien	Protein-C-Mangel Protein-S-Mangel Prothrombinmutation (G20210A) Faktor-V-Leiden-Mutation (G1691A) MTHFR-Polymorphismus (C677T) Antithrombin-III-Mangel Lipoprotein-(a)-Erhöhung Faktor-VIII-Erhöhung Hyperhomocysteinämie Lupus-Antikoagulans und Antiphospholipid-Antikörper
Hämatoonkologische Ursachen	Sichelzellenkrankheit Hämoglobinopathien

Tab. 9.1 Childhood Stroke: mögliche Ursachen und Risikofaktoren *(Forts.)*

Kategorien mit *beispielhaften* Erkrankungen/Ursachen ohne Anspruch auf Vollständigkeit	
Genetische Prädisposition	Trisomie 21 PHACE-Syndrom Mutation: ACTA2, ADA2 (*CECR1*-Gen), SMAD3, Col4A1, Col4A2
Metabolische Ursachen	Mitochondriopathie „Congenital-disorders-of glycosylation"-Syndrom (CDG)
Bindegewebserkrankungen	Ehlers-Danlos-Syndrom Marfan-Syndrom Osteogenesis imperfecta
Zerebrovaskuläre Anomalien	Arteriovenöse Malformation (zerebrovaskuläre Anomalien als Hauptrisikofaktor für hämorrhagischen Schlaganfall)
Medikamente/Therapien	Kontrazeptiva Strahlentherapie
Sonstige	Hirntumor Neurochirurgische Eingriffe Migräne mit Aura (?)

Infektionen der oberen Luftwege, akuter Otitis media oder anderen „minor infections" um bis das 6-Fache (Fullerton et al. 2015).

Kardiale Erkrankungen sind ein weiterer häufiger Risikofaktor für den Schlagfall im Kindesalter. Dazu zählen angeborene Herzfehler ebenso wie Kardiomyopathien, Endokarditiden und kardiochirurgische Eingriffe. Ein persistierendes Foramen ovale (PFO) als isolierte Ursache sollte nach jetzigem Kenntnisstand eine Ausschlussdiagnose nach sorgfältiger ätiologischer Abklärung sein (Khan et al. 2016).

Das Risiko für einen kindlichen Schlaganfall bei angeborenen und erworbenen **Gerinnungsstörungen** (Koagulopathien) variiert nach Art des Risikofaktors, isoliertem vs. kombiniertem Auftreten und der Koexistenz weiterer, nichthämostaseologischer Risikofaktoren (Barnes und DeVeber 2006).

9.3 Klinik

Hemiparese, faziale Parese und Sprachstörung – diese Leitsymptome finden sich auch beim Schlaganfall im Kindesalter. Screeninginstrumente wie FAST oder die Erweiterung beFAST können und sollen daher auch bei Kindern und Jugendlichen angewendet werden. Allerdings gibt es im Kindesalter einige altersspezifische Besonderheiten, die in differenzialdiagnostische Überlegungen einbezogen werden müssen und die Abgrenzung zu den häufigen sog. Stroke Mimics (➤ Kap. 7) erschweren können. Zu diesen Besonderheiten zählen das initial häufige Auftreten von Krampfanfällen v. a. in den ersten Lebensjahren und die häufige Symptomkombination mit Kopfschmerzen und/oder Bewusstseinsstörung insbesondere bei Schulkindern und Jugendlichen. Grundsätzlich gilt: Je jünger das Kind ist, umso unspezifischer und diffuser ist die klinische Präsentation (Gerstl et al. 2019).

MERKE

Diese klinischen Besonderheiten führen zusammen mit einer Fülle prozentual wahrscheinlicherer Differenzialdiagnosen (Stroke Mimics), der geringen Awareness für den kindlichen Schlaganfall und den in der Fläche noch wenig etablierten Versorgungsstrukturen dazu, dass der Schlaganfall häufig erst jenseits der hyperakuten Phase diagnostiziert wird (im Mittel nach 24 h) (Mallick et al. 2015).

9.4 Diagnostik

Als diagnostischer Goldstandard gilt im Kindes- und Jugendalter die **kranielle Magnetresonanztomografie (cMRT),** die der cCT nicht nur beim frühen Infarktnachweis, sondern insbesondere auch bei der Abgrenzung von den zahlreichen und häufiger auftretenden Stroke Mimics überlegen ist. In der Akutdiagnostik empfiehlt sich ein kurzes „Minimalprogramm", das dann im Verlauf um weitere relevante Sequenzen ergänzt werden kann (z. B. Vessel Wall Imaging [VWI]) (Mirsky et al. 2017).

Trotz Strahlenbelastung behält die **cCT** aufgrund der ubiquitären, raschen Verfügbarkeit und kurzen Untersuchungsdauer (Durchführung auch bei kleinen Kindern ohne Narkose!) ihren Platz in der Akutdiagnostik v. a. beim bewusstseinsgestörten Kind zum schnellen Ausschluss einer Blutung, Raumforderung oder Liquorzirkulationsstörung.

Bei einigen Grunderkrankungen (z. B. Vaskulopathien) wird die **farbkodierte transkranielle Duplexsonografie** der hirnversorgenden Gefäße zu Verlaufskontrollen oder zum Monitoring des individuellen Infarktrisikos (Sichelzellenkrankheit) eingesetzt. Die konventionelle **Angiografie** bleibt jenseits der Akutdiagnostik speziellen Fragestellungen vorbehalten.

Eine **kinderkardiologische Abklärung** gehört ebenso zum Work-up wie eine breite **laborchemische Diagnostik** (Stichworte: Infektionen, Vaskulitis, Gerinnungsstörung, Stoffwechseldiagnostik, ggf. Genetik, ➤ Tab. 9.1).

9.5 Therapie

Kontrollierte, randomisierte Studien (RCTs) zur Sicherheit und Wirksamkeit fehlen sowohl für die **Lysetherapie** als auch für die Rekanalisation mittels **mechanischer Thrombektomie,** die aufgrund der geringen Fallzahlen und häufig verzögerter Diagnosestellung realistisch betrachtet wahrscheinlich auch nicht oder nur sehr aufwendig durchführbar sind. Dennoch geben Fallberichte/Fallserien Anlass zu der Hoffnung, dass beide Therapieoptionen bei einem Teil der Patienten, und auch bei sehr jungen Patienten, erfolgreich und sicher eingesetzt werden können (Sporns et al. 2019). Beide Therapieoptionen sollen als Off-Label-Therapie spezialisierten pädiatrischen Schlaganfallzentren mit der notwendigen Expertise und Multidisziplinarität vorbehalten bleiben.

Sind Thrombolyse oder mechanische Thrombektomie keine Option, wird in der Akutphase i. d. R. eine Antikoagulation mit Heparin oder Acetylsalicylsäure (ASS) durchgeführt, die im Verlauf, je nach zugrunde liegender Ursache, auf ASS oder Vitamin-K-Antagonisten umgestellt wird (DeVeber und Kirkham 2008; Monagle et al. 2012).

Direkte orale Antikoagulanzien (DOAK) sind zum jetzigen Zeitpunkt nicht für das Kindesalter zugelassen und sollten aktuell nur im Rahmen entsprechender Studien eingesetzt werden.

Der Benefit einer zusätzlichen **Kortikosteroidtherapie** bei Kindern mit TCA ist aktuell Gegenstand der Forschung; erste Ergebnisse deuten einen positiven Effekt an.

9.6 Rezidivrisiko/Outcome

Das Rezidivrisiko hängt von der zugrunde liegenden Ätiologie ab und beträgt zwischen 6 und > 40 %. Kinder mit mehreren nachgewiesenen Risikofaktoren oder einer stenosierenden zerebralen Arteriopathie (z. B. Moyamoya-Syndrom) haben ein wesentlich höheres Rezidivrisiko als Kinder, bei denen kein oder nur ein Risikofaktor nachgewiesen werden konnte (Gerstl et al. 2019).

Nur ca. ein Drittel der Kinder erholen sich nach einem Schlaganfall (weitgehend) vollständig. Als häufigste neurologische Residualsymptome sind die Hemiparese und die symptomatische Epilepsie zu nennen.

MERKE

Besonderes Augenmerk muss auf die Auswirkungen des Schlaganfalls auf Kognition und Verhalten gelegt werden, da diese für die Zukunft des Kindes, seine berufliche und spätere schulische Laufbahn in einem gut funktionierenden sozialen Umfeld doch mitentscheidend sind.

LITERATUR

Barnes C, DeVeber G. Prothrombotic abnormalities in childhood ischaemic stroke. Thromb Res 2006; 118(1): 67–74.

DeVeber G, Kirkham F. Guidelines for the treatment and prevention of stroke in children. Lancet Neurol 2008; 7(11): 983–985.

Fullerton HJ, Hills NK, Elkind MS, et al. Infection, vaccination, and childhood arterial ischemic stroke: results of the VIPS study. Neurology 2015; 85(17): 1459–1466.

Gerstl L, Weinberger R, von Kries R, et al. Risk factors in childhood arterial ischaemic stroke: findings from a population-based study in Germany. Eur J Paediatr Neurol 2018; 22(3): 380–386.

Gerstl L, Borggräfe I, Felderhoff-Müser U, Heinen F. Steinlin M (Hrsg.). Pediatric Stroke Manual – Schlaganfall bei Neugeborenen, Kindern und Jugendlichen. Stuttgart: Kohlhammer 2019.

Khan R, Chan AK, Mondal TK, Paes BA; Thrombosis and Hemostasis in Newborns (THIN) Group. Patent foramen ovale and stroke in childhood: a systematic review of the literature. Eur J Paediatr Neurol 2016; 20(4): 500–511.

Mackay MT, Wiznitzer M, Benedict SL, et al. Arterial ischemic stroke risk factors: the International Pediatric Stroke Study. Ann Neurol 2011; 69(1): 130–140.

Mallick AA, Ganesan V, Kirkham FJ, et al. Childhood arterial ischaemic stroke incidence, presenting features, and risk factors: a prospective population-based study. Lancet Neurol 2014; 13(1): 35–43.

Mallick AA, Ganesan V, Kirkham FJ, et al. Diagnostic delays in paediatric stroke. J Neurol Neurosurg Psychiatry 2015; 86(8): 917–921.

Mirsky DM, Beslow LA, Amlie-Lefond C, et al. Pathways for neuroimaging of childhood stroke. Pediatr Neurol 2017; 69: 11–23.

Monagle P, Chan AKC, Goldenberg NA, Ichord RN, Journeycake JM, Nowak-Göttl U, Vesely SK. Antithrombotic therapy in neonates and children: antithrombotic Therapy and prevention of thrombosis. 9th edn. American College of Chest Physicians Evidence-Based Clinical Practice Guidelines. Chest 2012; 141(2 Suppl): e737S–801S. Errata in: Chest 2014; 146(5): 1422. Chest 2014; 146(6):1694. Dosage error in article text.

Sporns PB, Sträter R, Minnerup J, et al. feasibility, safety, and outcome of endovascular recanalization in childhood stroke: The Save ChildS Study. JAMA Neurol 2019; 77(1): 25–34.

KAPITEL

10 Diagnostik

Karl Egger, Peter Kraft und Felix Schlachetzki

10.1 Neuroradiologische Diagnostik

Karl Egger

ZUSAMMENFASSUNG

- Essenziell für die systemische und/oder interventionelle Therapieplanung innerhalb von 6 h nach Symptombeginn sind 1.) der Ausschluss einer zerebralen Blutung, 2.) die Bestimmung nativen ASPECTS bzw. des Infarktvolumens und 3.) der Nachweis eines Gefäßverschlusses.
- Die Bildgebung darf dabei den Therapiebeginn nicht verzögern.
- Bei thrombektomierelevanter Infarktklinik, negativer nativer CT und LVO-Nachweis kann auch im frühen Zeitfenster (0–6 h) ein großer Infarktkern mittels CT-Perfusion (CTP) oder DWI-MRT ausgeschlossen werden.
- Im Zeitfenster nach 6 h bis zu 24 h bzw. bei „Wake-up"-Symptomatik ist zusätzlich die Beurteilung des Verhältnisses zwischen Infarktkern und infarktgefährdetem Hirnvolumen (= „penumbra" oder „tissue at risk") bzw. der Kollateralisation mittels CTP oder MRT empfohlen. Eine multimodale CT bzw. MRT ist zur Therapieplanung (i. v. Lyse bis 9- und Thrombektomie bis 24-h-Zeitfenster) laut aktuellen Leitlinien empfohlen.
- Im diagnostischen Zweifelsfall ist beim Nachweis einer LVO die Thrombektomie indiziert.

10.1.1 Ausschluss einer intrakraniellen Blutung und Nachweis eines Infarkts

Die wichtigste Differenzialdiagnose beim akuten ischämischen Schlaganfall, die Hirnblutung (hämorrhagischer Infarkt), lässt sich sehr zuverlässig mittels nativem CT und MRT nachweisen (➤ Abb. 10.1a) Je nach Art der intrakraniellen Blutung (intrazerebral, subarachnoidal, subdural, oder epidural) ist eine weitere Darstellung der intrakraniellen Gefäße mittels CT-Angiografie (CTA) oder digitaler Subtraktionsangiografie (DSA) notwendig.

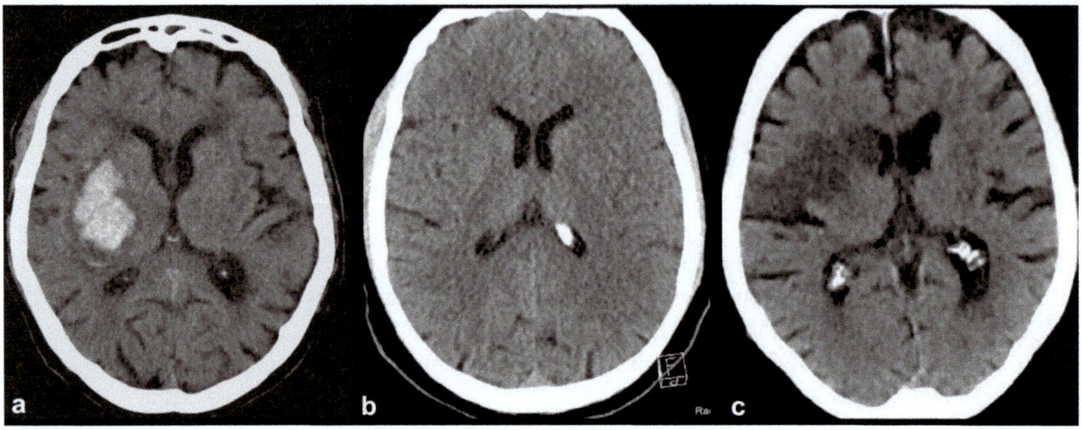

Abb. 10.1 Native CT bei klinischem V. a. akuten ischämischen Schlaganfall:
a) Intrazerebrale Blutung (ICB) als wichtigste Differenzialdiagnose des akuten ischämischen Infarkts. In diesem Fall handelt es sich um eine frische Einblutung im Bereich des rechten Putamens.
b) Patient mit Mediahauptstammverschluss li. inkl. Infarktfrühzeichen im Mediastromgebiet li. mit im Seitenvergleich beginnender Verschwellung der Sulci.
c) 12 h alter Mediateilinfarkt re. mit eindeutiger hypodenser Demarkierung des frontooperkulären sowie striatokapsulären Infarktareals. [P710]

Nachdem neben der akuten Blutung auch eine Raumforderung ausgeschlossen wurde, muss nach Infarktfrühzeichen im nativen CT gesucht werden. Die Frühzeichen umfassen eine im Seitenvergleich aufgehobene Differenzierbarkeit der Rinden-Mark-Grenze. Als weiterer Hinweis auf eine potenzielle ischämische Schädigung kann sich im Seitenvergleich eine fokal auf ein zerebrales Gefäßgebiet beschränkte Verschwellung der Sulci („sulcal effacement") zeigen (➤ Abb. 10.1b). Bei noch erhaltener Rinden-Mark-Differenzierbarkeit geht diese sulcale Verschwellung jedoch nicht notwendigerweise mit einer irreversiblen Parenchymschädigung einher, und ist eher der Penumbra (= gefährdetes Gewebe) zuzuordnen (Na et al. 2005). Verschiedene Studien haben die Sensitivität der nativen CT für frühe Ischämiezeichen untersucht; dabei reichte die Sensitivität für Frühhypodensitäten von 20–87 % mit einem Mittelwert von 66 % (Wardlaw et al. 2005; von Kummer et al. 1998; Barber et al. 2000). Die Übereinstimmung verschiedener Untersucher in der Beurteilung von frühen Ischämiezeichen im CT liegt nach diesen Arbeiten zwischen 45 und 78 %. Ein spezifisches Training resultiert in einer signifikanten Verbesserung der Beurteilung der akuten CT-Bilder. Die Verwendung eines standardisierten Beurteilungsschemas, z. B. des *Alberta Stroke Programme Early CT Score* (ASPECTS), führt ebenfalls zu einer erhöhten Sensitivität für den Nachweis von frühen Hypodensitäten. Diese lokalen Dichteabnahmen beruhen auf einer Nettowasseraufnahme im Gewebe, die als Folge eines vasogenen Ödems innerhalb der ersten Stunden nach dem ischämischen Infarkt auftritt. Je älter der Infarkt ist, desto deutlicher kommt es zu einer hypodensen Demarkierung des Infarktareals (➤ Abb. 10.1c).

Je frischer der Infarkt, desto geringer ist das Ödem im Infarktareal und desto unzuverlässiger ist eine Infarktdetektion mit der nativen CT (➤ Abb. 10.2c). Hier liegt der große Vorteil der MRT, da sich mittels der diffusionsgewichteten MR-Bildgebung (DWI-MRT) der Infarktkern bereits nach wenigen Minuten zuverlässig darstellt (➤ Abb. 10.2d). Eine relative Problematik liegt jedoch in der potenziellen Rückbildungsfähigkeit von DWI-Veränderungen (➤ Abb. 10.3). Diese insgesamt aber sehr seltene Rückbildungsfähigkeit ist zeitabhängig (je jünger der Infarkt, desto wahrscheinlicher), gewebeabhängig (in der weißen Substanz wahrscheinlicher als in der grauen Substanz) und kann sowohl vorübergehend als auch permanent sein (Wheeler et al. 2013). Auch mit der CTP ist eine zuverlässige Darstellung des Infarkts möglich, wenn auch im Gegensatz zur

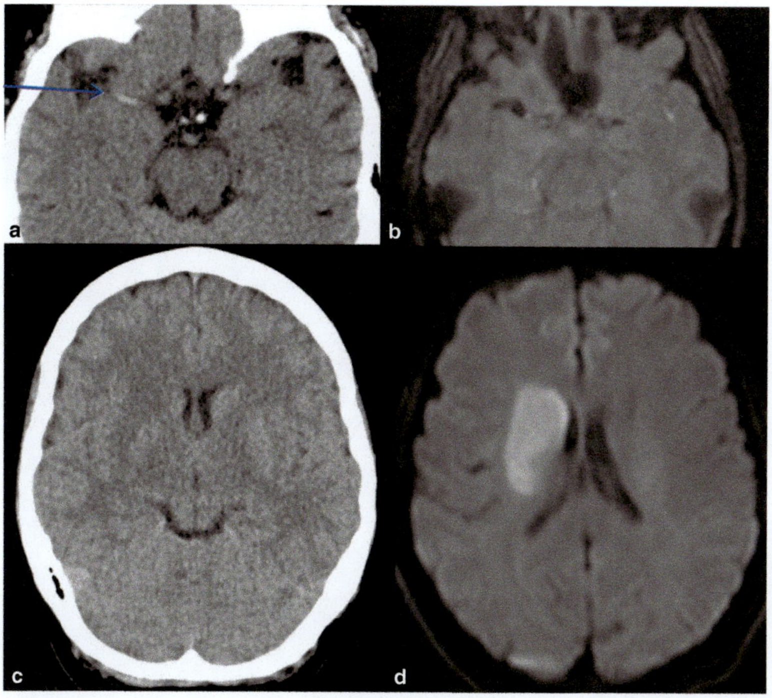

Abb. 10.2 CT- und MRT-Bilder eines Patienten mit Mediahauptstammverschluss und striatokapsulärem Infarkt re.:
a) Hyperdenses Mediazeichen re. (blauer Pfeil).
b) Der korrespondierende erythrozytenreiche Thrombus ist auch mittels suszeptibilitätsgewichteter MRT abgrenzbar. Cave: Das durch den Thrombus entstehende Suszeptibilitätsartefakt in der suszeptibilitätsgewichteten-MRT-Bildgebung (SWI) übertreibt die Größe des Thrombus deutlich („Blurring").
c) Infarktfrühzeichen in der nativen CT mit diskreter Hypodensität striatokapsulär re.
d) Das DWI-Bild zeigt das hyperintens deutlich kontrastierte Gesamtausmaß des striatokapsulären Infarkts. [P710]

DWI-MRT kleinere Infarkte schwieriger zu detektieren sind (➤ Kap. 10.1.3).

MERKE

Ein wichtiges Zeichen zur Erkennung eines akuten Gefäßverschlusses ist das hyperdense Arterienzeichen (➤ Abb. 10.2a).

Das hyperdense Arterienzeichen beschreibt im CT den direkten Nachweis eines Thrombus im Gefäß, in den meisten Fällen in der A. cerebri media („dense media sign") (Tomsick et al. 1990). Die hyperdense Darstellung beruht auf erhöhten Dichtewerten des erythrozytenreichen Thrombus im Vergleich zum fließenden Blut oder umgebenden Weichteilgewebe. Das hyperdense Arterienzeichen ist hoch spezifisch für einen Gefäßverschluss, jedoch ist die Sensitivität mit ca. 30 % sehr niedrig (Barber et al. 2004; Paciaroni et al. 2011) (➤ Abb. 10.2c).

Bei der zeitlichen Einteilung der frischen Infarkte gibt es aktuell keinen Konsens. Bis zur Etablierung der Thrombektomie als Goldstandard bei großen Hirngefäßverschlüssen (= „large vessel occlusion", LVO) war die zeitliche Einteilung von akutem und subakutem Infarkt meist durch die Möglichkeit der i. v. Lyse definiert.

DEFINITION

Für den **akuten Infarkt** wurde ein Zeitfenster von 4,5 bzw. 6 h definiert. In den neuesten Therapiestudien wurde das Therapiezeitfenster auf maximal 24 h ausgedehnt und demnach der Infarkt innerhalb dieses Zeitfensters als akut definiert (DEFUSE-3). Im Folgenden halten wir uns an diese Vorgabe und bezeichnen jeden Infarkt im potenziellen Therapiezeitfenster (≤ 24 h) als „akut".

10.1.2 Darstellung eines Gefäßverschlusses

Wird eine atypische ICB bzw. eine nicht traumatische SAB nachgewiesen oder besteht der Verdacht auf einen Verschluss einer basalen größeren Hirnarterie (= LVO), sollte man eine Darstellung der intrakraniellen Arterien ergänzen. Dies erfolgt im Regelfall direkt im Anschluss an die native CT mittels CTA. Für die CTA ist die zusätzliche Gabe von jodhaltigem Kontrastmittel (Neuroradiologie Freiburg Protokoll: 70 ml KM mit einer Jodkonzentration von 400 mg Jod/ml und 5 ml/s

10

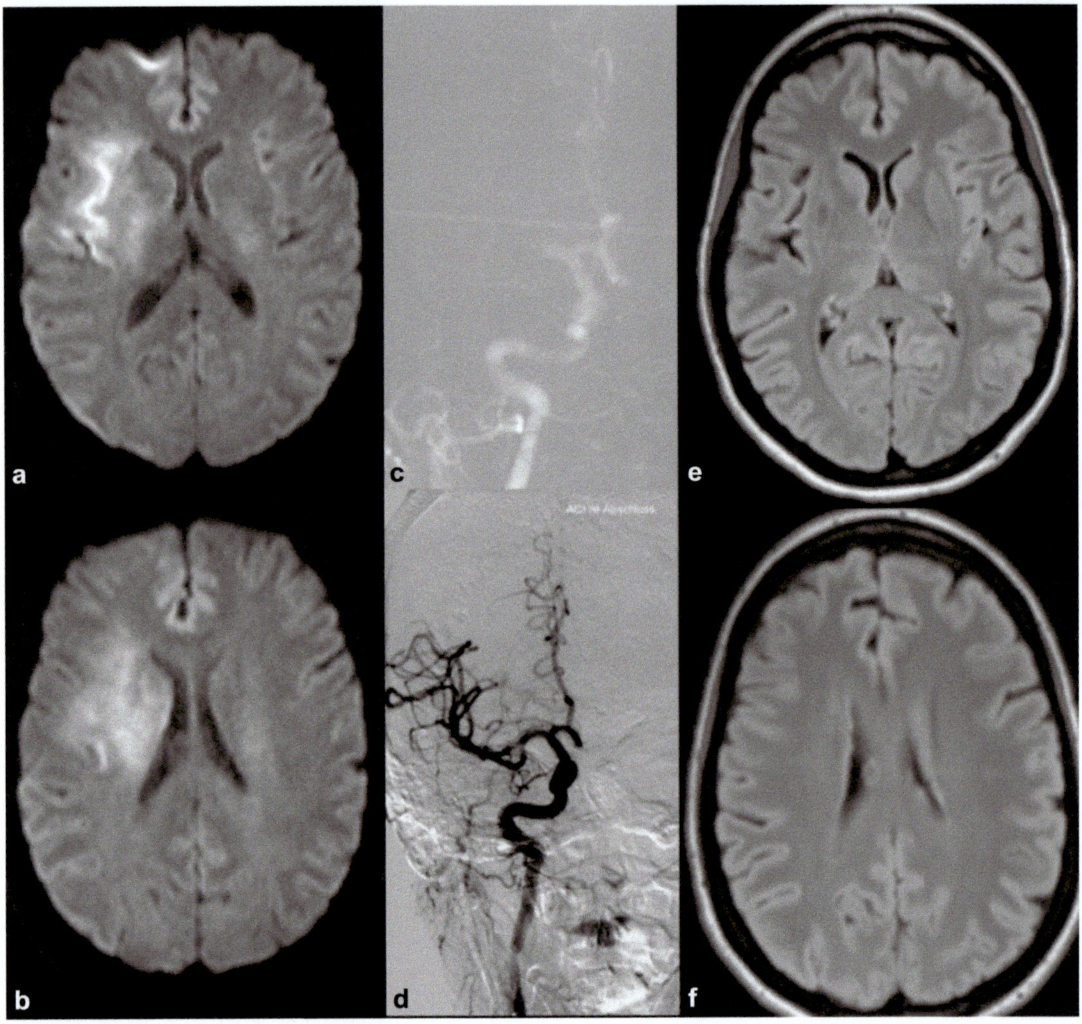

Abb. 10.3 44-jährige Patientin mit einem Mediahauptstammverschluss re. Die Aufnahmen zeigen eine diffusionsgestörte Läsion striatokapsulär und im Inselkortex (A) sowie im darüber liegenden Marklager re. (B). Nach rascher Rekanalisation des M1-Verschlusses (C, D) bildet sich die Hemiparese bei der Patientin zurück. Die FLAIR-(„fluid attenuated inversion recovery") Aufnahmen nach 6 Monaten zeigen einen auf Linsenkern und Inselkortex begrenzten Infarkt (E), die weiße Substanz oberhalb davon ist nicht infarziert (F). [P710]

Injektionsrate) erforderlich. Die CTA besitzt eine sehr hohe Sensitivität in Bezug auf den Nachweis einer arteriellen Gefäßpathologie (➤ Abb. 10.4a). Bei der Abklärung des akuten Schlaganfalls empfiehlt sich die ergänzende Darstellung der supraaortalen Arterien einschließlich des Abgangs aus dem Aortenbogen. Dies dient in erster Linie zum Nachweis von Tandemverschlüssen und hilft auch in der Planung der möglicherweise indizierten Thrombektomie.

Eine LVO kann natürlich auch zuverlässig mittels MR-Angiografie (MRA) diagnostiziert werden. Die MRA hat den Vorteil, dass die Darstellung der intrakraniellen Blutgefäße ohne Kontrastmittelgabe erfolgen kann. Mit einer 3D-Time-Of-Flight-(TOF)-MRA kann mittels proximal des Untersuchungsgebiets durchgeführter Gewebe-Magnetisierung, frisch einströmendes Blut signalreich dargestellt werden (➤ Abb. 10.4b).

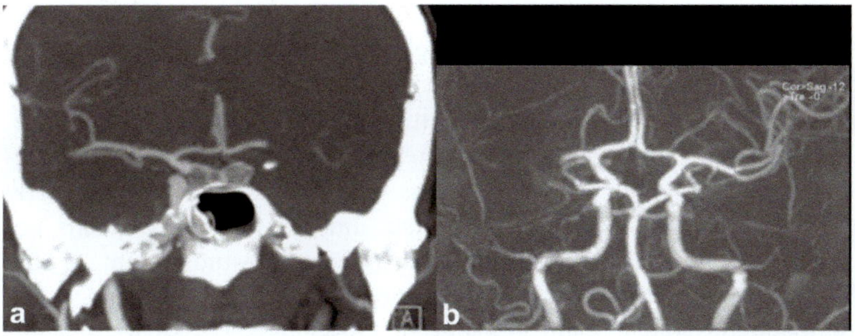

Abb. 10.4 Typische Angiografie-Bilder beim Vorliegen einer LVO
a) CTA eines Patienten mit Karotis-T-Verschluss li.
b) MR-3D-TOF-Aufnahme eines Patienten mit Karotis-T-Verschluss re. [P710].

10.1.3 Darstellung des Infarktkerns und des infarktgefährdeten Gewebes bzw. der Kollateralisation

Wie in ➤ Kap. 10.1.1 beschrieben, ist beim Versuch, einen Infarkt mittels nativer CT nachzuweisen, zu bedenken, dass sich nur bereits ausreichend ödematös demarkierte Infarkte sicher nachweisen lassen. Somit ist es mittels nativer CT nicht immer möglich, das Gesamtausmaß des zum Untersuchungszeitpunkt vorliegenden Infarktkerns zu bestimmen (➤ Abb. 10.5, s. Farbtafeln).

Neueste Computerprogramme bieten eine gute Unterstützung beim Erkennen von Infarktfrühzeichen anhand des nativen CT. Um eine Standardisierung in der Schlaganfalldiagnostik zu erreichen, sollten möglichst automatisierte Verfahren zur Diagnoseunterstützung herangezogen werden. In den aktuellsten Leitlinien der American Heart Association oder der European Stroke Organisation (ESO-ESMINT Guidelines: Turc et al. 2019) wurde die Empfehlung zur Verwendung solcher automatisierten Verfahren bereits implementiert.

Diese automatisierten Verfahren zur Infarktkerndarstellung im nativen CT beruhen auf dem Vergleich mit gesunden Probanden oder mit der „gesunden" Gegenseite. Geringe, mit dem Auge kaum erkennbare Unterschiede werden durch den Vergleich mit Gesunden oder der Gegenseite „visualisiert" – ein Ansatz der schon früh verfolgt wurde (Bendszus et al. 1997). Dabei werden die Schichtaufnahmen der nativen CT mittels 3D-Registierungstool ausgerichtet, das im Vergleich hypodense Gewebe farbig dargestellt, die ASPECTS-Regionen segmentiert und dann aufgrund der betroffenen Areale der ASPECTS automatisch berechnet (Herweh et al. 2016) (➤ Abb. 10.6a). ➤ Abb. 10.6 (s. Farbtafeln) zeigt CT-, CTP- und DSA-Bilder eines Patienten mit akutem ischämischem Infarkt bei Tandem-Verschluss rechts.

Die automatisierte Infarktkerndarstellung mit **MR-DWI** ist aufgrund der höheren Signalunterschiede zwischen gesundem und infarziertem Parenchym einfacher. Berücksichtigt wird i. d. R. Gewebe mit ADC Werten < 600 bzw. $620 \times 10^{-6}\,mm^2 \times s^{-1}$. Letzterer Grenzwert wurde aus den Daten der DEFUSE-Studien hergeleitet (Purushotham et al. 2015). Falsch positive Befunde werden reduziert, wenn nur ADC-Läsionen innerhalb von minderperfundiertem Gewebe („T_{max} inside") analysiert werden (Kellner et al. 2017).

➤ Abb. 10.7 (s. Farbtafeln) zeigt MRT-Bilder bei einem Patienten mit proximalem M1-Verschluss rechts.

Neben der MR-DWI ist die **CT-Perfusion** (CTP) das am besten validierte Verfahren zur Bestimmung des Infarktkerns. Hierbei wurden in verschiedenen Studien DWI-Läsionen mit CT-Perfusionskarten co-registriert und mit verschiedenen Nachbearbeitungsverfahren analysiert (Bouslama et al. 2017a, b; Koenig et al. 2001; Mokin et al. 2017; Wintermark et al. 2001). Die CTP kann sowohl vor als auch nach der CTA durchgeführt werden. Die CTP nach der CTA durchzuführen (Freiburger Schlaganfall-CT-Schema) hat den Vorteil, dass es zu keiner Verzögerung der CTA-Bildgebung kommt und bei in der CTA ersichtlichem Vorliegen einer verringerten Herzauswurfleistung auf die dadurch verspätete KM-Anflutung durch Erhöhung des CTP-Scan-Delays um z. B. 10 s reagiert werden kann. Durch diese Maßnahme kann die Rate an technisch nicht verwertbaren CTP deutlich reduziert werden.

MERKE

Für die Durchführung der CTP wird eine Scandauer von ca. 45 s mit einer zeitlichen Auflösung von ca. 1,5 s empfohlen.

Es existieren bereits verschiedenste kommerziell verfügbare Nachverarbeitungsprogramme, die MR- und CT-Perfusionsdaten auf ähnliche Weise auswerten und nach wenigen Minuten Perfusionskarten im lokalen PACS bzw. auf mobilen Geräten präsentieren (➤ Abb. 10.8, s. Farbtafeln). Wichtig bei den vollautomatischen Programmen ist eine zuverlässige Kontrolle potenzieller Fehlerquellen wie z. B. Patientenbewegung und Probleme bei der KM-Anflutung im Gehirnparenchym. Die Kontrolle auf Patientenbewegung ist bei allen aktuellen Auswerteprogrammen Standard. Durch eine Kontrolle der arteriellen Input-Funktion (AIP) werden ein verspätetes oder zu geringes KM-Anfluten aufgrund einer schlechten Herzauswurfleistung oder Probleme beim venösen Zugang (Streckung des KM-Bolus) aufgedeckt. Um ein kompaktes KM-Anfluten zu gewährleisten, sollte ein periphervenöser Katheter (PVK) mit einem Mindestlumen von 18 G verwendet und in der Armbeuge platziert werden. Die Injektion (Protokoll Neuroradiologie Freiburg: 50 ml KM mit einer Konzentration von 400 mg Jod/ml) sollte mit einer Injektionsrate von 6 ml/s durchgeführt werden. So wird garantiert, dass der KM-Bolus das Hirnparenchym möglichst kompakt erreicht und dass dadurch eine reliable Perfusionsauswertung erzielt wird.

Seit den beiden positiven Thrombektomie-Studien **DAWN und DEFUSE-3** bei akutem ischämischem Schlaganfall im Zeitfenster von 6–16 bzw. 24 h wird die Berechnung des Infarktvolumens bzw. des „Tissue-at-risk"-Volumens (= Penumbra) in den aktuellen Leitlinien empfohlen. Dies setzt jedoch eine annähernde Gesamthirnabdeckung voraus, was durch einen ausreichend breiten CT-Detektor (= Detektorbreite mind. 8 cm) bzw. die Möglichkeit des Tischvorschubs („Jog"- oder „Shuttle"-Technik) gelingt (Roberts et al. 2001). Alternativ kann man bei geringerer CTP-Abdeckung einen CTP-ASPECTS für die Beurteilung des Infarktausmaßes verwenden. Die aktuell empfohlenen Einschlusskriterien inkl. der bildmorphologischen Grenzwerte laut aktueller Studienlage (DEFUSE-3- und DAWN-Studie) zur systemischen Thrombolyse bis 9,5 h und zur mechanischen Lyse bis 16 bzw. 24 h sind ➤ Tab. 10.1 zu entnehmen. Zu erwähnen wäre diesbezüglich, dass die Thresholds sehr konservativ gewählt wurden, um das positive Ergebnis der erwähnten Thrombektomiestudien im späten Zeitfenster nicht zu gefährden. Weitere Studien mit erweiterten Einschlusskriterien werden folgen.

➤ Abb. 10.8 (s. Farbtafeln) zeigt einen mittels CTA primär nicht erkannten M1-Verschluss bei einem 80-jährigen Patienten mit „wake-up stroke" und rechtshemisphäraler Mediasymptomatik (NIHSS 15).

Laut aktueller ESO-ESMINT-Leitlinie (Turc et al. 2019) wird für die Indikation zur Thrombektomie plus „best medical management" inkl. IVT im 0- bis-6-Stunden-Zeitfenster der Ausschluss eines großen Infarktkerns (ASPECTS < 6 oder Infarktkernvolumen > 70 ml) empfohlen. Die Thrombektomie bei Patienten mit LVO und großem Infarktkern sollte möglichst im Rahmen von randomisierten Studien zum Vergleich mit „best medical management alone" erfolgen (➤ Abb. 10.9, s. Farbtafeln).

Ein weiterer Grund für die Durchführung einer CTP oder DWI innerhalb von 0–6 Stunden liegt in der Diagnoseunterstützung bei atypischem klinischem Erscheinungsbild (➤ Abb. 10.10, s. Farbtafeln) bzw. bildtechnischen Problemen wie bei bewegungsartefakt- oder ausgeprägt venös überlagerter CTA (➤ Abb. 10.8, s. Farbtafeln) sowie zur Erkennung von sog. Stroke Mimics wie z. B. einem nonkulvulsiven Status epilepticus oder einer Todd-Parese.

Als ein weiteres Verfahren zur Darstellung des „tissue at risk" bzw. der Kollateralen wird die **Mehrphasen-CT-Angiografie (mCTA)** eingesetzt. Bei der mCTA handelt es sich im Wesentlichen um eine CTP mit geringer zeitlicher Auflösung. Mit ihr wird die „Qualität" der leptomeningealen Kollateralen eingeschätzt (Maas et al. 2009; Menon et al. 2015). Die **Beurteilung der leptomeningealen Kollateralen** ist der angiografischen Beurteilung entnommen. Sie erfolgt qualitativ, z. B. nach Maas et al. (2009), in vier Schweregrade:

- **Schweregrad 1:** kein kollateraler Blutfluss oder kollateraler Blutfluss in < 50 % des Mediastromgebiets

Tab. 10.1 Einschlusskriterien zur systemischen Thrombolyse bis zu 9 h nach „last seen normal" (LSN) (EXTEND IA; Campbell et al. 2019) und zur mechanischen Thrombolyse (Thrombektomie) bis zu 24 h LSN (DEFUSE-3; DAWN)

	DEFUSE-3*	DAWN**
Zeitfenster	6–16 h seit LSN#	6–24 h seit LSN#
Alter	18–90 Jahre	≥ 18 (siehe Mismatch)
Prä-Stroke	mRS ≤ 2; Lebenserwartung ≥ 6 Monate	mRS ≤ 1; Lebenserwartung ≥ 6 Monate
NIHSS-Score	≥ 6	≥ 10 (siehe Mismatch)
Verschlussort	ICA und/oder M1	ICA und/oder M1
Mismatch	Mismatch-Volumen mittels CT- oder MR-Perfusion inkl. automat. quantitatives Postprocessing: Infarktkernvolumen < 70 ml UND Mismatch-Volumen > 15 ml (T_{max} > 6 s) UND Mismatch Ratio (Penumbra/Core) > 1,8	Klinik/Bildgebungs-Mismatch: Alter < 80 und NIHSS ≥ 10 und Kern ≤ 30 ml ODER Alter < 80 und NIHSS ≥ 20 und Kern 31–51 ml ODER Alter ≥ 80 und NIHSS ≥ 10 und Kern 0–20 ml

LSN: „last seen normal" * Albers et al. (2018) ** Nogueira et al. 2018

- **Schweregrad 2:** weniger kollateraler Blutfluss als auf der Gegenseite oder kollateraler Blutfluss in > 50 % des Mediastromgebiets
- **Schweregrad 3:** kollateraler Blutfluss wie auf der Gegenseite
- **Schweregrad 4:** kollateraler Blutfluss besser als auf der Gegenseite

CAVE

Die native CT ist zu keinem Zeitpunkt in der Lage, die gesamte Infarktausdehnung darzustellen. Dies ist nur mittels CTP bzw. MR-DWI möglich.

Ein weiterer Ansatz ist die akute Schlaganfallbildgebung mit einer **Flachdetektor-Angiografie-Anlage** („one-stop management") (Psychogios et al. 2017). Dieser Diagnoseansatz ist aber nur Thrombektomie-Zentren mit in der Angiografie-Anlage integrierter CT- und P-Funktionalität sowie ausreichenden personellen Kapazitäten vorbehalten und setzt eine zuverlässige Präselektion über klinische Parameter der für eine Thrombektomie infrage kommenden Patienten bereits in der prähospitalen Phase voraus.

LEITLINIEN

Die Leitlinien der American Heart Association (AHA) und der European Stroke Organisation (ESO) wurden im Dezember 2018 neu aufgelegt. Sie sind frei zugänglich und geben einen aktuellen Überblick über das evidenzbasierte Wissen rund um die (bildbasierte) Therapieentscheidung beim akuten ischämischen Schlaganfall:

- www.ahajournals.org/doi/full/10.1161/STR.0000000000000158
- https://eso-stroke.org/eso-guideline-directory/

LITERATUR

Abels B, Villablanca JP, Tomandl BF, Uder M, Lell MM. Acute stroke: a comparison of different CT perfusion algorithms and validation of ischaemic lesions by follow-up imaging. Eur Radiol 2012; 22(12): 2559–2567.

Albers GW, Marks MP, Kemp S, Christensen S, Tsai JP, Ortega-Gutierrez S, et al. DEFUSE 3 Investigators. Thrombectomy for stroke at 6 to 16 hours with selection by perfusion imaging. N Engl J Med 2018; 378(8): 708–718.

Barber PA, Demchuk AM, Zhang J, et al. Validity and reliability of a quantitative computed tomography score in predicting outcome of hyperacute stroke before thrombolytic therapy. ASPECTS Study Group. Alberta Stroke Programme Early CT Score Lancet 2000; 355: 1670–1974.

Barber PA, Demchuk AM, Hill MD, et al. The probability of middle cerebral artery MRA flow signal abnormality with quantified CT ischaemic change: targets for future therapeutic studies. J Neurol Neurosurg Psychiatry 2004; 75: 1426–1430.

Bendszus M, Urbach H, Meyer B, et al. Improved CT diagnosis of acute middle cerebral artery territory infarcts with density-difference analysis. Neuroradiology 1997; 39: 127–131.

Bouslama M, Bowen MT, Haussen DC, et al. Selection paradigms for large vessel occlusion acute Ischemic stroke endovascular therapy. Cerebrovasc Dis 2017a; 44: 277–284.

Bouslama M, Haussen DC, Grossberg JA, et al. Computed tomographic perfusion selection and clinical outcomes after endovascular therapy in large vessel occlusion stroke. Stroke 2017b; 48: 1271–1277.
Brazzelli M, Sandercock PA, Chappell FM, Celani MG, Righetti E, Arestis N, et al. Magnetic resonance imaging versus computed tomography for detection of acute vascular lesions in patients presenting with stroke symptoms. Cochrane Database Syst Rev 2009; 4: CD007424.
Campbell BCV, Ma H, Ringleb PA, et al. EXTEND, ECASS-4, and EPITHET Investigators. Extending thrombolysis to 4.5–9 h and wake-up stroke using perfusion imaging: a systematic review and meta-analysis of individual patient data. Lancet 2019; 394(10193): 139–147.
Herweh C, Ringleb PA, Rauch G, et al. Performance of e-ASPECTS software in comparison to that of stroke physicians on assessing CT scans of acute ischemic stroke patients. Int J Stroke 2016; 11: 438–445.
Kellner E, Reisert M, Kiselev VG, et al. Automated infarct core volumetry within the hypoperfused tissue: technical implementation and evaluation. J Comput Assist Tomogr 2017; 41: 515–520.
Koenig M, Kraus M, Theek C, et al. Quantitative assessment of the ischemic brain by means of perfusion-related parameters derived from perfusion CT. Stroke 2001; 32: 431–437.
Maas MB, Lev MH, Ay H, et al. Collateral vessels on CT angiography predict outcome in acute ischemic stroke. Stroke 2009; 40: 3001–3005.
Menon BK, d'Esterre CD, Qazi EM, et al. Multiphase CT angiography: a new tool for the imaging triage of patients with acute ischemic stroke. Radiology 2015; 275: 510–520.
Mokin M, Levy EI, Saver JL, et al. Predictive value of RAPID assessed perfusion thresholds on final infarct volume in SWIFT PRIME (solitaire with the intention for thrombectomy as primary endovascular treatment). Stroke 2017; 48: 932–938.
Na DG, Kim EY, Ryoo JW, et al. CT sign of brain swelling without concomitant parenchymal hypoattenuation: comparison with diffusion and perfusion weighted MR imaging. Radiology 2005; 235: 992–948.
Nogueira RG, Jadhav AP, Haussen DC, Bonafe A, Budzik RF, Bhuva P, et al. DAWN Trial Investigators. Thrombectomy 6 to 24 hours after stroke with a mismatch between deficit and infarct. N Engl J Med 2018; 378(1): 11–21.
Paciaroni M, Agnelli G, Floridi P, Alberti A, Acciarresi M, Venti M, et al. Hyperdense middle cerebral and/or internal carotid arteries in acute ischemic stroke: rate, predictive factors and influence on clinical outcome. Cerebrovasc Dis 2011; 32(3): 239–245.
Psychogios M-N, Behme D, Schregel K, et al. One-stop management of acute stroke patients: minimizing door-to-reperfusion times. Stroke 2017; 48: 3152–3155.
Purushotham A, Campbell BCV, Straka M, et al. Apparent diffusion coefficient threshold for delineation of ischemic core. Int J Stroke 2015; 10: 348–353.
Roberts HC, Roberts TP, Smith WS, Lee TJ, Fischbein NJ, Dillon WP. Multi-section dynamic CT perfusion for acute cerebral ischemia: the "toggling-table" technique. AJNR Am J Neuroradiol 2001; 22(6): 1077–1080.
Tomsick TA, Brott TG, Chambers AA, et al. Hyperdense middle cerebral artery sign on CT: efficacy in detecting middle cerebral artery thrombosis. AJNR Am J Neuroradiol 1990; 11: 473–477.
Turc G, Bhogal P, Fischer U, Khatri P, Lobotesis K, Mazighi M, et al. European Stroke Organisation (ESO) – European Society for Minimally Invasive Neurological Therapy (ESMINT) Guidelines on Mechanical Thrombectomy in Acute Ischemic Stroke. J Neurointervent Surg 2019; . Feb 26. pii: neurintsurg-2018-014569. http://dx.doi.org/ 10.1136/neurintsurg-2018-014569. [Epub ahead of print].
von Kummer R. Effect of training in reading CT scans on patient selection for ECASS II. Neurology 1998; 51: S50–S52.
Wardlaw JM, Mielke O. Early signs of brain infarction at CT: observer reliability and outcome after thrombolytic treatment ± systematic review. Radiology 2005; 235: 444–453.
Wheeler HM, Mlynash M, Inoue M, Tipirneni A, Liggins J, Zaharchuk G, et al. DEFUSE 2 Investigators. Early diffusion-weighted imaging and perfusion-weighted imaging lesion volumes forecast final infarct size in DEFUSE2. Stroke 2013; 44: 681–685.
Wintermark M, Thiran JP, Maeder P, et al. Simultaneous measurement of regional cerebral blood flow by perfusion CT and stable xenon CT: a validation study. AJNR Am J Neuroradiol 2001; 22: 905–914.

10.2 Duplexsonografie

Felix Schlachetzki

ZUSAMMENFASSUNG

- Die Duplexsonografie der hirnversorgenden Arterien ist ein integraler Bestandteil der Schlaganfalldiagnostik.
- Sie ist untersucherabhängig und muss erlernt werden, liefert in erfahrenen Händen aber zuverlässige Aussagen über die vaskuläre Versorgung des Gehirns und die Pathophysiologie des Schlaganfalls.

10.2.1 Akuter Schlaganfall

Einleitung

Die Anwendung neurovaskulärer Ultraschalldiagnostik auf der Stroke Unit ist ein Alleinstellungsmerkmal einer kompetenten Schlaganfallbehandlung in der

Hand der behandelnden Neurologen. Dank der Gefäßwanddiagnostik und Charakterisierung der zerebralen Hämodynamik kann früh und eigenständig ein pathophysiologisches Konzept bei allen Patienten erstellt und die therapeutische Sicherheit bei immer häufiger individuellen Therapien gesteigert werden. Im Folgenden werden prominente und sinnvolle Anwendungen der Neurosonografie bei der Behandlung des akuten Schlaganfalls aufgeführt, die auch davon abhängig ist, welche **Primärdiagnostik** seitens der Radiologie/Neuroradiologie angeboten wird und welche diagnostische Lücke entsteht. Vor allem bietet die Gefäßwanddiagnostik mittels extrakranieller Farbduplexsonografie („extracranial color-coded sonography", ECCS) einen hohen Mehrgewinn, der künftige Therapiepfade beeinflussen kann.

Neurosonografie in der Notaufnahme

Der ischämische Schlaganfall ist eine zeitkritische Erkrankung, und die extra- und intrakranielle Farbduplexsonografie wird unter den Meinungsbildnern der Szene als „Zeitfresser" angesehen, da sie von Untersuchungszeiten von 20–30 min ausgehen und für die Therapieinitiierung insbesondere der endovaskulären Embolektomie keinen Mehrwert sehen. Eine pathophysiologisch orientierte Untersuchung lässt sich allerdings sowohl im Rettungswagen als auch in der Notaufnahme vom ultraschallerfahrenen Neurologen in unter 6 min mit hoher Sensitivität und Spezifität durchführen (Connolly et al. 2019; Schlachetzki et al. 2012). Für die weitere und schnelle Behandlung darf es durchaus als Mehrwert gesehen werden, wenn der behandelnde Neurologe noch vor dem Radiologen eine Diagnose stellen kann, v. a. da bei der überwiegenden Mehrheit der Schlaganfallpatienten kein Hauptstammverschluss einer intrakranielle Arterie vorliegt.

TIPP

Ein Farbduplexgerät am besten mit Standby-Modus in der Notaufnahme; Nutzung von Ultraschallkontrastmitteln und Untersuchung der kontralateral der Parese bestehenden A. cerebri media (engl. medial cerebral artery", MCA) bei Patienten mit Hemiparese und kortikalen Zeichen wie Neglect und Aphasie. Die Darstellung der ipsilateralen A. cerebri anterior bei fehlender MCA erlaubt i. d. R. schon die Diagnose eines MCA-Hauptstammverschlusses und parallel zur CTA/CTP die Benachrichtigung der interventionellen Neuroradiologie oder des Sekundärtransports (➤ Abb. 10.11).

Verschlüsse intrakranieller Arterien („large vessel occlusion", LVO)

Patienten mit Verschlüssen der großen intrakraniellen Arterien mit der Indikation zur Embolektomie machen neben Patienten mit kleinen Embolien, TIAs, intrazerebralen Blutungen, subduralen Blutungen, retinalen Ischämien, Hirn- und Sinusvenenthrombosen sowie Stroke Mimics nur einen kleinen, aber wichtigen Teil der Stroke-Unit-Patienten aus. Die Identifikation von LVO z. B. der A. cerebri media gelingt mit kontrastverstärkter transkranieller Farbduplexsonografie („contrast-enhanced transcranial color-coded sonography", ce-TCCS) leicht und schnell mit > 90 % Sensitivität und noch höherer Spezifität. Allerdings hat die ce-TCCS für die Entscheidung bzgl. der endovaskulären Embolektomie bei Verschlüssen der A. cerebri media und der A. basilaris aufgrund der bisherigen Studien keinen Stellenwert (Campbell et al. 2015). Die Diagnose im Sinne der Kriterien der MR-CLEAN-Studie (Berkhemer et al. 2015) ist durchaus möglich, und Neurologen sollten in der Lage sein, selbstständig einen intrakraniellen Arterienverschluss auszuschließen oder einen extrakraniellen Verschluss zu charakterisieren (➤ Tab. 10.2).

Die begrenzte flächendeckende Verfügbarkeit der endovaskulären Neuroradiologie führt zu vermehrten Sekundärtransporten von regionalen Stroke Units ohne Neuroradiologie zu überregionalen Stroke Units/neurovaskulären Zentren oder zu neuen Versorgungskonzepten wie dem „Flying Interventionalist (FIT)" im TEMPiS-Netzwerk (www.tempis.de/index.php/flying-interventionalists.html?25a99f-b6f5cd3a21c61698db179a5bfa=28ad882ab9c24ff-04eb0499370f2bbe5), wo die neurointerventionelle Kompetenz zu kleinen Stroke Units für die Embolektomie hingeflogen wird. Die Anwendung prähospitaler Scores erlaubt die Selektion von Patienten mit LVO nicht in befriedigender Sensitivität und Spezifität (Smith et al. 2018), jedoch können mobile Farbduplexgeräte in der Hand des versierten Neurologen schon prähospital Verschlüsse der MCA mit äußerst hoher Sensitivität und Spezifität zu diagnostizieren und Transportpfade zu initiieren (Schlachetzki et al. 2012; Herzberg et al. 2014). Die Hoffnung auf einen signifikanten Benefit der Sono-Thrombolyse hat sich bislang nicht bestätigt, ist aber weiterhin Gegenstand klinischer Studien (Ricci et al. 2012; Alexandrov et al. 2019).

10

Tab. 10.2 Möglicher Mehrwert neurosonografischer Untersuchungen beim akuten Schlaganfall

Fragestellung	Ultraschalltechnik	Therapeutische Konsequenz
Unruhiger Patient, Angio- oder Perfusionsbildgebung nur in Narkose möglich	ce-TCCS z.A. LVO	Narkoseuntersuchung und Embolektomie (➤ Abb. 10.11, s. Farbtafeln) oder Stroke-Unit-Therapie
Frühe klinische Besserung z.B. nach externer Lyse und Verlegung	ce-TCCS zum Nachweis der Rekanalisation	Erneute CTA nicht notwendig, intensivierte medikamentöse Therapie (➤ Abb. 10.12, s. Farbtafeln)
Isolierter Verschluss der A. carotis interna	Differenzierung Akutverschluss von altem Verschluss mit ECCS	Entscheidung gefäßchirurgische (Weis-Müller et al. 2013), endovaskuläre (Kwak et al. 2014) (➤ Abb. 10.13, s. Farbtafeln) oder medikamentöse Therapie
Fehlende extrakranielle Arteriendarstellung bei primär intrakranieller CTA/CTP	Identifikation von hochgradigen Stenosen, Dissektionen und Elongationen	Vorbereitung für kombinierte Stentdilatation extrakraniell und Embolektomie (Sivan-Hoffmann et al. 2017)

10.2.2 Intrazerebrale Blutung

Typische und atypische intrazerebrale Blutungen werden überwiegend konservativ behandelt. Die Datenlage ist bzgl. der Blutdrucksenkung weiterhin nicht befriedigend (Guo et al. 2017), was nicht zuletzt an der fehlenden Charakterisierung von Blutungen in Bezug auf ihre raumfordernde Wirkung bzw. den intrakraniellen Druck liegt. Nach dem initialen cCT kann die frühe TCCS über den Pulsatilitätsindex in den MCA einen Hinweis auf den intrazerebralen Druck (Bellner et al. 2004) bzw. somit zerebralen Perfusionsdruck geben, die raumfordernde Progression über Messung der Mittellinienverlagerung und Ventrikelweite (Stolz et al. 1999; Bertram et al. 2000) liefern und somit dem Patienten bzw. Pflegepersonal viele Transporte ins CT sparen (➤ Abb. 10.14, s. Farbtafeln).

10.2.3 Symptomatische ACI-Stenose und Mikroembolien

Die symptomatische Stenose der A. carotis interna (ACI) nach NASCET-Kriterien (Arning et al. 2010) führt häufig zu kleinen und mittleren embolischen Infarkten, selten zu Verschlüssen der MCA und zu hämodynamischen Infarkten. Nur sehr wenige Patienten müssen notfallmäßig operiert werden, nämlich dann, wenn neben den peripheren Embolien eine schwere hämodynamische Komponente, d. h. Low-Flow in der abhängigen MCA existiert und das erhöhte OP-Risiko (Gefahr einer Einblutung in einen akuten, instabilen Infarkt) durch eine Karotisendarteriektomie (CEA) oder Stentbehandlung („carotid artery stenting", CAS) mit konsekutiver dualer Plättchenaggregation in Kauf genommen werden muss (Nordanstig et al. 2017; Mihindu et al. 2019). Der Erfolg einer dualen Plättchenhemmung mit Clopidogrel und ASS kann durch die Mikroemboliedetektion „online" überprüft werden (➤ Abb. 10.15, s. Farbtafeln) und erlaubt die hocheffektive Stabilisierung des Infarkts bis hin zur Therapieentscheidung bzw. Intervention, z. B. durch Statintherapie und Blutdruckeinstellung (Shahidi et al. 2016; Markus et al. 2005).

TIPP

Sollte kein spezieller transkranieller Doppler (TCD) zur Mikroemboliedetektion vorhanden sein, kann die transkranielle Sonde (TCD oder TCCS) mit vergrößertem Messfenster (8 mm) zur Not handgehalten und für 10" nach Mikroemboliesignalen (MES) mit charakteristischem „zirpendem" Ton gefahndet werden (➤ Abb. 10.16, s. Farbtafeln).

Die ECCS erlaubt die einfache Charakterisierung der Plaquemorphologie einer ACI-Stenose und somit neben dem Stenosegrad auch eine verbesserte Selektion für entweder CEA oder CAS oder „best medical treatment" (Reiff et al. 2019; Eckstein et al. 2016; Markus et al. 2010; Burow et al. 2014; Paraskevas et al. 2016; AWMF 2012) (➤ Tab. 10.3, ➤ Abb. 10.16, s. Farbtafeln; s. hierzu auch ➤ Kap. 12.5).

Tab. 10.3 Zusätzliche Entscheidungskriterien für die Behandlung der symptomatischen Stenose der A. carotis interna (Leitlinienempfehlung grau hinterlegt)

Kriterium	CEA	Stent	BMT
Stenosegrad			
	> 50–70 % NASCET flottierende Plaques Leitlinie	> 50–70 % NASCET Leitlinie	> 50 % NASCET **Individuell**
Infarktgröße			
• groß • mittel • klein	– – – + + + + +	– – – + + + + +	ohne duale TAH duale TAH (3 Monate) duale TAH (3 Monate)
Komorbiditäten			
• monomorbid • VHF • HI NYHA > III° • aktiver Tumor • Demenz • erhöhtes Narkoserisiko	+ + + + + + – – – – – – – – –	+ + + + – – – – – – – +	+ – + + + + + + + +
Echogenität			
• echoarm • echoreich • gemischt	+ + + + + + + +	– – – – + +	– – – + + +
Intrakranielle Kollateralen/zerebrale Autoregulation			
• gut • mäßig • schlecht	+ + (Shunt) + + + (Shunt)	+ + + + + +	+ + + + –
Mikroembolien			
• positiv • negativ	+ + + +	+ + + +	– +
Medikamentöse Vortherapie (BMT)			
• ja • nein	+ + + +	+ + + +	– + + +
Patientenwunsch	?	?	?

BMT: „best medical treatment", CAS: „carotid artery stenting", CEA: Karotisendarteriekomie, NASCET: North Atlantic Carotid Artery Trial, TAH: Thrombozytenaggregationshemmer

10.2.4 Ungewöhnliche Schlaganfallursachen

Zerebrale Vaskulitis Die Verdachtsdiagnose einer sehr seltenen „Vaskulitis" bei relativ jungen Schlaganfallpatienten mit intrakraniellen Stenosen in den ersten Segmenten ist insbesondere bei noch unerfahrenen Neurologen und Radiologen sehr beliebt und eine entsprechende Kortison-Pulstherapie im akuten Schlaganfall nicht ungefährlich. Mittels ECCS kann schnell und einfach die Intima-Media-Dicke an der A. carotis communis bestimmt werden. Sollte diese deutlich erhöht sein, spräche das eher für das Vorliegen einer arteriosklerotischen Genese der Stenose und würde die Verdachtsdiagnose einer Vaskulitis unwahrscheinlicher machen (➤ Abb. 10.17, s. Farbtafeln).

Takayasu-Arteriitis Die Vaskulitis des jungen Patienten ist eine sehr einfache Blickdiagnose bei Darstellung der A. carotis communis (➤ Abb. 10.18, s. Farbtafeln), die in den Diagnosekriterien der American Academy for Rheumatology nicht erwähnt wird, die Pathophysiologie aber gut darstellt.

10

Riesenzellarteriitis Die hochauflösende Farbduplexsonografie der A. temporalis superficialis kann die Biopsie dieser Arterie als ACR-Kriterium ersetzen und die Diagnose sichern (➤ Abb. 10.19, s. Farbtafeln) (Guggenberger und Bley 2019). Wichtiger ist jedoch, die Beteiligung der A. vertebralis anhand des charakteristischen echoarmen Randsaums („halo“) zu identifizieren, während die CTA häufig nicht zwischen Hypoplasie und konzentrischer Inflammation unterscheiden kann (➤ Abb. 10.19, s. Farbtafeln).

Flottierende Thromben Die MIP-Rekonstruktion („maximum intensity projection“) der CT-oder MR-Angio-grafie kann das Vorhandensein von mobilen Thromben an der Karotis maskieren. Die Addition einer weiteren Bildgebung mittels ECCS kann die ätiologische Einordnung entscheidend ändern (➤ Abb. 10.20, s. Farbtafeln).

10.2.5 Fazit

Die Anwendung der extra- und intrakraniellen Farbduplexsonografie auf der Stroke Unit ist nicht umsonst Teil des Stroke-Units-Konzepts der Deutschen Schlaganfall-Gesellschaft. Die bettseitige und sofortige Visualisierung der Gefäßwandverhältnisse und der Hämodynamik kann den Weg zur richtigen Diagnose teilweise erheblich abkürzen, Schrotschussuntersuchungen vermeiden, Zufallsbefunde ihrer Wichtigkeit entsprechend einordnen und nicht zuletzt auch Befunde der anderen bildgebenden Verfahren kontrollieren (Artefaktkontrolle!) bzw. es ermöglichen, deren Dynamik zu verfolgen. Vor allem macht sie Spaß und setzt diagnostische Highlights, und sie ermöglicht es, in „Augenhöhe“ mit Radiologen, Kardiologen, Gefäß- und Neurochirurgen die richtigen Entscheidungen für die Schlaganfallpatienten zu treffen (Schreiber et al. 2011; Schlachetzki et al. 2017).

10

LITERATUR

Alexandrov AV, Köhrmann M, Soinne L, Tsivgoulis G, Barreto AD, Demchuk AM, et al. CLOTBUST-ER Trial Investigators. Safety and efficacy of sonothrombolysis for acute ischaemic stroke: a multicentre, double-blind, phase 3, randomised controlled trial. Lancet Neurol 2019; 18(4): 338–347.

Arning C, Widder B, von Reutern GM, Stiegler H, Görtler M. Revision of DEGUM ultrasound criteria for grading internal carotid artery stenoses and transfer to NASCET measurement. Ultraschall Med 2010; 31(3): 251–257.

AWMF. S3-Leitlinie zur Diagnostik, Therapie und Nachsorge der extracraniellen Carotisstenose; AWMF-Registernummer 004-028; www.awmf.org/uploads/tx_szleitlinien/004-028l_S3_Extracranielle_Carotisstenose_2012_abgelaufen.pdf (letzter Zugriff: 14.8.2019).

Bellner J, Romner B, Reinstrup P, Kristiansson KA, Ryding E, Brandt L. Transcranial Doppler sonography pulsatility index (PI) reflects intracranial pressure (ICP). Surg Neurol 2004; 62: 45–51.

Berkhemer OA, Fransen PS, Beumer D, van den Berg LA, Lingsma HF, Yoo AJ, et al. MR CLEAN Investigators. A randomized trial of intraarterial treatment for acute ischemic stroke. N Engl J Med 2015; 372(1): 11–20.

Bertram M, Khoja W, Ringleb P, Schwab S. Transcranial colour-coded sonography for the bedside evaluation of mass effect after stroke. Eur J Neurol 2000; 7(6): 639–646.

Burow A, Lyrer PA, Nederkoorn PJ, Brown MM, Sztajzel R, Engelter ST, Bonati LH. Echographic risk index and cerebral ischemic brain lesions in patients randomized to stenting versus endarterectomy for symptomatic carotid artery stenosis. Ultraschall Med 2014; 35(3): 267–272.

Campbell BCV, Donnan GA, Lees KR, Hacke W, Khatri P, Hill MD, et al. Endovascular stent thrombectomy: the new standard of care for large vessel ischaemic stroke. Lancet Neurol 2015; 14(8): 846–854.

Connolly F, Röhl JE, Guthke C, Wengert O, Valdueza JM, Schreiber SJ. Emergency room use of „fast-track" ultrasound in acute stroke: an observational study. Ultrasound Med Biol 2019; 45(5): 1103–1111.

Eckstein HH, Reiff T, Ringleb P, Jansen O, Mansmann U, Hacke W. on behalf of the SPACE 2 Investigators. SPACE-2: A missed opportunity to compare carotid endarterectomy, carotid stenting, and best medical treatment in patients with asymptomatic carotid stenoses. Eur J Vasc Endovasc Surg 2016; 51: 761–765.

Guggenberger K, Bley T. Imaging in large vessel vasculitides. Rofo 2019; 191(12): 1083–1090.

Guo R, Blacker DJ, Wang X, Arima H, Lavados PM, Lindley RI, Chalmers J, et al. INTERACT Investigators. Practice patterns for neurosurgical utilization and outcome in acute intracerebral hemorrhage: intensive blood pressure reduction in acute cerebral hemorrhage trials 1 and 2 studies. Neurosurgery 2017; 81(6): 980–985.

Herzberg M, Boy S, Hölscher T, Ertl M, Zimmermann M, Ittner KP, et al. Prehospital stroke diagnostics based on neurological examination and transcranial ultrasound. Crit Ultrasound J 2014; 6: 3.

Kwak JH, Zhao L, Kim JK, Park S, Lee DG, Shim JH, et al. The outcome and efficacy of recanalization in patients with acute internal carotid artery occlusion. Am J Neuroradiol 2014; 35(4): 747–753.

Markus HS, Droste DW, Kaps M, Larrue V, Lees KR, Siebler M, Ringelstein EB. Dual antiplatelet therapy with clopidogrel and aspirin in symptomatic carotid stenosis evaluated using doppler embolic signal detection: the Clopidogrel and Aspirin for Reduction of Emboli in Symptomatic Carotid Stenosis (CARESS) trial. Circulation 2005; 111(17): 2233–2240.

Markus HS, King A, Shipley M, Topakian R, Cullinane M, Reihill S, et al. Asymptomatic embolisation for prediction of stroke in the Asymptomatic Carotid Emboli Study (ACES): a prospective observational study. Lancet Neurol 2010; 9(7): 663–671.

Mihindu E, Mohammed A, Smith T, Brinster C, Sternbergh 3rd WC, Bazan HA. Patients with moderate to severe strokes (NIHSS score > 10) undergoing urgent carotid interventions within 48 hours have worse functional outcomes. J Vasc Surg 2019; 69(5): 1471–1481.

Nordanstig A, Rosengren L, Strömberg S, Österberg K, Karlsson L, Bergström G, et al. Editor's Choice – Very urgent carotid endarterectomy is associated with an increased procedural risk: the Carotid Alarm Study. Eur J Vasc Endovasc Surg 2017; 54(3): 278–286.

Paraskevas KI, Mikhailidis DP, Veith FJ, Spence JD. Definition of best medical treatment in asymptomatic and symptomatic carotid artery stenosis. Angiology 2016; 67(5): 411–419.

Reiff T, Eckstein HH, Mansmann U, Jansen O, Fraedrich G, Mudra H, et al. Angioplasty in asymptomatic carotid artery stenosis vs. endarterectomy compared to best medical treatment: One-year interim results of SPACE-2. Int J Stroke 2019 Mar 15; 1747493019833017.

Ricci S, Dinia L, Del Sette M, Anzola P, Mazzoli T, Cenciarelli S, Gandolfo C. Sonothrombolysis for acute ischaemic stroke. Cochrane Database Syst Rev 2012; 10: CD008348.

Schlachetzki F, Herzberg M, Hölscher T, Ertl M, Zimmermann M, Ittner KP, et al. Transcranial ultrasound from diagnosis to early stroke treatment: part 2: prehospital neurosonography in patients with acute stroke: the Regensburg stroke mobile project. Cerebrovasc Dis 2012; 33(3): 262–271.

Schlachetzki F, Nedelmann M, Poppert H, Saur D, Harloff A, Liman J, et al. Neurosonologische Diagnostik in der Akutphase des Schlaganfalls ist Merkmal einer qualifizierten Versorgung. Akt Neurol 2017; 44: 501–508.

Schreiber S, Schreiber F, Glaser M, Skalej M, Heinze HJ, Goertler M. Detecting artery occlusion and critical flow diminution in the case of an acute ischemic stroke-methodological pitfalls of common vascular diagnostic methods. Ultraschall Med 2011; 32(3): 274–280.

Shahidi S, Owen-Falkenberg A, Gottschalksen B, Ellemann K. Risk of early recurrent stroke in symptomatic carotid stenosis after best medical therapy and before endarterectomy. Int J Stroke 2016; 11(1): 41–51.

Sivan-Hoffmann R, Gory B, Armoiry X, Goyal M, Riva R, Labeyrie PE, et al. Stent-retriever thrombectomy for acute anterior ischemic stroke with tandem occlusion: a systematic review and meta-analysis. Eur Radiol 2017; 27(1): 247–254.

Smith EE, Kent DM, Bulsara KR, Leung LY, Lichtman JH, Reeves MJ, et al. American Heart Association Stroke Council. Accuracy of prediction instruments for diagnosing large vessel occlusion in individuals with suspected stroke: a systematic review for the 2018 guidelines for the early management of patients with acute ischemic stroke. Stroke 2018; 49(3): e111–e122.

Szabo K, Kern R, Gass A, Griebe M, Lanczik O, Daffertshofer M, Hennerici MG. Early spontaneous recanalization following acute carotid occlusion. J Neuroimaging 2008; 18: 148–153.

Stolz E, Gerriets T, Fiss I, Babacan SS, Seidel G, Kaps M. Comparison of transcranial color-coded duplex sonography and cranial CT measurements for determining third ventricle midline shift in space-occupying stroke. Am J Neuroradiol 1999; 20(8): 1567–1571.

Weis-Müller BT, Spivak-Dats A, Turowski B, Siebler M, Balzer KM, Grabitz K, et al. Time is brain? Surgical revascularization of acute symptomatic occlusion of the internal carotid artery up to one week. Ann Vasc Surg 2013; 27(4): 424–432.

EMPFOHLENE LEHRBÜCHER

Kaps M, von Reutern GM, Stolz E, von Büdingen HJ, editors. Sonografie in der Neurologie. 3. akt. u. überarb. A. Stuttgart: Thieme 2016.

Valdueza JM, Schreiber SJ, Röhl JE, Connolly F, Klingebiel R. Neurosonology and Neuroimaging of Stroke. 2nd edn. Stuttgart: Thieme 2016.

Widder B, Hamann G, editors. Duplexsonographie der hirnversorgenden Arterien. 7. akt. u. überarb. A. Berlin, Heidelberg: Springer 2018.

10.3 Kardiale Diagnostik

Peter Kraft

ZUSAMMENFASSUNG

- Die essenzielle kardiale Diagnostik nach TIA und ischämischem Schlaganfall besteht aus einer Rhythmus- und einer strukturellen Diagnostik des Herzens.
- Mit steigender Ableitezeit der Rhythmusdiagnostik nimmt die Wahrscheinlichkeit der Detektion von Vorhofflimmern zu.
- Die Echokardiografie als bisheriger Goldstandard der strukturellen kardialen Diagnostik wird durch Methoden der Schnittbildgebung ergänzt, die je nach vorliegendem Befund der Echokardiografie überlegen sein können.
- Die transösophageale Echokardiografie (TEE) bleibt die Methode der Wahl bei der Beurteilung des linken Vorhofs und der Herzklappen sowie bei der Suche nach bzw. der Beschreibung eines PFO.

Die kardiale Zusatzdiagnostik ist ein essenzieller Bestandteil der **Ursachenabklärung** nach TIA und ischämischem Schlaganfall. Es geht konkret um die Frage, ob eine kardiale Emboliequelle gefunden werden kann. Dies kann sich auf eine strukturelle Ursache (z. B. Vorhofthrombus, PFO, weitere) oder eine höhergradige Herzrhythmusstörung (Vorhofflimmern/Vorhofflattern) beziehen (s. auch ➤ Kap. 5.2).

FALLBEISPIEL

Ein 82-jähriger Patient erleidet einen rechtshemisphärischen embolisch anmutenden Infarkt im Stromgebiet der A. cerebri media. Im Rahmen der diagnostischen Abklärung erfolgen neben der kraniellen Bildgebung eine Duplexsonografie der hirnversorgenden Arterien, ein Langzeit-EKG über 24 h und eine transthorakale Echokardiografie (TTE). Es wird keine Schlaganfallursache gefunden, sodass der Patient bei sehr guter Besserung schließlich unter ASS 100 mg und einem Statin nach Hause entlassen wird.

Einen Monat später kommt es zu einem bihemisphärischen ischämischen Rezidivereignis. Erneut erfolgt ein Langzeit-EKG, das nicht wegweisend ist. Erst durch eine dann durchgeführte TEE wird ein Vorhofthrombus detektiert und eine orale Antikoagulation mit Marcumar® begonnen.

10.3.1 Elektrokardiografie

Dementsprechend beginnt die kardiale Diagnostik i. d. R. mit der Durchführung einer **12-Kanal-EKG-Ableitung** zeitnah nach stationärer Aufnahme des Patienten. Diese liefert folgende Informationen:

- Rhythmus (Sinusrhythmus vs. Vorhofflimmern, d. h. Indikation für orale Antikoagulation und gleichzeitig Identifikation der wahrscheinlichen Schlaganfallursache)
- Hinweise für akute kardiale Probleme wie z. B. Herzinfarkt (Studien belegen enge Zusammenhänge der sog. Herz-Hirn-Achse; ➤ Kap. 25); Hinweise für chronische kardiale Komorbiditäten wie z. B. Bluthochdruck mit entsprechenden EKG-Veränderungen

Zusätzlich erfolgt auf der Stroke Unit ein **multimodales Monitoring,** das eine dauerhafte EKG-Ableitung beinhaltet (➤ Kap. 11.1).

Bei allen Patienten, bei denen keine höhergradige Herzrhythmusstörung bekannt ist, die einen ischämischen Schlaganfall begünstigt und mittels oraler Antikoagulation behandelt werden sollte, und die man potenziell oral antikoagulieren bzw. mit einem Vorhofohrverschluss behandeln würde, sollte ein **Langzeit-EKG** registriert werden. Bei negativem Befund wären weitere Ableitungen (ggf. auch im ambulanten Umfeld) ratsam, da bekannt ist, dass die Dauer der Ableitung mit der Detektionsrate an **Vorhofflimmern** (VHF) korreliert. So konnte z. B. in einer Studie gezeigt werden, dass die Detektionsrate für paroxysmales VHF bei Patienten mit ischämischem Schlaganfall bei einer Ableitzeit von 24 h bei 4,8 % lag vs. 12,5 % bei einer Ableitzeit von 7 Tagen (Stahrenberg et al. 2010). In der ebenfalls deutschen FIND-AF Randomised Study wurde gezeigt, dass eine dreimalige Langzeit-EKG-Ableitung über je 10 Tage in den ersten 6 Monaten nach ischämischem Schlaganfall durchführbar ist und dabei in 14 % der Fälle ein VHF nachweisen konnte im Vergleich zu 5 % in der Kontrollgruppe (Wachter et al. 2017). In bestimmten Indikationen (z. B. rezidivierende embolische Schlaganfälle ohne Detektion einer Emboliequelle) kann zusätzlich die Implantation eines Event-Recorders erwogen werden, der (je nach Hersteller) für bis zu ca. 3 Jahre Herzfrequenz und Herzrhythmus überwacht. Studien belegen eindrucksvoll die im Vergleich zum Langzeit-EKG massiv steigende Detektion von Vorhofflimmern mit Event-Recorder (z. B. Sanna et al. 2014, Detektion innerhalb von 1 Jahr nach kryptogenem Schlaganfall in 12,4 vs. 2,0 % der Fälle).

Eine entscheidende Frage ist dabei jedoch auch, ob Patienten, bei denen man auch durch mehrere Langzeit-EKGs kein VHF feststellen konnte, die also eventuell nur sehr kurz oder selten in einem VHF sind, auch von einer oralen Antikoagulation profitieren. Eine weitere Frage ist, ob man bei embolisch anmutenden und z. B. auch noch rezidivierend auftretenden ischämischen Schlaganfällen zwingend den Nachweis eines VHF abwarten sollte, bevor man eine Antikoagulation beginnt, oder ob in diesen Fällen ggf. ein forscheres Vorgehen sinnvoll ist. Diese beiden Fragestellungen wurden in größeren Studien untersucht. Dabei zeigte sich zumindest für die Gesamtpopulation mit ESUS (➤ Kap. 5.2) kein Benefit einer oralen Antikoagulation mit Rivaroxaban (Hart et al. 2018) bzw. Dabigatran (Diener et al. 2019) verglichen mit ASS als Standardtherapie. Erste Subgruppenanalysen konnten jedoch nachweisen, dass einzelne Patientengruppen möglicherweise doch von einer Antikoagulation profitieren, auch wenn (noch) kein VHF detektiert wurde. Auf die Studien wird näher in ➤ Kap. 12.3 eingegangen.

Auf vielen Stroke Units werden zusätzlich zur Monitorüberwachung und zum Langzeit-EKG automatisierte Systeme eingesetzt, die fortlaufend das Monitor-EKG bzgl. der Frage, ob Hinweise auf ein VHF vorliegen, nach bestimmten statistischen Methoden auswerten (Rizos et al. 2012). Nach den Erfahrungen des Autors kann diese automatisierte Auswertung die Aussagekraft eines Langzeit-EKGs jedoch trotz hoher Sensitivität (noch?) nicht ersetzen. Problematisch sind v. a. falsch positive Befunde, sodass stets eine genaue Bewertung aller vom Computersystem als auffällig gekennzeichneten EKG-Passagen nötig ist.

➤ Abb. 10.21 (s. Farbtafeln) illustriert eine gegenwärtige Expertenmeinung (Häusler et al. 2018) und zeigt ein diagnostisches Fließschema auf, wobei nach der Auftretenswahrscheinlichkeit eines erstmaligen VHF nach ischämischem Schlaganfall stratifiziert wird (➤ Tab. 10.4).

Da zunehmend Wearables in der Medizin eingesetzt werden, bleibt die weitere Entwicklung spannend. Es ist wahrscheinlich, dass die Detektion von VHF zunehmend auch durch Smartwatches zuverlässig, auf Dauer, günstig und absolut nichtinvasiv erfolgen kann (z. B. Wasserlauf et al. 2019).

10.3.2 Transösophageale und transthorakale Echokardiografie

Neben der Rhythmusdiagnostik steht bei der kardialen Abklärung die Detektion struktureller kardialer Auffälligkeiten im Vordergrund, die zu einer kardioembolischen Embolisierung beitragen können. Die wichtigste Untersuchung hierfür ist derzeit die Echokardiografie. Da neuere Untersuchungen zur Herz-Hirn-Achse nahelegen, dass etwa 15 % aller Patienten mit akutem Schlaganfall eine systolische Dysfunktion besitzen, die ggf. durch den Schlaganfall zusätzlich negativ beeinflusst wird, spielt auch eine Messung der kardialen Funktion (insb. Ejektionsfraktion, Kontraktilität) eine Rolle (Bieber et al. 2017).

Die **transösophageale Echokardiografie (TEE)** hat Vorteile und ist gegenüber der **transthorakalen Echokardiografie (TTE)** sensitiver, was die Beurteilung des linken Vorhofs, eines PFO, des Aortenbogens und der Herzklappen (Endokarditis?) angeht. Die Durchführung eines TTE ist dafür auch in den Händen von Neurologen bei Durchführung auf der Stroke Unit mithilfe eines Handheld-Echokardiografiegerätes machbar und liefert verlässliche Ergebnisse im Vergleich mit der Untersuchung durch ein stationäres High-End-Gerät in kardiologischer Hand (Kraft et al. 2017).

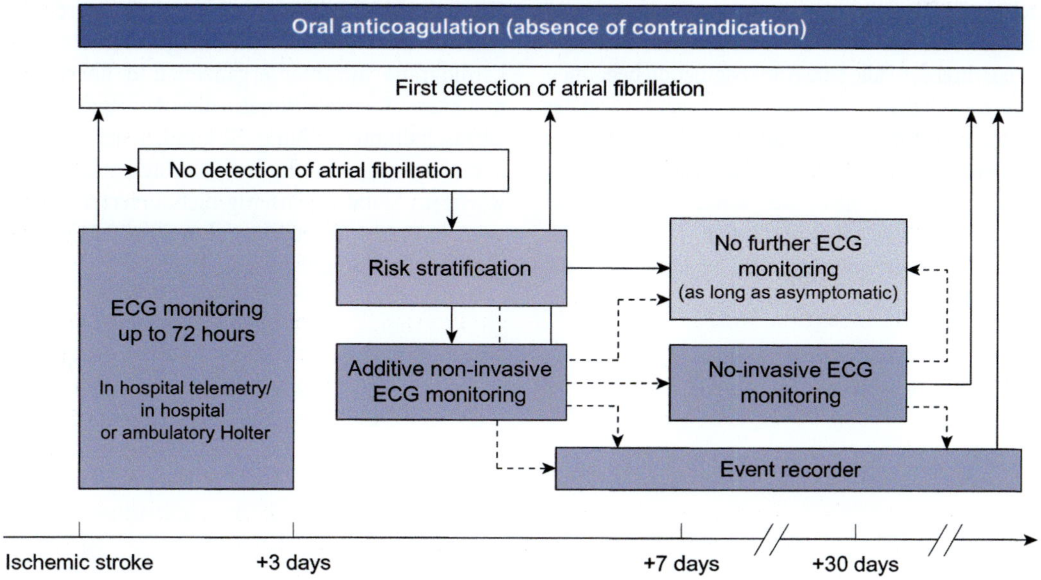

Abb. 10.21 Diagnostisches Fließschema zur Rhythmusdiagnostik nach ischämischem Schlaganfall [L143]

Tab. 10.4 Faktoren, welche die Wahrscheinlichkeit des ersten Auftretens von VHF nach ischämischem Schlaganfall maßgeblich beeinflussen (mod. nach Häusler et al. 2018)

	Geringes Risiko	Hohes Risiko
Alter	<60 Jahre	≥75 Jahre
Anzahl der supraventrikulären Extrasystolen	<120/24 h	≥480/24 h
Längster „atrial run"	<5 Schläge	≥20 Schläge
BNP	<50 pg/ml	>100 pg/ml
NT-proBNP	<200 pg/ml	<400 pg/ml
Durchmesser linker Vorhof	<40 mm	>45 mm
Schlaganfall ätiologie	mikroangiopathisch/lakunär	kardioembolisch (außer VHF), ESUS, makro angiopathisch

Eine Studie zeigte bei Patienten mit kryptogenem ischämischem Schlaganfall, dass durch ein TEE in 69,3 % der Fälle pathologische Befunde aufgedeckt wurden. Man ging davon aus, dass das TEE-Ergebnis in 9,1 % der Fälle zu einer Therapieänderung führte (Katsanos et al. 2016a). Ein systematischer Review kommt ebenfalls zu dem Schluss, dass kardiale Auffälligkeiten durch ein TEE zufällig erkannt werden, und beschreibt auch, dass auf der Basis des TEE-Befunds in bis zu einem Drittel der Fälle eine Antikoagulation begonnen wurde. Da sich diese Antikoagulation nach Ansicht der Autoren jedoch meist nicht auf ein leitlinienbasiertes Vorgehen auf dem Boden randomisierter Studien zurückführen lässt, bleibe der Nutzen der TEE bei kryptogenem Schlaganfall noch offen (McGrath et al. 2014). Eine weitere Metaanalyse ergänzt, dass die Sensitivität der Erkennung pathologischer Befunde hoch, die Prävalenz wirklich kausal mit dem ischämischen Schlaganfall assoziierter Auffälligkeiten jedoch gering ist (Katsanos et al. 2016b). Aktuelle Leitlinien bleiben bzgl. einer Empfehlung für eine TEE- vs. TTE-Diagnostik relativ zurückhaltend.

TIPP

Nach Ansicht des Autors empfiehlt sich die Durchführung eines TEE bei Patienten mit klarer Schlaganfallsymptomatik und nicht lakunär anmutendem Schlaganfall (d.h. unauffälliger Bildgebung oder embolisch anmutend), wenn keine andere offensichtliche Ursache (z.B. VHF, Stenose der zuführenden Arterie) vorliegt und sich aus der TEE prinzipiell eine therapeutische Konsequenz (z.B. Antikoagulation) ergeben könnte.
Die Durchführung einer TEE bei bekanntem VHF kann in bestimmten Konstellationen sinnvoll sein (z.B. bei V.a. Endokarditis), bringt bzgl. der Frage nach einer Indikation für eine Antikoagulation jedoch keine zusätzlichen Informationen.

10.3.3 Kardiale Bildgebungsmodalitäten im Vergleich

In den letzten Jahren häuften sich Publikationen, in denen der zusätzliche Nutzen einer kardialen CT- bzw. MRT-Bildgebung untersucht wurde. Tatsächlich kann eine Schnittbildgebung die Echokardiografie mitunter ergänzen und übertrifft in manchen Konstellationen die Aussagekraft der Ultraschalluntersuchung. Es handelt sich somit um komplementäre Methoden, die sich nach gegenwärtigem Stand gegenseitig nicht ersetzen können. ➤ Abb. 10.22, s. Farbtafeln und ➤ Tab. 10.5 skizzieren die aktuelle Studienlage.

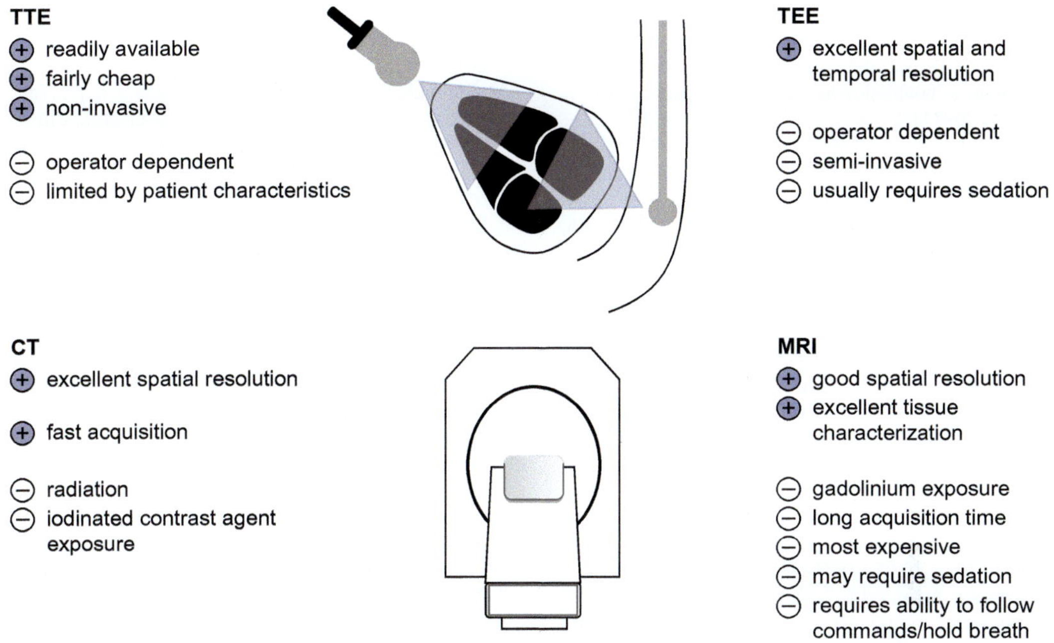

Abb. 10.22 Vor- und Nachteile verschiedener diagnostischer Modalitäten der kardialen Bildgebung (Camen et al. 2019) [L143]

Tab. 10.5 Eignung verschiedener Methoden der kardialen Bildgebung in Abhängigkeit von der kardialen Pathologie bzw. der kardialen Zielstruktur (mod. nach Camen et al. 2019). Der diagnostische Goldstandard nach aktueller Studienlage ist fett gedruckt.

	TTE	TEE	CT	MRT
Linksventrikulärer Thrombus	+ bis ++	+ bis ++	++	**+++**
Kardiomyopathie	++	+	+	**+++**
Linker Vorhof inkl. Vorhofohr	+	**+++**	**+++**	++
PFO	++	**+++**	+	+
Herzklappen	+	**+++**	++ bis +++	+
Intrakardiale Tumoren	+	+	**+++**	**+++**
Atheromatöse Veränderungen der Aorta	–	++	**+++ (Angiografie)**	++ (Angiografie)

LITERATUR

Bieber M, Werner RA, Tanai E, Hofmann U, Higuchi T, Schuh K, et al. Stroke-induced chronic systolic dysfunction driven by sympathetic overactivity. Ann Neurol 2017; 82(5): 729–743.

Camen S, Haeusler KG, Schnabel RB. Cardiac imaging after ischemic stroke: echocardiography, CT, or MRI? Herz 2019; 44(4): 296–303.

Diener HC, Sacco RL, Easton JD, Granger CB, Bernstein RA, Uchiyama S, et al. RE-SPECT ESUS Steering Committee and Investigators. Dabigatran for prevention of stroke after embolic stroke of undetermined source. N Engl J Med 2019; 380(20): 1906–1917.

Hart RG, Sharma M, Mundl H, Kasner SE, Bangdiwala SI, Berkowitz SD, et al. NAVIGATE ESUS Investigators. Rivaroxaban for stroke prevention after embolic stroke of undetermined source. N Engl J Med 2018; 378(23): 2191–2201.

Häusler KG, Gröschel K, Köhrmann M, Anker SD, Brachmann J, Böhm M, et al. Expert opinion paper on atrial fibrillation detection after ischemic stroke. Clin Res Cardiol 2018; 107(10): 871–880.

Katsanos AH, Patsouras D, Tsivgoulis G, Kosmidou M, Katsanos KH, Kyritsis AP, Giannopoulos S. The value of transesophageal echocardiography in the investigation and management of cryptogenic cerebral ischemia: a single-center experience. Neurol Sci 2016a; 37(4): 629–632.

Katsanos AH, Giannopoulos S, Frogoudaki A, Vrettou AR, Ikonomidis I, Paraskevaidis I, et al. The diagnostic yield of transesophageal echocardiography in patients with cryptogenic cerebral ischaemia: a meta-analysis. Eur J Neurol 2016b; 23(3): 569–579.

Kraft P, Fleischer A, Wiedmann S, Rücker V, Mackenrodt D, Morbach C, et al. Feasibility and diagnostic accuracy of point-of-care handheld echocardiography in acute ischemic stroke patients – a pilot study. BMC Neurol 2017; 17(1): 159.

McGrath ER, Paikin JS, Motlagh B, Salehian O, Kapral MK, O'Donnell MJ. Transesophageal echocardiography in patients with cryptogenic ischemic stroke: a systematic review. Am Heart J 2014; 168(5): 706–712.

Rizos T, Güntner J, Jenetzky E, Marquardt L, Reichardt C, Becker R, et al. Continuous stroke unit electrocardiographic monitoring versus 24-hour Holter electrocardiography for detection of paroxysmal atrial fibrillation after stroke. Stroke 2012; 43(10): 2689–2694.

Sanna T, Diener HC, Passman RS, Di Lazzaro V, Bernstein RA, Morillo CA, et al. CRYSTAL AF Investigators. Cryptogenic stroke and underlying atrial fibrillation. N Engl J Med 2014; 370(26): 2478–2486.

Stahrenberg R, Weber-Krüger M, Seegers J, Edelmann F, Lahno R, Haase B, et al. Enhanced detection of paroxysmal atrial fibrillation by early and prolonged continuous Holter monitoring in patients with cerebral ischemia presenting in sinus rhythm. Stroke 2010; 41(12): 2884–2888.

Wachter R, Gröschel K, Gelbrich G, Hamann GF, Kermer P, Liman J, et al. Find-AF(randomised) Investigators and Coordinators. Holter-electrocardiogram-monitoring in patients with acute ischaemic stroke (Find-AFRANDOMISED): an open-label randomised controlled trial. Lancet Neurol 2017; 16(4): 282–290.

Wasserlauf J, You C, Patel R, Valys A, Albert D, Passman R. Smartwatch Performance for the detection and quantification of atrial fibrillation. Circ Arrhythm Electrophysiol 2019; 12(6):e006834.

KAPITEL

11

Ewgenia Barow, Bastian Cheng, Uta Hanning, Peter Kraft, Götz Thomalla

Akuttherapie

Die Akuttherapie des ischämischen Schlaganfalls zielt darauf ab, den ischämischen Schaden zu limitieren (d. h. gesundes Hirngewebe zu erhalten) sowie eine klinische Verschlechterung, frühe Rezidivereignisse und Komplikationen zu verhindern. Die Akuttherapie geht dabei nahtlos in die Sekundärprävention über, durch die weiteren zerebrovaskulären Ereignissen vorgebeugt werden soll (➤ Kap. 12).

Im Folgenden werden im Rahmen der Akuttherapie das Stroke-Unit-Konzept sowie die revaskularisierenden, d. h. kausal ansetzenden, Therapieoptionen vorgestellt.

MERKE

Die Rekanalisation eines zerebralen Gefäßverschlusses ist Grundvoraussetzung für ein gutes klinisches Outcome. Aber nicht jede erfolgreiche Gefäßrekanalisation (durch Thrombolyse und/oder Thrombektomie) führt auch zu einem guten klinischen Ergebnis. Das bedeutet, dass trotz erfolgreicher Rekanalisation ein großer Schlaganfall entstehen kann („**injury despite reperfusion**").

Neuroprotektive Therapiemaßnahmen, die also an bestimmten Punkten der pathophysiologischen Kaskade nach Beginn des ischämischen Schlaganfalls ansetzen (z. B. Glutamatantagonisten, Membranstabilisierer, Radikalfänger, Wachstumsfaktoren u. v. m.), sind in den meisten klinischen Studien gescheitert, obwohl in Tierstudien häufig ein positiver Effekt gezeigt wurde (Vorliegen eines sog. „**translational roadblock**").

11.1 Stroke-Unit-Behandlung

Peter Kraft

ZUSAMMENFASSUNG

- Das Stroke-Unit-Konzept wurde vor etwa 30 Jahren entwickelt und hat sich seitdem zunehmend etabliert.
- Die Daten sprechen für sich: Patienten, die auf einer Stroke Unit behandelt werden, haben eine niedrigere Letalität und ein geringeres Komplikationsrisiko, außerdem eine größere Chance auf ein besseres klinisches Ergebnis.
- Die Stroke-Unit-Behandlung stellt *das* Herzstück der erfolgreichen Schlaganfallbehandlung in Deutschland dar, da dort die für jeden Patienten interindividuell nötige Diagnostik und Therapie koordiniert wird.

11.1.1 Anforderungen und Voraussetzungen

FALLBEISPIEL

Eine 94-jährige Patientin wird mit Hemiparese li. und Dysarthrie in die Klinik gebracht. Es stellt sich im Verlauf ein großer rechtshemisphärischer Schlaganfall heraus. Da sich die Patientin in gutem Allgemeinzustand befindet, ungeachtet ihres hohen Alters geistig rege ist und keine Sprachstörung zeigt, wird trotz einer ausgeprägten Hemiparese und einer vorliegenden Patientenverfügung keine Therapielimitation angestrebt. Es kommt in den ersten 5 Tagen der Behandlung auf unserer Stroke Unit zu verschiedenen Komplikationen (Blutdruck- und Blutzuckerentgleisungen, Harnwegsinfekt, Aspirationspneumonie, Frühanfall), die aber stets sehr schnell erkannt und erfolgreich behandelt werden können. Nach einer längere Rehabilitationsbehandlung besuchte uns die Patientin mit ihren Angehörigen. Sie hatte sich offensichtlich sehr gut erholt, berichtete lebhaft von der Rehabilitation und konnte problemlos mit ihrem Rollator gehen.

Das Beispiel soll zeigen, dass es kein Alter gibt, ab dem eine Stroke-Unit-Behandlung nicht mehr sinnvoll wäre. Im Gegenteil: Je älter und kränker ein Patient ist, desto mehr dürfte er von der intensiven und aufwendigen Stroke-Unit-Behandlung profitieren.

In diesem Abschnitt liegt der Schwerpunkt auf den medizinischen Aspekten der Stroke-Unit-Versorgung. In ➤ Kap. 21 wird noch einmal separat auf qualitätssichernde Maßnahmen der Stroke-Unit-Behandlung eingegangen werden.

Das Stroke-Unit-Konzept wurde vor ungefähr 30 Jahren etabliert und hat seitdem eine ausgesprochene Erfolgsgeschichte erlebt. Es existieren verschiedene Definitionen, wobei **folgende Eigenschaften im Vordergrund** stehen:

- Eigene Abteilung (d. h. Station) im Krankenhaus, spezialisiert auf das Krankheitsbild Schlaganfall
- Multidisziplinärer Ansatz, d. h., neben der Behandlung durch Ärzte und Pflegepersonal zusätzlich eine umfangreiche Beübung durch unterschiedliche Therapeuten (i. d. R. mindestens Physiotherapie, Logopädie und Ergotherapie, ggf. zusätzlich Neuropsychologie)
- Behandlung der Patienten in verschiedenen Krankheitsstadien, d. h. von der Akuttherapie bei Aufnahme bis hin zu rehabilitativen Angeboten als Überleitung in eine Rehabilitationsbehandlung (mit Unterstützung des Sozialdienstes)

MERKE

Eine Stroke Unit beschreibt eine Schlaganfall-Spezialstation, auf der eine koordinierte multidisziplinäre Behandlung von der Akutsituation bis hin zu rehabilitativen Aspekten erfolgt.

Zusätzlich sollte sich eine Stroke Unit auszeichnen durch:

- Evidenzbasierte Standard Operating Procedures (SOPs) für diagnostische und therapeutische Entscheidungen
- Edukative Aspekte für Patienten und möglichst auch Angehörige

Auf Stroke Units erfolgen bzw. werden koordiniert:

- Akuttherapie inkl. Monitoring der Patienten
- Nötige Diagnostik zur ätiologischen Einschätzung
- Sekundärprävention
- Sozialmedizinische Beratung, Planung der Weiterbehandlung und -versorgung der Patienten

Eine adäquate **Stroke-Unit-Behandlung** ist für alle beteiligten Berufsgruppen mit **großem Aufwand** verbunden, wird jedoch von den Krankenkassen bei Vorliegen aller nötigen Voraussetzungen im Rahmen der OPS 8–981 (Neurologische Komplexbehandlung des akuten Schlaganfalls) entsprechend gegenfinanziert. Das **Monitoring** auf der Stroke Unit soll für mindestens 24 h (OPS 8–981.0) bzw. 72 h (OPS 8–981.1) kontinuierlich durchgeführt werden. Es beinhaltet regelhaft die regelmäßige Messung von Blutdruck, Herzfrequenz, Temperatur, Atemfrequenz, Sauerstoffsättigung und Blutzucker. Dadurch sollen akute Abweichungen der Vitalzeichen von der Norm schnell erkannt und behandelt werden können. Im Folgenden wird auf häufige Konstellationen von **Dysregulationen der Vitalzeichen** in der Akutphase des ischämischen Schlaganfalls eingegangen.

11.1.2 Monitoring der Vitalzeichen

Blutdruckeinstellung

Die Mehrzahl der Schlaganfallpatienten ist bei Aufnahme im Krankenhaus **hypertensiv entgleist,** was zum einen durch die Stresssituation an sich, zum anderen durch einen vorbekannten Hypertonus bzw. durch einen gewissen Erfordernishochdruck durch die schlaganfallbedingte Einschränkung der zerebralen Perfusion bedingt sein kann. So ist es verständlich, dass ein hoher Blutdruck in der Akutsituation eines ischämischen Infarkts protektiv (durch Verbesserung der zerebralen Perfusion), aber auch schädlich sein kann (erhöhte Gefahr einer Einblutung in das Infarktgewebe, gerade bei Thrombolyse). Die Studienlage ist dazu nicht ganz schlüssig, eine Studie zeigte aber, dass das Fortführen einer präexistierenden antihypertensiven Therapie gegenüber einer Pausierung dieser Therapie klinisch keinen Unterschied macht. Letztlich bedarf die akute Blutdruckeinstellung einer individuellen Einschätzung auf Basis der Therapie (bei Thrombolyse $RR_{syst} < 185$ mmHg systolisch) und der (kardialen) Vorerkrankungen.

LEITLINIEN

Die (bis 2014 gültige) Leitlinie der Deutschen Gesellschaft für Neurologie (eine neue Version der Leitlinie liegt gegenwärtig nicht vor) toleriert in den ersten Tagen Blutdruckwerte bis 220/120 mmHg (gilt nur für Patienten ohne Thrombolyse/Thrombektomie), und erst darüber hinausgehende Blutdruckentgleisungen sollen vorsichtig mit Urapidil, Captopril, Dihydralazin oder Clonidin behandelt werden (max. Senkung von 15 mmHg/h). Als Reservemedikamente stehen Nitroglycerin und Natriumnitroprussid zu Verfügung. Nifedipin wird nicht empfohlen, da rasche und potenziell kontraproduktive Blutdruckabfälle vorkommen.
www.dgn.org/leitlinien/2310-ll-22-2012-akuttherapie-des-ischaemischen-schlaganfalls

Ab Tag 2–3 nach dem Schlaganfall sollte bei Bedarf eine dauerhafte orale antihypertensive Therapie begonnen bzw. eine bestehende Therapie ausgebaut werden. Allerdings ist zu beachten, dass der Blutdruck bei vielen Schlaganfallpatienten in den Tagen nach dem Schlaganfall spontan sinkt. Die langfristige Blutdruckeinstellung ist in ➤ Kap. 12.6 näher ausgeführt.

MERKE

Bei einem akuten ischämischen Schlaganfall können in den ersten Tagen mitunter sehr hohe Blutdruckwerte toleriert werden. Im Falle einer Thrombolyse sollte der systolische Blutdruck aber unbedingt < 185 mmHg liegen.

Gelegentlich kommt es zum Auftreten **hypotoner Blutdruckentgleisungen,** die i. d. R. mittels kristalliner Infusionslösungen behandelt werden können. Nur in seltenen Fällen ist die Gabe von Katecholaminen nötig. Wichtig ist in jedem Fall die Ursachenabklärung der Hypotonie.

Blutzuckereinstellung

Bei vielen Patienten ist in der Akutsituation eines ischämischen Schlaganfalls zusätzlich eine **Hyperglykämie** festzustellen. Dies kann einen vorbekannten oder neu entdeckten Diabetes mellitus anzeigen, lässt sich jedoch auch im Rahmen einer Stressreaktion erklären. Epidemiologische Daten belegen, dass eine Hyperglykämie mit einem schlechten klinischen Ergebnis assoziiert ist. Daher sollte auf eine Normoglykämie geachtet werden, selbst wenn Interventionsstudien hierfür nicht durchgängig einen protektiven Effekt zeigen konnten. Weiterhin ist etwas unklar, ab welchen Werten der Blutzucker gesenkt werden sollte.

LEITLINIEN

Die (bis 2014 gültige) Leitlinie der Deutschen Gesellschaft für Neurologie (eine neue Version der Leitlinie liegt gegenwärtig nicht vor) empfiehlt eine Senkung ab Blutzuckerwerten > 200 mg/dl mit Altinsulin (z. B. > 200 mg/dl → 4 IE s.c., > 250 mg/dl → 6 IE s. c. usw.). Hypoglykämien können durch Traubenzucker bzw. Glukoseinfusionen ausgeglichen werden.
www.dgn.org/leitlinien/2310-ll-22-2012-akuttherapie-des-ischaemischen-schlaganfalls

Temperatursenkung

Es besteht eine eindeutige Datenlage, dass das Auftreten von **Fieber** mit einem schlechteren klinischen Ergebnis nach Schlaganfall assoziiert ist (Saini et al. 2009; Jørgensen et al. 1996). Dabei kann unterschieden werden zwischen zentralem Fieber, das potenziell durch eine zerebrale Schädigung im Rahmen des Schlaganfalls entsteht, und peripherem Fieber durch einen präexistierenden oder als Folge des Schlaganfalls auftretenden Infekt. Stets sollte versucht werden, die Fieberursache zu finden, um eine möglichst spezifische Therapie einzuleiten. Dies beinhaltet neben der Abnahme von Blutkulturen zumindest die Anfertigung eines Röntgen-Thorax (pneumonisches Infiltrat?) und die Durchführung einer Urinuntersuchung (Harnwegsinfekt?).

LEITLINIEN

Die (bis 2014 gültige) Leitlinie der Deutschen Gesellschaft für Neurologie (eine neue Version der Leitlinie liegt gegenwärtig nicht vor) empfiehlt eine Fiebersenkung ab $> 37{,}5$ °C. Dabei kommen antipyretische Substanzen wie Paracetamol oder Novaminsulfon sowie physikalische Methoden (z. B. Wadenwickel) zur Anwendung.
www.dgn.org/leitlinien/2310-ll-22-2012-akuttherapie-des-ischaemischen-schlaganfalls

Der Einsatz einer **Hypothermiebehandlung** ist in der Kardiologie etabliert, erfolgt in der Schlaganfallbehandlung derzeit aber meist nur im Rahmen von Studien. Eine klare Leitlinienempfehlung gibt es dazu gegenwärtig nicht. Zuletzt gab es zunehmend Hinweise, dass eine Hypothermie eher schädliche Effekte hatte (Neugebauer et al. 2019).

Sauerstoffgabe

11

Obwohl es noch vor wenigen Jahre einen Automatismus gab, dass jedem Schlaganfallpatienten auf der Stroke Unit **Sauerstoff** insuffliert wurde, ist dies aktuell nicht mehr zu empfehlen, da hierfür keinerlei wissenschaftliche Belege für einen Nutzen (Roffe et al. 2017), wohl aber für einen potenziell schädlichen Effekt existieren (Vincent et al. 2017). In einem pragmatischen Ansatz kann der Einsatz von Sauerstoff bei Vorliegen einer signifikanten Hypoxämie (z. B. bei O_2-Sättigung ≤ 90 %) erwogen werden (sofern keine Kontraindikationen bestehen), auch wenn selbst in dieser Konstellation ein Benefit der Sauerstoffgabe nicht eindeutig bewiesen ist.

Monitorüberwachung

Ein großer Vorteil einer länger dauernden Monitorüberwachung liegt zusätzlich in der Möglichkeit der besseren Beurteilung des Herzrhythmus. Es empfiehlt sich eine tägliche „**Gerätevisite**", um suspekte Rhythmusepisoden genauer unter die Lupe zu nehmen. Zusätzliche Programme, welche die Wahrscheinlichkeit eines Vorhofflimmerns anhand der Monitoringdaten abschätzen, sind weitverbreitet, ersetzen aus eigener Erfahrung jedoch nicht die Durchführung eines (bzw. im negativen Fall mehrerer) Langzeit-EKGs (➤ Kap. 10.3).

11.1.3 Vorteile der Stroke-Unit-Versorgung

Verglichen mit einer Schlaganfallbehandlung auf einer „Normalstation" verbessert die Stroke-Unit-Versorgung erwiesenermaßen das klinische Ergebnis (Unabhängigkeit, Rückkehr nach Hause) und reduziert gleichzeitig die Verweildauer, die Komplikationsrate und die Mortalität (➤ Abb. 11.1) (Zhu et al. 2009; Strand et al. 1986; Jørgensen et al. 1995). Der positive Effekt ist unabhängig vom Alter eines Patienten (Saposnik et al. 2009), d. h., es gibt keinen Grund, einen älteren Patienten nur des Alters wegen nicht auf einer Stroke Unit zu behandeln. Im Gegenteil sollte dies bei älteren Patienten erst recht erfolgen, da die Komplikationsrate aufgrund zahlreicher Komorbiditäten i. d. R. erhöht ist.

MERKE

Die Stroke-Unit-Behandlung allein führt unabhängig von der Durchführung einer Thrombolyse und/oder Thrombektomie schon zu einer Verbesserung der Prognose (d. h. der multidisziplinäre Ansatz, die intensivere Therapie und das frühe Erkennen von Komplikationen und deren Behandlung und nicht die kausale Therapie durch eine revaskularisierende Maßnahme).

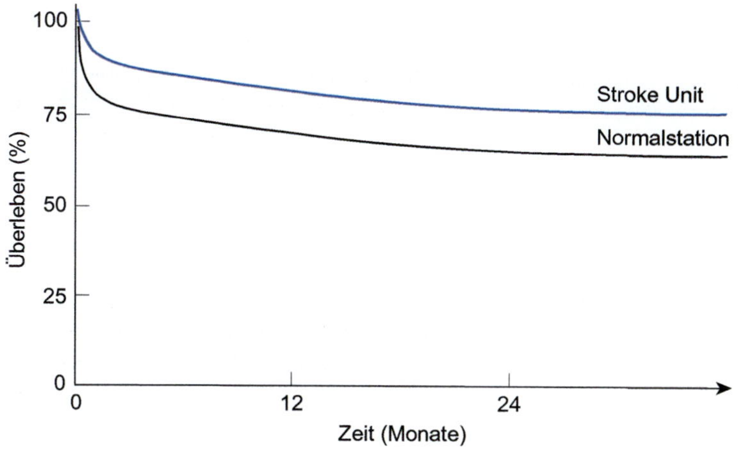

Abb. 11.1 Reduktion der Mortalität durch Behandlung von Schlaganfallpatienten auf einer Stroke Unit [L143]

Da auf Stroke Units häufiger eine leitlinienbasierte Therapie inkl. Thrombolyse und mechanische Rekanalisation erfolgt bzw. veranlasst wird, trägt dies sekundär zusätzlich zur Prognoseverbesserung gegenüber der Behandlung auf einer „Normalstation" bei.

MERKE

Die Behandlung eines Patienten mit TIA oder Schlaganfall auf einer Stroke Unit reduziert die Wahrscheinlichkeit von Komplikationen und Tod und verbessert gleichzeitig die Chancen für ein gutes klinisches Ergebnis inkl. körperlicher Unabhängigkeit.

11.1.4 Stroke-Unit-Konzepte

Aufgrund dieser positiven Daten wurden deutschlandweit mittlerweile über 300 Stroke Units nach den Kriterien der Deutschen Schlaganfall-Gesellschaft zertifiziert. Man unterscheidet dabei **überregionale und regionale Stroke Units,** für die jeweils andere Zertifizierungsmaßstäbe angesetzt werden (vgl. dazu ausführlicher ➤ Kap. 21).

Neben dem klassischen Stroke-Unit-Konzept besteht alternativ das sog. **Comprehensive-Stroke-Unit**-Konzept. Eine klassische Stroke Unit beinhaltet ausschließlich Monitorbetten, sodass spätestens bei Bettendruck und für den Fall, dass eine Direktverlegung in eine Rehabilitationseinrichtung bzw. eine Direktentlassung nach Hause nicht möglich ist, eine Verlegung des Patienten von der Stroke Unit auf eine „Normalstation" erfolgt. Dies hat regelmäßig zur Folge, dass ein neues Ärzte- und Pflegeteam zuständig ist, daher eine mündliche und/oder schriftliche Übergabe zwischen dem Stroke-Team und dem Team auf der Normalstation notwendig ist, bei der potenziell wichtige Informationen verloren gehen.

Das Comprehensive-Stroke-Unit-Konzept sieht Betten mit und ohne Monitorüberwachung in einer räumlichen Einheit vor, deren Patienten vom gleichen Team betreut werden. Dies hat zur Folge, dass bei einer Verlegung eines Patienten von einem Monitorbett in ein nicht monitorisiertes Bett innerhalb der Comprehensive Stroke Unit **keine Schnittstellenproblematik** generiert wird und die Behandlung in einer Hand bleibt. In Studien wurde nachgewiesen, dass dadurch Doppeluntersuchungen vermieden werden können und auch die Verweildauer gesenkt wird, sodass dieses Vorgehen auch ökonomische Vorteile bietet (Übersicht in Ringelstein et al. 2011). Ein weiterer Aspekt des Comprehensive-Stroke-Unit-Konzepts ist die regelmäßige Durchführung edukativer Maßnahmen, um aufseiten der Patienten und ihrer Angehörigen ein besseres Verständnis des Krankheitsbildes und der Behandlungskonzepte zu fördern. Die **Zertifizierung einer Comprehensive Stroke Unit** ist nach den Kriterien der Deutschen Schlaganfall-Gesellschaft ebenfalls möglich (Näheres in ➤ Kap. 21).

MERKE

Bei einer Comprehensive Stroke Unit bleibt die Behandlung bis zur Entlassung des Patienten in einer Hand. Schnittstellenproblematiken durch Verlegung zwischen Stationen mit unterschiedlichen therapeutischen Teams werden vermieden.

Eine weitere Entwicklung der letzten Jahre ist der zunehmende Aufbau von Schlaganfallnetzwerken mit **TeleStroke Units.** Diesem Thema ist wegen der großen Relevanz ein eigenes Kapitel (➤ Kap. 20) gewidmet. Aspekte zur Zertifizierung von TeleStroke Units werden in ➤ Kap. 21 aufgegriffen.

Neue Wege werden auch beim Konzept der **mobilen Stroke Unit** beschritten. Hier wird nicht der Patient ins Krankenhaus transportiert, sondern die mobile Stroke Unit (bestückt zumindest mit CT, Point-of-Care-Labormöglichkeiten, Neurologen) fährt direkt zum Patienten nach Hause, sodass bereits im präklinischen Setting eine Thrombolyse begonnen werden kann. Es ist fraglich, ob sich dieses Konzept über eine Pilotphase hinaus wird durchsetzen können, da die Kosten immens und mobile Stroke Units nur in bestimmten geografischen Szenarien sinnvoll sind (Großstadt: fraglicher Nutzen, da nächste stationäre Stroke Unit schnell erreichbar; ländliche Gebiete: vermutlich nicht umsetzbar, da von einer mobilen Stroke Unit große Entfernungen zu überbrücken wären, sodass ein Patient genauso gut mit dem nächstplatzierten Transportmittel ins Krankenhaus gebracht werden könnte).

LITERATUR

Jørgensen HS, Nakayama H, Raaschou HO, Larsen K, Hübbe P, Olsen TS. The effect of a stroke unit: reductions in mortality, discharge rate to nursing home, length of hospital stay, and cost. A community-based study. Stroke 1995; 26(7): 1178–1182.

Jørgensen HS, Reith J, Pedersen PM, et al. Body temperature and outcome in stroke patients. Lancet) 1996; 348: 193–131.

Neugebauer H, Schneider H, Bösel J, Hobohm C, Poli S, Kollmar R, et al. Outcomes of hypothermia in addition to decompressive hemicraniectomy in treatment of malignant middle cerebral artery stroke: a randomized clinical trial. JAMA Neurol 2019; 76(5): 571–579.

Ringelstein EB, Müller-Jensen A, Nabavi DG, Grotemeyer KH, Busse O. Comprehensive Stroke Unit. Nervenarzt 2011; 82(6): 778–784.

Roffe C, Nevatte T, Sim J, Bishop J, Ives N, Ferdinand P, Gray R. Stroke Oxygen Study Investigators and the Stroke Oxygen Study Collaborative Group. effect of routine low-dose oxygen supplementation on death and disability in adults with acute stroke: the Stroke Oxygen Study randomized clinical trial. JAMA 2017; 318(12): 1125–1135.

Saini M, Saqqur M, Kamruzzaman A, et al. VISTA investigators. Effect of hyperthermia on prognosis after acute ischemic stroke. Stroke 2009; 40: 3051–3059.

Saposnik G, Kapral MK, Coutts SB, Fang J, Demchuk AM, Hill MD. Investigators of the Registry of the Canadian Stroke Network (RCSN) for the Stroke Outcome Research Canada (SORCan) Working Group. Do all age groups benefit from organized inpatient stroke care? Stroke 2009; 40(10): 3321–3327.

Strand T, Asplund K, Eriksson S, Hägg E, Lithner F, Wester PO. Stroke unit care – who benefits? Comparisons with general medical care in relation to prognostic indicators on admission. Stroke 1986; 17(3): 377–381.

Vincent JL, Taccone FS, He X. Harmful effects of hyperoxia in postcardiac arrest, sepsis, traumatic brain injury, or stroke: the importance of individualized oxygen therapy in critically ill patients. Can Respir J 2017; 2017: 2834956.

Zhu HF, Newcommon NN, Cooper ME, Green TL, Seal B, Klein G, et al. Calgary Stroke Program. Impact of a stroke unit on length of hospital stay and in-hospital case fatality. Stroke 2009; 40(1): 18–23.

11.2 Intravenöse Thrombolyse

Götz Thomalla, Ewgenia Barow

ZUSAMMENFASSUNG

- Die Effektivität der intravenösen Thrombolyse (IVT) ist zeitabhängig (**„Time is brain“**). Die Zeit vom Eintreffen in der Klinik bis zur Diagnostik und zum Beginn der IVT sollte weniger als 30 min betragen (**Door-to-Needle Time**).
- Für die IVT bei einem akuten ischämischen Schlaganfall (AIS) und einem **Zeitfenster < 4,5 h** ist ein natives CT zum Ausschluss einer Blutung ausreichend.
- Im **erweiterten Zeitfenster > 4,5–9 h** kann eine IVT beim AIS bei Nachweis von Risikogewebe (großes Perfusionsdefizit, kleiner Infarktkern) mittels Perfusions-CT (CTP) oder MRT erfolgen.
- Bei **AIS und unbekanntem Symptombeginn** (z. B. „Wake-up“-Schlaganfall) mit Nachweis eines DWI-FLAIR-Mismatch im MRT oder mit Nachweis von Risikogewebe mittels CTP oder MRT ist eine IVT sicher und effektiv.

• Eine IVT kann bei Patienten mit einem **AIS und Einnahme einer oralen Antikoagulation** durchgeführt werden, wenn bei Einnahme von Vitamin-K-Antagonisten (VKA) die INR < 1,7 beträgt oder bei Einnahme von Dabigatran vorab eine Antagonisierung mit Idarucizumab erfolgt.

11.2.1 Einführung

FALLBEISPIEL

Ein 73-jähriger Mann wird gegen 7 Uhr in die zentrale Notaufnahme eingewiesen. Er hat vor ca. 1 h nach dem Aufwachen eine Schwäche des rechten Armes und Beines bemerkt. Am Abend zuvor sei er gegen 22 Uhr ohne Beschwerden ins Bett gegangen. In der neurologischen Untersuchung bestätigt sich eine rechtsseitige sensomotorische brachiofaziale Hemiparese entsprechend einem NIHSS von 7 Punkten. An Vorerkrankungen sei eine arterielle Hypertonie bekannt. Außer zwei antihypertensiv wirksamen Substanzen nimmt er keine weiteren Medikamente ein. Sein Blutdruck liegt aktuell bei 155/85 mmHg. Es wird ein MRT durchgeführt, das ein „DWI-FLAIR-Mismatch", d. h. eine frische Schlaganfallläsion in der diffusionsgewichteten Bildgebung (DWI), im Bereich der Stammganglien li. ohne deutliche Hyperintesität in der korrespondierenden Region in der FLAIR-Sequenz zeigt. Basierend auf den Daten der WAKE-UP-Studie erfolgt eine Behandlung mittels IVT. Im Verlauf der nächsten Tage bessert sich das neurologische Defizit rasch. Bei Entlassung aus dem Krankenhaus besteht lediglich noch eine leichte Feinmotorikstörung der rechten Hand.

Die intravenöse Thrombolyse (IVT) mit Alteplase (rekombinanter Plasminogenaktivator, rtPA) wurde erstmalig 1995 zur Behandlung von Patienten mit einem AIS und einem Zeitfenster < 3 h zugelassen, nachdem in der NINDS-Studie eine Assoziation mit einem verbesserten klinischen Ergebnis und Behandlung mit Alteplase in einer Dosis von 0,9 mg/kg KG g festgestellt worden war (National Institute of Neurological Disorders 1995). Als man in der ECASS-III-Studie einen Nutzen der IVT hinsichtlich des klinischen Ergebnisses auch für eine Behandlung im Zeitfenster von 3–4,5 h nach Symptombeginn nachweisen konnte, wurde die Zulassung 2010 auf ein Zeitfenster von < 4,5 h ausgedehnt (Hacke et al. 2008).

Über zwei Jahrzehnte stützte sich die Indikation zur IVT auf Informationen zum Zeitpunkt des Symptombeginns. Als Schnittbildgebung war eine native CT ausreichend und diente lediglich zum Ausschluss von Kontraindikationen (intrakranielle Blutung). Mit den Ergebnissen der randomisierten klinischen Studien WAKE-UP und EXTEND gelang es erstmals, den Nutzen der Thrombolyse in einem erweiterten Zeitfenster bzw. bei unbekanntem Symptombeginn auf der Basis einer erweiterten Bildgebung mittels MRT oder CTP nachzuweisen (Thomalla et al. 2018; Ma et al. 2019).

11.2.2 IVT im Zeitfenster ≤ 4,5 h nach bekanntem Symptombeginn

Die IVT mit Alteplase in einer Dosis von 0,9 mg/kg KG ist die Standardbehandlung für alle Patienten mit einem AIS und einem Zeitfenster von ≤ 4,5 h (National Institute of Neurological Disorders 1995; Hacke et al. 2008). Voraussetzungen sind die klinische Diagnose eines akuten Schlaganfalls mit relevanter Symptomatik und der Ausschluss von Kontraindikationen. Als Bildgebung reicht eine native CT zum Ausschluss einer intrakraniellen Blutung ➤ Abb. 11.2a, s. Farbtafeln) aus. Bei bereits deutlichen und sehr ausgedehnten Infarktfrühzeichen müssen Nutzen und Risiko einer IVT kritisch gegeneinander abgewogen werden. Bei Patienten mit relevantem neurologischem Defizit sollte immer auch eine Gefäßdarstellung z. B. mittels CT-Angiografie (CTA) erfolgen, um ggf. die Indikation zur endovaskulären Schlaganfallbehandlung zu stellen (➤ Kap. 11.3).

11.2.3 IVT im erweiterten Zeitfenster > 4,5–9 h nach bekanntem Symptombeginn

Basierend auf den Ergebnissen der EXTEND-Studie und der gemeinsamen Analyse von EXTEND, ECASS-4/EXTEND und EPITHET können ausgewählte Patienten auch im erweiterten Zeitfenster 4,5–9 h nach Symptombeginn mit einer IVT behandelt werden (Ma et al. 2019; Campbell et al. 2019). Hierzu ist allerdings eine erweiterte Bildgebung mit CTP oder Schlaganfall-MRT erforderlich, das sog. **Penumbral Imaging.** Potenziell rettbares, aber vom Untergang bedrohtes Risikogewebe entspricht dem Mismatch zwischen ausgedehnter Perfusionsläsion (z. B. definiert als Verzögerung der T_{max} > 6 s) und kleinerem Infarktkern (definiert als Läsion in der DWI oder schwere Perfusionsstörung im CTP, z. B. mit relativem zerebralem Blutfluss [„cerebral blood flow", CBF] < 30 % im Vergleich zur Gegenseite). Eine IVT im erweiterten Zeitfenster sollte erwogen werden, wenn eine relevante Menge an Risikogewebe vorhanden ist. In EXTEND war dies definiert als eine Mismatch-Ratio von > 1,2 und ein absolutes Mismatch-Volumen von > 10 ml bei einem Infarktkern von < 70 ml (➤ Abb. 11.2b, s. Farbtafeln).

11.2.4 IVT bei unbekanntem Zeitpunkt des Symptombeginns

Auch bei unbekanntem Zeitpunkt des Symptombeginns können Patienten unter Verwendung erweiterter Bildgebung effektiv und sicher mit IVT behandelt werden, wie in der WAKE-UP-Studie nachgewiesen wurde (Thomalla et al. 2018). Hier basierte die Patientenauswahl auf der Durchführung eines MRT mit diffusionsgewichteter (DWI) und FLAIR-Bildgebung. Für eine IVT geeignet sind Patienten mit „DWI-FLAIR-Mismatch", d. h. dem Nachweis einer frischen Ischämie in der DWI bei Fehlen einer deutlichen Hyperintensität in der korrespondierenden Region im FLAIR – ein Befundmuster, das mit einem hohem prädiktiven Wert sehr frische (< 4,5 h alte) Infarkte nachweisen kann (➤ Abb. 11.2c, s. Farbtafeln).

Eine zweite Option zur Patientenauswahl für eine IVT bei unbekanntem Symptombeginn ist die Verwendung von Penumbral Imaging mittels CTP oder MRT analog zum Vorgehen im erweiterten Zeitfenster 4,5–9 h nach bekanntem Symptombeginn (s. o.). Das DWI-FLAIR-Mismatch erfordert nicht den Nachweis eines Gefäßverschlusses und auch keine Perfusionsbildgebung. Daher sollte bei Patienten mit unbekanntem Zeitfenster und leichtem bis mittelschwerem Schlaganfall bevorzugt eine MRT-Bildgebung erfolgen, um eine IVT indizieren zu können.

MERKE

Eine Subgruppenanalyse aus WAKE-UP konnte zeigen, dass die Thrombolyse auch bei Patienten mit lakunären Infarkten und unbekanntem Zeitfenster mit DWI-FLAIR-Mismatch effektiv und sicher ist (Barow et al. 2019).

11.2.5 Klinische Indikation und Kontraindikationen

Gemäß Zulassung ist die IVT bei klinischer Diagnose eines akuten Schlaganfalls indiziert. Die Zulassung macht keine Vorgabe über die Schwere des Defizits, ab der eine IVT indiziert ist. Häufig wird ein Punktwert von mindestens 4 Punkten auf der National Institutes of Health Stroke Scale (NIHSS) als Grenzwert für ein relevantes Defizit aufgeführt, und in EXTEND wurden nur Patienten mit einem Mindestwert von 4 auf der NIHSS eingeschlossen. Aber weder in der initialen NINDS-Studie noch in WAKE-UP gab es einen festgelegten unteren Grenzwert für den Patienteneinschluss; stattdessen wurde ein Schlaganfall mit relevanter Symptomatik bzw. behinderndem Defizit als Einschlusskriterium gefordert. Eine Metaanalyse von acht randomisierten klinischen Studien konnte ein verbessertes klinisches Ergebnis nach IVT mit Alteplase auch bei Patienten mit einem niedrigen NIHSS (0–4) bestätigen (Emberson et al. 2014).

MERKE

Für die klinische Praxis gilt daher:

- Bei jedem Patienten, bei dem die Schlaganfallsymptome zu einer relevanten bzw. behindernden Einschränkung führen, sollte eine IVT erwogen werden.
- Bei Patienten mit nicht behindernden Symptomen (z. B. isolierte Sensibilitätsstörung) kann eine IVT auf der Basis der neutralen Ergebnisse der PRISMS-Studie (kein Vorteil gegenüber ASS sowie Nachteil eines erhöhten Blutungsrisikos bei Patienten mit nicht behindernden Symptomen) nicht generell empfohlen werden (Khatri et al. 2018).

Als Kontraindikationen für eine IVT gelten alle Umstände, die mit einem erhöhten Risiko für eine relevante Blutung unter IVT einhergehen (Auswahl in ➤ Box 11.1). Mehrere Studien aus großen Schlaganfallregistern zeigen, dass ein Patientenalter > 80 Jahre kein spezifisch erhöhtes Blutungsrisiko bedeutet (Toni et al. 2008). Eine obere Altersgrenze für IVT wurde

Box 11.1 Kontraindikationen für eine intravenöse Thrombolyse (Auswahl)

- Einnahme gerinnungshemmender Medikamente: Marcumar® (INR > 1,7), Heparin therapeutisch (< 48 h), NOAK (< 24 h)
- Wesentliche Störung der Blutgerinnung innerhalb der letzten 6 Monate
- INR > 1,7, Thrombozytenzahl < 10.000/µl, PTT-Verlängerung
- Manifeste oder kurz zurückliegende schwere Blutung
- Bekannte AVM, Aneurysma, Symptome einer SAB
- Schlaganfall oder Schädel-Hirn-Trauma innerhalb der letzten 3 Monate
- Größere OP oder intrakranielle/intraspinale OP innerhalb der letzten 3 Monate
- Schwere Lebererkrankung, Pankreatitis, Ösophagusvarizen
- Nicht abgeheilte gastrointestinale Ulzera
- Endokarditis, Perikarditis, Meningitis, floride Tumorerkrankung
- Externe traumatische Herzdruckmassage < 10 d
- Entbindung < 10 d, Schwangerschaft: hier strengste Nutzen-Risiko-Abwägung, ggf. reduzierte rtPA-Dosis (0,6 mg/kg KG) anwenden

bereits 2015 in den Leitlinien der Deutschen Gesellschaft für Neurologie aufgehoben. Auch eine Vorerkrankung mit Diabetes mellitus gilt nicht mehr als Ausschlusskriterium. Eine Herausforderung stellen weiterhin Patienten mit einem epileptischen Anfall dar. Beim Verdacht, dass die neurologischen Defizite eher auf einem AIS basieren, kann eine IVT erfolgen. Eine erweiterte Bildgebung mittels CTP oder MRT kann die Entscheidungsfindung in solchen Fällen unterstützen.

11.2.6 Praktisches Management

Der AIS ist ein medizinischer Notfall und erfordert ein schnelles Management („Time is brain"). Je schneller die IVT erfolgt, desto besser ist das Behandlungsergebnis. Die Zeit vom Eintreffen in der Klinik bis zur Diagnostik und zum IVT-Beginn sollte weniger als 30 min betragen („door-to-needle time"). Dies erfordert eine gute interdisziplinäre Zusammenarbeit von Pflege, Neurologie, Innerer Medizin und Neuroradiologie.

- Nach der berichteten Anamnese bzw. Übergabe durch Rettungsdienst oder Notarzt wird die Schwere des neurologischen Defizits bestimmt (Erheben des NIHSS).
- Beim Eruieren der Vitalparameter ist insbesondere der Blutdruck wichtig. Voraussetzung für die IVT ist ein Blutdruck < 185/110 mmHg, wobei systolische Werte von maximal 160 mmHg angestrebt werden sollten. Bei Bedarf wird die fraktionierte Gabe von Urapidil von 5–10 mg i. v. empfohlen. Ein 12-Kanal-EKG ist in der Akutsituation nicht notwendig.
- An Laboruntersuchungen sind die Bestimmung des Blutzuckers (zum Ausschluss einer Hypoglykämie) sowie der Thrombozytenzahl ausreichend. Bei Patienten, die Phenprocoumon einnehmen, muss die INR bestimmt werden. Hier hat sich der Einsatz einer Point-of-Care-Messung bewährt.
- Nach schneller Erstversorgung folgt die neuroradiologische Schnittbildgebung, die anhand der klinischen Informationen und der verfügbaren Möglichkeiten ausgewählt wird (➤ Tab. 11.1):
  - Natives CT bei einem Zeitfenster < 4,5 h
  - Perfusions-CT oder MRT bei unbekanntem oder erweitertem Zeitfenster
- Ist die Indikation für eine IVT gegeben – das Fehlen von Kontraindikationen vorausgesetzt –, erfolgt die IVT in einer Dosierung von 0,9 mg/kg KG. Dabei werden 10 % der Gesamtdosis als Bolus, die restlichen 90 % anschließend als 60-minütige Infusion gegeben.
- Für die weitere Versorgung und Diagnostik sollte der Patient auf eine Stroke Unit aufgenommen werden.

CAVE

Um hypertensive Entgleisungen, die mit einem erhöhten Risiko für intrazerebrale Blutungen einhergehen, zu vermeiden, sind während der laufenden IVT und bis 24 h danach **regelmäßige Blutdruckmessungen** wichtig.

Tab. 11.1 Workflow: Auswahl der Bildgebung für die Akutbehandlung

Akuter ischämischer Schlaganfall, relevantes Defizit → Abwägen einer intravenösen Thrombolyse (IVT)		
≤ 4,5 h nach bekanntem Symptombeginn	**4,5–9 h nach bekanntem Symptombeginn (erweitertes Zeitfenster)**	**Unbekannter Symptombeginn (unbekanntes Zeitfenster, z. B. Wake-up-Schlaganfall)****
CT* oder **MRT*** (Ausschluss Blutung, Ausschluss großer Infarkt, Nachweis Gefäßverschluss)	**CTP*** oder **MRT*** (Penumbral Imaging)	**MRT*** (DWI-FLAIR-Mismatch oder Penumbral Imaging) oder **CTP*** (Penumbral Imaging)

* inkl. CTA bzw. MRA
** bei leichtem oder mittelschwerem Schlaganfall bevorzugt MRT, um auch bei Fehlen von Risikogewebe z. B. bei Lakune eine IVT indizieren zu können

CT = Computertomografie; CTP = Perfusions-CT; DWI-FLAIR-Mismatch = Mismatch aus diffusionsgewichteter (diffusion-weighted imaging, DWI) und fluid-attenuated inversion recovery (FLAIR-) Sequenz; IVT = intravenöse Thrombolyse mit Alteplase; MRT = Magnetresonanztomografie

11.2.7 IVT bei Einnahme von oralen Antikoagulanzien

Eine IVT kann auch bei Patienten unter oraler Antikoagulation erwogen werden:

- Bei Einnahme von Vitamin-K-Antagonisten und einer INR < 1,7 kann eine IVT durchgeführt werden.
- Bei Einnahme von Nicht-Vitamin-K-Antagonisten (NOAK) kann eine IVT erwogen werden, wenn bei normaler Nierenfunktion die Einnahme > 48 h zurückliegt oder bei Einnahme von Dabigatran eine Antagonisierung mit Idarucizumab erfolgen kann.

LEITLINIEN

Die im Oktober 2015 (Entwicklungsstufe S2k) aufgelegten und voraussichtlich bis Oktober 2020 gültigen Leitlinien der Deutschen Gesellschaft für Neurologie (DGN) sind unter www.dgn.org/images/red_leitlinien/LL_2015/PDFs_Download/030140_LL_akuter-ischaemischer-schlaganfall_final.pdf zugänglich und geben einen aktuellen Überblick über das evidenzbasierte Wissen rund um die rekanalisierende Therapie des ischämischen Schlaganfalls. Noch nicht berücksichtigt wurden darin die Ergebnisse der aktuellen Studien zur IVT bei unbekanntem Zeitfenster bzw. im erweiterten Zeitfenster.

Die aktuellen Studien zur IVT bei erweitertem oder unbekanntem Zeitfenster fanden in den von der European Stroke Organisation (ESO) im Rahmen der Konsenserklärung der *Karolinska Stroke Update Conference* erarbeiteten und 2019 veröffentlichten Leitlinien Berücksichtigung: https://journals.sagepub.com/doi/pdf/10.1177/2396987319863606

LITERATUR

Barow E, Boutitie F, Cheng B, Cho TH, Ebinger M, Endres M, et al. Functional outcome of intravenous thrombolysis in patients with lacunar infarcts in the WAKE-UP trial. JAMA Neurol 2019; 76(6): 641–649.

Campbell BCV, Ma H, Ringleb PA, Parsons MW, Churilov L, Bendszus M, et al. Extending thrombolysis to 4.5–9 h and wake-up stroke using perfusion imaging: a systematic review and meta-analysis of individual patient data. Lancet 2019; 394(10193): 139–147.

Emberson J, Lees KR, Lyden P, Blackwell L, Albers G, Bluhmki E, et al. Effect of treatment delay, age, and stroke severity on the effects of intravenous thrombolysis with alteplase for acute ischaemic stroke: a meta-analysis of individual patient data from randomised trials. Lancet 2014; 384(9958): 1929–1935.

Hacke W, Kaste M, Bluhmki E, Brozman M, Davalos A, Guidetti D, et al. Thrombolysis with alteplase 3 to 4.5 hours after acute ischemic stroke. N Engl J Med 2008; 359(13): 1317–1329.

Khatri P, Kleindorfer DO, Devlin T, Sawyer Jr. RN, Starr M, Mejilla J, et al. Effect of alteplase vs aspirin on functional outcome for patients with acute ischemic stroke and minor nondisabling neurologic deficits: the PRISMS randomized clinical trial. JAMA 2018; 320(2): 156–166.

Ma H, Campbell BCV, Parsons MW, Churilov L, Levi CR, Hsu C, et al. Thrombolysis guided by perfusion imaging up to 9 hours after onset of stroke. N Engl J Med 2019; 380(19): 1795–1803.

National Institute of Neurological Disorders and Stroke rt-PA Stroke Study Group. Tissue plasminogen activator for acute ischemic stroke. N Engl J Med 1995; 333(24): 1581–1587.

Thomalla G, Boutitie F, Fiebach JB, Simonsen CZ, Pedraza S, Lemmens R, et al. Clinical characteristics of unknown symptom onset stroke patients with and without diffusion-weighted imaging and fluid-attenuated inversion recovery mismatch. Int J Stroke 2018; 13(1): 66–73.
Toni D, Lorenzano S, Agnelli G, Guidetti D, Orlandi G, Semplicini A, et al. Intravenous thrombolysis with rt-PA in acute ischemic stroke patients aged older than 80 years in Italy. Cerebrovasc Dis 2008; 25(1–2): 129–135.

11.3 Mechanische Thrombektomie

Bastian Cheng, Uta Hanning

ZUSAMMENFASSUNG

- Die mechanische Thrombektomie (MT) ist bei allen Schlaganfallpatienten mit Verschluss einer großen intrakraniellen Arterie indiziert, wenn kein ausgedehnter Infarkt vorliegt.
  Wenn keine Kontraindikationen vorliegen, wird die MT in Kombination mit einer Thrombolysetherapie durchgeführt.
- Es wird eine möglichst schnelle Rekanalisation angestrebt. Auch für die MT gilt: „Time is brain".
  Innerhalb des Zeitfensters von 4,5 h ist eine native CT mit CT-Angiografie zur Indikationsstellung ausreichend. Außerhalb des 4,5-Stunden-Zeitfensters (oder bei unbekannter Zeit) ist eine multimodale Bildgebung inkl. Perfusionsbildgebung notwendig.

Die mechanische Thrombektomie (MT) hat sich auf der Basis der Daten von fünf positiven randomisierten, kontrollierten Studien (RCTs) und nachfolgenden Metaanalysen in den letzten Jahren als Standardbehandlung bei Patienten mit Verschluss einer großen intrakraniellen Arterie etabliert. Die rasche Rekanalisation der verschlossenen Arterie und Wiederherstellung der Hirnperfusion stehen dabei in direktem Zusammenhang mit einer guten klinischen Erholung. Dies wird bei Verschlüssen großer Arterien durch eine systemische Thrombolysetherapie allein nur unzureichend erreicht, weshalb bei ausgewählten Patienten eine mechanische Thrombektomie indiziert ist.

FALLBEISPIEL

Ein 47 Jahre alter Patient wird vom Notarzt in Ihre Notaufnahme eingeliefert. Eine Stunde zuvor hatte er eine plötzliche Sprachstörung und Lähmung der rechten Körperseite entwickelt. In der klinischen Untersuchung stellen Sie eine globale Aphasie und Hemiplegie re. fest, zudem besteht eine Blickwendung nach li. Der NIHSS beträgt 21 Punkte. Die Ehefrau berichtet, dass die Symptome beim Mittagessen aufgetreten seien. Eine regelmäßige Medikation nehme der Patient nicht ein. In der Vergangenheit sei ein „unregelmäßiger Herzschlag" festgestellt worden.

In der nativen CT-Bildgebung (➤ Kap. 11.3.4, ➤ Abb. 11.3, s. Farbtafeln) zeigt sich ein älterer linksfrontaler Defekt mit frischen Infarktfrühzeichen li. parietal ohne weitere Demarkierungen (ASPECTS 8 Punkte). Sie führen nach Ausschluss von Kontraindikationen eine Thrombolysetherapie durch (Door-to-Needle-Zeit 10 min). Die ergänzende CTA stellt einen proximalen Verschluss der A. cerebri media (M1-Abschnitt) dar, sodass der Patient umgehend in das Katheterlabor zur Rekanalisation gebracht wird. Dort gelingt innerhalb von 40 min nach Eintreffen des Patienten die vollständige Rekanalisation des Gefäßverschlusses (TICI 3). Bereits kurz nach der Rekanalisation verbessert sich der klinische Zustand des Patienten deutlich, bei Verlegung auf die Stroke Unit verbleibt lediglich eine leichtgradige Aphasie mit gut erhaltenem Sprachverständnis, aber stockender Sprachproduktion sowie eine leichtgradige Hemiparese.

Im Langzeit-EKG wird ein intermittierendes Vorhofflimmern festgestellt. In der MRT-Bildgebung am Folgetag zeigen sich Diffusionsrestriktionen li. frontal und li. parietotemporal und eine Infarktdemarkation in der FLAIR-Sequenz in analoger Lokalisation.

11.3.1 Studienlage

Der Verschluss einer großen hirnversorgenden Arterie wie der intrakraniellen A. carotis interna (ACI) oder der proximalen A. cerebri media (MCA [engl. „medial cerebral artery"], M1-Abschnitt) liegt bei ca. 20 % der Schlaganfallpatienten vor. Diese proximalen arteriellen Verschlüsse führen i. d. R. zu großen territorialen Hirninfarkten, schwerer neurologischer Beeinträchtigung und ungünstiger klinischer Erholung. Die systemische Thrombolysetherapie ist bei diesen Verschlussarten nur unzureichend wirksam. Eine Rekanalisation wird nur in ca. 20–50 % der Fälle erreicht (Bhatia et al. 2010). Mit der MT sind dagegen Rekanalisationsraten von 70–90 % erreichbar.

Im Jahre 2015 leiteten die positiven Ergebnisse von insgesamt fünf großen RCTs zur MT endgültig einen Paradigmenwechsel bei der Behandlung von

Verschlüssen der großen arteriellen Hirngefäße ein. Einen Überblick über alle randomisierten prospektiven MT-Studien bietet ➤ Tab. 11.2. Zusammengefasst wurden in den ersten fünf Studien insgesamt ca. 600 Patienten mittels Thrombektomie innerhalb der ersten 6 h (in der ESCAPE-Studie bis 12 h) nach Symptombeginn behandelt. Bei der Mehrzahl der Patienten lag der Verschluss im M1-Abschnitt der MCA (69 %) vor, gefolgt von Verschlüssen der intrakraniellen ACI (21 %) und dem M2-Abschnitt der MCA (8 %). Die Patienten waren im Mittel 68 Jahre alt und hatten schwere klinische Defizite (mittlerer NIHSS von 17 Punkten). In den meisten Fällen lag kein ausgedehnter Infarkt vor. Die MT wurde bei 83 % der Patienten zusammen mit einer systemischen Thrombolysetherapie mit rtPA durchgeführt. Durch die Thrombektomie ließ sich im Vergleich zur alleinigen Thrombolysetherapie 90 Tage nach Schlaganfall eine deutliche Verbesserung des klinischen Ergebnisses erreichen. Der Einsatz der Katheter war zudem nicht mit einer erhöhten Blutungsrate oder Mortalität assoziiert. Die Patientendaten wurden seither im Rahmen der HERMES Collaboration (Highly Effective Reperfusion Evaluated in Multiple Endovascular Stroke Trial) ausgewertet und als Metaanalyse publiziert, in der sich ein Effekt für fast alle Subgruppen der Patientenpopulation darstellen ließ (Goyal et al. 2016a).

MERKE

Auf der Basis dieser Daten hat sich die MT in den letzten Jahren als Standardbehandlung bei Patienten mit Verschluss einer großen hirnversorgenden Arterie innerhalb von 6 h nach Symptombeginn etabliert.

11.3.2 Patientenselektion

Analog zur Lysetherapie gilt auch für die Thrombektomie: „Time is brain." Die Zeit zwischen Ankunft des Patienten und erfolgreicher Rekanalisation ist ein wichtiger Prädiktor für ein gutes klinisches Outcome. In der Metanalyse der HERMES-Daten war eine Reperfusion innerhalb von 3 h in 64 % der Patienten mit einem guten klinischen Endergebnis (mRS 0–1) assoziiert. Im Zeitrahmen von bis zu 8 h war dies mit 46 % deutlich seltener möglich (Saver et al. 2016). Alle Prozesse der Patientenversorgung sollten daher so optimiert sein, dass eine rasche Indikationsstellung zur MT und die Reperfusion möglich werden (Goyal et al. 2016b). Die Zeit zwischen Eintreffen in der Klinik und Leistenpunktion („door-to-groin time") sollte so kurz wie möglich sein (max. 90 min).

MERKE

Bei Schlaganfallpatienten mit schweren neurologischen Defiziten und kortikalen Symptomen (Aphasie, Neglect) muss an den Verschluss einer großen extra- oder intrakraniellen Arterie gedacht werden. Diese Patienten sollten so rasch wie möglich eine Bildgebung mit Gefäßdarstellung erhalten, um die Indikation zur MT stellen zu können.

Die Indikationsstellung zur MT basiert auf einer fokussierten Anamnese, der klinischen Untersuchung und einer Bildgebung mit Darstellung eines Gefäßverschlusses. Eine enge interdisziplinäre Zusammenarbeit mit den Teams der Neuroradiologie ist von großer Bedeutung. Bereits der erste klinische Eindruck nach Eintreffen im Krankenhaus kann potenzielle Thrombektomie-Kandidaten identifizieren. Bei Vorliegen eines schweren neurologischen Defizits sollte an den Verschluss einer großen Hirnarterie gedacht und die Diagnostik- und Therapieplanung angepasst werden.

Die Operationalisierung des „schweren neurologischen Defizits" ist dabei nicht endgültig geklärt. Ein NIHSS > 7 Punkte kann als Richtwert gelten (Wahlgreen et al. 2016). Besonders sensitive Indikatoren sind zudem das Vorliegen kortikaler Symptome. Patienten mit Aphasie oder Neglect haben mit hoher Wahrscheinlichkeit einen proximalen Großgefäßverschluss, wie Studien zeigen (Beume et al. 2018).

11.3.3 Indikationsstellung

Der Nutzen einer MT ist eindeutig bei Verschluss der A. cerebri media im Hauptstamm (M1-Segment) oder der intrakraniellen ACI, wenn die Behandlung innerhalb von 6 h nach Auftreten der Symptome beginnt und noch kein ausgedehnter Infarkt vorliegt. Außerhalb dieser Rahmenbedin-

11

Tab. 11.2 Übersicht und Charakteristika der seit 2015 publizierten randomisierten Studien zur mechanischen Thrombektomie

Studie	Publikationsjahr	N Patienten für MT/Kontrollen	Zeitfenster für MT	Gefäßverschluss und zusätzliche Einschlusskriterien	Mittlerer NIHSS MT/ Kontrollen	mRS 0–2 MT/ Kontrollen
MR CLEAN	2015	233/267	< 6 h	intrakranielle ACI, M1, M2, A1, A2	17/18	33 %/19 %
ESCAPE	2015	165/150	< 12 h	ACI + M1, M1, M2	16/17	53 %/29 %
EXTEND-IA	2015	35/35	< 6 h	ACI, M1, M2 Infarktkern < 70 ml und Perfusion-Infarktkern-Mismatch ≥ 10 ml	17/13	71 %/40 %
SWIFT-PRIME	2015	98/98	< 6 h	ACI, M1	17/17	60 %/35 %
REVA-SCAT	2015	103/103	< 8 h	ACI + M1, intrakranielle ACI, M1	17/17	44 %/28 %
THRACE	2016	202/200	< 5 h	intrakranielle ACI, M1, distale A. basilaris	18/17	53 %/42 %
THERAPY	2016	55/53	< 4,5 h	intrakranielle ACI, M1, M2 Thombuslänge ≥ 8 mm	17/18	38 %/30 %
PISTE	2017	33/32	< 4,5 h	intrakranielle ACI, M1, M2	14/18	51 %/40 %
DAWN	2018	107/99	6–24 h	intrakranielle ACI, M1 Mismatch zwischen klinischem Schweregrad (NIHSS) und Läsionsvolumen (CTP oder MRT-DWI)	17/17	29 %/9 %
DEFUSE 3	2018	92/90	6–16 h	intrakranielle ACI, M1 Infarktkern < 70 ml und Perfusion-Infarktkern-Mismatch > 1,8 und Mismatch-Volumen ≥ 15 ml	16/16	28 %/13 %

N: Anzahl; MT: mechanische Thrombektomie; NIHSS: National Institutes of Health Stroke Scale; ACI: Arteria carotis interna; M1: proximales, horizontales Segment der A. cerebri media; M2: an M1 anschließendes insuläres Segment der A. cerebri media; mRS: modifizierte Rankin-Skala

gungen bleibt die Behandlung je nach individueller Konstellation und Studienlage in vielen Fällen sicher und effektiv. Auf einige spezielle Situationen geht ➤ Kap. 11.3.6 ein.

Grundlage für die Indikationsstellung zur MT ist der bildgebende Nachweis einer verschlossenen proximalen hirnversorgenden Arterie. Eine Einschätzung der Ausdehnung der ischämischen Läsion kann mittels des *Alberta Stroke Program Early CT Score* (**ASPECTS**) erfolgen. Dieser Score kann Werte zwischen 10 (keine Infarktzeichen sichtbar) und 0 (kompletter Mediainfarkt) annehmen. Patienten mit ausgedehnten Infarkten (ASPECTS < 6) wurden aus der Mehrzahl der klinischen Studien zur MT ausgeschlossen.

Der Nutzen einer MT ist auch beim Verschluss im proximalen M2-Segment wahrscheinlich (Menon et al. 2019). Die Intervention in diesen Segmenten ist technisch anspruchsvoller, etabliert sich aber in der klinischen Praxis zunehmend.

Im Zeitfenster von > 6 h bis 12 h wurden nur wenige Patienten in zwei Studien (ESCAPE und REVASCAT) eingeschlossen (➤ Tab. 11.2). Für das Zeitfenster bis 24 h und für den unbekannten Symptombeginn liegen Daten von zwei RCTs vor. Beide konnten zeigen, dass eine MT auch in diesen Konstellationen äußerst effektiv ist, wenn mit erweiterter multimodaler Bildgebung ausgewählte Patienten behandelt werden. Dabei unterscheiden sich die Ansätze der verwendeten Bildgebung zur Identifikation von Patienten leicht, mit der Gemeinsamkeit, dass beide Studien zur Quantifizierung des Infarktkerns ein MRT oder ein CTP verlangten. In DAWN erfolgte der Einschluss bei Nachweis eines „clinical-imaging mismatch“, d. h. eines Missverhältnisses zwischen ausgeprägter klinischer Symptomatik und nur begrenztem Infarktvolumen, unter Berücksichtigung des Patientenalters (Nogueira et al. 2019). In DEFUSE-3 erfolgte die Patientenauswahl für eine MT 6–16 h nach Symptombeginn oder bei unbekanntem Zeitfenster mittels Penumbral Imaging, d. h. bei Nachweis einer Diskrepanz zwischen einer ausgedehnten Perfusionsläsion und einem kleineren Infarktkern (Albers et al. 2018). Dies wurde entweder mittels MRT oder mittels Perfusions-CT nachgewiesen.

MERKE

Alle Thrombektomie-Patienten sollen vor Beginn der MT eine Thrombolysetherapie mit Alteplase erhalten, wenn keine Kontraindikationen vorliegen. Bei Vorliegen von Kontraindikationen für eine Thrombolyse ist die MT auch ohne Lysetherapie sicher und effektiv.

Die große Mehrzahl der Patienten in den RCTs zur MT wurde primär mit intravenöser Thrombolysetherapie behandelt. Alle Patienten sollten daher vor Beginn der MT eine Thrombolysetherapie mit rtPA erhalten, wenn keine Kontraindikationen vorliegen. Dies gilt insbesondere für Patienten im Zeitfenster ≤ 4,5 h (➤ Kap. 11.2.2). Die Indikationsstellung einer MT sollten nicht die Einleitung der intravenösen Thrombolyse verzögern und die intravenöse Thrombolyse darf die MT nicht verzögern. Insbesondere soll nicht ein möglicher Lyseeffekt vor der Thrombektomie abgewartet werden.

11.3.4 Bildgebende Diagnostik

Die bildgebende Diagnostik hat einen entscheidenden Stellenwert in der Indikationsstellung und Therapiesteuerung der MT. Für die Indikationsstellung wird zum Nachweis eines intrakraniellen Gefäßverschlusses eine CTA oder MRA benötigt. Da die MT i. d. R. zusammen mit einer Thrombolysetherapie durchgeführt wird, ist zumindest im Zeitfenster nach 4,5 h (oder bei unbekanntem Zeitfenster) eine multimodale Bildgebung mit CT- oder MRT-Perfusion notwendig. Bezüglich der Patientenselektion zur MT mittels Penumbral Imaging wurde in den entsprechenden Studie ein Infarktkern < 70 ml, eine Mismatch-Ratio (Volumen der Perfusionsläsion zum Volumen des Infarktkerns) von ≥ 1,8 und ein absolutes Volumen des Risikogewebes von ≥ 15 ml gefordert. Die Auswertung erfolgte unter Verwendung der RAPID-Software. In der CT-Perfusionsbildgebung wurde der Infarktkern anhand des zerebralen Blutflusses (CBF) definiert (relativer CBF im Verhältnis zur Gegenseite um 30 % reduziert).

Nach aktueller Datenlage sowohl für eine Thrombolyse als auch für eine MT sollte folgende Bildgebung durchgeführt werden (s. auch ➤ Tab. 11.1):

- Innerhalb von **4,5 h nach bekanntem Symptombeginn** ist ein **CT mit CTA** ausreichend. Eine intrazerebrale Blutung muss ausgeschlossen werden, dann ist eine Thrombolysetherapie (bei fehlenden Kontraindikationen) indiziert. Für die Indikationsstellung zur MT muss das CT auf ausgedehnte Infarktzeichen hin beurteilt werden (z. B. operationalisiert mit ASPECTS). Zudem ist ein intrakranieller Gefäßverschluss in der Gefäßdarstellung mittels CTA obligat. Alternativ kann ein MRT (mit MRA) durchgeführt werden. Für die Indikationsstellung zur MT als Erstlinientherapie (ohne Thrombolyse bzw. bei Kontraindikationen) ist ein natives CT mit CTA prinzipiell auch bis zu 12 h nach Symptombeginn ausreichend. Insbesondere bei sehr spätem Zeitfenster muss die Bildgebung auf eine Infarktausdehnung hin kritisch beurteilt werden.

- Im bekannten Zeitfenster mit **Symptombeginn > 4,5 h** wird für die Indikationsstellung zur Thrombolyse ein **Penumbral Imaging mit CTP oder MRT** benötigt. Die Indikationsstellung für eine MT kann bei Nachweis von Risikogewebe (Infarktkern, Perfusionsdefizit, Mischmach-Ratio) bis zu 16 h nach Symptombeginn analog zur DEFUSE-3-Studie erfolgen. Gemäß der DAWN-Studie kann eine MT bei kleinem Infarktkern und schwerer klinischer Symptomatik bis zu 24 h nach Symptombeginn durchgeführt werden.
- Bei **unbekanntem Symptombeginn** ist immer eine **erweiterte Bildgebung** mittels **CTP oder** ein **MRT** notwendig, um die Indikation sowohl zur IVT als auch zur MT stellen zu können. Dabei kann bei Verwendung von Penumbral Imaging wie im erweiterten Zeitfenster > 4,5 h nach bekanntem Symptombeginn vorgegangen werden.

Repräsentative Illustrationen der bildgebenden Untersuchungen zum Fallbeispiel am Beginn dieses Kapitels sind in ➤ Abb. 11.3 (s. Farbtafeln) zusammengestellt.

11.3.5 Technik

Das Verfahren der Thrombektomie läuft im Katheterlabor ab und wird von einem Neuroradiologen durchgeführt. Zunächst wird über die A. femoralis ein Katheter in das betroffene zerebrale Zirkulationsgebiet vorgeschoben. Danach wird ein Mikrokatheter mithilfe eines Mikrodrahts im verschlossenen Gefäß positioniert. Die anschließende Thrombektomie erfolgt nach zwei Grundprinzipien: Thrombusextraktion mittels Stent-Retriever und Thrombusaspiration oder eine Kombination der beiden Prinzipien.

Ziel der Behandlung ist eine vollständige Wiederherstellung der Durchblutung des betroffenen Hirnareals (Reperfusion). Der Erfolg der endovaskulären Behandlung wird graduiert durch die „Thrombolysis in Cerebral Infarction“(TICI-) Klassifizierung, wobei ein Wert von 3 als optimales Ergebnis (komplette Rekanalisation) angestrebt wird.

Bei der Thrombusextraktion wird innerhalb eines Thrombus zeitweise ein sog. **Stent-Retriever** entfaltet. Der Stent-Retriever, der aus einem Geflecht aus dünnem Maschendraht besteht, dehnt sich hierbei bis zur Gefäßwand aus und schließt so das Thrombusmaterial in seinem Innern ein. Durch den Rückzug des Stent-Retrievers wird der darin eingeschlossene Thrombus unter Aspiration und ggf. bei gleichzeitiger Inflation eines Ballonkatheters entfernt und der zerebrale Blutfluss wiederhergestellt.

Die Einführung der Stent-Retriever im Jahr 2008 sorgte für einen Durchbruch der interventionellen Schlaganfalltherapie. Die Mehrheit der Patienten der letzten großen randomisierten Thrombektomiestudien wurde mittels Stent-Retriever behandelt. Neben hohen Rekanalisationsraten ermöglicht diese Technik eine gleichzeitige Reduktion der Komplikationen und der Rekanalisationszeit (Roth et al. 2010).

MERKE

In 90 % der Fälle werden sehr gute Rekanalisationsergebnisse (TICI 2a/b oder 3) sowie ein gutes klinisches Outcome erreicht (Roth et al. 2013).

Bei der Thrombusaspiration wird der Aspirationskatheter direkt an den Thrombus geführt. Anschließend wird entweder durch eine Pumpe oder eine Vakuumspritze ein Unterdruck erzeugt. Der Thrombus wird in den Aspirationskatheter gesaugt und der Katheter wird unter Aspiration mit dem Thrombus entfernt.

11.3.6 Grenzbereiche der Indikationsstellung

Für einige Patientengruppen muss die Indikationsstellung zur MT unabhängig vom Zeitfenster kritisch überdacht werden. Dies gilt in erster Linie für Patienten mit bereits ausgedehnter Infarktdemarkierung. Patienten mit einem ASPECTS < 6 Punkten (0–5) wurden in den meisten Thrombektomiestudien von der Behandlung ausgeschlossen. Retrospektive Auswertungen von Thrombektomie-Registerdaten weisen auf einen möglichen Benefit der MT bei niedrigem ASPECTS hin, wenn die Rekanalisation erfolgreich war (TICI 2b oder 3) (Kaesmacher et al. 2019). Allerdings muss diese Fragestellung noch in randomisierten Studien untersucht werden. Dies geschieht aktuell in der TENSION-Studie, in der Patienten mit einem ASPECTS zwischen 3 und 5 eingeschlossen werden (Efficacy and Safety of Thrombectomy in Stroke With Extended Lesion and Extended Time Window, Clinical Trial Registration: NCT03094715).

Bei Patienten mit leichtem klinischem Defizit (z. B. NIHSS < 4 Punkte) wird die Indikation zur MT im klinischen Alltag oft zurückhaltend gestellt. Die Metaanalyse der HERMES-Daten zeigt einen ähnlichen positiven Effekt der MT über die gesamte Spannweite des NIHSS, allerdings waren nur wenige Patienten mit geringem neurologischem Defizit behandelt worden. Die Indikation zur MT sollte daher individuell gestellt werden. Fluktuierende Symptome, ggf. auch mit Bezug zur hypotonen Blutdruckwerten sind starke Argumente für eine MT. Auch Patienten mit niedrigem NIHSS und relevanten klinischen Defiziten (Aphasie, alltagsrelevante motorische Defizite) sollten mittels MT behandelt werden. Bei stabilen, leichtgradigen klinischen Beschwerden ist auch eine engmaschige klinische und apparative Überwachung vertretbar. Die Wirksamkeit und Sicherheit der MT in diesem Patientenkollektiv werden derzeit in klinischen Studien untersucht.

Für die MT im vertebrobasilären Stromgebiet liegen keine randomisierten Daten vor. Zusätzlich sind die vorhandenen Fallserien aufgrund der Verwendung älterer Thrombektomie-Devices nur eingeschränkt aussagekräftig. Aufgrund der katastrophalen klinischen Folgen eines Verschlusses der A. basilaris ist eine MT (und ggf. Thrombolysetherapie) dringend anzustreben, was sich auch als Expertenmeinung in den ESO-Leitlinien zur MT widerspiegelt (Turc et al. 2019).

MERKE

Ein hohes Lebensalter > 80 Jahre und eine schwere klinische Beeinträchtigung (NIHSS > 20) bei Aufnahme stellen ausdrücklich **keine** Kontraindikationen für eine MT dar.

11

Bei einem Lebensalter > 80 Jahre besteht in den Studien zur MT innerhalb von 6 h ein Nutzen der MT. Für die Studien zur MT im Zeitfenster > 6 h ist die Evidenz etwas schwächer (wobei in DAWN eine Stratifizierung nach Lebensalter erfolgte). Patienten > 80 Jahre soll eine MT nicht vorenthalten werden, insbesondere wenn vor dem Schlaganfall keine relevanten Einschränkungen im Lebensalltag bestanden. Patienten mit schwerer klinischer Beeinträchtigung (NIHSS > 20) wurden in allen randomisierten Studien eingeschlossen. In der HERMES-Metaanalyse ergab sich ein Behandlungseffekt auch für Patienten mit einem NIHSS > 20. Dies gilt auch für die Studien zur MT im Zeitfenster > 6 h oder bei unbekanntem Zeitfenster.

LEITLINIEN

Die Deutsche Gesellschaft für Neurologie (DGN) hat nach Veröffentlichung der erfolgreichen Thrombektomiestudien im Jahr 2015 die Leitlinie zur Behandlung des akuten Schlaganfalls ergänzt. Die Empfehlungen fassen auch den wissenschaftlichen Stand inhaltlich zusammen und sind im Internet unter www.dgn.org/leitlinien/ zugänglich.

Die Leitlinien der European Stroke Organisation (ESO) zur mechanischen Thrombektomie wurden 2019 neu aufgelegt (Turc et al. 2019). Sie werden laufend aktualisiert und sind unter https://eso-stroke.org/eso-guideline-directory/ zugänglich.

LITERATUR

Albers GW, Marks MP, Kemp S, Christensen S, Tsai JP, Ortega-Gutierrez S, et al. Thrombectomy for stroke at 6 to 16 hours with selection by perfusion imaging. N Engl J Med 2018; 378: 708–718.

Beume LA, Hieber M, Kaller CP, Nitschke K, Bardutzky J, Urbach H, et al. Large vessel occlusion in acute stroke cortical symptoms are more sensitive prehospital indicators than motor deficits. Stroke 2018; 49: 2323–2329.

Bhatia R, Hill MD, Shobha N, Menon B, Bal S, Kochar P, et al. Low rates of acute recanalization with intravenous recombinant tissue plasminogen activator in ischemic stroke: real-world experience and a call for action. Stroke 2010; 41: 2254–2258.

Goyal M, Menon BK, van Zwam WH, Dippel D>WJ, Mitchell PJ, Demchuk AM, et al. Endovascular thrombectomy after large-vessel ischaemic stroke: a meta-analysis of individual patient data from five randomised trials. Lancet 2016a; 387: 1723–1731.

Goyal M, Jadhav AP, Bonafe A, Diener H, Mendes Pereira V, Levy E, et al. Analysis of workflow and time to treatment and the effects on outcome in endovascular treatment of acute ischemic stroke: results from the SWIFT PRIME randomized controlled trial. Radiology 2016b; 279: 888–897.

Kaesmacher J, Chaloulos-Iakovidis P, Panos L, Mordasini P, Michel P, Hajdu SD, et al. Mechanical thrombectomy in ischemic stroke patients with Alberta Stroke Program Early Computed Tomography Score 0–5. Stroke 2019; 50: 880–888.

Menon BK, Hill MD, Davalos A, Roos YBWEM, Campbell BCV, Dippel DWJ, et al. Efficacy of endovascular thrombectomy in patients with M2 segment middle cerebral artery occlusions: meta-analysis of data from the HERMES Collaboration. J Neurointerv Surg 2019; 11(11): 1065–1069.
Nogueira RG, Jadhav AP, Haussen DC, Bonafe A, Budzik RF, Bhuva P, et al. Thrombectomy 6 to 24 hours after stroke with a mismatch between deficit and infarct. N Engl J Med 2018; 378(1): 11–21.
Roth C, Papanagiotou P, Behnke S, Walter S, Haass A, Becker C, et al. Stent-assisted mechanical recanalization for treatment of acute intracerebral artery occlusions. Stroke 2010; 41: 2559–2567.
Roth C, Reith W, Walter S, Behnke S, Kettner M, Viera J, et al. Mechanical recanalization with flow restoration in acute ischemic stroke: the ReFlow (mechanical recanalization with flow restoration in acute ischemic stroke) study. JACC Cardiovasc Interv 2013; 6: 386–391.
Saver JL, Goyal M, van der Lugt A, Menon BK, Majoie CBLM, Dippel DW, et al. Time to treatment with endovascular thrombectomy and outcomes from ischemic stroke: a meta-analysis. JAMA 2016; 316: 1279–1288.
Scheitz JF, Abdul-Rahim AH, Macisaac RL, Cooray C, Sucharew H, Kleindorfer D, et al. Clinical selection strategies to identify ischemic stroke patients with large anterior vessel occlusion: results from SITS-ISTR (Safe Implementation of Thrombolysis in Stroke International Stroke Thrombolysis Registry). Stroke 2017; 48: 290–297.
Turc G, Bhogal P, Fischer U, Khatri P, Lobotesis K, Mazighi M, et al. European Stroke Organisation (ESO) – Guidelines on mechanical thrombectomy in acute ischemic stroke. J Neurointerv Surg 2019; 11(6): 535–553.
Wahlgren N, Moreira T, Michel P, Steiner T, Jansen O, Cognard C, et al. Mechanical thrombectomy in acute ischemic stroke: consensus statement by ESO-Karolinska Stroke Update 2014/2015, supported by ESO, ESMINT, ESNR and EAN. Int J Stroke 2016; 11: 134–147.

KAPITEL

12 Sekundärprävention

Martin Köhrmann, Peter Kraft, Tilman Reiff, Peter Ringleb

Präventive Strategien fassen alle Maßnahmen zusammen, die das Auftreten eines zerebrovaskulären Ereignisses verhindern sollen. Bei der **Primärprävention** setzen die Maßnahmen vor dem Auftreten des Erstereignisses an (➤ Kap. 3), bei der **Sekundärprävention** danach, um weitere Durchblutungsstörungen zu verhindern. Primär- und Sekundärprävention haben viele Gemeinsamkeiten, es bestehen jedoch auch Unterschiede. So ist z. B. die Studienlage für die Gabe von Thrombozytenfunktionshemmern (TFH) nach ischämischem Schlaganfall (d. h. in der Sekundärprävention) eindeutig, während ihr Einsatz in der Primärprävention aufgrund einer dünnen Datenlage umstritten ist.

In diesem Abschnitt werden relevante Inhalte der Sekundärprävention nach TIA bzw. nach ischämischem Schlaganfall vorgestellt. Dabei ist zu beachten, dass das Risiko, innerhalb von 1 Woche nach einer TIA oder nach einem leichten ischämischen Schlaganfall einen Schlaganfall zu bekommen, ca. 10 % beträgt. Entscheidend ist zudem, dem Patienten zu vermitteln, dass es sich bei der Sekundärprävention

i. d. R. um eine **dauerhafte Therapie** handelt. Dazu ist eine intensive Aufklärung über die Erkrankung und die Therapiemöglichkeiten durch den Behandler erforderlich.

12.1 Stellenwert der Heparine

Peter Kraft

ZUSAMMENFASSUNG

- Eine therapeutische Heparinisierung bringt in einer Nutzen-Risiko-Abwägung i.d.R. keinen Nettonutzen, da das erhöhte Blutungsrisiko den Benefit reduzierter ischämischer Ereignisse vernichtet.
- In seltenen Hochrisikokonstellationen (z.B. Metallklappe) hat ein therapeutischer Einsatz von Heparinen immer noch eine Relevanz.
- Auch beim kurzzeitigen Bridging einer oralen Antikoagulation mit Heparinen kommt es auf die genaue klinische Konstellation an.

FALLBEISPIEL

(Das Geschehen ereignete sich so vor ca. 12 Jahren in einem Bereitschaftsdienst des Kapitelautors.)
Eine ca. 65-jährige fitte Patientin wurde mit einer TIA eingeliefert. Die Symptomatik bildete sich nach etwa 1 h in der Klinik wieder komplett zurück. In der cCT zeigten sich mäßig ausgeprägte mikroangiopathische Marklagerläsionen. Anhand des EKG ließ sich die Erstdiagnose eines VHF stellen, sodass als damals übliche Therapie eine PTT-gesteuerte i. v. Heparinisierung als Vorbereitung/Überlappung für eine Marcumar®-Therapie begonnen wurde. Noch in der ersten Nacht in der Klinik kam es zu einer fulminanten und leider aussichtslosen intrazerebralen Blutung, an der die Patientin bald verstarb.

Man muss nicht viele Jahre zurückgehen, um sich an die therapeutische Heparingabe (d.h. PTT-wirksam mit unfraktioniertem Heparin [UFH] oder gewichtsadaptiert 2×/d mit niedermolekularem Heparin [NMH]) als gängige Praxis der „akuten Sekundärprävention" nach ischämischem Schlaganfall bei (vermuteter) kardialer Emboliequelle zu erinnern (→ Fallbeispiel). Der Einsatz von UFH oder niedermolekularem Heparin NMH zur (frühen) Sekundärprophylaxe ischämischer Schlaganfälle (**„Vollheparinisierung"**) wird aufgrund der erhöhten Blutungsgefahr von amerikanischen und europäischen Fachgesellschaften grundsätzlich nicht mehr empfohlen. Dies trifft auch für Patienten mit VHF oder *progressive strokes* im hinteren Stromkreislauf zu.

MERKE

Eine „Vollheparinisierung" in der Akutphase eines ischämischen zerebrovaskulären Ereignisses kann in Einzelfällen evtl. ischämische Rezidivereignisse verhindern, allerdings geht der potenzielle Nutzen aufgrund von Blutungskomplikationen komplett verloren, wie zahlreiche Einzelstudien und Metaanalysen zeigen (IST 1997). Aus diesem Grund besteht nur noch sehr selten eine Indikation für eine Heparingabe über die gewohnte Thromboseprophylaxe hinaus.

Im **Einzelfall** kann bei folgenden Patientengruppen eine (frühe) „Vollheparinisierung" nötig sein bzw. erwogen werden:

- Patienten mit kardialem Thrombus, die im Anschluss überlappend oral antikoaguliert werden.
- Patienten mit Metallklappe: Problematisch ist die Antikoagulation bei Patienten mit Metallklappe und erst kurz zurückliegender Hirnblutung. Hierzu wurde in einer aktuellen retrospektiven Studie gezeigt, dass das Risiko für eine Rezidivblutung bei Wiederbeginn einer Antikoagulation innerhalb von 14 Tagen nach der ICB erhöht ist. Bei der Abwägung von Nutzen (Verhinderung embolischer Ereignisse) und Risiko (Re-Blutung) kann bei hohem Embolierisiko ab Tag 6 nach ICB eine Wiederaufnahme der Antikoagulation erwogen werden, bei niedrigerem Risiko tendenziell später (Kuramatsu et al. 2018).

MERKE

Alter/Fabrikat und Position der Klappe spielen eine Rolle bei der Thrombogenität: Ein altes Fabrikat in Mitralposition birgt das größte Embolierisiko.

- Patienten mit einem ventrikulären Assist-Device
- Patienten mit flottierendem Thrombus in einer hirnversorgenden Arterie, sofern die Symptomatik dem Versorgungsgebiet dieses Gefäßes zugerechnet werden kann
- Patienten mit bekannter Gerinnungsstörung (z. B. Antiphospholipid-Antikörper-Syndrom) bis zur oralen Antikoagulation

- Patienten mit Dissektionen hirnversorgender Arterien sollten entsprechend der aktuellen Studienlage (CADISS Trial Investigators 2015) i. d. R. nicht mehr mit Heparin oder oralen Antikoagulanzien, sondern mit ASS behandelt werden. In Einzelfällen kann hiervon aber abgewichen werden, z. B. beim Nachweis von Mikroemboliesignalen im transkraniellen Ultraschall trotz Thrombozytenfunktionshemmung, beim Nachweis einer Pseudookklusion oder bei multiplen TIAs (➤ Kap. 10).
- Sinus- und Hirnvenenthrombose bis zur oralen Antikoagulation (➤ Kap. 15)

Bei einer therapeutischen Heparinisierung sollten bevorzugt NMH in s. c. Applikation zum Einsatz kommen, da diese im Vergleich zur i. v. Gabe einen geringeren Ressourcenaufwand nach sich ziehen (keine regelmäßigen Laborkontrollen, zusätzlicher i. v. Zugang entfällt). Ein Therapiemonitoring und ggf. eine Dosisanpassung über die Bestimmung der Anti-FXa Aktivität ist möglich. Kommt UFH als i. v. Infusion zum Einsatz (z. B. weil der Einsatz von NMH aufgrund schwerwiegender Niereninsuffizienz nicht möglich ist), sollte die PTT unter Therapie auf das 2- bis 3-Fache des Ausgangswertes verlängert sein (d. h. in der Regel 60–90 s).

Die routinemäßig durchgeführte s.c. Low-Dose-Heparinisierung zur Prophylaxe tiefer Beinvenenthrombosen und Lungenembolien ist von den o. g. Ausführungen *nicht* betroffen. Deren Stellenwert bei Patienten mit ischämischen Schlaganfällen ist klar belegt. Auch hier scheint der Einsatz von NMH vorteilhaft zu sein (Sandercock und Leong 2017).

12.1.1 PTT-gesteuerte i. v. Heparinisierung

(Relative) Kontraindikationen Klinisch/anamnestisch/Bildgebung/Labor:

- Endokarditis
- Aktive innere Blutung
- Bekannte Blutungsneigung
- Bekannte gastrointestinale Blutungsquelle (z. B. Ulzera)
- Bekannte Blutungsquelle im Harntrakt
- Bekannte AV-Malformation, Aneurysma (unbehandelt)
- Intrakranielle Blutung in der Vorgeschichte
- Kürzlich Schädel-Hirn-Trauma, Hirn-OP oder großer Schlaganfall
- Vorsicht nach größerer OP oder größerer Verletzung
- Schwer einstellbarer Hypertonus (RR > 185/100 mmHg)
- Schwangerschaft (immer Rücksprache mit Gynäkologie!)
- Intrazerebrale Blutung
- Schwere zerebrovaskuläre Mikroangiopathie
- Ausgedehnter Infarkt (> ⅓ des Mediaterritoriums)
- Thrombozyten < 100.000/nl
- Vorsicht bei pathologischer INR/PTT

Durchführung

- Einmaliger Bolus mit 5.000 IE Heparin i. v., bei höherem Blutungsrisiko (z. B. ASS-Vorhandlung, großer Infarkt, schwere Mikroangiopathie etc.) ggf. Verzicht auf den Bolus
- Perfusor mit 25.000 IE Heparin ad 50 ml NaCl 0,9 % nach Standard, Ersteinstellung gewichtsadaptiert (➤ Tab. 12.1)
- Korrekturen: ➤ Tab. 12.2
- **Monitoring:**
  - Mind. 1 ×/d Gerinnungskontrolle
  - 2 ×/Woche kleines Blutbild/U-Status, bei Thrombozytenabfall täglich Blutbild **(Cave:** heparininduzierte Thrombopenie!)
  - Hämoccult aus dem Stuhl, wenn Blutungsverdacht
  - RR nicht > 185/110 mmHg
  - cCT-Kontrolle bei neurologischer Verschlechterung (Blutung?)

Patientenaufklärung

- Patienten müssen über mögliche Nebenwirkungen der Therapie aufgeklärt werden
- Aufklärung sollte Nutzen-Risiko-Abwägung verdeutlichen (Risiko einer erneuten zerebralen Ischämie vs. Blutungsrisiko)

Komplikationen

- **Blutungen:**
  - Allgemeinmaßnahmen (großlumige Zugänge, Flüssigkeitssubstitution, Kreuzblut, Blutbild, Gerinnung als Notfalllabor, ggf. Bestellung von Erythrozytenkonzentraten über Blutbank)
  - Ggf. Antagonisierung der Heparinwirkung mit Protamin möglich:

Tab. 12.1 Heparinisierung: gewichtsadaptierte Ersteinstellung

Gewicht (kg)	Initiale Infusionsgeschwindigkeit (ml/h)
< 50	1,0
50–59	1,2
60–69	1,4
70–79	1,6
80–89	1,8
90–99	2,0
100–109	2,2
110–119	2,4
> 119	2,8

Tab. 12.2 Heparinisierung: Korrekturen

PTT (s)	Infusionsstopp	Änderung der Infusionsgeschwindigkeit	Nächste TT-Bestimmung
< 40	nein	↑ um 0,5 ml/h	nach 4 h
40–49	nein	↑ um 0,3 ml/h	nach 4 h
50–59	nein	↑ um 0,2 ml/h	nach 4 h
60–90	nein	keine Änderung	nach 4 h
91–100	nein	↓ um 0,2 ml/h	nach 4 h
101–120	nein	↓ um 0,3 ml/h	nach 4 h
> 120	60 min	↓ um 0,5 ml/h	nach 4 h

↑ = Steigerung; ↓ = Verringerung

  - **UFH:** 10 mg Protaminsulfat neutralisiert etwa 1.400 IE Heparin. Aufgrund der kurzen Halbwertszeit von i. v. gegebenem Heparin (30 min bis 2 h) sollte die Dosis von Protaminsulfat entsprechend der Zeit, die seit der i. v. Gabe von Heparin vergangen ist, angepasst werden
  - **NMH:** 10 mg Protaminsulfat pro 1.000 IE Anti-Xa
- Ggf. Verlegung auf die Intensivstation
- Weiterführende diagnostische Maßnahmen: Sono Abdomen, Urin, Stuhl, rektale Untersuchung, ggf. Koloskopien/Gastroskopie etc. (Abstimmung mit Konsiliarius Innere Medizin)

• **Heparininduzierte Thrombopenie (HIT):**
Typ I: Häufigkeit ca. 20 %, meist gleich zu Beginn der Heparingabe, selten Thrombozyten < 100.000/µl, keine Komplikationen zu erwarten, kein Ak-Nachweis, trotz weiterer Heparingabe Normalisierung der Thrombozyten im Verlauf
Prozedere: Weiterführung der Heparingabe
Typ II: Häufigkeit 1–2 %, Auftreten nach ca. 5–20 Tagen, selten früher (nach vorausgegangener Heparingabe) möglich, Thrombozyten < 100.000/µl oder < 50 % des Ausgangswertes, venöse und arterielle Gefäßverschlüsse (Schlaganfälle, Myokardinfarkte, Sinusthrombose), HIT-Testung (PF4) positiv, Normalisierung der Thrombozyten nur nach Absetzen des Heparins
Prozedere: Heparin unverzüglich absetzen (auch NMH sind kontraindiziert), Testung auf HIT in Gerinnungsambulanz, Umsetzen auf Therapie mit Danaparoid (Orgaran®) (Kreuzantigenität mit Heparin in 6–10 % ohne Auswirkung auf das Outcome beschrieben), alternativ Lepirudin (Refludan®) (keine Kreuzantigenität mit Heparin, aber teurer), Ausschluss anderer Ursachen einer Thrombopenie: autoimmun, Sepsis, Medikamente, hämatologische Erkrankungen

12.1.2 Gewichtsadaptierte subkutane „Vollheparinisierung"

Kontraindikationen Intravenöse „Vollheparinisierung".

Durchführung

- Die subkutane „Vollheparinisierung" erfolgt mit einem NMH in gewichtsadaptierter Dosis, z. B. bei Nadroparin (Fraxiparin®) gewichtsadaptiert 2×/d s. c.: < 50 kg KG → 2× 0,4 ml/d, ≥ 90 kg KG → 2× 0,9 ml/d, 50–80 kg → 2× 0,1 ml/d pro 10 kg KG
- **Monitoring:**
  - 2×/Woche kleines Blutbild/U-Status, bei Thrombozytenabfall täglich Blutbild **(cave:** HIT)
  - Hämoccult aus dem Stuhl, wenn Blutungsverdacht
  - RR/P (mindestens) 3×/d
  - RR möglichst nicht > 185/110 mmHg
  - cCT-Kontrolle bei neurologischer Verschlechterung unter Heparin (Blutung?)
  - Keine routinemäßige Bestimmung von Anti-FXa Aktivität. Bestimmung aber sinnvoll bei Therapieeinstellung von Patienten mit z. B. Niereninsuffizienz, Adipositas, bei Kindern und Schwangeren usw. Zielspiegel liegt bei 0,4–1,0 U/ml (bei „Vollheparinisierung")

An dieser Stelle soll zusätzlich ein Augenmerk auf die Praktik des **„Bridgings" einer oralen Antikoagulation durch Heparin** gelegt werden. Dies war lange Jahre üblich, verlor in letzter Zeit aber zusehends an Relevanz. Die verfügbaren Daten unterstreichen, dass ein kurzzeitiges Heparin-Bridging bei Patienten mit VHF keine positiven Effekte (Verhinderung ischämischer Ereignisse) hat, wohl aber die Wahrscheinlichkeiten von Blutungen erhöht (Douketis et al. 2015; Ayoub et al. 2016). Auch hier kommt es aber maßgeblich auf das **Embolierisiko** an. Bei Patienten mit einer Metallklappe würde man sicher frühzeitiger ein Heparin-Bridging einsetzen.

LITERATUR

Ayoub K, Nairooz R, Almomani A, et al. Perioperative heparin bridging in atrial fibrillation patients requiring temporary interruption of anticoagulation: evidence from meta-analysis. J Stroke Cerebrovasc Dis 2016; 25: 2215–2221.

CADISS Trial Investigators Hayter, Markus, HS E, et al. Antiplatelet treatment compared with anticoagulation treatment for cervical artery dissection (CADISS): a randomised trial. Lancet Neurol 2015; 14: 361–367.

Douketis JD, Spyropoulos AC, Kaatz S, et al. Perioperative bridging anticoagulation in patients with atrial fibrillation. N Engl J Med 2015; 373: 823–833.

Kuramatsu JB, Sembill JA, Gerner ST, et al. Management of therapeutic anticoagulation in patients with intracerebral haemorrhage and mechanical heart valves. Eur Heart J 2018; 39: 1709–1723.

Sandercock PA, Leong TS. Low-molecular-weight heparins or heparinoids versus standard unfractionated heparin for acute ischaemic stroke. Cochrane Database Syst Rev 2017; 4: CD000119.

The International Stroke Trial (IST). A randomised trial of aspirin, subcutaneous heparin, both, or neither among 19435 patients with acute ischaemic stroke. International Stroke Trial Collaborative Group. Lancet 1997; 349: 1569–1581.

12.2 Thrombozytenfunktionshemmer

Peter Kraft

ZUSAMMENFASSUNG

- Die Mehrzahl der Patienten mit TIA oder ischämischem Schlaganfall wird dauerhaft mit Thrombozytenfunktionshemmern (TFH) behandelt.
- Die Wirksamkeit der TFH ist verglichen mit den Antikoagulanzien begrenzt.
- Eine dauerhafte duale TFH sollte wegen erhöhter Blutungsgefahr nicht angestrebt werden.

Bei jedem Patienten nach TIA/ischämischem Schlaganfall sollte die Gabe eines Thrombozytenaggregationshemmers (TFH) geprüft werden. Selbst Patienten, für die eine Antikoagulationsindikation vorliegt, werden im Falle eines ischämischen Schlaganfalls häufig mehrere Tage überlappend mit einem TFH behandelt, bis der Beginn der oralen Antikoagulation möglich ist (➤ Kap. 12.3). Falls keine Indikation für eine orale Antikoagulation besteht und keine Kontraindikationen für eine antithrombotische Therapie per se vorliegen, sollte die **Thrombozytenfunktionshemmung dauerhaft** erfolgen. Ein Absetzen der Therapie (z. B. für eine Zahnbehandlung) sollte, wenn möglich, vermieden werden.

Die Standardsubstanz stellt **Acetylsalicylsäure** (ASS) dar, das in der **Dosis 100 mg/d** genommen werden sollte, da Blutungs- und andere Komplikationen ab 150 mg/d signifikant ansteigen (Yusuf et al. 2001). Durch ASS kommt es zu einer Risikoreduktion eines erneuten Schlaganfalls von etwa 15 % (Johnson et al. 1999). Bei Bedarf kann auch eine parenterale Applikation oder eine Gabe mittels Suppositorium erfolgen (Sandercock et al. 2014).

Alternativ kann **Clopidogrel** (v. a. bei ASS-Unverträglichkeit) zur Sekundärprävention verabreicht werden (ggf. mit initialer „Loading Dose" von 150–300 mg). In der CAPRIE-Studie wurde gezeigt, dass 75 mg Clopidogrel verglichen mit 325 mg ASS bei Vorliegen einer pAVK (± ischämischem Schlaganfall) vermutlich eine etwas höhere Risikoreduktion vermittelt (CAPRIE Steering Committee 1996).

Die dritte Option stellt die Kombination aus **ASS und retardiertem Dipyridamol** dar (Aggrenox®), das aber in der gesetzlichen Krankenversicherung nicht mehr erstattungsfähig und daher kaum noch anzutreffen ist. Interessanterweise führte die Therapie mit 2 × 25 mg ASS/d und 2 × 200 mg/d retardiertem Dipyridamol aber zu einer relativen Reduktion des Risikos, erneut einen Schlaganfall zu bekommen, um 23 % (Diener et al. 1996). Die ProFESS-Studie zeigte keinen klinisch relevanten Unterschied zwischen ASS/Dipyridamol und Clopidogrel (Diener et al. 2008).

Die drei genannten Präparate hemmen die Thrombozytenfunktion durch verschiedene Mechanismen:

- ASS → Hemmung der Cyclooxygenase
- Clopidogrel → ADP-Rezeptor-Blockade (P2Y12-Rezeptor)
- Dipyridamol → Inhibition der thrombozytären Phosphodiesterase, Erhöhung der Adenosin-Plasmaspiegel

Ticlopidin hat den gleichen Wirkmechanismus wie Clopidogrel, führt aber in 2 % der Fälle zu Neutropenien bis hin zu einer Agranulozytose, weshalb besser Clopidogrel angewendet wird, das diese Nebenwirkung nicht besitzt.

Ticagrelor ist ebenfalls ein ADP-Rezeptor-Inhibitor und derzeit nur für das akute Koronarsyndrom zugelassen. In einer Vergleichsstudie gegen ASS (SOCRATES-Studie, Johnston et al. 2016) ergab sich bei Patienten mit TIA oder mildem Schlaganfall kein Vorteil aus einer Monotherapie. Es könnte jedoch ein Vorteil bei arteriosklerotischer (d. h. nicht-kardioembolischer) Schlaganfallursache bestehen (Amarenco et al. 2017). Zunehmend häufig wird Ticagrelor statt Clopidogrel zusammen mit ASS bei Stenting von Stenosen der hirnversorgenden Gefäße (meist der Karotiden) angewendet. **Prasugrel** ist ebenfalls ein ADP-Rezeptor-Inhibitor, wird derzeit aber kaum bei Schlaganfallpatienten angewendet, auch wenn Daten vorliegen, dass Patienten-Subgruppen langfristig einen besseren Schlaganfallschutz besitzen als mit Clopidogrel (Chin et al. 2016).

Eine Sekundärprävention mit einer **dualen Thrombozytenfunktionshemmung** (meist bestehend aus ASS und Clopidogrel oder Ticagrelor) kann kurzfristig sinnvoll sein (z. B. 3-monatige Gabe bei symptomatischer intrakranieller Stenose), sollte aber aufgrund der signifikanten Erhöhung des Blutungsrisikos nicht dauerhaft gegeben werden (z. B. Diener et al. 2004). Hierbei müssen jedoch Patienten mit doppelter Thrombozytenfunktionshemmung anderer Ursache unterschieden werden, die nach kardiologischer Maßgabe ggf. für 1 Jahr eine Doppeltherapie benötigen. Die ACTIVE-A-Studie untersuchte, ob Patienten mit VHF unter ASS + Clopidogrel besser vor systemischen Embolien, vaskulärem Tod und Schlaganfall geschützt sind als Patienten mit ASS-Monotherapie (Connolly et al. 2009). Dies war der Fall, gleichzeitig wurde der Benefit für die Patienten durch eine erhöhte Blutungsgefahr konterkariert, sodass sich hieraus keine Empfehlung ableiten lässt.

MERKE

Aktuelle Daten zeigen, dass bei TIA mit hohem Rezidivrisiko (ABCD2-Score ≥ 4) und leichtem ischämischem Schlaganfall („minor stroke", NIHSS ≤ 3) eine doppelte Thrombozytenfunktionshemmung mit ASS und Clopidogrel für eine Dauer von 10–21 Tagen besser vor frühen ischämischen Rezidivereignissen schützt als eine Monotherapie (Prasad et al. 2018; Johnston et al. 2018), sodass dieses Vorgehen von der Deutschen Gesellschaft für Neurologie und der Deutschen Schlaganfall-Gesellschaft empfohlen (http://www.dgn.org/presse/pressemitteilungen/60-pressemitteilung-2019/3713-nach-mini-schlaganfall-experten-empfehlen-duale-plaettchenhemmung) und wohl auch Einzug in neue Leitlinien nehmen wird.

Studien legen nahe, dass der **frühe Einsatz von ASS** (innerhalb von 48 h nach Symptombeginn) nicht nur einen sekundärpräventiven Effekt auf weitere Ereignisse hat, sondern auch einen protektiven Einfluss auf den akuten Schlaganfall (Sandercock et al. 2014). Aus diesem Grund sollte nach Ausschluss von Kontraindikationen möglichst früh mit einer Thrombozytenaggregationshemmung begonnen werden. Trotz erhöhten Risikos einer Blutungskomplikation (z. B. hämorrhagische Imbibierung eines ischämischen Schlaganfalls), resultiert ein Netto-Benefit für die Patienten.

Es liegt prinzipiell nahe, bei Patienten, die unter einer Thrombozytenfunktionshemmung einen Schlaganfall erlitten haben, eine **Thrombozytenfunktionstestung** durchzuführen, um zu sehen, ob die Thrombozyten auf die Therapie ansprechen. Aufgrund diskrepanter und lückenhafter Studienergebnisse ist eine routinemäßige Thrombozytenfunktionstestung derzeit jedoch nicht zu empfehlen. Bei ausgewählten Patienten (z. B. bei Z. n. Stent) kann eine TFH-Testung aber sinnvoll sein. Verschiedene labortechnische Methoden stehen für die Messung sowohl einer ASS- als auch einer Clopidogrel-vermittelten Thrombozytenfunktionshemmung zur Verfügung (Gremmel et al. 2009, 2011), die jeweils Vor- und Nachteile besitzen.

Trotz Thrombozytenaggregationshemmung kann es zu einem (erneuten) ischämischen Schlaganfall kommen. In diesem Fall ist es nicht sinnvoll, die Dosis der TFH zu erhöhen. In manchen Kliniken wird von ASS auf Clopidogrel umgestellt; der Nutzen ist aber nicht durch Studien belegt. Grundsätzlich sollte bei rezidivierenden ischämischen Ereignissen die Ätiologie des Schlaganfalls erneut evaluiert werden, um nicht z. B. ein paroxysmales Vorhofflimmern zu übersehen. Auch sollte eine ggf. vorliegende schlechte Therapieadhärenz erfragt werden.

Bei Magenbeschwerden und/oder Vorgeschichte mit abgeheiltem gastrointestinalem Ulkusleiden kann zusätzlich zu einem Thrombozytenaggregationshemmer ein Protonenpumpeninhibitor (PPI) gegeben werden. Die Kombination von ASS und einem PPI ist der Umstellung auf Clopidogrel in der Reduktion gastrointestinaler Ulkuskomplikationen überlegen (Chan et al. 2005); insofern ist eine positive Anamnese für ein gastrointestinales Ulkusleiden allein keine Indikation für eine Clopidogrel-Therapie.

Potenzielle **Kontraindikationen der TFH** umfassen floride gastrointestinale Ulzera, eine bekannte Blutungsneigung, eine relevante Thrombopenie sowie (bei ASS) Asthma bronchiale.

Aufgrund der relativ geringen Wirksamkeit der gängigen TFH bzgl. der Verhinderung neuer zerebraler ischämischer Ereignisse ist man bemüht, neuartige Substanzen zu entwickeln. Ein bekannteres Beispiel aus den letzten Jahren ist Terotruban, ein selektiver Thromboxan-Prostaglandin-Rezeptor-Antagonist. Die Substanz erbrachte in der PERFORM-Studie aber keinen Zusatznutzen gegenüber ASS (Bousser et al. 2011).

LEITLINIEN

Die Leitlinien der Deutschen Gesellschaft für Neurologie wurden im Februar 2015 neu aufgelegt (Entwicklungsstufe S3) und sind voraussichtlich bis 2020 gültig (Endres et al.): www.dgn.org/leitlinien/3024-ll-23-ll-sekundaerprophylaxe-ischaemischer-schlaganfall-und-transitorische-ischaemische-attacke. Sie sind frei zugänglich und geben einen aktuellen Überblick über das evidenzbasierte Wissen rund um die Sekundärprävention von TIA und ischämischem Schlaganfall.

LITERATUR

Amarenco P, Albers GW, Denison H, Easton JD, Evans SR, Held P, et al. SOCRATES Steering Committee and Investigators. Efficacy and safety of ticagrelor versus aspirin in acute stroke or transient ischaemic attack of atherosclerotic origin: a subgroup analysis of SOCRATES, a randomised, double-blind, controlled trial. Lancet Neurol 2017; 16(4): 301–310.

Bousser MG, Amarenco P, Chamorro A, Fisher M, Ford I, Fox KM, et al. PERFORM Study Investigators. Terutroban versus aspirin in patients with cerebral ischaemic events (PERFORM): a randomised, double-blind, parallel-group trial. Lancet 2011; 377(9782): 2013–2022.

CAPRIE Steering Committee. A randomised, blinded, trial of clopidogrel versus aspirin in patients at risk of ischaemic events (CAPRIE). Lancet 1996; 348(9038): 1329–1339.

Chan FK, Ching JY, Hung LC, Wong VW, Leung VK, Kung NN, et al. Clopidogrel versus aspirin and esomeprazole to prevent recurrent ulcer bleeding. N Engl J Med 2005; 352(3): 238–244.

Chin CT, Neely B, Magnus Ohman E, Armstrong PW, Corbalán R, White HD, et al. TRILOGY ACS Investigators. Time-varying effects of prasugrel versus clopidogrel on the long-term risks of stroke after acute coronary syndromes: results from the TRILOGY ACS Trial. Stroke 2016; 47(4): 1135–1139.

Connolly SJ, Pogue J, Hart RG, Hohnloser SH, Pfeffer M, Chrolavicius S, Yusuf S. Effect of clopidogrel added to aspirin in patients with atrial fibrillation. N Engl J Med 2009; 360(20): 2066–2078.

Diener HC, Cunha L, Forbes C, Sivenius J, Smets P, Lowenthal A. European Stroke Prevention Study. 2. Dipyridamole and acetylsalicylic acid in the secondary prevention of stroke. J Neurol Sci 1996; 143(1–2): 1–13.

Diener HC, Bogousslavsky J, Brass LM, Cimminiello C, Csiba L, Kaste M, et al. Aspirin and clopidogrel compared with clopidogrel alone after recent ischaemic stroke or transient ischaemic attack in high-risk patients (MATCH): randomised, double-blind, placebo-controlled trial. Lancet 2004; 364(9431): 331–337.

Diener HC, Sacco RL, Yusuf S, Cotton D, Ounpuu S, Lawton WA, et al. Effects of aspirin plus extended-release dipyridamole versus clopidogrel and telmisartan on disability and cognitive function after recurrent stroke in patients with ischaemic stroke in the Prevention Regimen for Effectively Avoiding Second Strokes (PRoFESS) trial: a double-blind, active and placebo-controlled study. Lancet Neurol 2008; 7(10): 875–884.

Gremmel T, Steiner S, Seidinger D, Koppensteiner R, Panzer S, Kopp CW. Comparison of methods to evaluate clopidogrel-mediated platelet inhibition after percutaneous intervention with stent implantation. Thromb Haemost 2009; 101(2): 333–339.

Gremmel T, Steiner S, Seidinger D, Koppensteiner R, Panzer S, Kopp CW. Comparison of methods to evaluate aspirin-mediated platelet inhibition after percutaneous intervention with stent implantation. Platelets 2011; 22(3): 188–195.

Johnson ES, Lanes SF, Wentworth 3rd CE, Satterfield MH, Abebe BL, Dicker LW. A metaregression analysis of the dose-response effect of aspirin on stroke. Arch Intern Med 1999; 159(11): 1248–1253.

Johnston SC, Amarenco P, Albers GW, Denison H, Easton JD, Evans SR, et al. SOCRATES Steering Committee and Investigators. Ticagrelor versus aspirin in acute stroke or transient ischemic attack. N Engl J Med 2016; 375(1): 35–43.

Johnston SC, Easton JD, Farrant M, et al. Clopidogrel and aspirin in acute ischemic stroke and high-risk TIA. N Engl J Med 2018; 379(3): 215–225.

Prasad K, Siemieniuk R, Hao Q, et al. Dual antiplatelet therapy with aspirin and clopidogrel for acute high risk transient ischaemic attack and minor ischaemic stroke: a clinical practice guideline. BMJ 2018 Dec 18; 363: k5130.

Sandercock PA, Counsell C, Tseng MC, Cecconi E. Oral antiplatelet therapy for acute ischaemic stroke. Cochrane Database Syst Rev 2014; 3: CD000029.

Yusuf S, Zhao F, Mehta SR, Chrolavicius S, Tognoni G, Fox KK. Effects of clopidogrel in addition to aspirin in patients with acute coronary syndromes without ST-segment elevation. N Engl J Med 2001; 345(7): 494–502.

12.3 Orale Antikoagulation

Peter Kraft

ZUSAMMENFASSUNG

- Eine orale Antikoagulation bedarf einer sorgfältigen Nutzen-Risiko-Abwägung, verhindert bei gegebener Indikation aber mit hoher Effektivität ischämische Schlaganfälle.
- Embolisch anmutende ischämische Schlaganfälle ohne nachweisbare Emboliequelle (ESUS) sind i.d. R. kein Grund für eine orale Antikoagulation.
- Nicht-Vitamin-K-abhängige orale Antikoagulanzien (NOAK) verhindern ischämische Schlaganfälle mit gleicher Effektivität wie Vitamin-K-Antagonisten (VKA); verglichen mit VKA reduzieren sie aber das Risiko für Hirnblutungen um etwa 50 %.
- NOAK bieten zusätzlich Vorteile, z.B. bzgl. Steuerung der Antikoagulation und Wechselwirkungen mit Nahrungsmitteln.
- Es liegen mit Idarucizumab und Andexanet alfa spezifische Substanzen zur Antagonisierung der NOAK vor.

12.3.1 Allgemeines

Zahlreiche ältere Studien, die VKA gegen eine Thrombozytenfunktionshemmung testeten, haben gezeigt, dass in der Mehrzahl der ischämischen Schlaganfälle eine Thrombozytenfunktionshemmung bzgl. eines Nettoeffekts (Verhinderung ischämischer Ereignisse vs. Auftreten von Blutungskomplikationen) einer oralen Antikoagulation mindestens ebenbürtig ist. Anders als früher üblich sollte eine **Antikoagulation daher nur in ausgewählten Situationen** erfolgen:

- Vorhofflimmern
- Intrakardialer Thrombus
- Mechanische Herzklappe
- Manche Gerinnungsstörungen
- Manche Dissektionen hirnversorgender Arterien
- Ggf. flottierender Thrombus in einer hirnversorgenden Arterie
- Sinus- und/oder Hirnvenenthrombose

Die häufigste Ursache für eine orale Antikoagulation stellt sicherlich das **Vorhofflimmern** dar, sodass hierauf in diesem Kapitel das Hauptaugenmerk gerichtet werden soll.

MERKE

Im Falle eines **Vorhofflimmerns (egal, ob paroxysmal, persistierend oder permanent)** und bei Vorliegen eines ischämischen zerebrovaskulären Ereignisses sollte eine dauerhafte orale Antikoagulation angestrebt werden. Dadurch lässt sich eine **relative Risikoreduktion eines ischämischen Schlaganfalls von 60–70 % erreichen.**

TFH (auch eine duale Thrombozytenaggregationshemmung) wirken bei Vorhofflimmern deutlich schlechter und sollten daher nur eingesetzt werden, wenn eine anderweitige Indikation besteht (etwa Z. n. koronarer Stenteinlage mit Indikation einer [dualen] Thrombozytenfunktionshemmung). In diesen Konstellationen muss stets abgewogen und die Zeit der doppelten (ASS + Antikoagulans) bzw. dreifachen „Blutverdünnung" (ASS + Clopidogrel/Ticagrelor + Antikoagulans) möglichst kurz gehalten werden. Zusätzlich ist es im Falle der NOAK mitunter ratsam, die reduzierte NOAK-Dosis zu geben. Bei VKA wird man eine nicht allzu hohe INR (z. B. zwischen 2 und 2,5) anstreben. Eine Abstimmung mit den Mitbehandlern (z. B. Kardiologen bzw. Neuroradiologen) ist nötig.

CAVE

Selbst in großen und gut konzipierten Studien lag die „time in therapeutic range" (TTR, Zeitraum mit INR 2–3) bei Behandlung mit VKA nur bei 60–70 % der gesamten Studiendauer. Man kann davon ausgehen, dass die TTR außerhalb dieser Studienbedingungen noch niedriger liegt. Eine INR < 2 ist mit deutlich geringerer Effektivität bzgl. einer Verhinderung embolischer Ereignisse assoziiert, eine INR > 3 geht mit einem deutlich erhöhten Risiko für Blutungskomplikationen einher (Risiko für Hirnblutung bei INR 2–3 verdoppelt, bei INR > 4 verachtfacht).

Fortgeschrittenes Alter allein ist kein Grund, einen Patienten nicht zu antikoagulieren. Vermutlich profitieren diese Patienten besonders von einer Antikoagulation. Die vor wenigen Jahren auf den Markt gebrachten **NOAK (Apixaban, Dabigatran, Edoxaban, Rivaroxaban)** stellen eine Alternative zum VKA Phenprocoumon dar und sollten aufgrund des **günstigeren Nutzen-Risiko-Profils** bevorzugt zur Anwendung kommen (mindestens genauso gut wirksam bzgl. Verhinderung ischämischer Schlaganfälle bzw. systemischer Embolien wie VKA bei reduzierter Wahrscheinlichkeit von Blutungen, v. a. Hirnblutungen) (Connolly et al. 2009; Granger et al. 2011; Patel et al. 2011; Giugliano et al. 2013). ➤ Tab. 12.3 stellt die Zulassungsstudien der vier Substanzen gegenüber.

Die Zulassung bei VHF beschränkt sich auf **nichtvalvuläres VHF**, sodass Patienten mit höhergradiger Mitralstenose oder Metallklappe explizit nicht mit einem NOAK antikoaguliert werden sollen (Eikelboom et al. 2013).

MERKE

Patienten mit einem **valvulären VHF sollen NICHT mit einem NOAK,** sondern bevorzugt mit VKA antikoaguliert werden.

Nach Ansicht des Kapitelautors sollten alle Patienten, bei denen ein ischämischer Schlaganfall ohne vorgehende Antikoagulation oder unter laufender

Tab. 12.3 Übersicht über die Zulassungsstudien der verfügbaren NOAK (aus Marcy et al. 2015)

	RELY	ARISTOTLE	ROCKET AF	ENGAGE
Primärer Wirksamkeitsendpunkt	Schlaganfall oder systemische Embolien	Schlaganfall oder systemische Embolien	Schlaganfall oder systemische Embolien	Schlaganfall oder systemische Embolien
Primärer Sicherheitsendpunkt	Schwere Blutungen	Schwere Blutungen	Zusammengesetzter Endpunkt aus schweren und leichten Blutungen	Schwere Blutungen
Auswertung	Nichtunterlegenheit; Überlegenheit beim Nachweis von Nichtunterlegenheit	Nichtunterlegenheit; Überlegenheit beim Nachweis von Nichtunterlegenheit	Nichtunterlegenheit; Überlegenheit beim Nachweis von Nichtunterlegenheit	Nichtunterlegenheit; Überlegenheit beim Nachweis von Nichtunterlegenheit
$CHADS_2$-Score	≥ 1	≥ 1	≥ 2	≥ 2
Anzahl der Patienten	18.113 • Dabigatran 110 mg: 6.015 • Dabigatran 150 mg: 6.076 • Warfarin: 6.022	18.201 • Apixaban: 9.120 • Warfarin: 9.081	14.264 • Rivaroxaban: 6.958 • Warfarin: 7.004	21.105 • Edoxaban 30 mg: 7.034 • Edoxaban 60 mg: 7.035 • Warfarin: 7.036

Tab. 12.3 Übersicht über die Zulassungsstudien der verfügbaren NOAK (aus Marcy et al. 2015). *(Forts.)*

	RELY	ARISTOTLE	ROCKET AF	ENGAGE
Primäres Wirksamkeitsergebnis	Dabigatran 110 mg: 1,53 %/Jahr Dabigatran 150 mg: 1,11 %/Jahr Warfarin: 1,69 %/Jahr Dabigatran 110 mg vs. Warfarin: • RR = 0,91; 95%-CI 0,74–1,11 • Nichtunterlegenheit: $p < 0{,}001$ • Überlegenheit: $p = 0{,}34$ Dabigatran 150 mg vs. Warfarin: • RR = 0,66; 95%-CI 0,53–0,82 • Nichtunterlegenheit: $p < 0{,}001$ • Überlegenheit: $p < 0{,}001$	Apixaban: 1,27%/Jahr Warfarin: 1,60%/Jahr Apixaban vs. Warfarin: • HR = 0,79; 95%-CI 0,66–0,95 • Nichtunterlegenheit: $p < 0{,}001$ • Überlegenheit: $p < 0{,}001$	**PP** Rivaroxaban: 1,7%/Jahr Warfarin: 2,2 %/Jahr **ITT** Rivaroxaban: 2,1 %/Jahr Warfarin: 2,4 %/Jahr Rivaroxaban vs. Warfarin: • HR = 0,79; 95%-CI 0,66–0,96 (PP) • Nichtunterlegenheit: $p < 0{,}001$ (PP) • Überlegenheit: $p = 0{,}12$ (ITT)	**MITT** Edoxaban 30 mg: 1,61 %/Jahr Edoxaban 60 mg: 1,18 %/Jahr Warfarin: 1,5 %/Jahr Edoxaban 30 mg vs. Warfarin: • HR = 1,07; 97,5%-CI 0,87–1,31 • Nichtunterlegenheit: $p = 0{,}005$ • Überlegenheit: nicht überlegen Edoxaban 60 mg vs. Warfarin: • HR = 0,79; 97,5%-CI 0,63–0,99 (MITT) • Nichtunterlegenheit: $p < 0{,}001$ (MITT) • Überlegenheit: nicht überlegen (ITT)
Primäres Sicherheitsergebnis	Dabigatran 110 mg: 2,71 %/Jahr Dabigatran 150 mg: 3,11 %/Jahr Warfarin: 3,36 %/Jahr Dabigatran 110 mg vs. Warfarin: • RR = 0,83; 95%-CI 0,69–0,93; $p = 0{,}003$ Dabigatran 150 mg vs. Warfarin: • RR = 0,93; 95%-CI 0,81–1,07; $p = 0{,}31$	Apixaban: 2,13 %/Jahr Warfarin: 3,09 %/Jahr Apixaban vs. Warfarin: • HR = 0,69; 95%-CI 0,6–0,8 • $p < 0{,}001$	Rivaroxaban: 14,9 %/100 Patientenjahre Warfarin: 14,5 %/100 Patientenjahre Rivaroxaban vs. Warfarin: • HR = 1,03; 95%-CI 0,96–1,11 • $p = 0{,}44$	Edoxaban 30 mg: 1,61 %/Jahr Edoxaban 60 mg: 2,75 %/Jahr Warfarin: 3,43 %/Jahr Edoxaban 30 mg vs. Warfarin: • HR = 0,47; 95%-CI 0,41–0,55 • $p < 0{,}001$ Edoxaban 60 mg vs. Warfarin: • HR = 0,80; 95%-CI 0,71–0,91 • $p < 0{,}001$

Abkürzungen: CI = Konfidenzintervall; HR = Hazard Ratio; ITT = Intention-to-Treat-Stichprobe; MITT = modifizierte Intention-to-Treat-Stichprobe; PP = Per-Protokoll-Stichprobe; RR = Relatives Risiko

Therapie mit Marcumar® aufgetreten ist (entweder also INR nicht im Zielbereich, d. h. schwierige Einstellung, oder aber INR im Zielbereich, d. h. Therapieversagen), unter Beachtung der Kontraindikationen auf ein NOAK ein- bzw. umgestellt werden. Dies wird aber durchaus diskrepant gesehen. Ein Patient mit stabiler Einstellung mit einem VKA (INR zuverlässig zwischen 2–3) und ohne ischämisches Ereignis muss nicht ohne Grund auf ein NOAK umgestellt werden.

Vor Beginn einer oralen Antikoagulation muss der Patient über diese Maßnahme inkl. möglicher Komplikationen (v. a. Blutungen, mitunter tödlich) informiert und das **Patienteneinverständnis** in der Patientenkurve oder einem separaten Aufklärungsdokument dokumentiert werden.

Aussagen zur Auswahl eines speziellen NOAK in speziellen klinischen Situationen sind schwierig zu treffen, da **keine prospektiven Head-to-Head-Studien vorliegen.** Letztlich muss man davon ausgehen, dass es vermutlich keine großen Unterschiede bzgl. der Verhinderung ischämischer Ereignisse und Blutungskomplikationen gibt, sodass man sich bei der Wahl der optimalen Substanz für einen Patienten nach Aspekten wie z. B. Nierenfunktion, Möglichkeit einer spezifischen Antagonisierung oder Applikationshäufigkeit pro Tag richtet. ➤ Tab. 12.4 fasst die wesentlichen Charakteristika der vier derzeit verfügbaren NOAK zusammen.

Hauptunterschiede zwischen den vier Substanzen sind:

- Mechanismus: direkte Thrombininhibition (Dabigatran) vs. Anti-Xa-Hemmung (Apixaban, Edoxaban, Rivaroxaban)
- Dosierungsintervall: Gabe 1×/d (Edoxaban, Rivaroxaban) vs. 2×/d (Dabigatran, Apixaban)
- Verfügbarkeit und Art eines verfügbaren Antidots (s. u.)

Beim Auftreten **thrombembolischer Ereignisse unter NOAK** können folgende Optionen erwogen werden:

1. eine Dosiserhöhung (unter Beachtung der Zulassungskriterien; Dabigatran 2 × 110 mg auf 2 × 150 mg, Apixaban von 2 × 2,5 mg auf 2 × 5 mg, Rivaroxaban von 1 × 15 mg auf 1 × 20 mg, Edoxaban von 1 × 30 mg auf 1 × 60 mg),
2. ein Gruppenwechsel vom direkten Thrombininhibitor Dabigatran auf eine der anti-Xa-inhibierenden Substanzen (Apixaban, Edoxaban, Rivaroxaban) bzw. umgekehrt oder
3. die Umstellung auf Marcumar®.

Die derzeitige Datenlage erlaubt gegenwärtig keine stärkere Aussage.

Jede Antikoagulation muss individuell nach dem vermuteten **Nutzen-Risiko-Verhältnis** mit dem Patienten besprochen und entschieden werden. Es existieren mit dem **CHA_2DS_2VASc- und** dem **HASBLED-Score** gut evaluierte Instrumente, die sehr hilfreich sind, um das Schlaganfallrisiko auf der einen und das Blutungsrisiko auf der anderen Seite abzuschätzen (vgl. ➤ Tab. 12.5, ➤ Tab. 12.6, ➤ Tab. 12.7 und ➤ Tab. 12.8) (Lip et al. 2010; Pisters et al. 2010):

Tab. 12.4 Übersicht über die vier derzeit zugelassenen NOAK (aus Marcy et al. 2015)

	Dabigatran	Apixaban	Rivaroxaban	Edoxaban
Mechanismus	direkter Thrombininhibitor	direkter FXa-Inhibitor	direkter FXa-Inhibitor	direkter FXa-Inhibitor
t½ in h	12–17	12	5–9	10–14
Renale Elimination	80 %	27 %	66 %	50 %
Proteinbindung	35 %	87 %	92–95 %	55 %
Dosierung bei VHF	2×/d 150 mg	2×/d 5 mg	1×/d 20 mg	1×/d 60 mg
Dosisanpassung	2×/d 110 mg bei ≥ 80 Jahren; ggf. bei erhöhtem Blutungsrisiko; Einnahme von Verapamil KI bei CrCl < 30 ml/min; CrCl ≥ 30 ml/min ohne Dosisreduktion	2×/d 2,5 mg falls 2/3 zutreffen: a) ≥ 80 Jahren b) ≤ 60 kg c) Krea > 1,5 mg/dl; außerdem CrCl 15–29 ml/min KI bei CrCl < 15 ml/min	1×/d 15 mg bei CrCl 15–49 ml/min KI bei CrCl < 15 ml/min	1×/d 30 mg bei CrCl 15–49 ml/min, ≤ 60 kg, Einnahme von P-Glykoprotein-Inhibitoren KI bei CrCl < 15 ml/min
Medikamenteninteraktionen (unvollständige Aufstellung)	Dronedaron, Ketoconazol, Rifampicin	Ketoconazol, Itraconazol, Ritonavir, Clarithromycin, Rifampicin, Carbamazepin, Phenytoin, Johanniskraut	Ketoconazol, Itraconazol, Lopinavir, Ritonavir, Indinavir, Conivaptan, Rifampicin, Carbamazepin, Phenytoin, Johanniskraut	Rifampicin

Abkürzungen: F = Faktor; KI = Kontraindikation; CrCl = Kreatinin-Clearance

Tab. 12.5 Bestandteile des CHA_2DS_2VASc-Scores (in Anlehnung an Lip et al. 2010)

Risikofaktor	Punktzahl
Herzinsuffizienz	1
Arterielle Hypertonie	1
Alter ≥ 75 Jahre	2
Alter 65–74 Jahre	1
Diabetes mellitus	1
Ischämischer Schlaganfall/ TIA/Thrombembolie	2
Gefäßerkrankungen	1
Weibliches Geschlecht	1

Tab. 12.6 Der CHA_2DS_2VASc Score zur Einschätzung des Schlaganfallrisikos (in Anlehnung an Lip et al. 2010)

CHA_2DS_2VASc-Score	Jährliches Schlaganfall- bzw. Thrombembolierisiko
0	0 %
1	1,3 %
2	2,2 %
3	3,2 %
4	4,0 %
5	6,7 %
6	9,8 %
7	9,6 %
8	6,7 %
9	15,2 %

- Ab einem CHA_2DS_2VASc-Score von 2 (d. h. immer bei Patienten mit zerebrovaskulärem Ereignis) besteht grundsätzlich eine Indikation für eine Antikoagulation.
- Bei einem CHA_2DS_2VASc-Score von 1 kann antikoaguliert werden (alternativ Thrombozytenfunktionshemmung).
- Bei einer Punktzahl von 0 erfolgt aufgrund des sehr geringen Embolierisikos i. d. R. keine Antikoagulation.

Zusammenfassend ergibt sich das in ➤ Kap. 12.3.2 und ➤ Kap. 12.3.3 skizzierte konkrete Vorgehen.

Tab. 12.7 Bestandteile des HASBLED-Scores (in Anlehnung an Pisters et al. 2010)

Risikofaktor	Punktzahl
Bluthochdruck (> 160 mmHg systolisch)	1
Pathologische Leberfunktion	1
Pathologische Nierenfunktion	1
Schlaganfall (Vorgeschichte)	1
Blutung (Vorgeschichte oder Neigung)	1
Labile INR-Einstellung	1
Alter > 65 Jahre	1
Drogen	1
Alkohol	1

Tab. 12.8 Der HASBLED-Score zur Einschätzung des Blutungsrisikos (in Anlehnung an Pisters et al. 2010)

CHA_2DS_2VASc Score	Jährliches Schlaganfall- bzw. Thrombembolierisiko
0	0,9 %
1	3,4 %
2	4,1 %
3	5,8 %
4	8,9 %
5	9,1 %
6–9	ungenügende Daten

12.3.2 Antikoagulation mit Marcumar®

Indikationen

- Nichtvalvuläres VHF mit einem CHA_2DS_2VASc-Score ≥ 2 (s. auch neue Antikoagulanzien), ggf. auch bereits bei CHA_2DS_2VASc-Score = 1. NOAK sind jedoch, falls möglich, zu bevorzugen.
- Valvuläres VHF (d. h. höhergradige Mitralklappenstenose bzw. Metallklappe).
- Vorhofflattern wird i. d. R. wie VHF behandelt.
- Sinusvenenthrombosen (mindestens 6 Monate in Abhängigkeit von der Rekanalisation (➤ Kap. 15).

- Gefäßdissektionen werden nach neuen Daten i. d. R. mit ASS behandelt. In Einzelfällen kann eine Antikoagulation erfolgen ➤ (Kap. 8.1).
- Kardiale Emboliequelle außer VHF (z. B. intrakardiale Thromben)
- Ggf. bei Thrombophilie: APC-Resistenz, AT-III-, Protein-C-, Protein-S-Mangel, Antiphospholipid-Antikörper-Syndrom, im Vorfeld Abstimmung mit Gerinnungsphysiologen

Absolute Kontraindikationen

- Akute zerebrale Blutung
- Aktive innere/gastrointestinale Blutungsquelle
- Aktive Blutungsquelle im Harntrakt
- Bekannte Blutungsneigung
- Kurz zurückliegendes schweres Schädel-Hirn-Trauma, Schädel-OP
- Kurz zurückliegende größere OP oder größere Verletzung/schweres Trauma
- Leberzirrhose mit Ösophagusvarizen, Gerinnungsstörung, Thrombopenie
- Ausgedehnter frischer Infarkt (> ⅓ des Mediaterritoriums)
- Thrombozyten < 100.000/µl

Relative Kontraindikationen

- Eingeschränkte Compliance, z. B. bei chronischer Alkoholerkrankung
- Schwere Multimorbidität
- Bekannte AV-Malformation, nicht versorgtes zerebrales Aneurysma
- Endokarditis
- Aktive Tuberkulose
- Bei Malignomen vorsichtige Risiko-Nutzen-Abwägung
- Schwer einstellbarer Hypertonus (RR > 185/110 mmHg)
- Unkontrolliertes Anfallsleiden (seltene Anfälle nach Risiko-Nutzen-Einschätzung)
- Schwangerschaft/Stillzeit
- Intrazerebrale Blutungen in der Vorgeschichte: Hier muss eine individuelle Nutzen/Risiko-Abwägung erfolgen (Ursache der Blutung, aktuelle RR-Einstellung, Mikroangiopathie, Latenz der Blutung), **cave:** Lobärblutungen bei Amyloidangiopathie (große Zurückhaltung!). **Bei stattgehabter typischer ICB kann i. d. R. nach ca. 6–8 Wochen (nach Resorption der Blutung) eine Antikoagulation begonnen werden.**
- Schwere Mikroangiopathie in der zerebralen Bildgebung

Ziel-INR-Bereiche

- Vorhofflimmern/Vorhofflattern: INR 2,0–3,0
- Herzklappenvitien mit systemischer Embolie: INR 2,0–3,0 (Indikationsstellung durch Kardiologen)
- Herzklappenprothesen:
  - Mechanische Klappen: nach den Empfehlungen des Herstellers (i. d. R. INR 2,0–3,5). Generell gilt: in Mitralposition und bei älteren Klappen eher höhere INR-Bereiche, in Aortenposition und bei modernen Klappen eher niedrigere INR-Bereiche (Klappenpass bzw. frühere Arztbriefe besorgen)
  - Bioprothesen: INR 2,0–3,0 (für 3 Monate), dann Umstellung auf TFH
- Tiefe Beinvenenthrombose/Lungenembolie: INR 2,0–3,0
- Patienten mit Antiphospholipid-Syndrom: möglicherweise höhere INR-Bereiche sinnvoll

MERKE

Bei jeder Festlegung der Ziel-INR müssen das individuelle Blutungs- und das Thrombembolierisiko des Patienten gegeneinander abgewogen werden.

12.3.3 Antikoagulation mit nicht-Vitamin-K-abhängigen oralen Antikoagulanzien (NOAK)

Indikationen

- Nichtvalvuläres Vorhofflimmern bei einem $CHA_2DS_2VASc \geq 2$, ggf. auch schon bei $CHA_2DS_2VASc = 1$
- Für andere potenzielle neurologische Indikationen (z. B. Dissektion, Sinusthrombose usw.) besteht bisher keine Zulassung und liegt auch keine ausreichende Erfahrung vor. Wohl sind NOAK aber in teilweise anderen Dosierungen für andere internistische Indikationen außer VHF zugelassen (z. B. Thromboseprophylaxe bei Patienten mit Hüft- oder Kniegelenkersatz, Therapie von tiefer Beinvenenthrombose und/oder Lungenembolie, Therapie in Kombination mit Thrombozytenfunktionshemmern bei akutem Koronarsyndrom).

- Eine relativ neue Zulassung besteht für **Rivaroxaban 2 × 2,5** mg/d zur Prophylaxe atherothrombotischer Ereignisse bei Patienten mit KHK oder symptomatischer pAVK und einem hohen Risiko für ischämische Ereignisse (Eikelboom et al. 2017), zusätzlich zur Therapie mit einem TFH. Inwieweit dies neurologische Patienten betreffen wird und wie mit einer solchen „Low-Dose-Antikoagulation" mit Rivaroxaban 2 × 2,5 mg/d umzugehen ist (Thrombolyse sicher möglich?), wird sich erst noch herausstellen müssen.

Initiierung der Therapie nach TIA/ Schlaganfall

Kriterien ➤ Tab. 12.9
Letztlich muss der Beginn der oralen Antikoagulation nach Nutzen-Risiko-Abwägung im Einzelfall entschieden werden. Eine leichte hämorrhagische Transformation in der Bildgebung ist i. d. R. kein Grund, den Beginn der oralen Antikoagulation (v. a. mit NOAK) lange hinauszuzögern.

Überbrückung bis zum Therapiebeginn

Bis zum Beginn der Therapie mit NOAK sollten die Patienten mit ASS 100 mg/d behandelt werden. ASS sollte am Tag des Beginns der Therapie mit NOAK abgesetzt werden. Ein „Bridging" mit Heparinen ist bei der Anwendung mit NOAK nicht notwendig, und Heparine werden in der (frühen) Sekundärprophylaxe nach Schlaganfall auch bei Patienten mit VHF nicht mehr empfohlen (Ausnahmen sind in Einzelfällen denkbar, s. dazu ➤ Kap. 12.1.).

Tab. 12.9 Beginn der oralen Antikoagulation nach TIA/ Schlaganfall

Patienten	Kriterien	Therapiebeginn
mit TIA		nach negativer Bildgebung sofortiger Beginn möglich
mit leichtem Schlaganfall	nach klinischen Kriterien, entspricht NIHSS ≤ 8 Punkte	Beginn der Therapie nach 3–5 Tagen
mit moderatem Schlaganfall	nach klinischen Kriterien, entspricht NIHSS 8–16 Punkte	Beginn der Therapie nach 5–7 Tagen
mit schwerem Schlaganfall	nach klinischen Kriterien, entspricht NIHSS > 16 Punkte	Beginn der Therapie nach 14 Tagen

Intravenöse Thrombolyse (IVT) unter NOAK

Die Einnahme von NOAK (ebenso wie von Marcumar®) stellt prinzipiell eine Kontraindikation für eine systemische Thrombolyse mit Gewebeplasminogenaktivator (rtPA) dar. Eine IVT nach Zulassungskriterien kann nur dann erfolgen, wenn das NOAK in den letzten 48 h sicher nicht eingenommen wurde (und eine normale Nierenfunktion vorliegt).

CAVE
Da diese Konstellation selten ist, erfolgt die IVT unter NOAK daher i. d. R. off-label im Sinne eines individuellen Heilversuchs, worüber explizit aufgeklärt werden muss.

Die Studienlage zur IVT unter NOAK ist nach wie vor limitiert. Bei Vorliegen einer unauffälligen Thrombinzeit (für Dabigatran) bzw. einer nicht nachweisbaren Anti-Xa-Aktivität (bei Einnahme der Anti-Xa-Inhibitoren) scheint jedoch hinreichend sicher keine relevante Antikoagulanzienwirkung mehr vorhanden zu sein, sodass eine IVT erfolgen kann.

Bei ischämischem Schlaganfall und geplanter Thrombolyse unter Dabigatran-Therapie kann das spezifische Antidot **Idarucizumab** appliziert und unmittelbar darauf mit der IVT in gewohnter Dosis begonnen werden (s. weiter unten). Ob eine IVT auch nach Antagonisierung eines Anti-Xa-Inhibitors mit **Andexanet alfa** möglich ist, ist aktuell unklar, erscheint wegen der Applikationsart (Bolus + Dauerinfusion über 120 min) aber sehr fraglich.

In der Literatur werden zudem einige Grenzwerte für **NOAK-Plasmaspiegel** genannt, unterhalb derer eine IVT möglich sein soll, ohne das Blutungsrisiko unverhältnismäßig stark zu erhöhen (Rivaroxaban-Plasmaspiegel < 100 ng/ml, Apixaban-Plasmaspiegel < 10 ng/ml). Diese Werte beruhen jedoch maßgeblich auf Expertenmeinungen und sind nur bedingt bis nicht wissenschaftlich validiert, sodass eine Lysetherapie bei Einnahme von Anti-Xa-Inhibitoren und erhöhtem Anti-Xa-Spiegel (d. h. messbarer Medikamentenaktivität im Blut) aus Sicht des Autors und der gegenwärtigen Datenlage nicht zu empfehlen ist.

MERKE

- INR und PTT sind keine verlässlichen Parameter zur Einschätzung einer gerinnungshemmenden Wirksamkeit von NOAK.
- Die Entscheidung zur Durchführung einer Angiografie und ggf. mechanischen Thrombektomie wird durch die Einnahme eines NOAK nicht beeinflusst.

Antagonisierung der oralen Antikoagulation

Die Frage einer Möglichkeit der **Antagonisierung der oralen Antikoagulation** ist klinisch hochrelevant. Im Falle einer kritischen Blutung (insbesondere Hirnblutung) unter VKA erfolgt idealerweise die Gabe von PPSB und Vitamin K (Konakion). In besonderen Fällen kann zusätzlich auch die Gabe von Fresh Frozen Plasma (FFP) erwogen werden.

Als für die NOAK noch keine spezifischen Antidota verfügbar waren, wurde auch bei Blutungen unter NOAK PPSB appliziert. Dieses Vorgehen ist immer noch anzuraten, wenn kein spezifisches Antidot zur Verfügung stehen sollte, auch wenn der Effekt von PPSB auf die Reduktion der Hämatomexpansion bei Hirnblutungen unter NOAK fraglich ist.

MERKE

Faustregel für PPSB-Dosierung:

- VKA: Dosis = (Ziel-Quick – aktueller Quick) × kg KG (z. B. aktueller Quick 30 %, Ziel-Quick 80 %, 70 kg → 3.500 IE PPSB)
- NOAK: 50 IE pro kg KG

Vor wenigen Jahren kam mit **Idarucizumab** ein spezifischer blockierender Antikörper gegen Dabigatran auf den Markt (Pollack et al. 2015). Man appliziert bei kritischer Blutung oder Notfalloperationen/dringenden Eingriffen 2 × 2,5 g Idarucizumab (Praxbind®) als Kurzinfusion. Im Anschluss daran ist die Wirkung von Dabigatran komplett aufgehoben. Wegen seines schnellen Effekts und der einfachen Handhabung wird es auch regelmäßig zur Durchführung einer systemischen Thrombolyse bei ischämischem Schlaganfall trotz Dabigatran eingesetzt und ist häufig mit einem klinischen Benefit assoziiert (Kermer et al. 2017).

Im Jahr 2019 wurde mit **Andexanet alfa** (Ondexxya®) ein spezifisches Antidot für Anti-Xa-Inhibitoren zugelassen (Connolly et al. 2016). Laut Fachinformation erstreckt sich die Zulassung nur auf schwere Blutungen unter Apixaban oder Rivaroxaban. Die Applikation von Andexanet alfa besteht aus einer i. v. Bolusgabe gefolgt von einer Dauerinfusion über 120 min (4 mg/min bei niedriger Dosis, 8 mg/min bei hoher Dosis). Die Dosis von Andexanet alfa richtet sich nach dem eingenommenen Anti-Xa-Inhibitor (Apixaban vs. Rivaroxaban), nach dessen Dosis und nach dem Zeitpunkt der letzten Einnahme. Bislang liegen zumindest in Deutschland nur sehr wenige Praxiserfahrungen zum Einsatz von Andexanet alfa vor. Problematisch ist neben der Kinetik (kurze Halbwertszeit, sodass die Anti-Xa-Aktivität im Serum nach 2-stündiger Infusion wieder ansteigt) und weiteren Aspekten der Zulassungsstudie auch die Tatsache, dass die Kosten der Substanz im deutlich 5-stelligen Euro-Bereich liegen.

Orale Antikoagulation nach stattgehabter intrazerebraler Blutung

Bei Patienten, bei denen die intrazerebrale Blutung vermutlich im Rahmen einer Amyloidangiopathie aufgetreten ist (atypische Lobärblutung; entsprechende SWI-Sequenz-Auffälligkeiten im MRT), ist der Wiederbeginn einer oralen Antikoagulation kontraindiziert. Bei Patienten mit hohem Risiko für ischämische Schlaganfälle (hoher CHA_2DS_2VASc-Score), abgelaufener und resorbierter Blutung im Bereich der Stammganglien oder anderer „hypertonietypischer" Stellen und gut kontrolliertem Blutdruck kann eine orale Antikoagulation (bevorzugt mit NOAK!) ca. 6–8 Wochen nach dem Blutungsereignis begonnen werden.

Alternativ besteht für Patienten mit VHF und gleichzeitiger Blutungsneigung durch orale Antikoagulanzien die Option eines **Vorhofohrverschlusses,** für den Studien hinsichtlich einer Verhinderung systemischer Embolien eine ähnliche Wirksamkeit ergeben haben wie eine orale Antikoagulation.

Aufgrund einiger unklarer Punkte und Schwächen (nicht alle kardiale Embolien stammen aus dem Vorhofohr, was tun bei kardioembolischem Ereignis nach Vorhofohrverschluss (mit Fragezeichen UND Komma? Langzeitdaten nicht vorhanden, initial doppelte Thrombozytenfunktionshemmung nötig) ist eine individuelle Nutzen-Risiko-Abwägung inkl. genauer Aufklärung des Patienten nötig.

MERKE

Bei Kontraindikationen für eine orale Antikoagulation kann ein **Vorhofohrverschluss** erfolgen (➤ Kap. 12.4). Dabei handelt es sich um eine Einzelfallentscheidung, für die Rücksprache mit interventionellen Kardiologen erforderlich ist.

Orale Antikoagulation bei Vorliegen eines ESUS?

In ➤ Kap. 5 wurde der Begriff **ESUS („embolic stroke of undetermined source")** eingeführt. Es handelt sich um einen embolisch anmutenden ischämischen Schlaganfall, dessen Ursache jedoch nicht gefunden werden konnte. Im Gegensatz zum schwammigen Begriff des „kryptogenen" Schlaganfalls ist ein ESUS genau definiert. Da die Detektion von paroxysmalem VHF eine Herausforderung darstellt, geht man davon aus, dass sich hinter vielen ESUS kardioembolische Schlaganfälle bei bislang nicht detektiertem VHF verbergen. Es wurde in zwei großen Studien untersucht, ob die Antikoagulation solcher ESUS-Patienten mit NOAK gegenüber einer Therapie mit ASS überlegen ist. Weder in der **NAVIGATE-ESUS-** (Rivaroxaban vs. ASS) noch in der **RESPECT-ESUS**-Studie (Dabigatran vs. ASS) konnte allerdings für die Gesamtheit der untersuchten Population ein signifikanter Nutzen der oralen Antikoagulation mit NOAK im Vergleich mit ASS dokumentiert werden (Hart et al. 2018; Diener et al. 2019). In einer Subgruppenanalyse bei Patienten mit PFO konnte ein Trend für einen protektiven Effekt von Rivaroxaban im Vergleich mit ASS gezeigt werden (Kasner et al. 2018), was aber im Kontext der aktuellen Studien zum PFO-Verschluss vermutlich wenig klinische Relevanz haben wird. Wichtiger erscheint eine Subgruppenanalyse der NAVIGATE-ESUS-Studie, nach der ein Vorhofdurchmesser > 4,6 cm ein erhöhtes Risiko für ein Rezidivereignis mit sich bringt, das mit Rivaroxaban aber signifikant besser reduziert werden konnte als mit ASS (Healey et al. 2019). Dies bestätigt andere Studien, die nahelegen, dass evtl. eine morphologisch sichtbare Vorhofpathologie relevanter für die Entstehung kardioembolischer Ereignisse ist als ein evtl. detektiertes VHF.

LEITLINIEN

Das evidenzbasierte Vorgehen bei oraler Antikoagulation in der Sekundärprävention des ischämischen Schlaganfalls ist in der bis Ende Januar 2020 gültigen Leitlinie der Deutschen Gesellschaft für Neurologie skizziert: www.dgn.org/leitlinien/3024-II-23-II-sekundaerprophylaxe-ischaemischer-schlaganfall-und-transitorische-ischaemische-attacke#Oral.

LITERATUR

Connolly SJ, Ezekowitz MD, Yusuf S, et al. Dabigatran versus warfarin in patients with atrial fibrillation. N Engl J Med 2009; 361: 1139–1151.

Connolly SJ, Milling Jr. TJ, Eikelboom JW, et al. Andexanet alfa for acute major bleeding associated with factor Xa inhibitors. N Engl J Med 2016; 75: 1131–1141.

Diener HC, Sacco RL, Easton JD, et al. Dabigatran for prevention of stroke after embolic stroke of undetermined source. N Engl J Med 2019; 380: 1906–1917.

Eikelboom JW, Connolly SJ, Brueckmann M, et al. Dabigatran versus warfarin in patients with mechanical heart valves. N Engl J Med 2013; 369: 1206–1214.

Eikelboom JW, Connolly SJ, Bosch J, et al. Rivaroxaban with or without aspirin in stable cardiovascular disease. N Engl J Med 2017; 377: 1319–1330.

Giugliano RP, Ruff CT, Braunwald E, et al. Edoxaban versus warfarin in patients with atrial fibrillation. N Engl J Med 2013; 369: 2093–2104.

Granger CB, Alexander JH, McMurray JJV, et al. Apixaban versus warfarin patients with atrial fibrillation. N Engl J Med 2011; 365: 981–992.

Hart RG, Sharma M, Mundl H, et al. Rivaroxaban for stroke prevention after embolic stroke of undetermined source. N Engl J Med 2018; 378: 2191–2201.

Healey JS, Gladstone DJ, Swaminathan B, et al. Recurrent stroke with rivaroxaban compared with aspirin according to predictors of atrial fibrillation: secondary analysis of the NAVIGATE ESUS randomized clinical trial. JAMA Neurol 2019; 76: 764–773.

Kasner SE, Swaminathan B, Lavados P, et al. Rivaroxaban or aspirin for patent foramen ovale and embolic stroke of undetermined source: a prespecified subgroup analysis from the NAVIGATE ESUS trial. Lancet Neurol 2018; 17: 1053–1060.

Kermer P, Eschenfelder CC, Diener HC, et al. Antagonizing dabigatran by idarucizumab in cases of ischemic stroke or intracranial hemorrhage in Germany – a national case collection. Int J Stroke 2017; 12: 383–391.

Lip GY, Nieuwlaat R, Pisters R, et al. Refining clinical risk stratification for predicting stroke and thromboembolism in atrial fibrillation using a novel risk factor-based approach: the euro heart survey on atrial fibrillation. Chest 2010; 137: 263–272.

Marcy TR, Truong T, Rai A. Comparing direct oral anticoagulants and warfarin for atrial fibrillation, venous thromboembolism, and mechanical heart valves. Consult Pharm 2015; 30: 644–656.

Patel MR, Mahaffey KW, Garg J, et al. Rivaroxaban versus warfarin in nonvalvular atrial fibrillation. N Engl J Med 2011; 365: 883–891.

Pisters R, Lane DA, Nieuwlaat R, et al. A novel user-friendly score (HAS-BLED) to assess 1-year risk of major bleeding in patients with atrial fibrillation: the Euro Heart Survey. Chest 2010; 138: 1093–1100.

Pollack Jr. CV, Reilly PA, Eikelboom J, et al. Idarucizumab for dabigatran reversal. N Engl J Med 2015; 373: 511–520.

12.4 Therapieoptionen bei Vorhofflimmern

Peter Kraft

ZUSAMMENFASSUNG

In diesem Abschnitt werden Therapieoptionen des Vorhofflimmerns (VHF) **jenseits der Antikoagulation** zusammengefasst. Naturgemäß handelt es sich hierbei um Inhalte des genuin kardiologischen Fachgebiets, sodass zum einen auf kardiologische Leitlinien (z. B. Kirchhof et al. 2016) hingewiesen werden muss, zum anderen kardiologische Expertise bei der klinischen Betreuung von Patienten nötig ist, um interdisziplinär die optimale Behandlung eines individuellen Patienten zu ermitteln.

Seit wenigen Jahren besteht die Möglichkeit, das linke Vorhofohr, von dem man glaubt, dass dort etwa 90 % aller Thromben bei VHF gebildet werden, interventionell zu verschließen. Hierzu wurden verschiedene Devices entwickelt, wobei die aktuelle Datenlage für das sog. **Watchman Device** mit Abstand am besten ist (➤ Abb. 12.1).

In der randomisierten PROTECT-AF-Studie wurde zu verschiedenen Follow-up-Zeitpunkten keine Unterlegenheit des Watchman-Einsatzes im Vergleich zu einer Warfarin-Therapie gefunden (Holmes 2009; Reddy 2013, 2014). Es erfolgte auch in der Interventionsgruppe eine Warfarin-Therapie für 45 Tage, danach eine duale Thrombozytenfunktionshemmung mit ASS und Clopidogrel für 6 Monate, danach eine dauerhafte ASS-Monotherapie. In der Folge wurde die ebenfalls randomisierte PREVAIL-Studie aufgelegt (Holmes 2014). Verglichen mit PROTECT-AF (schwerwiegende unerwünschte Wirkungen 8,7 %) konnte die Intervention in PREVAIL sicherer durchgeführt werden (4,1 %). Kürzlich wurden 5-Jahres-Daten zu beiden Studien publiziert, die ein geringeres Risiko für Blutungen und eine geringere Mortalität zeigten (Reddy 2017; ➤ Abb. 12.2).

MERKE

Zusammenfassend lässt sich somit sagen, dass der interventionelle Verschluss des linken Vorhofohrs mittels Watchman Device insbesondere bei Patienten mit hohem Blutungsrisiko bzw. mit Kontraindikation für eine orale Antikoagulation Vorteile bieten kann, da das Risiko für Blutungen (v. a. für Hirnblutungen) signifikant reduziert ist. Bei niedrigen HASBLED- (d. h. bei niedrigem Blutungsrisiko) und niedrigen CHA_2DS_2-VASc-Werten war Warfarin in den Studien aber mindestens genauso sicher und effektiv.

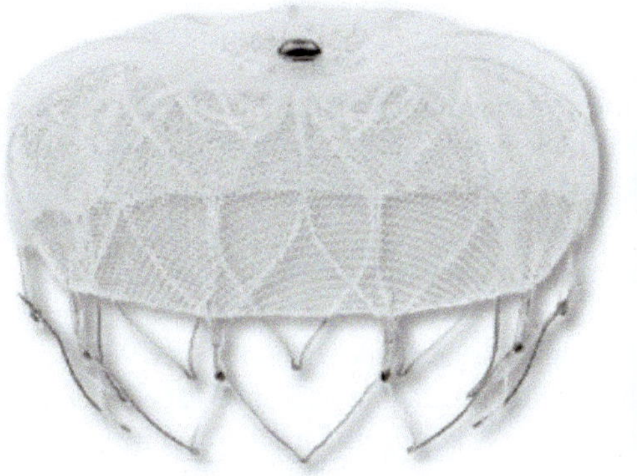

Abb. 12.1 Watchman Device (Akinapelli 2015) [H123-001]

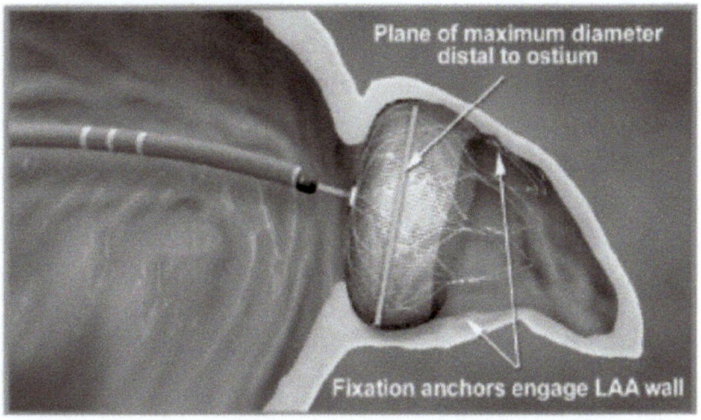

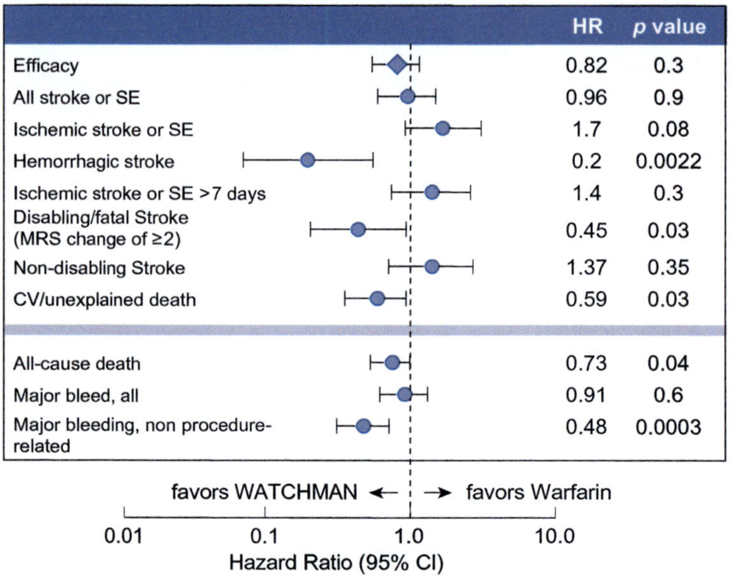

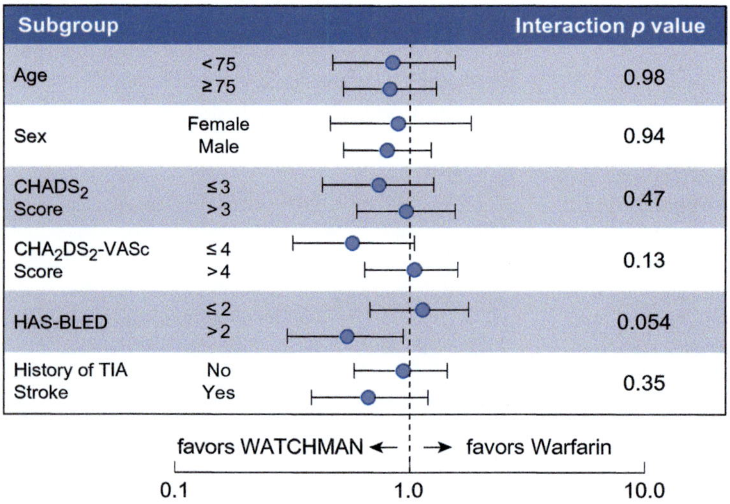

Abb. 12.2 Forest Plots: Watchman Device vs. Warfarin (Reddy 2017) [L143]

Kritisch anzumerken sind folgende Punkte:

- Langzeitdaten > 5 Jahre fehlen bislang, liegen für Antikoagulanzien aber bereits zur Genüge vor.
- Mitunter schwerwiegende periinterventionelle Komplikationen (auch in der PREVAIL-Studie immerhin noch 4,1 %).
- Nicht alle VHF-assoziierten Thromben entwickeln sich im linken Vorhofohr.
- Keine Notwendigkeit einer dauerhaften Antikoagulation, wohl aber einer temporären doppelten Thrombozytenfunktionshemmung. Daher ist die Methode unmittelbar nach einer Blutungskomplikation bei vorher erfolgter Antikoagulation auch nicht geeignet.

Verschiedene Fragestellungen sind noch unbeantwortet:

- Randomisierter Vergleich mit DOAKs
- Bringt ein Vorhofohrverschluss bei Patienten, die unter einer Antikoagulation einen oder mehrere ischämische Schlaganfälle erlitten haben einen Benefit?

- Evaluation der minimal nötigen thrombozytenfunktionshemmenden Therapie nach Vorhofohrverschluss

Neben dem interventionellen ist auch der **chirurgische Vorhofohrverschluss** zu nennen. In der Regel erfolgt dieser bislang im Rahmen kardialer Eingriffe anderer Ursache (Budera et al. 2012; Healey et al. 2005; Tsai et al. 2015). Es konnte gezeigt werden, dass durch den chirurgischen Vorhofohrverschluss das Risiko von Schlaganfällen und die Mortalität gesenkt werden (Yao et al. 2018). Thorakoskopische Eingriffe eigens zur Durchführung eines Vorhofohrverschlusses sind bereits durchgeführt worden, aber sicher eher die Ausnahme. Es ist zu beachten, dass ein inkompletter Vorhofohrverschluss das Schlaganfallrisiko erhöhen kann (Aryana et al. 2015).

Eine adäquate **Herzfrequenzkontrolle** bei vorliegendem Vorhofflimmern ist essenziell, stellt Kliniker auf der Stroke Unit und auf Intensivstationen aber nicht selten vor große Herausforderungen. Meist handelt es sich um tachykardes Vorhofflimmern. Immer muss dabei abhängig von Vorerkrankungen und Vormedikation eine individuelle Therapieentscheidung gefällt werden. ➤ Abb. 12.3 kann daher nur eine grobe Richtung aufzeigen; im Einzelfall wird das Vorgehen angepasst werden müssen.

Die Zahl der Studien, die nachzuweisen versuchten, dass eine **Rhythmuskontrolle** zu einer Prognoseverbesserung bei Vorhofflimmern führt, ist groß. Leider gelang dieser Nachweis bisher nicht, obwohl z. B. Antiarrhythmika die Zeit im Sinusrhythmus verdoppeln (Lafuente-Lafuente et al. 2012). Ob eine moderne Rhythmuskontrolle, die neben einer Behandlung mit Antiarrhythmika auch katheterbasierte Ablationsverfahren

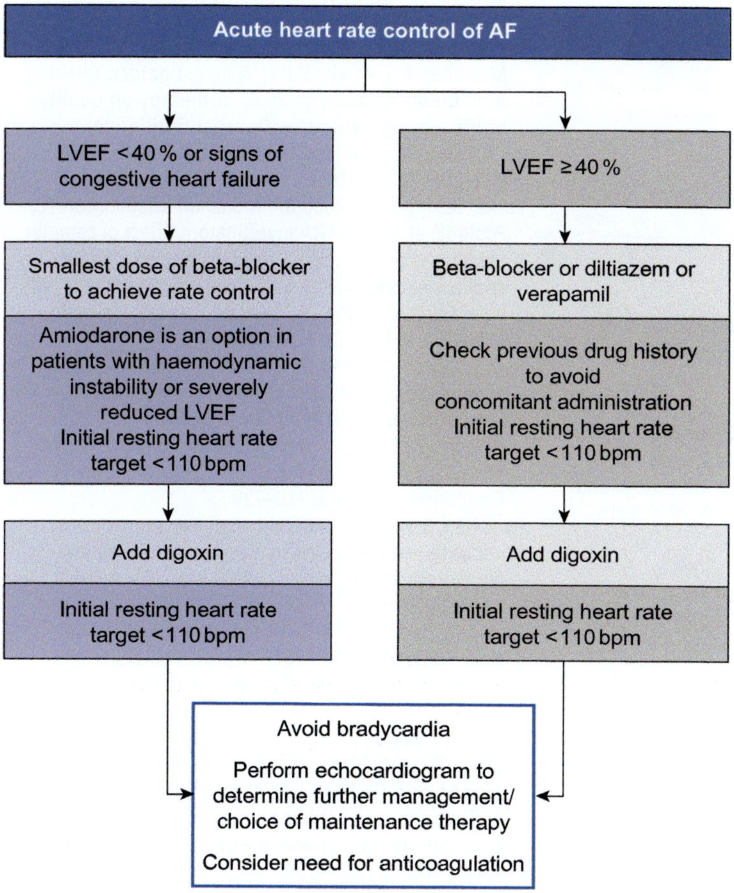

Abb. 12.3 Pragmatisches Akutvorgehen bei der Behandlung von tachykardem Vorhofflimmern (Kirchhof et al. 2016) [L143]

und frühe Kombinationstherapien einsetzt, zu einer Reduktion kardio- und zerebrovaskulärer Ereignisse führt, wird in der EAST – AFNET 4 (Kirchhof et al. 2013) untersucht. Vor Kurzem wurde die CABANA-Studie publiziert, die zeigte, dass die Katheterablation zur Therapie von symptomatischem Vorhofflimmern (damit ist kein VHF gemeint, das ggf. einen Schlaganfall ausgelöst hätte) einer medikamentösen antiarrhythmischen Therapie bzgl. Lebensqualität (Mark et al. 2019), nicht aber in Bezug auf Mortalität, behindernden Schlaganfall und Blutungskomplikationen überlegen ist (Packer et al. 2019). Bis auf Weiteres fokussiert daher die Rhythmuskontrolle unverändert auf die Behandlung von Patienten, die trotz erfolgter Frequenzkontrolle symptomatisch bleiben. Auf Details zur antiarrhythmischen Pharmakotherapie und den verschiedenen Ablationstechniken kann hier nicht eingegangen werden.

LEITLINIE

An dieser Stelle soll auf die exzellente und frei zugängliche Leitlinie zur Behandlung des Vorhofflimmerns der European Society of Cardiology (ESC) hingewiesen werden: www.escardio.org/Guidelines/Clinical-Practice-Guidelines/Atrial-Fibrillation-Management (Kirchhof et al. 2016).

LITERATUR

Akinapelli A, Bansal O, Chen JP, Pflugfelder A, Gordon N, Stein K, et al. Left atrial appendage closure –the WATCHMAN device. Curr Cardiol Rev 2015; 11(4): 334–340.

Aryana A, Singh SK, Singh SM, Gearoid O'Neill P, Bowers MR, Allen SL, et al. Association between incomplete surgical ligation of left atrial appendage and stroke and systemic embolization. Heart Rhythm 2015; 12: 1431–1437.

Budera P, Straka Z, Osmancik P, Vanek T, Jelinek S, Hlavicka J, et al. Comparison of cardiac surgery with left atrial surgical ablation vs. cardiac surgery without atrial ablation in patients with coronary and/or valvular heart disease plus atrial fibrillation: final results of the PRAGUE-12 randomized multicentre study. Eur Heart J 2012; 33: 2644–2652.

Healey JS, Crystal E, Lamy A, Teoh K, Semelhago L, Hohnloser SH, et al. Left Atrial Appendage Occlusion Study (LAAOS): results of a randomized controlled pilot study of left atrial appendage occlusion during coronary bypass surgery in patients at risk for stroke. Am Heart J 2005; 150: 288–293.

Holmes DR, Reddy VY, Turi ZG, et al. Percutaneous closure of the left atrial appendage versus warfarin therapy for prevention of stroke in patients with atrial fibrillation: a randomised noninferiority trial. Lancet 2009; 374: 534–542.

Holmes Jr. DR, Kar S, Price MJ, Whisenant B, Sievert H, Doshi SK, et al. Prospective randomized evaluation of the Watchman Left Atrial Appendage Closure device in patients with atrial fibrillation versus long-term warfarin therapy: the PREVAIL trial. J Am Coll Cardiol 2014; 64(1): 1–12.

Kirchhof P, Breithardt G, Camm AJ, Crijns HJ, Kuck KH, Vardas P, Wegscheider K. Improving outcomes in patients with atrial fibrillation: rationale and design of the Early Treatment of Atrial Fibrillation for Stroke Prevention Trial. Am Heart J 2013; 166: 442–448.

Kirchhof P, Benussi S, Kotecha D, Ahlsson A, Atar D, Casadei B, et al. ESC Scientific Document Group. ESC Guidelines for the management of atrial fibrillation developed in collaboration with EACTS. Eur Heart J 2016; 37(38): 2893–2962.

Lafuente-Lafuente C, Longas-Tejero MA, Bergmann JF, Belmin J. Antiarrhythmics for maintaining sinus rhythm after cardioversion of atrial fibrillation. Cochrane Database Syst Rev 2012; 5: CD005049.

Mark DB, Anstrom KJ, Sheng S, Piccini JP, Baloch KN, Monahan KH. et al; CABANA Investigators. Effect of catheter ablation vs medical therapy on quality of life among patients with atrial fibrillation: the CABANA Randomized Clinical Trial. JAMA 2019; 321(13): 1275–1285.

Packer DL, Mark DB, Robb RA, Monahan KH, Bahnson TD, Poole JE, et al. CABANA Investigators. Effect of catheter ablation vs antiarrhythmic drug therapy on mortality, stroke, bleeding, and cardiac arrest among patients with atrial fibrillation: the CABANA randomized clinical trial. JAMA 2019; 321(13): 1261–1274.

Reddy V, Doshi S, Sievert H, et al. Percutaneous left atrial appendage closure for stroke prophylaxis in patients with atrial fibrillation 2.3-year follow-up of the PROTECT AF (Watchman Left Atrial Appendage System for Embolic Protection in Patients With Atrial Fibrillation) trial. Circulation 2013; 127: 720–729.

Reddy VY, Sievert H, Halperin J, et al. Percutaneous left atrial appendage closure vs warfarin for atrial fibrillation: a randomized clinical trial. JAMA 2014; 312: 1988–1998.

Reddy VY, Doshi SK, Kar S, Gibson DN, Price MJ, Huber K, et al. PREVAIL and PROTECT AF Investigators. 5-Year outcomes after left atrial appendage closure: from the PREVAIL and PROTECT AF trials. J Am Coll Cardiol 2017; 70(24): 2964–2975.

Tsai YC, Phan K, Munkholm-Larsen S, Tian DH, La Meir M, Yan TD. Surgical left atrial appendage occlusion during cardiac surgery for patients with atrial fibrillation: a meta-analysis. Eur J Cardiothorac Surg 2015; 47: 847–854.

Yao X, Gersh BJ, Holmes Jr. DR, Melduni RM, Johnsrud DO, Sangaralingham LR, et al. Association of surgical left atrial appendage occlusion with subsequent stroke and mortality among patients undergoing cardiac surgery. JAMA 2018; 319(20): 2116–2126.

12.5 Sekundärprävention bei Stenosen der hirnversorgenden Arterien

Peter Ringleb, Tilman Reiff

ZUSAMMENFASSUNG

- Die antithrombotische Sekundärprävention bei symptomatischer extrakranieller Karotisstenose erfolgt mittels ASS 100 mg/d oder Clopidogrel 75 mg/d. Die Thrombozytenaggregationshemmung sollte bei entsprechender Indikation vor einer invasiven Therapie der Stenose begonnen werden.
- Bei einer symptomatischen Karotisstenose > 50 % bei Männern und > 70 % bei Frauen ist eine invasive Therapie indiziert. Primär besteht die Empfehlung zu einer Carotis-Endarteriektomie (CEA), insbesondere bei älteren Patienten.
- Bei einem im behandelnden Zentrum nachweislich äquivalenten Behandlungsrisiko kann alternativ zur CEA eine stentgeschützte Carotis-Angioplastie (CAS) erfolgen, insbesondere bei Patienten mit Rezidivstenosen, Tandemstenosen, radiogen bedingten Stenosen oder kontralateraler Recurrensparese.
- Statine stellen eine wesentliche Säule der Sekundärprävention arteriosklerotisch bedingter Schlaganfälle dar. Bei symptomatischen Stenosen hirnversorgender Arterien sind LDL-Cholesterinwerte von unter 70 mg/dl anzustreben.
- Bei symptomatischen intrakraniellen Stenosen wird die Kombination von ASS 100 mg und Clopidogrel 75 mg über mindestens 3 Monate, gefolgt von einer singulären antithrombotischen Therapie, empfohlen.
- Die interventionelle Behandlung symptomatischer intrakranieller Stenosen sollte nur in Ausnahmefällen und in erfahrenen Zentren erfolgen.

Etwa 25 % aller ischämischen Schlaganfälle werden durch atherosklerotische Veränderungen hirnversorgender Arterien verursacht (Grau et al. 2001), mit denen sich dieser Abschnitt beschäftigt. Seltenere Makroangiopathien wie Dissektionen oder Vaskulitiden werden an anderer Stelle besprochen. Besonders häufig sind arteriosklerotische Erkrankungen an der Karotisbifurkation; symptomatische Stenosen der Vertebralarterien oder der intrakraniellen Stenosen sind zumindest in den deutschsprachigen Ländern eher seltener. Meist werden diese Stenosen durch arterioarterielle Embolien, deutlich seltener durch hämodynamische Insuffizienz symptomatisch. Symptomatische Stenosen der hirnversorgenden Arterien haben ein hohes Rezidivrisiko, das mit dem Ausmaß der Stenose variiert und v. a. von der Latenz seit dem Ereignis abhängt. Im ersten Monat beträgt das Risiko eines Schlaganfallrezidivs bei Vorliegen einer extrakraniellen Karotisstenose ca. 10 %, im folgenden Jahr 15 %, und im zweiten Jahr nach dem Index-Schlaganfall liegt es noch bei ca. 5 %. Danach beträgt das Schlaganfallrisiko noch etwa 2 % pro Jahr (Rothwell et al. 2000). Patienten mit symptomatischer intrakranieller Stenose haben ein jährliches Rezidivrisiko von 7–24 %. Besonders gefährdet sind Frauen, Patienten mit hochgradiger (> 70 %) Stenose und Patienten mit kürzlichem (< 14 Tage) Ereignis (Kasner et al. 2006).

Die Sekundärprävention bei Patienten mit symptomatischer Stenose hat zum einen das Ziel, weitere Schlaganfälle zu verhindern. Aber auch die Verhinderung anderer atherothrombotischer Folgeerkrankungen – und hier v. a. von Herzinfarkten – steht im Fokus. Daraus folgt, dass konservative Präventionsmaßnahme bei jedem Patienten mit einer symptomatischen Stenose eines hirnversorgenden Gefäßes zur Anwendung kommen sollen.

12.5.1 Konservative Prävention

Thrombozytenaggregationshemmung

Die Gabe von Acetylsalicylsäure (ASS) nach einem Hirninfarkt senkt das Rezidivrisiko innerhalb der ersten 3 Monate signifikant (Rothwell et al. 2016). Die deutsche S3-Leitlinie zur Diagnostik und Therapie von Karotisstenosen empfiehlt die Gabe von ASS in einer Tagesdosis von 100 mg oder von Clopidogrel 75 mg (Eckstein et al. 2013). Wichtig ist, die antithrombotische Therapie bereits vor einer möglichen Intervention der A. carotis zu beginnen und danach dauerhaft fortzusetzen. Die Kombination von ASS und Clopidogrel ist angezeigt zur periprozeduralen Behandlung von Patienten, bei denen eine interventionelle Therapie (Stenting) der Karotisstenose erfolgt. Außerdem kommt sie vorübergehend (bis zu 3 Monate) in Betracht, wenn eine invasive Therapie aus medizinischen Gründen nicht möglich ist oder vom Patienten abgelehnt wird.

Bei symptomatischen intrakraniellen Stenosen wird eine duale Plättchenhemmung mit ASS und Clopidogrel für 3 Monate empfohlen (Kernan et al. 2014). Dies beruht im Wesentlichen auf den Ergebnissen der SAMPRISS-Studie, in der festgestellt wurde, dass ein konservatives Therapieregime – das u. a. dieses antithrombotische Regime beinhaltete – der additiven invasiven Therapie mit dem Wingspan-Stent-System in Bezug auf Schlaganfallrezidivrisiko überlegen war (Chimowitz et al. 2011).

Zur antithrombotischen Sekundärprävention bei Patienten mit symptomatischer Stenose der extrakraniellen Vertebralarterien liegen keine randomisierten Studien vor. Die rezente Leitlinie der *European Society of Vascular Surgery* empfiehlt eine singuläre Plättchenhemmung, wobei Clopidogrel bevorzugt wird (Naylor et al. 2018). In Analogie zu den intrakraniellen Stenosen kann unter Berücksichtigung der randomisierten Studien zur invasiven Therapie jedoch auch eine vorübergehende duale Plättchenhemmung empfohlen werden (Markus et al. 2017).

Statine

Die Senkung des Cholesterinspiegels mit einem Statin ist in der Sekundarprävention nach Schlaganfall wirksam und sollte bei dokumentierter Arteriosklerose der hirnversorgenden Arterien und guter Verträglichkeit allen Patienten verordnet werden. Die Leitlinie für die Therapie der Karotisstenose empfiehlt die Reduktion des LDL-Cholesterins auf unter 70 mg/dl oder auf unter 50 % des Ausgangswertes (Eckstein et al. 2013). Dieser Zielbereich ist auch für Patienten mit intrakraniellen Stenosen anzustreben (Kernan et al. 2014). Die Bedeutung der PCSK9-Inhibitoren in der Sekundärprävention von arteriosklerotisch bedingten Schlaganfällen ist bisher noch nicht evaluiert.

Antihypertensiva

Wie die Leitlinie zur allgemeinen Sekundarprävention des Schlaganfalls (Endres et al. 2012) spricht auch die Leitlinie zur Therapie der Karotisstenose und der intrakraniellen Stenosen keine Empfehlung hinsichtlich einer bestimmten antihypertensiven Substanzklasse aus. Empfohlen wird eine antihypertensive Therapie mit Zielwerten zwischen 120/70 und 140/90 mmHg, die an die individuellen Gegebenheiten und Begleiterkrankungen angepasst werden soll (Eckstein et al. 2013). Auch bei intrakraniellen symptomatischen Stenosen oder bei symptomatischen Vertebralisstenosen sind normotensive Blutdruckwerte mit einem geringeren Rezidivrisiko verbunden als hypertensive Blutdruckwerte (Naylor et al. 2018). Nur in seltenen Einzelfällen kann z. B. auf Basis intrakranieller Perfusionsuntersuchungen oder klinischer Gegebenheiten zur Einstellung leichtgradig hypertensiver Blutdruckwerten geraten werden, wenn keine Interventionsmöglichkeit der Stenose besteht.

Nichtmedikamentöse Maßnahmen

Neben den beschriebenen pharmakologischen sind die nichtmedikamentösen Maßnahmen mutmaßlich ähnlich bedeutsam. Patienten mit einer Karotisstenose sollten zum konsequenten Nikotinverzicht angehalten werden. Außerdem sollen allen Patienten eine Vollwertmischkost und körperliche Aktivität empfohlen werden.

12.5.2 Interventionelle Prävention

Extrakranielle Karotisstenosen

Die sekundärprophylaktische Bedeutung der Karotisendarteriektomie (CEA) ist in den 1990er-Jahren in zwei großen randomisierten Studien gezeigt worden (NASCET und ECST, Rothwell et al. 2003). Trotz eines in diesen Studien nicht unerheblichen periprozeduralen Risikos von ca. 6 % für Schlaganfall und Tod wird die CEA in nahezu allen Leitlinien als Goldstandard bei Patienten mit signifikanter (> 50–70 % nach NASCET) symptomatischer Karotisstenose empfohlen (Abbott et al. 2015; ➤ Abb. 12.4, s. Farbtafeln). Die Indikation zu einer CEA hängt u. a. vom Geschlecht ab (De Rango et al. 2013): Eine Operationsindikation besteht bei Männern ab einer 50- und bei Frauen ab einer 70-prozentigen Stenose. Aus Subgruppenanalysen randomisierter Studien geht zudem hervor, dass Patienten mit einem Schlaganfall mehr als TIA-Patienten, Patienten mit hemisphäralen Symptomen mehr als solche mit okulären Symptomen, Patienten mit hochgradiger Stenose eher als solche mit mäßig- oder geringgradiger Stenose und Patienten innerhalb der ersten 2–4 Wochen nach dem Index-Schlaganfall besonders von einer CEA profitieren (Rothwell et al. 2003).

Als Alternative zur CEA wurden bereits in den 1990er-Jahren endovaskuläre Verfahren, meist als stentgeschützte Angioplastie (CAS), eingeführt. Mehrere randomisierte Studien ergaben in Bezug auf den Endpunkt Schlaganfall und Tod ein um den Faktor 1,5 erhöhtes periprozedurales Risiko bei CAS (Bonati et al. 2010). Als klinischer Risikofaktor hat sich v. a. das Patientenalter herauskristallisiert. So haben Patienten jenseits des 70. Lj. ein im Vergleich zu jüngeren Schlaganfallpatienten größeres Risiko, bei einer CAS einen Schlaganfall zu erleiden, als bei einer CEA (Howard et al. 2016). Patientengruppen, die im Vergleich zur CEA eher von einer CAS profitieren, sind solche mit Tandemstenosen, Stenosen im distalen Karotissegment, radiogen bedingten Stenosen oder Rezidivstenosen nach CEA (Eckstein et al. 2013).

Rezente Analysen der randomisierten Studien zum Vergleich von CEA und CAS bei Patienten mit symptomatischen Stenosen haben ergeben, dass im Langzeitvergleich von bis zu 9 Jahren nach Intervention das postprozedurale Ereignisrisiko für beide invasiven Behandlungsmodalitäten identisch ist (Brott et al. 2019). Daraus kann geschlossen werden, dass dem periprozeduralen Risiko eine besondere Bedeutung bei der Indikationsstellung zu einem dieser Verfahren und damit bei der Beratung von Patienten zukommt. In der 2012 herausgegebenen Leitlinie war als Obergrenze für ein akzeptables perioperatives bzw. periinterventionelles Schlaganfallrisiko noch 6 % angegeben worden (Eckstein et al. 2013). Die Auswertung der gesetzlich verpflichtenden Qualitätssicherung von Karotisinterventionen ergab jedoch in den letzten Jahren deutlich darunter liegende Werte; das Risiko für periinterventionellen Schlaganfall oder Tod betrug nach CEA 2,4 % und nach CAS 3,7 % (Kühnl et al. 2016). Daher wird für die aktuelle Leitlinienempfehlung eine Absenkung dieser Schwelle diskutiert.

Intrakranielle Stenosen

Nachdem sich gezeigt hatte, dass Patienten mit symptomatischer intrakranieller Stenose ein besonders hohes Rezidivrisiko haben (Kasner et al. 2006), wurde große Hoffnung auf die neuroradiologische interventionelle Therapie mit speziell für die intrakranielle Gefäßanatomie konstruierten Stents gesetzt. Ernüchterung kehrte ein, als die SAMMPRIS-Studie zeigte, dass es weder in der Kurz- noch in der Langzeitnachbeobachtung einen Vorteil für die invasive Therapie gab (Chimowitz et al. 2012). Die lag zum einen an einem in dieser Studie deutlich höheren periprozeduralem Risiko in der Interventionsgruppe von knapp 15 % und an einem – wohl wegen des konsequent durchgeführten und kontrolliertem konservativen Therapieregimes – unerwartet niedrigeren Ereignisrisko in der konservativ behandelten Patientengruppe (2-Jahres-Schlaganfallrisiko in der konservativen Gruppe 17,2 %, in der Stentgruppe 23,3 %). Die Vermutung, dass dieses Ergebnis durch das verwendete Stentsystem mit verursacht ist, wurde zunichte gemacht, als die Ergebnisse der VISSIT-Studie publiziert wurden (Zaidat et al. 2015), da in dieser Studie ein ballonmontierter Stent eingesetzt wurde. Aber auch in VISSIT war das Schlaganfallrisko in der konservativ behandelten Gruppe innerhalb des ersten Jahres nach Behandlung deutlich niedriger (9,4 %) als in der invasiv behandelten Gruppe (34,5 %). Daher kann die neuroradiologisch-interventionelle Prävention einer symptomatischen intrakraniellen Stenose nur in Ausnahmefällen empfohlen werden. Dies trifft im Wesentlichen auf Patienten zu, bei denen die Stenose zu hämodynamischen

Schlaganfällen geführt hat, da diese durch konservative Maßnahmen kaum zu beeinflussen sind. Unserer Meinung nach sollten solche Eingriffe nur an Zentren erfolgen, die eine hohe Anzahl intrakranieller Prozeduren durchführen, da in erfahrener Hand mit geringerem Komplikationsrisiko gerechnet werden kann.

Extrakranielle Vertebralisstenosen

Die Studienlage zur interventionellen Sekundärprävention von extrakraniellen Vertebralisstenosen ist noch spärlicher als für intrakranielle Stenosen. Mit VAST und VIST sind zwei Studien mit nur knapp 300 Patienten publiziert (Compter 2015; Markus et al. 2017). In der VAST-Studie gab es keinen Unterschied zwischen beiden Behandlungsgruppen, das 1-Jahres-Risiko für Schlaganfälle im Versorgungsgebiet der behandelten Arterie betrug 9 % in der Stent- und 7 % in der konservativen Gruppe (Compter et al. 2015). In VIST gab es für die Untergruppe der Patienten mit extrakranieller Stenose einen Trend zugunsten der interventionellen Gruppe, auch weil es keinen periprozeduralen Schlaganfall in dieser Gruppe gab (Markus et al. 2017). Auch dies mag ein Grund für die mit geringer Stärke abgegebene Empfehlung der ESVS sein, dass bei Patienten mit trotz suffizienter medikamentöser Therapie wiederholt symptomatischer hochgradiger Vertebralisstenose eine Revaskularisation in Erwägung gezogen werden sollte. Weitere randomisierte Studien hierzu sind aber in Planung; wenn möglich, sollten Patienten eher im Rahmen einer solchen Studie behandelt werden als in einem individuellen Heilversuch.

LEITLINIEN

Die unter Beteiligung der Deutschen Gesellschaft für Neurologie und der Deutschen Schlaganfall-Gesellschaft erstellte S3-Leitlinie zur Therapie der Karotisstenose wurde erstmals 2012 veröffentlicht (Eckstein et al. 2013). Die Publikation der aktuellen Überarbeitung ist für 2020 zu erwarten. Auf der Homepage der AWMF ist diese frei zugänglich: www.awmf.org/leitlinien/detail/ll/004-028.html. Deutsche Leitlinien, die sich spezifisch mit intrakraniellen Stenosen oder Vertebralisstenosen beschäftigen, liegen nicht vor, Letztere wurden jedoch in der Leitlinie der *European Society for Vascular Surgery* (ESVS) aus dem Jahr 2017 abgehandelt (Naylor et al. 2018).

LITERATUR

Abbott AL, Paraskevas KI, Kakkos SK, et al. Systematic review of guidelines for the management of asymptomatic and symptomatic carotid stenosis. Stroke 2015; 46: 3288–3301.

Bonati LH, Dobson J, Algra A, et al. Short-term outcome after stenting versus endarterectomy for symptomatic carotid stenosis: a preplanned meta-analysis of individual patient data. Lancet 2010; 376: 1062–1073.

Brott TG, Calvet D, Howard G, et al. Long-term outcomes of stenting and endarterectomy for symptomatic carotid stenosis: a preplanned pooled analysis of individual patient data. Lancet Neurol 2019; 18: 348–356.

Chimowitz MI, Lynn MJ, Derdeyn CP, et al. Stenting versus aggressive medical therapy for intracranial arterial stenosis. N Engl J Med 2011; 365: 993–1003.

Compter A, van der Worp HB, Schonewille WJ, et al. Stenting versus medical treatment in patients with symptomatic vertebral artery stenosis: a randomised open-label phase 2 trial. Lancet Neurol 2015; 14: 606–614.

De Rango P, Brown MM, Didier L, et al. Management of carotid stenosis in women: consensus document. Neurology 2013; 80: 2258–2268.

Eckstein HH, Kühnl A, Dörfler A, Kopp I, Lawall H, Ringleb P. Diagnostik, Therapie und Nachsorge der extrakraniellen Carotisstenose. Dtsch Arztebl 2013; 110: 468–76. www.awmf.org/leitlinien/detail/ll/004-028.html.

Endres M, Diener H, Röther J. Sekundärprophylaxe des ischämischen Insults. In: Diener HC, Weimar C (Hrsg.). Leitlinien für Diagnostik und Therapie in der Neurologie. 5. A. Stuttgart: Thieme 2012, S. 324–347.

Grau AJ, Weimar C, Buggle F, et al. Risk factors, outcome, and treatment in subtypes of ischemic stroke: the German stroke data bank. Stroke 2001; 32: 2559–2566.

Howard G, Roubin GS, Jansen O, et al. Association between age and risk of stroke or death from carotid endarterectomy and carotid stenting: a meta-analysis of pooled patient data from four randomised trials. Lancet 2016; 387: 1305–1311.

Kasner SE, Chimowitz MI, Lynn MJ, et al. Predictors of ischemic stroke in the territory of a symptomatic intracranial arterial stenosis. Circulation 2006; 113: 555–563.

Kernan WN, Ovbiagele B, Black HR, et al. Guidelines for the prevention of stroke in patients with stroke and transient ischemic attack: a guideline for healthcare professionals from the American Heart Association/American Stroke Association. Stroke 2014; 45: 2160–2236.

Kühnl A, Tsantilas P, Knappich C, et al. Significant association of annual hospital volume with the risk of in-hospital stroke or death following carotid endarterectomy but likely not after carotid stenting: secondary data analysis of the statutory German carotid quality assurance database. Circ Cardiovasc Interv 2016 Nov; 9(11). pii: e004171.

Markus HS, Larsson SC, Kuker W, et al. Stenting for symptomatic vertebral artery stenosis: The Vertebral Artery Ischaemia Stenting Trial. Neurology 2017; 89: 1229–1236.

Naylor AR, Ricco JB, de Borst GJ, et al. Management of atherosclerotic carotid and vertebral artery disease: 2017 Clinical Practice Guidelines of the European Society for Vascular Surgery (ESVS). Eur J Vasc Endovasc Surg 2018; 55: 3–81.

Rothwell PM, Gibson R, Warlow CP. Interrelation between plaque surface morphology and degree of stenosis on carotid angiograms and the risk of ischemic stroke in patients with symptomatic carotid stenosis. On behalf of the European Carotid Surgery Trialists' Collaborative Group. Stroke 2000; 31: 615–621.

Rothwell PM, Eliasziw M, Gutnikov SA, et al. Analysis of pooled data from the randomised controlled trials of endarterectomy for symptomatic carotid stenosis. Lancet 2003; 361: 107–116.

Rothwell PM, Algra A, Chen Z, et al. Effects of aspirin on risk and severity of early recurrent stroke after transient ischaemic attack and ischaemic stroke: time-course analysis of randomised trials. Lancet 2016; 388: 365–375.

Zaidat OO, Fitzsimmons BF, Woodward BK, et al. Effect of a balloon-expandable intracranial stent vs medical therapy on risk of stroke in patients with symptomatic intracranial stenosis: the VISSIT randomized clinical trial. JAMA 2015; 313: 1240–1248.

12.6 Vorgehen bei persistierendem Foramen ovale (PFO)

Martin Köhrmann

Das optimale Vorgehen in der Sekundärprophylaxe nach Schlaganfall bei bestehendem PFO ist seit langer Zeit Gegenstand z. T. sehr kontroverser Diskussionen. Dies liegt u. a. an der schon sehr schwierigen Ausgangslage. So ist die Prävalenz eines PFO in der gesunden Bevölkerung mit 25–30 % schon hoch. Die Assoziation mit einem kryptogenen Schlaganfall bei jüngeren Patienten beruht nicht, wie eigentlich zu wünschen wäre, auf populationsbasierten Untersuchungen. Metaanalysen zum Schlaganfallrezidivrisiko in Abhängigkeit vom Vorliegen eines PFO zeigen sehr heterogene Ergebnisse. Dies macht die Einschätzung der Relevanz insgesamt schwierig. Hinzu kommt, dass die Rezidivrate bei Patienten mit PFO aber ohne klassische Risikofaktoren in allen bisherigen Studien glücklicherweise unabhängig von den gewählten Therapien sehr niedrig ist. Dies ist eine sehr wichtige Information für die Beratung dieser Patientengruppe, macht das Herausarbeiten eines möglichen Vorteils einer bestimmten Therapie wie z. B. des interventionellen Verschlusses aber natürlich schwieriger. Im Folgenden soll nun die Studienlage zum PFO-Verschluss dargestellt und eine Handlungsempfehlung abgeleitet werden.

12.6.1 Frühe Studien: CLOSURE, PC-Studie, RESPECT-PFO

Die mit 909 randomisierten Patienten sehr große **CLOSURE**-Studie war eine der ersten größeren randomisierten Studien zur Sekundärprophylaxe nach PFO-assoziiertem Schlaganfall. Das verwendete STARFlex-System wurde aufgrund der Ergebnisse inzwischen vom Markt genommen, da die in der Studie beobachteten Komplikationen erheblich waren (schwerwiegende Komplikationen bei 3,2 % der Interventionspatienten). Hinsichtlich der Effektivität ergab sich kein Vorteil des Verschlusses gegenüber der medikamentösen Therapie – meist mit Aspirin (325 g/Tag).

Auch der aus dem Inselspital Bern initiierte **PC Trial** konnte bei 414 randomisierten Patienten keinen Vorteil des Verschlusses nachweisen. Dies lag wiederum an den sehr geringen Schlaganfallraten in beiden Behandlungsarmen.

In der nordamerikanischen **RESPECT-PFO**-Studie wurden an 69 Zentren insgesamt 980 Patienten (Durchschnittsalter ca. 46 Jahre) zum interventionellen Verschluss mit dem Amplatzer-PFO-Occluder gegen konservative Therapie randomisiert. Die Studie lief bis zum Erreichen von insgesamt 25 Schlaganfallrezidiven, dabei war vorher festgelegt worden, dass die Studie positiv ist, wenn 19 dieser 25 Ereignisse im medikamentösen Arm auftreten. Da dies jedoch nur 16 Rezidive waren, ist die Studie formal neutral. Auch in RESPECT war die Komplikationsrate des Eingriffs mit 4,2 % relevant. 2017 wurden die Langzeitergebnisse der Studie mit einer durchschnittlichen Beobachtungszeit von 5,9 Jahren publiziert. Es ist allerdings wichtig zu erwähnen, dass dies eine nicht vordefinierte und insgesamt die vierte Auswertung der Daten der noch in der Studie nachverfolgten Subgruppe der Studienpopulation darstellt. Alle vorherigen Analysezeitpunkte hatten keinen Vorteil der Intervention nachgewiesen. Die verglichenen Gruppen waren allein schon von der Größe signifikant unterschiedlich. So standen im Interventionsarm 3.141 und in der konservativen Gruppe 2.669 Patientenjahre zur Auswertung zur Verfügung. Die Interventionsgruppe wies zwar eine gerade statistisch signifikant geringere Rate an Schlaganfällen im Verlauf auf (0,58 vs. 1,07 Ereignisse/100 Patientenjahre; HR 0,55), dies wurde jedoch durch vermehrt auftretende andere schwerwiegende vaskuläre Endpunkte wie Lungenembolien (0,41 vs. 0,11 Ereignisse/100 Patientenjahre; HR 3,48) aufgewogen.

12.6.2 Neue Studien: Gore-REDUCE, CLOSE, DEFENSE

Zuletzt wurden drei weitere Studien zum PFO-Verschluss publiziert.

REDUCE war ein durch die Fa. Gore gesponsorte Studie, die ausschließlich das firmeneigene Produkt zum Verschluss untersuchte. Insgesamt wurden 664 Patienten 2 : 1 zu Verschluss gegen medikamentöse Therapie randomisiert. In den beiden Endpunkten Schlaganfallrezidiv (0,39 vs. 1,71 Ereignisse/100 Patientenjahre) und stumme Infarkte im MRT ergab sich ein Vorteil des Verschlusses. Demgegenüber standen schwerwiegende prozedurassoziierte Komplikationen bei 3,9 % der Verschluss-Patienten und ein postinterventionelles neues VHF bei 6,6 % (verglichen mit 0,4 % im medikamentösen Arm).

Auch die **CLOSE**-Studie, die insgesamt 663 Patienten 1 : 1 : 1 zu Verschluss, oraler Antikoagulation (OAK) oder Thrombozytenfunktionshemmung (TFH) randomisierte, zeigte im Effektivitätsendpunkt einen Vorteil der Intervention gegenüber der TFH. Im Verschlussarm trat nur ein Schlaganfall im Laufe der durchschnittlichen Nachbeobachtungszeit von 5,3 Jahren auf. Im TFH-Arm waren es 14 Schlaganfälle, von denen jedoch nur einer mit einem behindernden Defizit einherging. Wiederum ging diese Überlegenheit bzgl. der Effektivität (zumindest hinsichtlich der nicht behindernden Schlaganfälle) mit vermehrten (auch prozedurassoziierten) Komplikationen (5,9 %) und neuem VHF (4,6 %) in der Interventionsgruppe einher. Eine Nutzen-Risiko-Bewertung ist aufgrund der publizierten Daten nicht möglich.

Die zuletzt publizierte **DEFENSE-PFO**-Studie ist eine in Korea durchgeführte kleine, gerade einmal 120 Patienten umfassende Studie. In der vergleichsweise kurzen Beobachtungszeit von 2 Jahren zeigte sich auch hier eine Überlegenheit des Verschlusses, da in der Studie keinerlei Rezidive nach Verschluss beobachtet wurden. Aufgrund der geringen Patientenzahl und der kurzen Beobachtungszeit sind die Ergebnisse sicher mit Vorsicht zu bewerten.

12.6.3 Fazit und Vorgehen in der Praxis

Drei neutralen Studien stehen nun drei in der Effektivität für den Verschluss positiven Studien gegenüber. Natürlich ist die Intervention in allen Studien auch mit einem gewissen – meist überschaubaren – Risiko behaftet. Eine konklusive Nutzen-Risiko-Bewertung fällt aufgrund der vorliegenden Daten aber nicht leicht, da über die Schwere der jeweiligen Outcomeereignisse sowohl für die durch den Eingriff reduzierten Effektivitätsendpunkte wie für die demgegenüber vermehrt auftretenden Sicherheitsendpunkte bzw. Komplikationen nicht viel bekannt ist.

TIPP

Festzuhalten ist, dass die Schlaganfallrezidivrate bei der in allen Studien untersuchten Kohorte junger (bis 60 Jahre) Schlaganfallpatienten ohne wesentliche konkurrierende Ursache unter beiden Therapieregimen gering ist. Dies ist für die Aufklärung und Beratung der Patienten ein zentraler Punkt, bedeutet aber auch, dass der Eingriff nur an Zentren erfolgen soll, welche die Intervention nachweislich auch mit geringer Komplikationsrate durchführen können.

Auch eine generelle Empfehlung zum unkritischen Verschluss bei allen Patienten mit Schlaganfall und PFO lässt sich aus der Datenlage sicher nicht ableiten.

Weiterhin sollte unbedingt eine ausführliche Diagnostik zum Ausschluss möglicher konkurrierender Ursachen erfolgen. Zudem können zukünftige Untersuchungen evtl. die Zielpopulation für die Intervention noch besser definieren. So scheint insbesondere ein zusätzlich zum PFO vorliegendes Vorhofseptumaneurysma mit einem erhöhten Rezidivrisiko unter konservativer Therapie assoziiert.

LITERATUR

Almekhlafi MA, Wilton SB, Rabi DM, Ghali WA, Lorenzetti DL, Hill MD. Recurrent cerebral ischemia in medically treated patent foramen ovale. A meta-analysis Neurology 2009; 73(2): 89–97.

Carroll JD, Saver JL, Thaler DE, Smalling RW, Berry S, MacDonald LA, et al. Closure of patent foramen ovale versus medical therapy after cryptogenic stroke. New Engl J Med 2013; 368(12): 1092–1100.

Furlan AJ, Reisman M, Massaro J, Mauri L, Adams H, Albers GW, et al. Closure or medical therapy for cryptogenic stroke with patent foramen ovale. New Engl J Med 2012; 366(11): 991–999.

Hagen PT, Scholz DG, Edwards WD. Incidence and size of patent foramen ovale during the first 10 decades of life: an autopsy study of 965 normal hearts. Mayo Clin Proc 1984; 59(1): 17–20.

Lee PH, Song JK, Kim JS, Heo R, Lee S, Kim DH, et al. Cryptogenic stroke and high-risk patent foramen ovale: the DEFENSE-PFO trial. J Am Coll Cardiol 2018; 71(20): 2335–2342.

Mas J-L, Arquizan C, Lamy C, Zuber M, Cabanes L, Derumeaux G, et al. Recurrent cerebrovascular events associated with patent foramen ovale, atrial septal aneurysm, or both. New Engl J Med 2001; 345(24): 1740–1746.

Mas J-L, Derumeaux G, Guillon B, Massardier E, Hosseini H, Mechtouff L, et al. Patent foramen ovale closure or anticoagulation vs. antiplatelets after stroke. New Engl J Med 2017; 377(11): 1011–1021.

Meier B, Kalesan B, Mattle HP, Khattab AA, Hildick-Smith D, Dudek D, et al. Percutaneous closure of patent foramen ovale in cryptogenic embolism. New Engl J Med 2013; 368(12): 1083–1091.

Overell JR, Bone I, Lees KR. Interatrial septal abnormalities and stroke. A meta-analysis of case-control studies. Neurology 2000; 55(8): 1172–1179.

Saver JL, Carroll JD, Thaler DE, Smalling RW, MacDonald LA, Marks DS, et al. Long-term outcomes of patent foramen ovale closure or medical therapy after stroke. New Engl J Med 2017; 377(11): 1022–1032.

Søndergaard L, Kasner SE, Rhodes JF, Andersen G, Iversen HK, Nielsen-Kudsk JE, et al. Patent foramen ovale closure or antiplatelet therapy for cryptogenic stroke. New Engl J Med 2017; 377(11): 1033–1042.

12.7 Blutdruckmanagement

Peter Kraft

ZUSAMMENFASSUNG

- Die Einstellung des arteriellen Blutdrucks (i. d. R. auf Werte von 120–140/70–90 mmHg) ist ein essenzieller Bestandteil der Sekundärprävention des Schlaganfalls.
- Problematisch ist häufig die Therapieadhärenz bzgl. der Einnahme einer antihypertensiven Medikation, sodass fortwährende Information und Motivation nötig sind.
- Die Wahl der antihypertensiven Präparate ist vermutlich zweitrangig.
- Nichtmedikamentöse Ansätze ergänzen die medikamentöse Blutdrucksenkung.

Dieser Abschnitt thematisiert die **langfristige Blutdruckeinstellung** (zur kurzfristigen Einstellung des Blutdrucks in der Akutphase nach Schlaganfall ➤ Kap. 11.1). In der Regel wird noch auf der Stroke Unit, manchmal aber auch erst während der Rehabilitationsbehandlung bzw. im ambulanten Umfeld mit einer langfristigen medikamentösen Blutdrucktherapie begonnen.

Die Blutdrucksenkung bei hypertensiven Patienten stellt eine der wichtigsten Maßnahmen der Sekundärprävention des ischämischen Schlaganfalls dar. Der Blutdruck ist ein unabhängiger Risikofaktor für ein Schlaganfallrezidiv. Die Höhe des Blutdrucks korreliert positiv mit dem Risiko eines neuen Schlaganfalls. Umgekehrt reduziert eine Blutdrucksenkung das Schlaganfallrisiko, sodass Schlaganfälle effektiv verhindert werden können (Lawes et al. 2004).

Es war lange Zeit unklar, ob eine Blutdrucksenkung nur in der Primär- oder auch in der Sekundärprävention Vorteile bietet, da man befürchtete, dass ein niedriger Blutdruck die zerebrale Perfusion nach Schlaganfall zusätzlich beeinträchtigen könnte. Erst im Jahr 2001 konnte diese zentrale Frage mit der PROGRESS-Studie beantwortet werden (PROGRESS Collaborative Group 2001). Lange war auch umstritten, ob es – wie bei den kardiovaskulären Erkrankungen bekannt – einen U-förmigen Zusammenhang zwischen Blutdruck und klinischem Ergebnis gibt, mit anderen Worten, ob ein zu hoher, aber auch ein zu niedriger Blutdruck

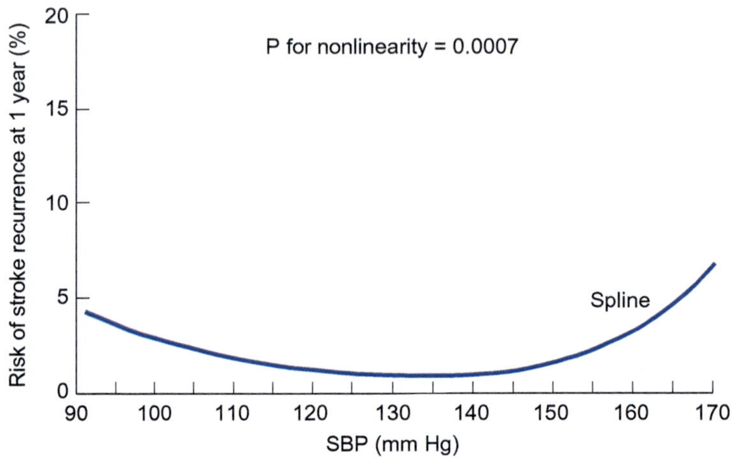

Abb. 12.5 Multivariate Spline-Regression mit Darstellung der Assoziation zwischen systolischem Blutdruck und Risiko für ein Rezidiv eines ischämischen Schlaganfalls innerhalb von 1 Jahr (Xie et al. 2017) [L143]

schädlich ist. Hierzu gibt es widersprüchliche Daten (Chrysant 2010; Xie et al. 2017; Ovbiagele et al. 2011; ➤ Abb. 12.5). In der klinischen Routine sollten (zu) niedrige Blutdruckwerte häufig schon deswegen vermieden werden, da sonst die Gefahr von Nebenwirkungen (Schwindel) und damit von geringer Adhärenz steigt. Pragmatisch erscheint daher eine primär- und sekundärpräventive Blutdruckeinstellung in den **Zielkorridor von 120–140/70–90 mmHg.** Grundsätzlich sollen bei der Festlegung der Zielblutdruckwerte die individuellen Gegebenheiten und Beschwerden des Patienten sowie die Begleiterkrankungen (z. B. KHK, Diabetes, Nierenerkrankungen) in die Entscheidung einbezogen werden. Eine Festlegung des Zielblutdrucks ist deshalb immer individuell vorzunehmen.

Eine optimale Blutdruckeinstellung ist sowohl für Patienten mit ischämischem Infarkt als auch für Patienten mit Hirnblutung anzustreben. Es liegen zumindest in der Sekundärprävention keine eindeutigen Daten vor, die nahelegen, dass einzelne antihypertensiv wirksame Substanzklassen besser sind als andere. Für die Primärprävention gibt es Daten, wonach eine Betablockertherapie evtl. etwas weniger effektiv ist als eine Therapie mit Kalziumantagonisten, AT_1-Rezeptor-Antagonisten und ACE-Hemmern (Law et al. 2009). Letztlich ist dies aber umstritten und wird in der klinischen Routine nach Erfahrung des Autors nicht gelebt. Häufig wird mit einem ACE-Hemmer begonnen, was aber je nach Komorbiditäten und Begleitmedikation individuell entschieden werden muss.

MERKE

Das Erreichen des Therapieziels (Normotonie) ist in der Primär- und Sekundärprävention entscheidender als die Wahl des Antihypertensivums. Hierzu sind bei der Mehrzahl der Patienten Mehrfachkombinationen notwendig, sodass sich die Frage nach der optimalen Monotherapie in der Praxis selten stellt.

➤ Tab. 12.10 fasst Studien zusammen, die den sekundärpräventiven Effekt einer Blutdrucksenkung nach ischämischem Schlaganfall untersuchten.

Zur Therapieüberprüfung eignen sich die Langzeitblutdruckmessung und Selbstmessungen inkl. Führen eines Blutdrucktagebuchs, das die tatsächlichen häuslichen Blutdruckwerte widerspiegelt.

Die Modifikation verschiedener Lebensgewohnheiten kann zur Blutdrucksenkung führen und sollte die medikamentöse Therapie ergänzen (salzarme Kost, Bewegung, Gewichtsreduktion).

Wichtig ist die Aufklärung des Patienten über die Effektivität und mögliche Nebenwirkungen der antihypertensiven Therapie. Auf die **Notwendigkeit einer dauerhaften und zuverlässigen Einnahme der Medikation** muss hingewiesen werden, da bekannt ist, dass 3 Monate nach Schlaganfall in ca. 30 % aller Fälle keine leitliniengerechte Sekundärprävention (mehr) durchgeführt wird und die Adhärenz bei Antihypertensiva bekanntermaßen häufig schlecht ist (Schneider et al. 2009).

Tab. 12.10 Übersicht über Studien zur antihypertensiven Therapie als Sekundärprävention des ischämischen Schlaganfalls (Fields et al. 2014)

Studie	Jahr	N	Medikation	Baseline-Blutdruck [mmHg]	Blutdrucksenkung [mmHg]	Ergebnisse (95%-CI)
HSCSG	1974	452	Deserpin 1 mg/d + Methylclothiazid 10 mg/d vs. Placebo	167/100	25,0/12,3	RR 0,78 (0,54–1,11)
Dutch TIA	1993	1.473	Atenolol 50 mg/d vs. Placebo	157/91	5,8/2,9	HR 0,82 (0,57–1,19)
TEST	1995	720	Atenolol 50 mg/d vs. Placebo	161/88	4,0/3,0	RR 1,00 (0,75–1,35)
PROGRESS	2001	6.105 (1.281 Perindopril-Monotherapie)	Perindopril 4 mg/d vs. Placebo	144/84	4,9/2,8	RRR 5 % (–19–23 %)
PROGRESS	2001	6.105 (1.770 Kombinationstherapie)	Perindopril 4 mg/d + Indapamid 25 mg/d vs. Doppel-Placebo	149/87	12,5/5,0	RRR 43 % (30–54 %)
HOPE	2002	1.013	Ramipril bis zu 10 mg/d	139/79	3,1/1,7	RRR 15 % (–42–30 %)
FEVER	2005	2.368	Hydrochlorthiazid 12,5 mg/d + (ER Felodipin 5 mg/d vs. Placebo)	160/93	4,0/1,8	OR 0,81 (0,58–1,13)
SCOPE	2005	194	Candesartan 8–16 mg/d vs. Placebo	166/90	3,6/1,6	RR 0,36 (0,18–0,73)
PRoFESS	2008	20.332	Telmisartan 80 mg/d vs. Placebo	144/84	3,8/2,0	HR 0,95 (0,86–1,04)
PATS	2009	5.665	Indapamid 2,5 mg/d	154/93	6,8/3,3	HR 0,69 (0,54–0,89)
SPS3	2013	3.020	Blutdruckzielwerte	145/80	133 und 127 (höherer und niedrigerer Zielwert)	HR 0,81 (0,64–1,03)

RR = Risikoreduktion; RRR = relative Risikoreduktion; HR = Hazard Ratio; OR = Odds Ratio

MERKE

Eine Reduktion des Blutdrucks um 1 mmHg senkt das Schlaganfallrisiko um ca. 3 %.

Häufig werden bei Patienten mit Stenosen und/oder Verschlüssen der hirnversorgenden Arterien höhere Blutdruckwerte empfohlen. Die Datenlage hierfür ist schlecht. Bei symptomatischen Karotisstenosen > 70 % waren erhöhte Blutdruckwerte mit einem höheren Rezidivrisiko für ischämische Schlaganfälle assoziiert (NASCET Collaborators 1991). Dies traf auch bei Vorliegen eines kontralateralen Verschlusses der A. carotis interna zu. Einzig bei > 70-prozentiger kontralateraler Stenose der A. carotis interna ergab sich ein Benefit bei höheren Blutdruckwerten. Auch bei intrakraniellen Arterienstenosen ≥ 50 % erbrachten erhöhte Blutdruckwerte keinen Schutz, sondern erhöhten im Gegenteil das Schlaganfallrezidivrisiko (Turan et al. 2007). Allenfalls sollten bei eindeutig **hämodynamischen Symptomen/Infarkten** höhere Blutdruckwerte toleriert werden, wobei hier stets eine revaskularisierende Maßnahme erwogen werden muss.

Bei älteren Schlaganfallpatienten ist im Allgemeinen von einer **primären Hypertonie** auszugehen. Ergeben sich Hinweise auf eine **sekundäre Hypertonie** (junge Patienten, schwer einstellbare RR-Werte, fehlende Nachtabsenkung), sollte eine entsprechende Abklärung erfolgen.

LITERATUR

Chrysant SG, Chrysant GS. Effectiveness of lowering blood pressure to prevent stroke versus to prevent coronary events. Am J Cardiol 2010; 106(6): 825–829.

Field TS. Benavente OR. Secondary prevention of stroke. In: Norrving B(ed.). Oxford Textbook of Stroke and Cerebrovascular Disease. Oxford: Oxford University Press 2014, p. 171.

Law MR, Morris JK, Wald NJ. Use of blood pressure lowering drugs in the prevention of cardiovascular disease: meta-analysis of 147 randomised trials in the context of expectations from prospective epidemiological studies. BMJ 2009; 338: b1665.

Lawes CM, Bennett DA, Feigin VL, Rodgers A. Blood pressure and stroke: an overview of published reviews. Stroke 2004; 35(4): 1024.

NASCET (North American Symptomatic Carotid Endarterectomy Trial) Collaborators. Beneficial effect of carotid endarterectomy in symptomatic patients with high-grade carotid stenosis. N Engl J Med 1991; 325(7): 445–453.

Ovbiagele B, Diener HC, Yusuf S, Martin RH, Cotton D, Vinisko R, et al. Level of systolic blood pressure within the normal range and risk of recurrent stroke. JAMA 2011; 306(19): 2137–2144.

PROGRESS Collaborative Group. Randomised trial of a perindopril-based blood-pressure-lowering regimen among 6,105 individuals with previous stroke or transient ischaemic attack. Lancet 2001; 358(9287): 1033–1041.

Schneider K, Heise M, Heuschmann P, Berger K. Lebens- und Versorgungssituation von Schlaganfallpatienten. Nervenheilkunde 2009; 28(3): 114–118.

Turan TN, Cotsonis G, Lynn MJ, Chaturvedi S, Chimowitz M. Relationship between blood pressure and stroke recurrence in patients with intracranial arterial stenosis. Circulation 2007; 115(23): 2969–2975.

Xie X, Xu J, Gu H, Tao Y, Chen P, Wang Y, Wang Y. The J-curve association between systolic blood pressure and clinical outcomes in ischemic stroke or TIA: the BOSS Study. Sci Rep 2017; 7(1): 14023.

12.8 Therapie bei Hyperlipidämie

Peter Kraft

ZUSAMMENFASSUNG

- Erhöhte LDL-Spiegel stellen einen relevanten Risikofaktor für ischämische Schlaganfälle dar.
- Jeder Patient mit TIA oder ischämischem Schlaganfall soll mit einem Statin behandelt werden.
- Eine angepasste Ernährung sollte stets eine medikamentöse Cholesterinsenkung ergänzen.
- Der kausale Zusammenhang zwischen niedrigen LDL-Werten bzw. dem Einsatz von Statinen und dem Auftreten von Hirnblutungen ist nach wie vor umstritten.

Es ist Gegenstand vieler Studien, dass eine Hypercholesterinämie (Gesamtcholesterin), erhöhtes Low-Density-Lipoprotein (LDL), erhöhte Triglyzeride und erniedrigtes High-Density-Lipoprotein (HDL) mit einem erhöhten Auftreten ischämischer Schlaganfälle assoziiert ist (Lindenstrøm et al. 1994; Iso et al. 1989; Bansal et al. 2007). In einer großen Metaanalyse konnte hingegen keine Assoziation zwischen HDL, Triglyzeriden und Schlaganfallrisiko ermittelt werden (Di Angelantonio et al. 2009), sodass dem LDL wohl die entscheidende Bedeutung zukommt. Interessanterweise ist wohl auch das Risiko für eine zerebrale Ischämie bei LDL-Erhöhung im Rahmen einer familiären Hypercholesterinämie nicht erhöht (Beheshti et al. 2018). Andere Studien zeigten, dass ein erniedrigtes Cholesterin einen Risikofaktor für eine Hirnblutung darstellt, sodass eine U-förmige Kurve zwischen dem Serum-Cholesterin und dem Risiko für hämorrhagische bzw. ischämische Schlaganfälle besteht (➤ Abb. 12.6).

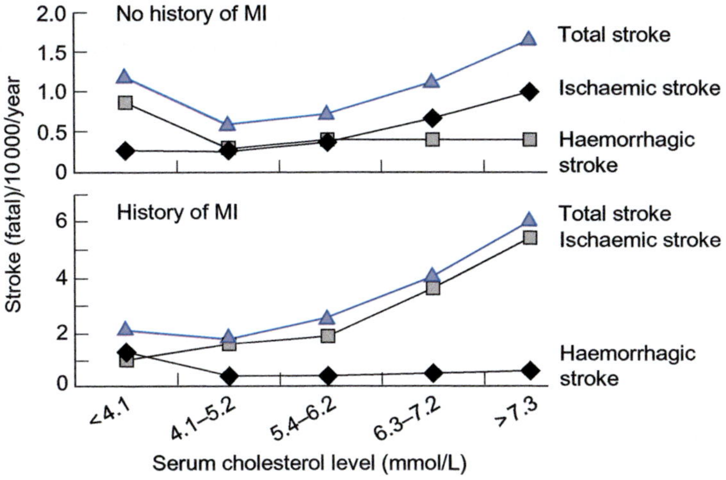

Abb. 12.6 Inzidenz von ischämischem bzw. hämorrhagischem Schlaganfall abhängig von Serum-Cholesterinspiegeln und Vorgeschichte eines Myokardinfarkts (Iso et al. 1989) [L143]

MERKE

Bei jedem Patienten mit TIA/ischämischem Schlaganfall sollte eine Nüchternbestimmung von Gesamt-, HDL- und LDL-Cholesterin sowie Triglyzeriden erfolgen.

In mehreren Einzelstudien und einigen systematischen Übersichtsarbeiten wurde zweifelsfrei gezeigt, dass der Einsatz von **Statinen** unabhängig vom Cholesterin-Ausgangswert einen sekundärpräventiven Effekt hat, d. h. die Wahrscheinlichkeit eines ischämischen zerebralen Rezidivereignisses reduziert (z. B. Vergouwen et al. 2008). Dabei betrug die relative Risikoreduktion für das Auftreten eines ischämischen Schlaganfalls 20 %, für das Auftreten eines Schlaganfalls (unabhängig, ob ischämisch oder hämorrhagisch) 12 %. Gleichzeitig fanden Vergouwen et al. (2008) ein um etwa 70 % erhöhtes Risiko für Hirnblutungen. Es gibt aufgrund der lückenhaften Studienlage derzeit keinen Cholesterin- oder LDL-Zielwert, den es anzustreben gilt.

LEITLINIE

Dementsprechend empfehlen die aktuellen Leitlinien der Deutschen Gesellschaft für Neurologie zur Sekundärprävention des ischämischen Schlaganfalls (www.dgn.org/leitlinien/3024-ll-23-ll-sekundaerprophylaxe-ischaemischer-schlaganfall-und-transitorische-ischaemische-attacke#Hyperlipid), Patienten mit einem ischämischen Schlaganfall oder einer TIA **grundsätzlich** mit einem Statin zu behandeln.

Eine klinisch häufig vorkommende Frage ist, ob bei einem Patienten mit ischämischem Schlaganfall, der bereits zuvor ein Statin eingenommen hat, die Statinmedikation unbedingt weitergeführt werden sollte, auch z. B. im Kontext einer bestehenden Schluckstörung. Hierzu ist die Datenlage relativ klar. Eine prospektive Studie zeigte beispielsweise, dass ein Absetzen des Statins zu einer klaren Verschlechterung der Prognose mit signifikantem Anstieg des Schlaganfallvolumens und > 4-fach erhöhter Wahrscheinlichkeit für Tod oder Abhängigkeit nach 3 Monaten führte (Blanco et al. 2007). Dementsprechend sollte ein Statin bei Vorliegen einer Schluckstörung über eine Magensonde gegeben werden.

Insgesamt wird der kausale Zusammenhang zwischen dem Einsatz von Statinen und einem erhöhten **Risiko für Hirnblutungen** sehr kontrovers diskutiert. Eine aktuelle Expertenmeinung empfiehlt auf Basis der gegenwärtigen Studienlage, im Falle einer intrazerebralen Blutung bei einem Patienten mit einem Statin in der Aufnahmemedikation, das Statin nicht plötzlich abzusetzen, sondern das Nutzen-Risiko-Verhältnis im Verlauf zu reevaluieren (Endres et al. 2018). Als Grund für eine Weiterführung der Medikation wird v. a. eine ausgeprägte Arteriosklerose genannt, als Gründe für eine Beendigung der Therapie im Verlauf werden eine lobäre Lokalisation der Blutung, multiple Mikroblutungen (Amyloidangiopathie) oder eine ausgeprägte vaskuläre Enzephalopathie angegeben. Daraus geht hervor, dass Patienten mit einer Hirnblutung nicht aufgrund der Hirnblutung an sich mit einem Statin behandelt werden sollten, sondern dass andere Gründe vorliegen müssen, um eine Behandlung zu initiieren. Mach et al. (2018) fassten in einer weiteren aktuellen Übersichtsarbeit die Datenlage bzgl. der wichtigsten unerwünschten Nebenwirkungen einer Statintherapie zusammen und kamen dabei zu dem Schluss, dass aus den vorhandenen Daten nicht gefolgert werden kann, dass unter Statinen ein erhöhtes Hirnblutungsrisiko besteht.

Statine haben eine **pleiotrope Wirkung**, d. h., sie vermitteln neben der Cholesterinsenkung weitere positive Effekte wie etwa eine Plaquestabilisierung („Vasoprotektion"), antiinflammatorische Effekte und eine Beeinflussung der Thrombozytenfunktion (Oesterle et al. 2017).

Da Cholesterin neben der körpereigenen Produktion (essenzielles Enzym: 3-Hydroxy-3-methylglutaryl Coenzym-A-Reduktase = HMG-CoA-Reduktase) auch über die Nahrung zugeführt wird, sollte bei Bedarf eine Modifikation der Nahrungszusammensetzung erfolgen (z. B. mediterrane Diät).

MERKE

- Vor und während der Behandlung mit Statinen sollte eine **cholesterinsenkende Diät** eingehalten werden.
- Es scheint ein Klasseneffekt zu existieren, d.h., alle Statine scheinen ähnlich wirksam zu sein. Die Auswahl erfolgt daher u.a. nach den potenziellen **Wechselwirkungen** mit anderen Medikamenten. Die meisten Statine sind Substrat des P450-Isoenzyms CYP3A4 (Wechselwirkung z.B. mit Amlodipin). Die Metabolisierung von Fluvastatin und Pravastatin erfolgt unabhängig von diesem Enzym.

Es gibt keine Regel und keine studienbasierte Evidenz, die eine klare Aussage zur optimalen **Dosierung** der Statine zulässt. Viele Studien wurden mit Statinen in einer Dosis zwischen 40 und 80 mg durchgeführt. In der klinischen Routine wird häufig mit 20 mg/d begonnen und bei guter Verträglichkeit weiter aufdosiert (z. B. auf 40 oder 60 mg/d). Gegebenenfalls kann eine laborbasierte (z. B. nach LDL-Wert) Dosisfindung hilfreich sein. Verlässliche Daten dazu liegen aber nicht vor. Bei Vorliegen ausgeprägter arteriosklerotischer Veränderungen wird man pragmatisch eher eine höhere Dosis anstreben als bei Patienten mit einer geringen arteriosklerotischen Läsionslast. Auch das Alter und die Komorbiditäten spielen eine wichtige Rolle.

Ezetimib, Fibrate oder Nikotinsäurederivate sollten aufgrund der Studienlage nach einem Schlaganfall nicht routinemäßig zur Anwendung kommen. Allerdings weist ein aktueller Cochrane-Review darauf hin, dass der Einsatz von Ezetimib zusätzlich zu Statinen die Wahrscheinlichkeit des Auftretens eines nichttödlichen Schlaganfalls leicht reduziert (Zhan et al. 2018).

Lipoprotein (Lp)a besitzt strukturell gesehen Ähnlichkeit mit LDL-Cholesterin und ist ein unabhängiger Risikofaktor für einen Herzinfarkt. Lange war unklar, ob dies auch für den ischämischen Schlaganfall zutrifft. Eine aktuelle Studie deutet darauf hin (Arora et al. 2019). Demnach waren erhöhte Lp(a)-Werte signifikant mit dem Risiko eines ischämischen Schlaganfalls assoziiert. Dies traf in besonderem Maße auf Frauen und Personen afroamerikanischer Abstammung zu. Im Gegensatz zum Cholesterin sind die Lp(a)-Spiegel genetisch determiniert, d. h., Ernährung und Lebensstil beeinflussen den Blutspiegel nicht relevant. Gegenwärtig laufen Studien mit Antisense-Oligonukleotiden, die zur Senkung der Lp(a)-Spiegel führen (Tsimikas 2018). Für Patienten mit ausgeprägter isolierter Lp(a)-Erhöhung und kardio- bzw. zerebrovaskulären Ereignissen kommt bereits heute als Ultima Ratio eine **Lipidapherese** in Betracht.

In Einzelfällen kann und muss wegen mangelnder Wirkung und/oder Unverträglichkeit auf eine neue Therapieform zurückgegriffen werden: **PCSK9-Inhibitoren** („proprotein convertase subtilisin/kexin type 9"; z. B. Evolocumab) sind monoklonale Antikörper, welche die LDL-Spiegel noch weitaus stärker senken können als Statine. Die Fourier-Studie hat gezeigt, dass eine Senkung der LDL-Werte bis auf 10 mg/dl (!) zu einer kontinuierlichen Reduktion kardiovaskulärer Endpunkte führte, ohne dass Sicherheitsendpunkte (Nebenwirkungen) anstiegen (Sabatine et al. 2017). Vermutlich werden zukünftig daher noch deutlich niedrigere LDL-Werte als bislang anzustreben sein.

MERKE

Statine werden i.d.R. gut vertragen. Sie lösen in 0,5–2 % der Fälle eine meist transiente Erhöhung der Leberenzyme aus (Mach et al. 2018).

Muskelschmerzen und eine CKämie treten in 7–29 % der Fälle auf, wobei nur bei 0,01–0,1 % der Fälle ein CK-Wert oberhalb des 10-Fachen der Norm auftritt. Die Wahrscheinlichkeit steigt bei gleichzeitiger Einnahme von Fibraten und Nikotinsäure, sodass darauf möglichst verzichtet werden sollte. Leberzellschäden und statinbedingte Myopathien bis hin zur Rhabdomyolyse sind allerdings sehr selten. Bei asymptomatischer CKämie bis zum 5-Fachen des oberen Normwerts kann die Medikation zunächst belassen werden. Bei Vorliegen von Muskelbeschwerden kann nach einem Auslassversuch versucht werden, auf ein anderes Statin umzustellen. Zu beachten ist, dass sich statinassoziierte Muskelbeschwerden mitunter erst Monate nach Absetzen der Medikation zurückbilden (Kley et al. 2018). Bei persistierender Unverträglichkeit kann versucht werden, z.B. auf PCSK9-Inhibitoren umzustellen.

Es besteht eine Kontraindikation für Statine in der Schwangerschaft und Stillzeit.

LITERATUR

Arora P, Kalra R, Callas PW, et al. Lp(a) [Lipoprotein(a)] and risk of ischemic stroke in the REGARDS Study. Arterioscler Thromb Vasc Biol 2019; 39(4): 810–818.

Bansal S, Buring JE, Rifai N, Mora S, Sacks FM, Ridker PM. Fasting compared with nonfasting triglycerides and risk of cardiovascular events in women. JAMA 2007; 298: 309–316.

Beheshti S, Madsen CM, Varbo A, Benn M, Nordestgaard BG. Relationship of familial hypercholesterolemia and high low-density lipoprotein cholesterol to ischemic stroke. Circulation 2018; 138: 578–589.

Blanco M, Nombela F, Castellanos M, et al. Statin treatment withdrawal in ischemic stroke: a controlled randomized study. Neurology 2007; 69: 904–910.

Di Angelantonio E, Sarwar N, Perry P, et al. Major lipids, apolipoproteins, and risk of vascular disease. JAMA 2009; 302: 1993–2000.

Endres M, Nolte CH, Scheitz JF. Statin treatment in patients with intracerebral hemorrhage. Stroke 2018; 49: 240–246.

Iso H, Jacobs Jr. DR, Wentworth D, Neaton JD, Cohen JD. Serum cholesterol levels and six-year mortality from stroke in 350,977 men screened for the multiple risk factor intervention trial. N Engl J Med 1989; 320: 904–910.

Kley RA, Schmidt-Wilcke T, Vorgerd M. Differenzialdiagnose der CK-Erhöhung. Akt Neurol 2018; 45(3): 187–199.

Mach F, Ray KK, Wiklund O, et al. Adverse effects of statin therapy: perception vs. the evidence – focus on glucose homeostasis, cognitive, renal and hepatic function, haemorrhagic stroke and cataract. Eur Heart J 2018; 39: 2526–2539.

Lindenstrøm E, Boysen G, Nyboe J. Influence of total cholesterol, high density lipoprotein cholesterol, and triglycerides on risk of cerebrovascular disease: the Copenhagen City Heart Study. BMJ 1994; 309: 11–15.

Oesterle A, Laufs U, Liao JK. Pleiotropic effects of statins on the cardiovascular system. Circ Res 2017; 120: 229–243.

Sabatine MS, Giugliano RP, Keech AC, Honarpour N, Wiviott SD, Murphy SA, et al. FOURIER Steering Committee and Investigators. Evolocumab and clinical outcomes in patients with cardiovascular disease. N Engl J Med 2017; 376(18): 1713–1722.

Tsimikas S. RNA-targeted therapeutics for lipid disorders. Curr Opin Lipidol 2018; 29: 459–466.

Vergouwen MD, de Haan RJ, Vermeulen M, Roos YB. Statin treatment and the occurrence of hemorrhagic stroke in patients with a history of cerebrovascular disease. Stroke 2008; 39(2): 497–502.

Zhan S, Tang M, Liu F, Xia P, Shu M, Wu X. Ezetimibe for the prevention of cardiovascular disease and all-cause mortality events. Cochrane Database Syst Rev 2018; 11: CD012502.

III Intrakranielle Blutungen

KAPITEL

13 Intrazerebrale Blutung

Lucia Segura Schmitz, Thorsten Steiner

ZUSAMMENFASSUNG

- Die Blutungslokalisation allein lässt nicht auf die Ursache der Blutung schließen („typisch vs. atypisch"). Denn auch atypisch (z.B. lobär) gelegene Blutungen können durch eine langjährige arterielle Hypertonie verursacht werden, wie auch „typisch" gelegene Blutungen Folge einer „nichthypertensiven" Ursache sein können.
- In der Akutphase ist eine Nativ-CT mit CT-Angiografie (CTA) ausreichend, um die Notwendigkeit einer akuten Intervention einzuschätzen.
- Die frühe Blutdrucksenkung < 140 mmHg ist sicher und verhindert das Hämatomwachstum.
- Empfohlen wird die hämostatische Therapie bei Blutungen unter oraler Antikoagulation mit PPSB oder einem spezifischen Antidot.
- Stets muss an den Wiederbeginn einer oralen Antikoagulation bei klarer Indikation gedacht werden.

13.1 Epidemiologie

Die intrazerebrale Blutung (ICB) bildet in **10–15 %** die Ursache für einen Schlaganfall. Die jährliche Inzidenz beträgt etwa 10–15 pro 100.000 Einwohner. Je nach **Ethnizität** finden sich Unterschiede in der Inzidenz: Bei Asiaten (61 : 100.000), Afroamerikanern (32 : 100.000) und Lateinamerikanern ist sie höher (Labovitz et al. 2005). Die Häufigkeit der ICB steigt mit zunehmendem **Lebensalter.** Männer sind häufiger betroffen als Frauen (3 : 2).

13.2 Risikofaktoren

Der wichtigste Risikofaktor einer ICB ist die **arterielle Hypertonie.** Die unbehandelte Hypertonie des älteren Patienten verdoppelt das ICB-Risiko. Jedoch ist die arterielle Hypertonie auch der am besten behandelbare Risikofaktor.

Weitere **nicht modifizierbare Risikofaktoren** einer ICB sind männliches Geschlecht, Lebensalter und Ethnizität (s. o.).

20 % aller ICBs ereignen sich unter **Einnahme oraler Antikoagulanzien (OAK).** Die Einnahme von Warfarin z. B. erhöht das Risiko um das 8- bis 19-Fache, v. a. wenn die INR über 3,9 steigt. Das Risiko einer ICB unter OAK wird auf etwa 0,3–3,7 % pro Jahr geschätzt, wenn die INR zwischen 2–4,5 liegt. Mit zunehmendem INR-Wert steigt das Risiko einer ICB.

Patienten mit einem ischämischen Schlaganfall, die eine **Thrombolysetherapie mit rtPA** erhalten haben, können als Komplikation eine ICB erleiden. Neurologisch-symptomatische Blutungen entstehen in 3–9 % der Fälle. Blutung jedweder Form treten bei 30 % der lysierten Patienten auf.

Auch die **Einnahme thrombozytenaggregationshemmender Medikamente** erhöht das Risiko einer ICB. Das absolute ICB-Risiko unter Aspirin beträgt 12 pro 10.000 Personen – nichtsdestotrotz sinkt das Risiko für einen Myokardinfarkt und ischämische Schlaganfälle. Bei dualer Plättchenhemmung mit Clopidogrel nimmt das Risiko zu. Patienten, die unter ASS-Therapie eine ICB erleiden, haben zwar eine erhöhte Mortalität, jedoch kein schlechteres funktionelles Outcome.

Weitere Risikofaktoren sind Alkoholkonsum (Dosisabhängigkeit [< 56 g/d OR 2,05; > 56 g/d OR 4,11]), Drogenkonsum (z. B. Kokain oder Amphetamine), Zigarettenrauchen und Diabetes mellitus.

Zu den **genetischen Erkrankungen,** die mit einem erhöhten Risiko intrazerebraler Blutungen assoziiert sind, zählen z. B. CADASIL (zerebrale autosomal-dominante Arteriopathie mit subkortikalen Infarkten und Leukenzephalopathie), die hereditäre zerebrale Amyloidangiopathie und der Morbus Fabry. Genetische Screening-Untersuchungen bieten sich in Ausnahmefällen an, gehören aber nicht zur Routinediagnostik.

13.3 Ätiologie und Pathophysiologie

Die häufigste Ursache (70 %) einer ICB ist die **hypertensive Mikroangiopathie.** Chronische arterielle Hypertonie führt durch degenerative Gefäßveränderungen zur subintimalen Fettablagerung (sog. **Lipohyalinose**) und zur Ausbildung von **Mikroaneurysmen** (Charcot-Bouchard-Aneurysma). Betroffen sind hier insbesondere die kleinen perforierenden **lentikulostriatären und paramediane Arteriolen,** die verglichen mit ihrem Querdurchmesser und ihrer Wanddicke einem hohen physikalischen Druck standhalten müssen. Der initialen Gefäßwandruptur folgt oft eine lawinenartige Ausbreitung der Blutung in die Peripherie. So erklärt sich die häufige sekundäre Volumenzunahme der Blutung. Hypertensiv bedingte Blutungen finden sich meist in den Basalganglien und im Thalamus, im subkortikalen Marklager sowie infratentoriell im Kleinhirn und im Pons. Solche Blutungen bezeichnet man als „typische" intrazerebrale Blutungen.

Im Gegensatz dazu stehen **„atypische Blutungen",** bei denen eine andere als eine hypertensive Genese angenommen wird (Epple et al. 2014).

- Eine der häufigsten Ursachen für atypische Blutungen des älteren Menschen ist die **zerebrale Amyloidangiopathie** (CAA). Die Ablagerung von Amyloid-β in der Wand zerebraler Gefäße entsteht meist **sporadisch** mit zunehmendem Lebensalter. Es sind jedoch auch seltene hereditäre Formen beschrieben. Da eher kleine bis mittelgroße Arterien betroffen sind, entstehen bei Gefäßruptur häufig **Lobärhämatome.** Bei 5–15 % der Patienten mit CAA kommt es zu wiederkehrenden Blutungen.
- Andere Ursachen für „atypische" Blutungen sind Erkrankungen der großen Gefäße (z. B. zerebrales Aneurysma, Moya-Moya, Vaskulitis, reversibles Vasokonstriktionssyndrom, sekundäre hämorrhagische Transformation eines ischämischen Infarkts), die Sinus-/Venenthrombose (Stauungsblutung), Gefäßmalformationen (z. B. arteriovenöse Malformation [AVM], durale AV-Fistel, zerebrale kavernöse Malformationen) und Neoplasien.

MERKE

Die **arterielle Hypertonie** ist der wichtigste, aber gleichzeitig auch der am besten behandelbare Risikofaktor einer intrazerebralen Blutung. Typischerweise betroffen sind Basalganglien, Thalamus, Kleinhirn und Pons. Man spricht von einer typischen intrazerebralen Blutung („loco typico").

Die **zerebrale Amyloidangiopathie** ist eine der häufigsten Ursache für Blutungen in lobärer Lokalisation im höheren Lebensalter. Weitere Ursachen sind Erkrankungen der großen Gefäße, Sinus-/Venenthrombose und Gefäßmalformationen.

Auch „Loco-typico"-Blutungen können nichthypertensiv bedingt sein und erfordern eine gründliche Ursachenforschung.

13.4 Anamnese und Klinik

Eine Unterscheidung zwischen ICB und ischämischem Schlaganfall ist anhand der Klinik nicht möglich. Typisch sind akut einsetzende fokale neurologische Ausfälle, meist bei körperlicher Aktivität. Die neurologischen Defizite sind abhängig von der Blutungslokalisation und der Hämatomgröße. Eine klinische Verschlechterung innerhalb von 24 h ist häufig. Ursachen können ein Hämatomwachstum, eine Zunahme des perifokalen Ödems oder ein Hydrozephalus sein. Zeichen eines erhöhten intrakraniellen Drucks sind Kopfschmerzen, Schwindel und Erbrechen. Supra- und infratentorielle Blutungen können beide zur Herniation führen mit bereits bestehendem oder sekundärem Bewusstseinsverlust. Eine Anisokorie mit dilatierter Pupille auf der Seite der Blutung entsteht durch Kompression des N. oculomotorius am Clivus und spricht für eine Herniation des Temporallappens (Ropper 1986).

13.5 Diagnostik

Mit einer Sensitivität von nahezu 100 % genügt ein natives CT zum Blutungsnachweis (➤ Abb. 13.1). Die Blutung stellt sich in der akuten Phase hyperdens dar. Bei Absorption wird sie zunächst iso- und schließlich hypodens. Eine weitere Bildgebung ist bei jungen Patienten ohne Hypertonieanamnese oder bei atypischer Blutung zur Ursachenfindung notwendig (CTA, MR-A, DSA). Die CTA kann zugrunde liegende Aneurysmen > 3 mm oder eine AVM detektieren. Die MRT-Sequenzen T1 und T2 sind in der hyperakuten Phase nicht blutungssensitiv. Erst durch die T2*-Sequenz wird in der hyperakuten und akuten Phase eine dem CT nahezu gleichwertige Sensitivität erreicht. Verfügbarkeit, Zeit und Kosten sprechen für die CT-Diagnostik in der Primärdiagnostik.

13.5.1 Prädiktoren eines Hämatomwachstums

Ein Hinweis auf eine anhaltende Blutung ist das sog. **„spot sign"** (SPS). Es gilt als Prädiktor für das Hämatomwachstum und eine schlechtere Prognose. Das SPS entspricht dem uni- oder multifokalen Kontrastmittelaustritt innerhalb des Hämatoms und lässt sich in den Quellenbildern der CTA nachweisen (➤ Abb. 13.2). Es wird anhand folgender Kriterien definiert (Demchuk et al. 2012):

- Aussehen: geschlängelt oder punktförmig
- Lokalisation: innerhalb des Hämatoms ohne Anschluss an außerhalb liegende Gefäße
- Größe: > 1,5 mm in mindestens einer Ebene
- Keine entsprechende hyperdense Läsion im Nativ-CT

Bereits im Nativ-cCT finden sich Prädiktoren, die ein Hämatomwachstum anzeigen können. Dowlatshahi et al. (2019) haben für folgende Prädiktoren eine sehr gute Inter- und Intrarater-Reliabilität nachgewiesen:

- Hypodense Bereiche innerhalb des Hämatoms jedweder Form, die keinen Kontakt zum umgebenden Hirnparenchym haben (sog. „black hole sign").
- Das „blend sign" entspricht einem signalabgeschwächten Bereich, der unmittelbar an einen signalgesteigerten Bereich angrenzt. Der Signalunterschied beträgt mindestens 18 Houndsfield-Einheiten.
- Das Vorhandensein eines Flüssigkeitsspiegels innerhalb des Hämatoms.
- Eine irreguläre Morphologie und/oder heterogene Dichte des Hämatoms.

Ein weiterer Prädiktor im cCT ist das „island sign", welches das Vorhandensein von mindestens drei verstreuten kleinen Hämatomen ohne Kontakt zum Haupthämatom beschreibt (Li et al. 2017).

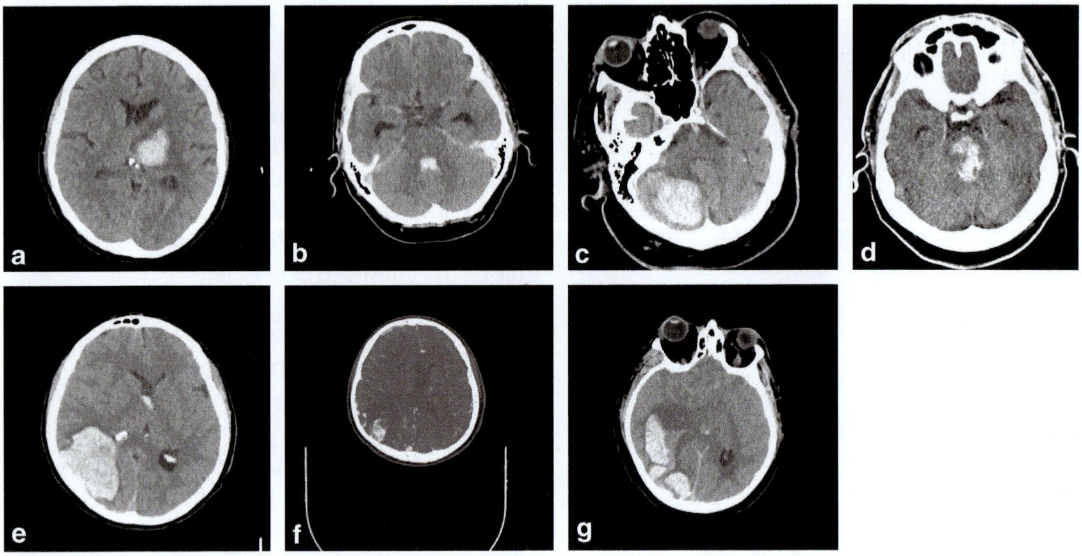

Abb. 13.1 Blutungsnachweis mittels CT [P712]:
a, b) Stammganglienblutung links mit Ventrikeleinbruch mit leicht erweiterten Temporalhörnern, blutig tamponierten IV. Ventrikel und leichtgradiger Mittellinienverlagerung um ca. 3 mm nach rechts, cCT
c) Kleinhirnblutung rechts, mit Kompression des Hirnstamms, cCT
d) Ponsblutung, cCT
e, f) Raumfordernde ICB rechts parietookzipital bei AVM, cCT (e), diffuses Gefäß-Netzwerk (2,5 × 2,5 × 2 cm) rechts parietookzipital, unmittelbar kranial der ICB, CT-A (f)
g) Raumfordernde intrazerebrale Blutung rechts parietookzipitotemporal mit ausgedehntem Perifokalödem

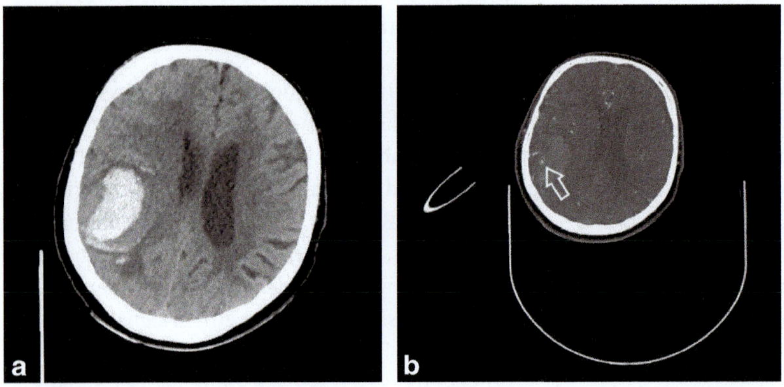

Abb. 13.2 Raumfordernde atypische Blutung rechts temporoparietal (a: cCT) mit Hinweisen auf drohende Nachblutung („spot sign") (b: CTA) [P712]

13.5.2 Mikroblutungen

Mit den suszeptibilitätsgewichteten T2*-Sequenzen (GRE, SWI) in der MRT lassen sich klinisch stumme Mikroblutungen nachweisen (➤ Abb. 13.3). Sie sind hypointens, und i. d. R. wird eine Größe zwischen 2 und 10 mm angenommen (Cordonnier et al. 2007). Sie sind bei 83 % der Patienten mit rezidivierender ICB zu finden. Pathophysiologisch handelt es sich um hämosiderinbeladene Makrophagen in der Nähe kleiner Gefäße als Hinweis auf eine frühere Blutung. Risikofaktoren für Mikroblutungen sind ein höheres Lebensalter, CAA, arterielle Hypertonie und in seltenen Fällen CADASIL. Bei CAA finden sich die Mikroblutungen vor allem lobär, bei

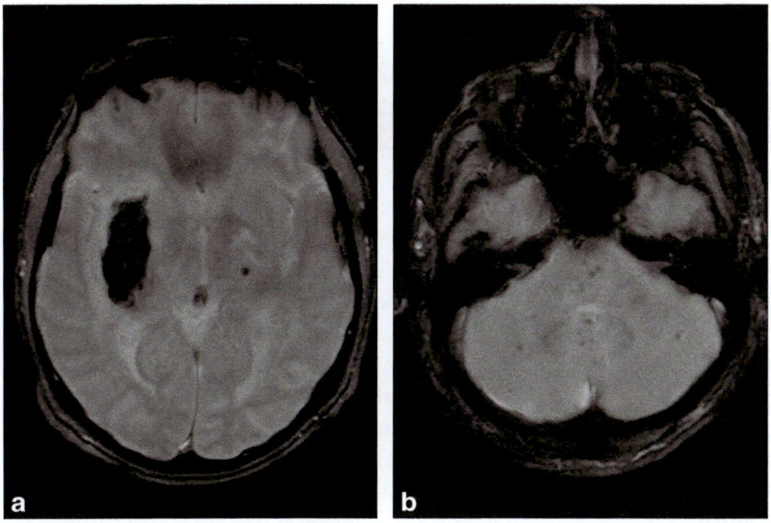

Abb. 13.3 Stammganglienblutung rechts, multiple Mikroblutungen bihemisphärisch, auch im Stammganglienbereich links (a) sowie infratentoriell im Pons/Kleinhirn (b) (MRT, SWI) [P712]

arterieller Hypertonie eher in tiefen Hirnstrukturen, infratentoriell und seltener lobär gelegen. Sie gehen mit einer schlechteren Prognose einher und sollten bei der Wiederaufnahme einer OAK berücksichtigt werden (> Kap. 13.13). Eine höhere Anzahl an Mikroblutungen spricht für ein höheres Risiko einer erneuten ICB bei Patienten mit CAA und Lobärblutung (Greenberg et al. 2004).
Die **Gerinnungsparameter** aPPT und INR können unter NOAK-Einnahme normal sein. Bei unklarer Medikamentenanamnese (z. B. komatöser oder aphasischer Patient) sollte eine Bestimmung der Ecarin-Clotting-Zeit, der Thrombinzeit oder der Faktor-Xa-Aktivität erwogen werden.

13.6 Therapie

Patienten mit ICB sollten auf einer neurologisch-neurochirurgischen Intensivstation oder einer Stroke Unit behandelt werden. Im Vergleich zu einer allgemeinen Intensivstation bzw. Normalstation besteht eine geringere Mortalität (Langhorne et al. 2013).

13.6.1 Medikamentöse Therapie

Basismaßnahmen

- Kontinuierliches Monitoring der Vitalparameter.
- Erhöhte Körpertemperatur (> 37,5 °C) und Hyperglykämie rasch behandeln.
- Ausreichende Analgesie (z. B. mit Paracetamol 1 g i. v., Novaminsulfon 1 g i. v. oder Opioiden wie Piritramid, in Schritten von 3 mg titrieren).
- Die Thromboseprophylaxe ab 24 h nach dem Blutungsereignis mit niedermolekularem oder unfraktioniertem Heparin ist sicher und führt nicht zum Hämatomwachstum. Die pneumatische Venenkompression der Beine hat sich in RCTs als wirksam erwiesen.
- Frühe Mobilisierung und Rehabilitation stabiler Patienten.

Blutdrucktherapie

Ein erhöhter Blutdruck (> 140/90 mmHg) führt in der akuten Blutungsphase zum Hämatomwachstum und zur Zunahme des perifokalen Ödems. Die frühe und intensive Blutdrucksenkung < 140 mmHg systolisch wurde in der INTERACT- und in der ATACH-Studie als sicher und machbar beurteilt und scheint zu einem geringeren Hämatomwachstum zu führen. Bezüglich der primären Endpunkte Tod und schwere Behinderung (mRS 3–6) ließ sich in der INTERACT-2- und in der ATACH-2-Studie jedoch kein Vorteil einer intensivierten Blutdrucksenkung gegenüber einer Standardblutdrucksenkung (Zielblutdruck < 140 mmHg vs. < 180 mmHg systolisch) nachweisen (Anderson et al. 2013; Qureshi et al. 2016).

Hämostatische Therapie

Die aktuelle Leitlinie und Empfehlungen zur Behandlung der ICB unter oraler Antikoagulation wurden kürzlich von der *European Stroke Organisation* (ESO) veröffentlicht (Christensen et al. 2019).

Bei Patienten ohne Koagulopathie wird eine hämostatische Therapie generell nicht empfohlen, da in RCTs für keines der Hämostatika ein klinischer Nutzen nachgewiesen werden konnte. **Rekombinanter Faktor VIIa** führt zwar zu einem reduzierten Hämatomwachstum, ein klinischer Vorteil nach 3 Monaten ließ sich bisher aber nicht zeigen, und es fand sich ein erhöhtes Risiko für thrombembolische Ereignisse (Diringer et al. 2010; Mayer et al. 2008). Für **Tranexamsäure** konnte bislang in Studien kein Effekt auf das klinische Outcome nach 3 Monaten nachgewiesen werden. Allerdings zeigt sich eine signifikante Reduktion der Hämatomexpansion und der Schwellung nach 7 Tagen. Es bleibt eine Einzelfallentscheidung, hieraus einen Therapieversuch abzuleiten.

Bei ICB unter thrombozytenaggregationshemmender Therapie sollen **keine Thrombozytenkonzentrate** gegeben werden. Die Gerinnung bei heparinassoziierten Blutungen kann mit **Protaminsulfat** normalisiert werden **(cave:** Hypotonie bei rascher Infusion).

Die Gerinnung bei ICB unter Einnahme oraler Antikoagulanzien sollte rasch normalisiert werden. Die Einnahme der OAK muss pausiert werden. Zur Normalisierung der Gerinnung unter **Vitamin-K-Antagonisten** (VKA) wie Phenprocoumon, Warfarin oder Acenocumarol wird intravenös **Prothrombin-Komplex-Präparat** (PPSB, 30–50 U/kg) appliziert. Begleitend muss die Gabe von **Vitamin K** erfolgen (i. v. 10 mg), da die Halbwertszeit der Gerinnungsfaktoren kürzer ist als die Wirkung der VKA.

Zur **Normalisierung der Gerinnung bei Therapie mit Dabigatran** steht seit 2016 das spezifische Antidot **Idarucizumab** zur Verfügung. Es handelt sich um ein humanisiertes Antikörperfragment, das mit einer 350-fach höheren Affinität als Thrombin an Dabigatran bindet. Durch die Gabe von 5 mg (2 × 2,5 mg i. v., jeweils über 5–10 min oder als Bolusinjektion) wird die Dabigatran-Wirkung rasch und sicher antagonisiert.

Zur Normalisierung der Gerinnung bei Therapie mit **Faktor-Xa-Hemmern** steht das spezifische Antidot **Andexanet alfa** mit Zulassung für Rivaroxaban und Apixaban zur Verfügung. Es handelt sich um einen rekombinanten, modifizierten enzymatisch inaktivierten Faktor Xa, der die Faktor-Xa-Inhibitoren mit hoher Affinität bindet. Sicherheit und effektive Hämostase sind durch die ANNEXA4-Studie belegt. Die Applikation erfolgt mittels Bolusinjektion und anschließender Infusion über 2 h (Steiner et al. 2018). Alternativ erfolgt die Gabe von **50 U/kg KG PPSB** bei ICB unter Therapie mit Rivaroxaban, Apixaban und Edoxaban.

Bei < 2–4 h zurückliegender Einnahme von NOAK kann die Gabe von Aktivkohle (50 g) erwogen werden.

Hirndrucktherapie

Ein **erhöhter intrazerebraler Druck** (ICP), meist bedingt durch ein perifokales Ödem, raumfordernde Blutungen, einen Hydrozephalus oder eine sekundäre Infarzierung, führt zu einer erhöhten Sterblichkeit (Mokri 2001). Um einen ausreichenden zerebralen Perfusionsdruck (CPP = MAD – ICP) aufrechtzuerhalten, muss ein erhöhter ICP behandelt werden (Zielwert: CPP > 60–70 mmHg). Bislang gibt es jedoch keine RCTs, die einen Effekt der ICP-Senkung auf das Outcome von Patienten mit ICB gefunden haben. Bei Patienten nach einem Schädel-Hirn-Trauma wird ein **ICP > 20–25 mmHg** als Schwellenwert zur Einleitung hirndrucksenkender Maßnahmen vorgeschlagen. Dieser Schwellenwert wird auch bei Patienten mit ICB empfohlen. Für gezielte Maßnahmen ➤ Kap. 16.4.3.

Therapie epileptischer Anfälle

Nach einer ICB können **epileptische Anfälle** auftreten. Man unterscheidet **akut symptomatische Frühanfälle** innerhalb von 7 Tagen von **unprovozierten Anfällen** nach mehr als 7 Tagen. Die Inzidenz akut symptomatischer Anfälle bei ICB ist mit 10–16 % höher als bei ischämischen Schlaganfällen. Sie könnten mit einem schlechteren Outcome assoziiert sein. Auf der Grundlage der aktuellen Studienlage kann dennoch keine generelle Empfehlung zur Initiierung einer Primärprophylaxe gegeben werden. Sollte bereits eine antikonvulsive Therapie eingeleitet worden sein, empfiehlt es sich, diese nach der Akutphase zu beenden.

In der Subgruppe der Patienten mit ICB und kortikaler Beteiligung entwickelt einer von drei Patienten einen akut symptomatischen Anfall. Hier kann eine antikonvulsive Primärprophylaxe für die akute Phase erwogen werden. Empfohlen werden Lacosamid, Levetiracetam, Phenytoin und Valproat, da diese i. v. schnell aufdosiert werden können und zur Monotherapie zugelassen sind. Valproat könnte jedoch gerinnungshemmende Eigenschaften haben.

Nach erstmaligem akut symptomatischem Anfall ist das Risiko eines erneuten Anfalls mit 10–20 % relativ niedrig, sodass auch hier keine generelle Empfehlung zur Sekundärprophylaxe ausgesprochen werden kann. In der Subgruppe von Patienten mit kortikaler Beteiligung, Alter < 65 Jahre, Blutungsvolumen > 10 ml und stattgehabtem akut symptomatischem Anfall liegt das Risiko für einen unprovozierten Anfall bei 50 %. Für diese Subgruppe könnte die Sekundärprophylaxe sinnvoll sein.

Nach einem unprovozierten Anfall ist die Diagnose einer strukturellen Epilepsie zu stellen. Studien haben gezeigt, dass bei den betroffenen Patienten das Wiederholungsrisiko eines epileptischen Anfalls nach Absetzen der Sekundärprophylaxe über 50 % beträgt, sodass die Empfehlung einer kontinuierlichen Sekundärprophylaxe bei struktureller Epilepsie besteht.

MERKE

Bislang liegt keine Evidenz vor, dass die kontinuierliche oder temporäre antikonvulsive Therapie die Epileptogenität, das funktionelle Outcome oder die Mortalität beeinflusst (Holtkamp et al. 2017).

Wiederaufnahme der oralen Antikoagulation

Lange Zeit galten orale Antikoagulanzien nach einer ICB als kontraindiziert. Das Risiko einer erneuten Blutung steht dem hohen Risiko embolischer Ereignisse gegenüber. Nutzen und Risiko müssen individuell abgewogen werden. Meist überwiegt ein größerer Nutzen, wenn eine klar nachgewiesene Indikation für die OAK besteht (Biffi et al. 2017). Dennoch handelt es sich um einen **Off-Label-Use.** Zur Entscheidungsfindung beitragen können Patientenalter, Nierenfunktion (höhere Wirkspiegel bei schlechter Nierenfunktion), die Lokalisation der Blutung und die Anzahl von Mikroblutungen im MRT. Bei der Wiederaufnahme der OAK ist es sinnvoll, Wirkstoffe zu verwenden, für die bereits ein Antidot erhältlich ist (z. B. Idarucizumab bei Dabigatran; Andexanet alfa für Faktor-Xa-Hemmer; s. o.). Im individuellen Fall ist auch der Vorhofohrverschluss zu erwägen, wenn ein hohes Blutungsrisiko unter OAK besteht.

Auch der Zeitpunkt der Wiederaufnahme ist strittig. Empfohlen wird der Wiederbeginn **nicht früher als 2–4 Wochen** nach Blutungsereignis, wenn normotensive Blutdruckwerte erreicht sind und eine klare Indikation für die OAK besteht (Steiner et al. 2018).

13.6.2 Operative Therapie

Die operative Therapie einer ICB wird kontrovers diskutiert. Der theoretische Hintergrund der Hämatomevakuation besteht darin, den erhöhten ICP zu senken, damit eine Herniation zu verhindern sowie direkte Auswirkungen der Blutung durch den Masseneffekt oder zelluläre Toxizität auf das umgebende Gewebe zu mindern.

Die STICH-Studie ist die bislang größte prospektive Studie, in der die operative Therapie **supratentorieller Blutungen** mit konservativen Maßnahmen verglichen wurde. In der Summe zeigte sich keine Überlegenheit eines operativen Prozederes. Die Subgruppenanalyse ergab jedoch, dass Patienten mit einer oberflächlichen supratentoriellen Blutung ohne Ventrikeleinbruch von einer Hämatomevakuation profitieren können (Mendelow et al. 2005). Die STICH-II-Studie ergab, dass eine frühzeitige Operation (< 12 h) das Risiko von Tod oder Behinderung nicht

13

beeinträchtigt und die Patienten einen geringen Überlebensvorteil haben könnten (Mendelow et al. 2013).

Die Studienlage bzgl. der Therapie von **infratentoriellen Blutungen** beweist bislang keine Überlegenheit der Hämatomevakuation, der alleinigen EVD-Anlage oder der konservativen Therapie. Hochwertige RCTs fehlen. Bedingt durch die Enge der hinteren Schädelgrube besteht die Gefahr einer Hirnstammkompression sowie einer Kompression des IV. Ventrikels mit konsekutivem Hydrocephalus occlusus. Nichtrandomisierte Studien empfehlen die Hämatomevakuation bei infratentoriellen Blutungen mit einem Blutungsdurchmesser > 3 cm (Volumen > 20cm³), wenn initial schon ein schwerer klinischer Befund oder eine Hirnstammkompression besteht oder eine sekundäre Verschlechterung oder Liquorabflussstörung auftritt (Hemphill et al. 2015).

Die **dekompressive Hemikraniektomie** ist beim malignen Mediainfarkt eine etablierte Therapiemaßnahme. Randomisierte Studien, die einen Vorteil für Patienten mit ICB belegen, gibt es bislang nicht. Die Schweizer SWITCH-Studie untersucht derzeit den Vorteil einer Hemikraniektomie gegenüber einer alleinigen medikamentösen Therapie (NCT02258919).

Im Gegensatz zum offen-chirurgischen Zugang steht die **minimalinvasive Therapie** mit stereotaktischem Zugang, lokaler Thrombolyse mit rtPA und anschließender Blutungsaspiration. Machbarkeit und Sicherheit sind durch Studien belegt. Die MISTE-III-Studie hat nun jedoch gezeigt, dass im Vergleich zur Standardtherapie kein besseres funktionelles Outcome nach 365 Tagen erreicht wird (Hanley et al. 2019).

Die Anlage einer **externen Ventrikeldrainage** (EVD) kann bei klinischem oder bildgebendem Hinweis auf einen Hydrozephalus erwogen werden.

Bei jeder Therapieentscheidung sind das Alter und die Komorbiditäten des Patienten zu berücksichtigen.

MERKE

- Frühe Kraniotomie bei oberflächlichen supratentoriellen Blutungen ohne Ventrikeleinbruch erwägen
- Hämatomevakuation infratentorieller Blutungen bei einem Blutungsdurchmesser > 3 cm und Hirnstammkompression, Liquoraufstau oder progredienter Klinik erwägen
- EVD-Anlage bei klinischem/bildgebendem Hinweis auf einen Hydrocephalus
- Berücksichtigung von Alter und Komorbiditäten des Patienten

Intraventrikuläre Blutungen verschlechtern das Outcome und bedingen häufig eine Shuntabhängigkeit. Der Verschluss des III. und/oder IV. Ventrikels durch Blut oder Kompression führt zu einem Hydrocephalus occlusus. Routinemäßig erfolgt die EVD-Anlage zur Liquordrainage. Blutkoagel behindern durch Obstruktion häufig den Abfluss über die Drainage. Das Einbringen von rtPA über die EVD kann die Thrombolyse des Blutkoagels beschleunigen. Die CLEAR-III-Studie hat den Nutzen einer intraventrikulären Fibrinolyse untersucht und das Verfahren als sicher eingestuft. Ein Vorteil im Hinblick auf das funktionelle Outcome konnte jedoch nicht dargestellt werden. Es zeigte sich eine verminderte Shuntabhängigkeit (Hanley et al. 2017). Bei kommunizierendem Hydrozephalus empfiehlt sich die Anlage einer Lumbaldrainage (**cave:** Einklemmung bei Überdrainage). Die LUCAS-IVH-Studie hat die Kombination aus intraventrikulärer Lysetherapie (➤ Box 13.1) mit Anlage einer Lumbaldrainage gegenüber der alleinigen Lysetherapie bei Patienten mit ICB und ausgeprägten intraventrikulären Blutanteilen untersucht (➤ Abb. 13.4). Das kombinierte Verfahren wird als machbar und sicher bewertet und hat die Shuntabhängigkeit signifikant reduziert (Staykov et al. 2017).

Box 13.1 Durchführung der intraventrikulären Lysetherapie

- EVD-Anlage durch einen Neurochirurgen, Stabilitäts-cCT (Frage Nachblutung) nach 6 h
- Steriles Arbeiten (sterile Handschuhe, sterile Kompressen)
- Abziehen von 2–3 ml Volumen aus dem EVD-System am patientennahen Zugang
- Injektion von 1 mg rtPA in den patientennahen Zugang; bei beidseitiger EVD 0,5 mg pro Seite injizieren
- Mit 2–3 ml steriler NaCl-Lösung spülen
- EVD für 1 h schließen
- Prozedur alle 8 h wiederholen, Kontroll-CT nach 24 h (**cave**: Kippung der cCT, sodass die Orbitae nicht einbezogen werden)
- Therapie bei wieder eröffnetem III./IV. Ventrikel oder nach der 12. Gabe beenden

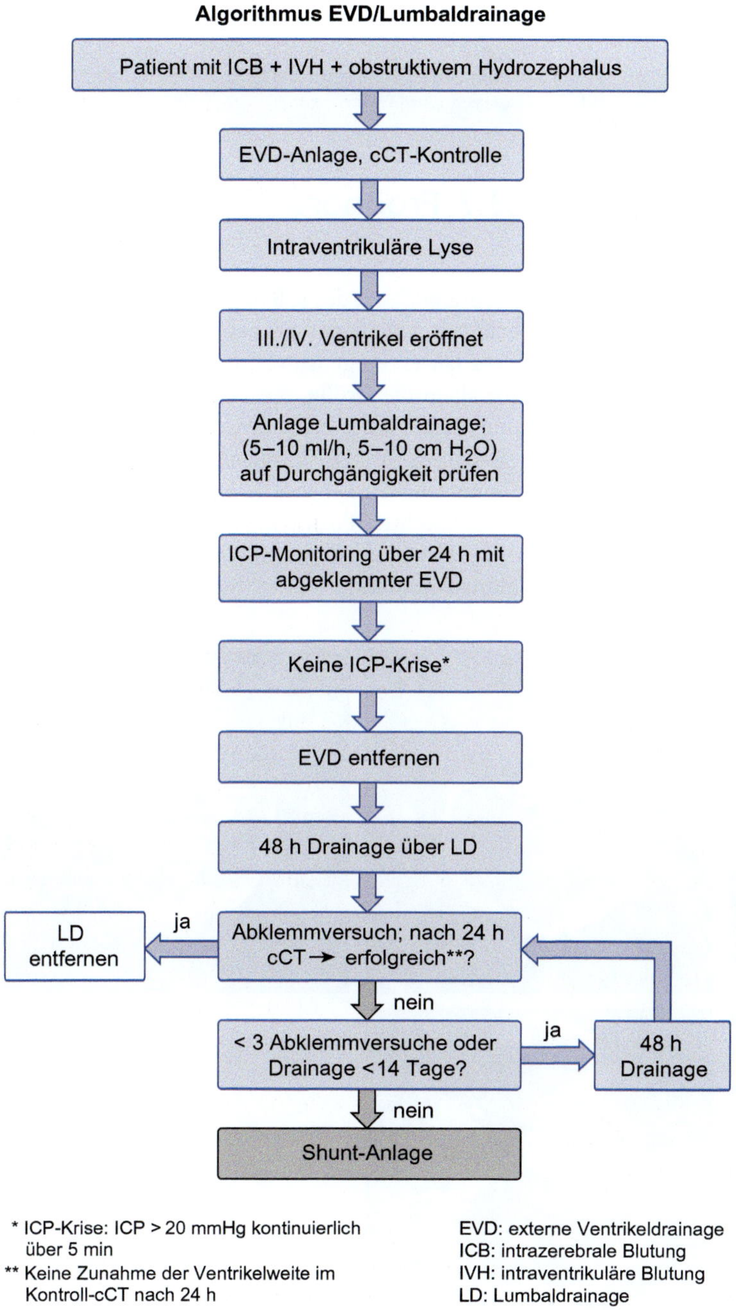

Nach Staykov D et al. Ann Neurol 2016; 81 93–103

Abb. 13.4 Algorithmus EVD/Lumbaldrainage [L143]

FALLBEISPIEL

Eine 76-jährige Patientin wird mit einem schweren rechtshemisphärischen Syndrom vorgestellt. Es sind keine wesentlichen Vorerkrankungen bekannt. Bei Aufnahme bot die Patientin eine schwere Dysarthrie und eine hochgradige brachiofazial betonte spastische Hemiparese links mit positiven Pyramidenbahnzeichen links. Im cCT nach Aufnahme zeigte sich eine Stammganglienblutung rechts mit Einbruch in das Ventrikelsystem (➤ Abb. 13.5a, b). Es erfolgte die Anlage von zwei externen Ventrikeldrainagen (➤ Abb. 13.5d). Nach einem postoperativen Kontroll-cCT mit Nachweis einer stabilen Parenchymblutung, korrekt einliegenden Ventrikeldrainagen und ohne Vorliegen einer Stichkanalblutung („Stabilitäts-cCT") erfolgte die intraventrikuläre Lysetherapie mit jeweils 0,5 mg rtPA je EVD alle 8 h. Im Kontroll-cCT nach 24 h waren der III. und IV. Ventrikel bereits frei von Blut (➤ Abb. 13.5e), sodass die Lysetherapie beendet werden konnte. Insgesamt wurden 3 mg rtPA verabreicht. Aufgrund einer bislang nicht bekannten arteriellen Hypertonie leiteten wir eine antihypertensive Therapie ein. Die Patientin konnte in stabilem Allgemeinzustand mit einer weiterhin hochgradigen Hemiparese links in die Neurorehabilitation verlegt werden.

13.7 Prognose

Die Sterblichkeit der ICB liegt bei bis zu 50 % innerhalb von 3 Monaten und bei bis zu 60 % innerhalb eines Jahres. Prognostisch ungünstige Faktoren sind vor allem die **Größe,** die **Lokalisation** des Hämatoms und das Vorhandensein intraventrikulärer Blutungen: Große infratentorielle und in den Stammganglien liegende („tiefe") Blutungen haben eine schlechtere Prognose.

Bei **Einnahme oraler Antikoagulanzien** steigt die Mortalität auf bis zu 67 % an (Sacco et al. 2009). Weitere

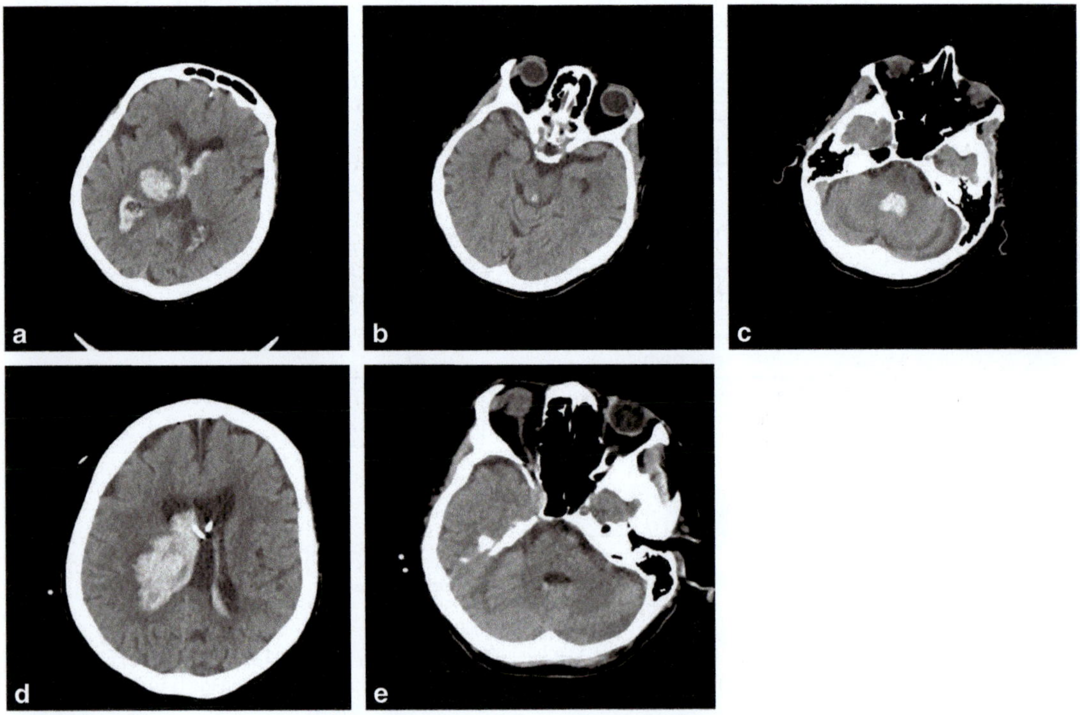

Abb. 13.5 Stammganglienblutung rechts mit Einbruch in das Ventrikelsystem mit frischen Blutanteilen im Seiten- und im IV. Ventrikel [P712]:
a) Mittellinienverlagerung um ca. 2 mm nach links und leichter Pelottierung des rechten Seitenventrikels.
b) Zeichen eines Liquoraufstaus bei erweiterten Temporalhörnern beider Seitenventrikel
c) IV. Ventrikel verlegt durch Blut
d) Nach Anlage von zwei externen Ventrikeldrainagen
e) IV. Ventrikel ohne Blutanteile nach intraventrikulärer Lyse

prognostisch ungünstige Faktoren sind ein niedriger GCS-Wert bei Aufnahme und ein Alter > 80 Jahre. Nach 6 Monaten sind nur 20 % der Patienten funktionell unabhängig – damit ist die ICB eine der Hauptursachen für erworbene Behinderungen und Tod nach Schlaganfall.

LEITLINIEN

Die Leitlinien der Deutschen Gesellschaft für Neurologie zur intrazerebralen Blutung (Steiner et al. 2012) sind zugänglich unter: www.dgn.org/images/red_leitlinien/LL_2012/pdf/ll_28_2012_intrazerebrale_blutungen.pdf.

LITERATUR

Anderson CS, Heeley E, Huang Y, Wang J, Stapf C, Delcourt C, et al. Rapid blood-pressure lowering in patients with acute intracerebral hemorrhage. New Engl J Med 2013; 368(25): 2355–2365.

Biffi A, Kuramatsu JB, Leasure A, Kamel H, Kourkoulis C, Schwab K, et al. Oral anticoagulation and functional outcome after intracerebral hemorrhage. Ann Neurol 2017; 82(5): 755–765.

Christensen H, Cordonnier C. Janika Kõrv, Lal A, Ovesen C, Purrucker JC, et al. European stroke organisation guideline on reversal of oral anticoagulants in acute intracerebral hemorrhage. Eur Stroke J 2019; 4(4): 294–306.

Cordonnier C, Al-Shahi Salman R, Wardlaw J. Spontaneous brain microbleeds: systematic review, subgroup analyses and standards for study design and reporting. Brain 2007; 130(8): 1988–2003.

Demchuk AM, Dowlatshahi D, Rodriguez-Luna D, Molina CA, Blas YS, Dzialowski I, et al. Prediction of haematoma growth and outcome in patients with intracerebral haemorrhage using the CT-angiography spot sign (PREDICT): a prospective observational study. Lancet Neurol 2012; 11(4): 307–314.

Diringer MN, Skolnick BE, Mayer SA, Steiner T, Davis SM, Brun NC, Broderick JP. Thromboembolic events with recombinant activated factor VII in spontaneous intracerebral hemorrhage. Stroke 2010; 41(1): 48–53.

Dowlatshahi D, Morotti A, Al-Ajlan FS, Boulouis G, Warren AD, Petrcich W, et al. Interrater and intrarater measurement reliability of noncontrast computed tomography predictors of intracerebral hemorrhage expansion. Stroke 2019; 50(5): 1260–1262.

Epple C, Brainin M, Steiner T. Intracerebral hemorrhage. In: Brainin M, Heiss W-D (eds.). Textbook of Stroke Medicine. Cambridge: Cambridge University Press 2014, pp. 188–205.

Greenberg SM, Eng JA, Ning M, Smith EE, Rosand J. Hemorrhage burden predicts recurrent intracerebral hemorrhage after lobar hemorrhage. Stroke 2004; 35(6): 1415–1420.

Hanley DF, Lane K, McBee N, Ziai W, Tuhrim S, Lees KR, et al.; CLEAR III Investigators. Thrombolytic removal of intraventricular haemorrhage in treatment of severe stroke: results of the randomised, multicentre, multiregion, placebo-controlled CLEAR III trial. Lancet 2017; 389(10069): 603–611.

Hanley DF, Thompson RE, Rosenblum M, Yenokyan G, Lane K, McBee N, et al. Efficacy and safety of minimally invasive surgery with thrombolysis in intracerebral haemorrhage evacuation (MISTIE III): a randomised, controlled, open-label, blinded endpoint phase 3 trial. Lancet 2019; 393(10175): 1021–1032.

Hemphill JC 3rd, Greenberg SM, Anderson CS, Becker K, Bendok BR, Cushman M, et al. Guidelines for the Management of Spontaneous Intracerebral Hemorrhage. Stroke 2015; 46(7): 2032–2060.

Holtkamp M, Beghi E, Benninger F, Kälviäinen R, Rocamora R. Christensen H; European Stroke Organisation. European Stroke Organisation guidelines for the management of post-stroke seizures and epilepsy. Eur Stroke J 2017; 2(2): 103–111.

Labovitz DL, Halim A, Boden-Albala B, Hauser WA, Sacco RL. The incidence of deep and lobar intracerebral hemorrhage in whites, blacks, and Hispanics. Neurology 2005; 65(4): 518–522.

Langhorne P, Fearon P, Ronning OM, Kaste M, Palomaki H, Vemmos K, et al. Stroke unit care benefits patients with intracerebral hemorrhage. Stroke 2013; 44(11): 3044–3049.

Li Q, Liu QJ, Yang WS, Wang XC, Zhao LB, Xiong X, et al. Island sign. Stroke 2017; 48(11): 3019–3025.

Mayer SA, Brun NC, Begtrup K, Broderick J, Davis S, Diringer MN, Skolnick BE. Steiner T; FAST Trial Investigators. Efficacy and safety of recombinant activated factor VII for acute intracerebral hemorrhage. New Engl J Med 2008; 58(20): 2127–2137.

Mendelow AD, Gregson BA, Fernandes HM, Murray GD, Teasdale GM, Hope DT, Karimi A, Shaw MD. Barer DH; STICH investigators. Early surgery versus initial conservative treatment in patients with spontaneous supratentorial intracerebral haematomas in the International Surgical Trial in Intracerebral Haemorrhage (STICH): a randomised trial. Lancet 2005; 365(9457): 387–397.

Mendelow AD, Gregson BA, Rowan EN, Murray GD, Gholkar A. Mitchell PM; STICH II Investigators. Early surgery versus initial conservative treatment in patients with spontaneous supratentorial lobar intracerebral haematomas (STICH II): a randomised trial. Lancet 2013; 382(9890): 397–408.

Mokri B. The Monro-Kellie hypothesis: applications in CSF volume depletion. Neurology 2001; 56: 1746–1748.

Qureshi AI, Palesch YY, Barsan WG, Hanley DF, Hsu CY, Martin RL, et al. ; ATACH-2 Trial Investigators and the Neurological Emergency Treatment Trials Network. Intensive blood-pressure lowering in patients with acute cerebral hemorrhage. New Engl J Med 2016; 375(11): 1033–1043.

Ropper AH. Lateral displacement of the brain and level of consciousness in patients with an acute hemispheral mass. New Engl J Med 1986; 314(15): 953–958.

13

Sacco S, Marini C, Toni D, Olivieri L, Carolei A. Incidence and 10-year survival of intracerebral hemorrhage in a population-based registry. Stroke 2009; 40(2): 394–399.
Staykov D, Kuramatsu JB, Bardutzky J, Volbers B, Gerner ST, Kloska SP, et al. Efficacy and safety of combined intraventricular fibrinolysis with lumbar drainage for prevention of permanent shunt dependency after intracerebral hemorrhage with severe ventricular involvement: a randomized trial and individual patient data meta-analysis. Ann Neurol 2017; 81(1): 93–103.
Steiner T, Köhrmann M, Schellinger PD, Tsivgoulis G. Non-vitamin K oral anticoagulants associated bleeding and its antidotes. J Stroke 2018; 20(3): 292–301.

KAPITEL

14

Lucia Segura Schmitz und Thorsten Steiner

Subarachnoidalblutung

ZUSAMMENFASSUNG

- Die Ruptur eines intrakraniellen arteriellen Aneurysmas ist die Hauptursache einer Subarachnoidalblutung (SAB).
- Rauchen und Bluthochdruck sind die wichtigsten modifizierbaren Risikofaktoren.
- Vernichtungskopfschmerz und vegetative Symptome sind typische Symptome einer SAB, aber atypische Verläufe sind möglich.
- Zur Primärdiagnostik genügt meist ein CT mit CT-Angiografie (CTA). Die selektive Katheterangiografie sollte möglichst früh (< 72 h) erfolgen. Bei Verdacht auf SAB und unauffällige Bildgebung sollte eine Lumbalpunktion durchgeführt werden.
- Der Aneurysmaverschluss erfolgt durch endovaskuläres Coiling oder mikrochirurgisches Clipping.
- Häufige Komplikationen sind Rezidivblutungen, Liquoraufstau, Vasospasmen, verzögert auftretende zerebrale Ischämien („delayed cerebral ischemia") und epileptische Anfälle.

14.1 Epidemiologie

Die nichttraumatische Subarachnoidalblutung (SAB) hat einen Anteil von etwa 5 % an allen Schlaganfällen. Die weltweite jährliche **Inzidenz** von SAB beträgt etwa 6,1 pro 100.000 Einwohner;

zwischen 1980 und 2010 sank sie um 1,7 %/Jahr. Als ursächlich für diese Entwicklung werden die verbesserte Blutdruckeinstellung und die sinkende Zahl von Rauchern seit 1980 diskutiert. Es finden sich jedoch regionale Unterschiede: So ist die Inzidenz in Japan (28 pro 100.000) und in Finnland (15 pro 100.000) höher und nimmt in Japan entgegen der weltweiten Entwicklung sogar zu (Etminan et al. 2019).

Zudem steigt die Inzidenz mit zunehmendem Lebensalter. Das durchschnittliche Alter bei Auftreten einer SAB beträgt 50–60 Jahre. Frauen sind häufiger betroffen (1,6 : 1).

14.2 Ätiologie und Risikofaktoren

Hauptursache einer SAB ist die Ruptur eines intrakraniellen arteriellen Aneurysmas mit Einblutung in den liquorgefüllten Subarachnoidalraum. Die Prävalenz **intrakranieller Aneurysmen** wird auf 2–5 % geschätzt. Sie befinden sich vorwiegend am Circulus arteriosus Willisii – zu 85 % in der vorderen Zirkulation (➤ Abb. 14.1). Prädilektionsstellen sind Gefäßgabelungen. In absteigender Reihenfolge sind Aneurysmen vorwiegend an der A. communicans anterior oder A. cerebri anterior (40 %), an der distalen A. carotis interna (30 %), der A. cerebri media (MCA; 20 %) oder vertebrobasilär (vorwiegend am Basilariskopf, 10 %) lokalisiert.

Zu den **modifizierbaren Risikofaktoren** einer SAB durch Aneurysmaruptur zählen:

- Zigarettenrauchen (wichtigster Risikofaktor für die De-novo-Formation, das Wachstum und die Ruptur von Aneurysmen); 40 % der SAB sind auf Zigarettenrauchen zurückzuführen (Kissela et al. 2002)
- Exzessiver Alkoholkonsum
- Arterielle Hypertonie

Nicht modifizierbare Risikofaktoren sind: Geschlecht (Frauen > Männer), Alter, Größe des Aneurysmas und genetische Prädisposition. Weniger als 10 % der SAB sind jedoch allein durch eine genetische Prädisposition zu erklären. Ein Aneurysma-Screening ist daher nicht empfohlen, wenn lediglich ein Verwandter ersten Grades betroffen ist. Weisen jedoch zwei oder mehr erstgradige Angehörige ein Aneurysma auf, ist das Lebenszeitrisiko einer SAB erhöht und ein Screening sollte erwogen werden. Hier beträgt die Wahrscheinlichkeit für einen Aneurysmanachweis etwa 10 % (Bor et al. 2008).

Zu den **selteneren Ursachen** einer nichttraumatischen SAB zählen venöse Blutungen, infektiöse oder autoimmune Vaskulitiden, Gefäßmalformationen, Sinus- und Hirnvenenthrombosen, das reversible Vasokonstriktionssyndrom und die Einnahme gerinnungshemmender Medikamenten und Drogenkonsum (z. B. Kokain). Auch besteht die Möglichkeit einer SAB im Rahmen einer intrazerebralen Blutung oder einer intrakraniellen Dissektion.

14.3 Klinik und Stadieneinteilung

Typischerweise bestehen initial akut aufgetretene Kopf- und/oder Nackenschmerzen bislang nicht bekannter Intensität (sog. „**Vernichtungskopfschmerz**") und Nackensteife, häufig nach körperlicher Aktivität. Begleitend können **vegetative Symptome** wie Übelkeit und Erbrechen, Blutdruckanstieg, Fieber oder Herzrhythmusstörungen auftreten. Eine **Vigilanzminderung** und **fokale neurologische Ausfälle** wie z. B. Hemiparese oder Hirnnervenausfälle je nach Lage des Aneurysmas werden häufig beobachtet. Paresen des N. oculomotorius sind z. B. verdächtig für ein Aneurysma der A. communicans posterior (PCOM). Epileptische Anfälle können das Erstsymptom einer SAB sein (in ca. 6 %; Pinto et al. 1996).

Infolge eines erhöhten intrakraniellen Drucks können durch retinale venöse Stase Glaskörpereinblutungen, retinale oder subhyaloidale Blutungen auftreten. Dieses sog. **Terson-Syndrom** geht mit einer erhöhten Mortalität einher (Suarez et al. 2006). Symptomatisch wird die intraokuläre Blutung durch Visusverlust oder Auftreten von diffusen Trübungen („Rußregen").

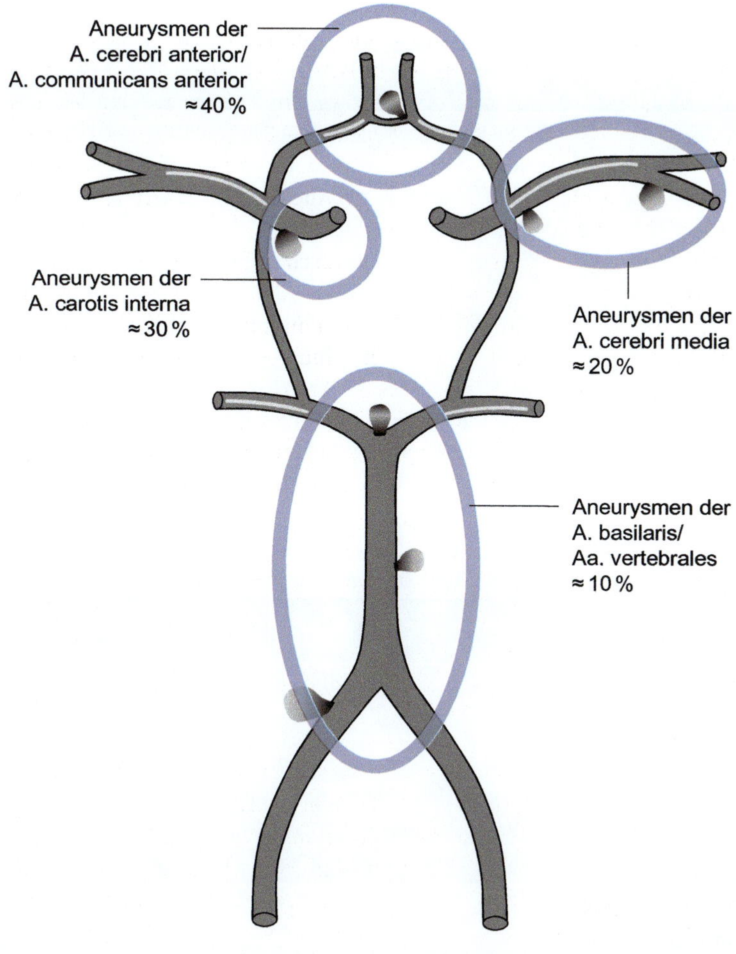

Abb. 14.1 Schematische Darstellung des Circulus arteriosus Willisii mit Prävalenzangabe für intrakranielle Aneurysmen [L143]

In etwa 25 % der Fälle tritt Tage bis Wochen zuvor eine sog. „Warnblutung" („warning leak") auf, die sich klinisch als ungewohnt starke Kopfschmerzen äußert.

CAVE

Die initiale Fehldiagnose z. B. bei atypischer oder nur gering ausgeprägter Klinik geht mit einem schlechteren Outcome einher.

Zur **Schweregradeinteilung** einer SAB liegen verschiedene Klassifikationen vor (➤ Tab. 14.1); ein hoher Schweregrad ist mit einem schlechteren Outcome und einer höheren Letalität assoziiert. Die weit verbreitete Hunt-&-Hess-Skala ist veraltet und unterliegt einer hohen Interobserver-Variabilität. Sie ist weder valide noch reliabel (Lindsay et al. 1983). Die Einteilung der World Federation of Neurological Surgeons (WFNS) orientiert sich vor allem an der *Glascow Coma Scale* (GCS) und weist damit eine vergleichsweise geringe Interobserver-Variabilität auf. Die WFNS-Klassifikation beurteilt die Vigilanz und die fokal-neurologischen Ausfälle und sollte demzufolge zur Prognoseabschätzung bevorzugt werden.

Die SAB ist mit einer Letalität von etwa 45 % ein schwerwiegendes Krankheitsbild. Die meisten Patienten versterben innerhalb der ersten 5 Tage nach dem Blutungsereignis, 10–15 % noch vor Erreichen eines Krankenhauses (van Gijn und Rinkel 2001).

Prognostisch ungünstige Faktoren sind ein niedriger GCS-Wert bei Aufnahme, das Alter des Patienten und die Blutmenge im CT. Je höher der WFNS-Grad bei Aufnahme, umso ungünstiger ist die Prognose

Tab. 14.1 Klassifikation der SAB nach WFNS sowie Hunt & Hess

Grad	WFNS		Hunt & Hess (veraltet)
	GCS	Fokales Defizit	
I	15	nein	Asymptomatisch, leichte Kopfschmerzen, leichter Meningismus
II	13–14	nein	Mäßig bis starke Kopfschmerzen, Meningismus, keine fokalen neurologischen Defizite mit Ausnahme von Hirnnervenausfällen
III	13–14	ja	Somnolenz, Verwirrtheit, leichte fokale neurologische Ausfälle
IV	7–12	ja/nein	Sopor, mittelschwere bis schwere fokale neurologische Ausfälle
V	3–6	ja/nein	Koma, Zeichen der Einklemmung

WFNS: World Federation of Neurological Surgeons; GCS: Glasgow Coma Scale

(➤ Tab. 14.2). Eine bessere Prognose haben Patienten mit einer perimesenzephalen oder präpontinen Blutung.

Ein Drittel der Überlebenden ist von langfristiger Behinderung betroffen oder weist kognitive Einschränkungen auf (Suarez et al. 2006).

MERKE

Tab. 14.2 WFNS-Grad und Anteil der Patienten mit schlechtem Outcome (mRS 4–6)

Grad	Anteil der Patienten mit mRS 4–6
I	14,8 %
II	29,4 %
III	52,6 %
IV	58,3 %
V	92,7 %

mRS: modified Ranking Scale (van Heuven et al. 2008)

14.4 Diagnostik

In den meisten Fällen lässt sich eine SAB bereits im **nativen CT** nachweisen (➤ Abb. 14.2). Die Sensitivität des CT beträgt 98 % innerhalb von 12 h nach dem initialen Blutungsereignis; durch Resorption und Umverteilung sinkt sie auf < 30 % nach 2 Wochen. Die Verteilung des Blutes lässt Rückschlüsse auf die mögliche Lage des Aneurysmas zu. Häufig findet sich das **Blut in den basalen Zisternen,** innerhalb der **Sylvischen Fissur** (v. a. bei Mediaaneurysma) und im **Interhemisphärenspalt** (v. a. bei A.-communicans-anterior-Aneurysma). **Präpontin** oder **perimesenzephal** gelegenes Blut ist meist nicht aneurysmatisch bedingt. Ein beginnender Aufstau der Ventrikel durch eine Liquorzirkulationsstörung ist häufig. Intrazerebrale Blutungen und ein Einbruch in das Ventrikelsystem sind ebenso möglich wie ein Hirnödem und Infarktdemarkierungen.

Eine MRT mit FLAIR-Sequenzen ist in der Akutphase vergleichbar sensitiv wie ein CT. Bei einer einige Tage bis Wochen zurückliegenden SAB ist das MRT dem CT eindeutig überlegen.

Wenn trotz unauffälliger Bildgebung der Verdacht auf eine SAB besteht, sollte eine **Lumbalpunktion** durchgeführt werden. Bei klarem Liquor kann eine SAB innerhalb der letzten 2–3 Wochen ausgeschlossen werden. Blut im Liquor kann jedoch neben der SAB auch durch eine traumatische Punktion bedingt sein. Die 3-Gläser-Probe ist keine valide Methode, um eine iatrogene Blutbeimengung von einer SAB zu unterscheiden. Die Untersuchung auf **Xanthochromie** 6–12 h nach dem Kopfschmerzereignis wird empfohlen. Zuvor sind die Erythrozyten noch intakt. Zu beachten ist, dass Erythrozyten auch *in vitro* nach traumatischer Punktion nach etwa 2 h lysieren. Um eine iatrogene Blutbeimen-

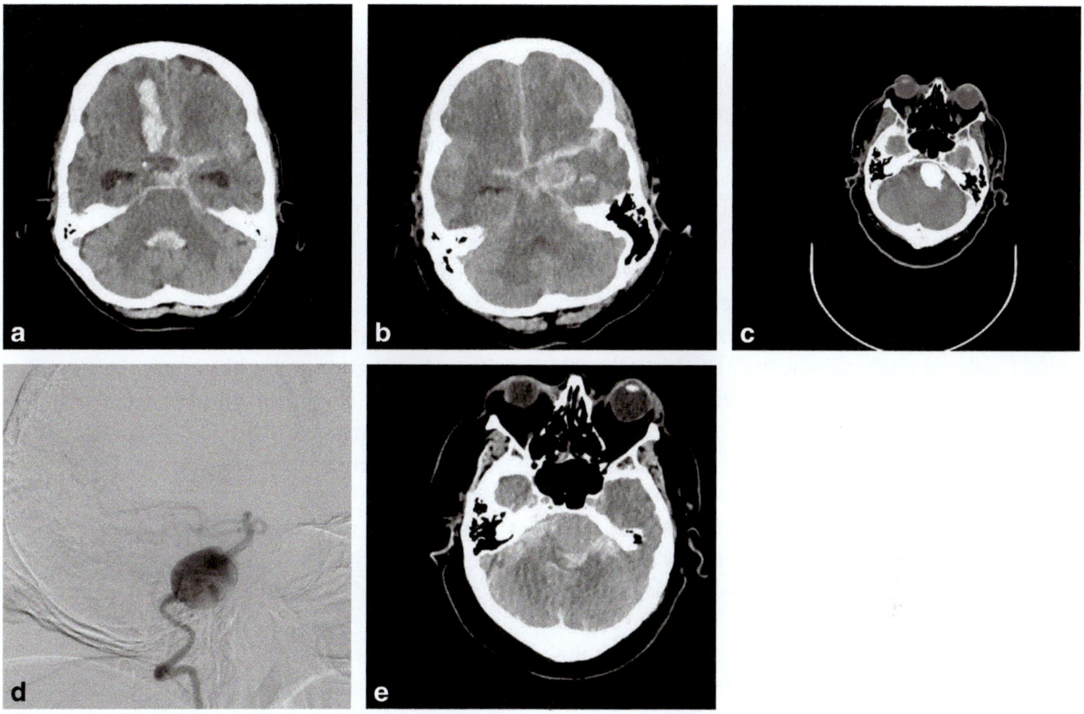

Abb. 14.2 Subarachnoidalblutungen N [P712]:
a) Bei rupturiertem ACOM-Aneurysma. Jetblutung (intraparenchymatöse Blutung) rechts frontobasal mit Ventrikeleinbruch und Liquoraufstau (cCT)
b) Subarachnoidalblutung WFNS Grad 5 mit Ventrikeleinbruch und Liquoraufstau bei Aneurysma der distalen A. carotis interna links
c, d) Giant-Aneurysma im proximalen Drittel der A. basilaris (c: CTA; d: DSA); der Patient lehnte eine endovaskuläre Behandlung ab.
e) cCT desselben Patienten 2 Monate später: massive, infratentoriell betonte SAB mit parenchymaler Ponsbeteiligung

gung weitestgehend auszuschließen, kann auch direkt nach Punktion ein Segment weiter kranial punktiert werden (nur beim sitzenden Patienten möglich).

Im Anschluss an die primäre Bildgebung sollte eine **CT-Angiografie** (CTA) oder MR-Angiografie zum Aneurysmanachweis erfolgen (➤ Abb. 14.5). Aneurysmen > 3 mm werden meist sicher erkannt (Dammert et al. 2004). Die Sensitivität der Untersuchung sinkt mit abnehmender Größe des Aneurysmas. Goldstandard zur Aneurysmadarstellung ist die **selektive Katheterangiografie** (digitale Subtraktionsangiografie, DSA) der hirnversorgenden Arterien in Interventionsbereitschaft. Sie sollte möglichst frühzeitig erfolgen (< 72 h), da sonst die Aussagekraft durch Einsetzen von Vasospasmen eingeschränkt wird. In 15–20 % der Fälle bestehen multiple Aneurysmen, weswegen alle Gefäße dargestellt werden müssen (Panangiografie). Bei Nachweis eines Aneurysmas schließt sich die endovaskuläre oder operative Therapie an (➤ Kap. 14.5.3).

14.4.1 SAB ohne Aneurysmanachweis (perimesenzephale und nicht perimesenzephale SAB)

In etwa 15 % der Fälle einer nichttraumatischen SAB findet sich zunächst keine Blutungsquelle in der DSA. Handelt es sich um eine **nicht perimesenzephale**

SAB und gelingt zunächst kein Nachweis einer Blutungsquelle in der DSA, sollte innerhalb von 3 Wochen eine Follow-up-Angiografie erfolgen. Retrospektive Studien haben gezeigt, dass in 5–35 % dann ein Aneurysmanachweis gelingt (Topcuoglu et al. 2003).

Die **perimesenzephale SAB** zeichnet sich durch die Ansammlung von Blut innerhalb der perimesenzephalen und präpontinen Zisternen aus. Sie verläuft milder, und das Outcome ist besser. Das Auftreten von Vasospasmen und verzögerten zerebralen Ischämien („delayed cerebral ischemia", DCI) ist seltener, sodass die Einnahme von Nimodipin zur Vasospasmenprophylaxe nicht empfohlen wird (Steiner et al. 2013; Kang et al. 2009). Die Gefahr von Rezidivblutungen besteht i. d. R. nicht. Andere Komplikationen (Hydrozephalus, Elektrolytstörungen etc.) sind ähnlich häufig wie bei der nicht perimesenzephalen SAB und sollten behandelt werden. Bei unauffälliger DSA ist keine Kontroll-DSA notwendig, da das Risiko der DSA dem niedrigen Risiko einer Rezidivblutung gegenübersteht.

MERKE

CTA und MRA haben eine hohe Sensitivität für den Ausschluss aneurysmatischer Blutungen, sodass bei eindeutiger perimesenzephaler SAB und unauffälliger CTA/MR-A auf eine DSA verzichtet werden kann.

14.4.2 Verlaufsuntersuchungen und Aneurysma-Screening

Die 5-Jahres-Wahrscheinlichkeit für De-novo-A neurysmen nach SAB beträgt 0,75 %, weswegen keine routinemäßigen Verlaufskontrollen empfohlen werden (Rinkel und Algra 2011; Ferns et al. 2011). Angiografische Verlaufskontrollen nach Aneurysmaruptur sollten im Bedarfsfall mittels MR-A durchgeführt werden.

Ein **Aneurysma-Screening** wird bei asymptomatischen Angehörigen derzeit nicht empfohlen. Falls jedoch eine positive Familienanamnese (≥ 2 Erstgradangehörige mit SAB oder Aneurysma), eine autosomal-dominante polyzystische Nierenkrankheit besteht oder es sich um den monozygoten Zwilling eines Betroffenen handelt, kann ein MRA-Screening erwogen werden (Rinkel 2005).

14.5 Therapie

Die Behandlung sollte in erfahrenen Zentren mit einer interventionellen Neuroradiologie und Neurochirurgie auf einer neurologisch-neurochirurgischen Intensivstation erfolgen. Eine Aufnahme auf eine Stroke Unit ist bei leichter Symptomatik möglich. Eine engmaschige neurologische Überwachung ist erforderlich.

Allgemeine Maßnahmen:

- Bettruhe, Oberkörperhochlagerung, Antiemetika (eher Setrone als Dimenhydrinat wegen möglicher Vigilanzminderung) und Laxanzien bei Bedarf zur Vermeidung pressorischer Akte
- Analgetische Therapie
- Hypovolämie und Hypotonie vermeiden
- Neuroprotektive Therapie: Hyperglykämie, Hyponatriämie und Fieber (➤ Kap. 14.5.2) vermeiden

MERKE

Die Thromboseprophylaxe mit niedermolekularem Heparin nach Aneurysmaversorgung ist sicher.

14.5.1 Blutdruckmanagement

Vor Versorgung des Aneurysmas sollte ein systolischer Blutdruck < 140 mmHg mit einem mittleren Druck zwischen 60 und 90 mmHg oder einem zerebralen Perfusionsdruck (CPP) > 60 mmHg angestrebt werden. Dem erhöhten Risiko einer Rezidivblutung bei erhöhtem systolischem Druck steht das Risiko einer sekundären Ischämie bei Hypotonie gegenüber. Die initiale Blutdrucksenkung gelingt häufig schon durch ausreichende Analgesie und Nimodipin im Rahmen der Vasospasmenprophylaxe. Nach Versorgung des Aneurysmas sollte eine Normotonie (RR_{syst} > 120 mmHg) bestehen. Eine milde Hypertension kann toleriert werden.

14.5.2 Temperaturmanagement

Mehr als die Hälfte der Patienten mit SAB entwickelt Fieber. Fieber ist ein Risikofaktor für ein schlechtes Outcome. Betroffen sind insbesondere bei Aufnahme schwer erkrankte Patienten und solche mit intraventrikulärer Blutungskomponente. Häufig wird keine ursächliche Infektion gefunden. Das Fieber ist auf eine entzündliche Reaktion durch Blut im Subarachnoidalraum zurückzuführen. Bislang gibt es keine randomisierten Studien, die ein verbessertes Outcome durch induzierte Hypothermie oder Fiebersenkung belegen. Fieber sollte dennoch medikamentös und physikalisch behandelt werden (GCP).

14.5.3 Endovaskuläre und operative Therapie

Eine SAB durch Ruptur eines Aneurysmas birgt ein hohes Risiko einer erneuten Blutung (s. u.), weswegen ein möglichst frühzeitiger Aneurysmaverschluss indiziert ist (Vergouwen et al. 2016). Der Verschluss sollte innerhalb von 72 h – vor dem Eintreten von Vasospasmen – erfolgen. Dazu stehen zwei Behandlungsmöglichkeiten zur Verfügung: das **endovaskuläre Coiling** oder das **mikrochirurgische Clipping.**

Die **ISAT-Studie** *(International Subarachnoid Aneurysm Trial)* hat hinsichtlich Mortalität und Behinderungsgrad nach 1 Jahr einen Vorteil des Coilings gegenüber dem Clipping ergeben. Die Rate an Nachblutungen war insgesamt niedrig, bei endovaskulär behandelten Aneurysmen jedoch höher. Allerdings ist zu bedenken, dass in die Studie nur Patienten aufgenommen wurden, bei denen beide Verfahren als gleichwertig angesehen wurden. Somit waren z. B. ältere Patienten (> 70 J.) und Patienten mit Media- oder Posterioraneurysma in der Studie unterrepräsentiert (Molyneux et al. 2005).

Generell ist die Therapieentscheidung interdisziplinär – auch unter Berücksichtigung des Patientenwillens – zu treffen:

- Dem neurochirurgischen Clipping besser zugänglich sind Aneurysmen der MCA, der A. pericallosa und solche mit einem breitbasigen Aneurysmahals. Für ein neurochirurgisches Clipping spricht außerdem, wenn begleitend eine raumfordernde intraparenchymale Blutung vorliegt oder arterielle Äste direkt aus dem Aneurysmasack austreten.
- Das endovaskuläre Coiling ist dem neurochirurgischen Clipping bei älteren Patienten (> 70 Jahre) oder Aneurysmen des hinteren Stromgebiets mit einem engen Aneurysmahals überlegen (➤ Abb. 14. 3, s. Farbtafeln). Neuere Behandlungsmethoden wie das Einbringen eines Flow-Diverter-Stents oder das stentgestützte Coiling erweitern die endovaskulären Therapieoptionen.

MERKE

Grundsätzlich ist die Entscheidung abhängig vom Alter und von den Komorbiditäten des Patienten, von der Lage, der Konfiguration und der Größe des Aneurysmas, der Kollateralversorgung und vom Schweregrad der SAB (Steiner et al. 2013).

14.5.4 Therapie unrupturierter intrakranieller Aneurysmen

Mit zunehmender Anwendung bildgebender Verfahren werden immer häufiger bislang unrupturierte intrakranielle Aneurysmen diagnostiziert. Man unterscheidet asymptomatische inzidentelle Aneurysmen, symptomatische Aneurysmen (verursachen z. B. Hirnnervenparesen) und zusätzliche Aneurysmen bei Patienten mit SAB.

Es gilt: je größer das Aneurysma, umso größer die Rupturgefahr. Das intraprozedurale Risiko einer dadurch bedingten neurologischen oder kognitiven Behinderung von 5–50 % steht dem spontanen Rupturrisiko von 0–10 % pro Jahr gegenüber. Dementsprechend werden Therapieindikationen in Abhängigkeit von Patientenalter und Allgemeinzustand, anzunehmendem Risiko der Intervention, Lokalisation und Morphologie des Aneurysmas und evtl. stattgehabter Blutung aus einem anderen Aneurysma individuell gestellt. Alle Patienten sollten bzgl. der modifizierbaren Risikofaktoren (Nikotin- und Alkoholabusus, arterielle Hypertonie) beraten werden.

Ein signifikanter Anteil dieser Aneurysmen ist z. B. kleiner als 3–4 mm. Nur 0,25 % dieser inzidentellen Aneurysmen rupturieren. Ein Coiling dieser sehr kleinen Aneurysmen ist möglich, es sind jedoch Raten intraprozeduraler Rupturen von 7 % und thrombembolischer Komplikationen von 4 % beschrieben (Malhotra et al. 2018).

14.6 Komplikationen

14.6.1 Rezidivblutungen

In bis zu 15 % der Fälle treten Rezidivblutungen, bedingt durch die körpereigene Fibrinolyse, innerhalb der ersten Stunden auf (Ohkuma et al. 2001). Nach einem Tag steigt das Risiko auf 35–40 %, weswegen der Aneurysmaverschluss möglichst frühzeitig erfolgen sollte. Nach 4 Wochen sinkt das Risiko einer Rezidivblutung auf etwa 3 % pro Jahr (Hijdra et al. 2009).

14.6.2 Hydrocephalus occlusus/malresorptivus

Der Hydrozephalus ist eine häufige Komplikation einer SAB. Ist der III. oder IV. Ventrikel oder der Aquädukt durch intraventrikuläres Blut verlegt, resultiert eine Liquorzirkulationsstörung (**Hydrocephalus occlusus**). Im Verlauf einer SAB kann die Resorption des Liquors über die Pacchioni-Granulationen beeinträchtigt werden, und es entsteht ein **Hydrocephalus malresorptivus**. Der daraus resultierende Anstieg des intrazerebralen Drucks kann zu einer Gewebeschädigung und Herniation führen, weswegen die Anlage einer **externen Ventrikeldrainage** (EVD) erforderlich ist. Klinisch manifestiert sich ein Hydrozephalus durch zunehmende Vigilanzminderung und Kopfschmerzen. In etwa 30 % der Fälle entwickelt sich ein Hydrozephalus bereits sehr früh. Betroffen sind insbesondere Patienten, bei denen sich viel Blut im Subarachnoidalraum befindet (Dorai et al. 2003). Bei etwa 25 % der Patienten tritt der Hydrozephalus auch erst verzögert auf. Risikofaktoren sind hohes Alter, weibliches Geschlecht und intraventrikuläres Blut (Hirashima et al. 2003). Entwickelt sich im späteren Verlauf ein chronischer Hydrozephalus, kann die Anlage eines ventrikuloperitonealen oder ventrikuloatrialen Shunts notwendig sein.

14.6.3 Vasospasmen und „delayed cerebral ischemia" (DCI)

In bis zu 70 % der Fälle treten Vasospasmen der großen zerebralen Gefäße auf. Als ursächlich werden u. a. eine inflammatorische Reaktion und die Dysbalance der den Gefäßtonus modulierenden Transmitter angenommen. Vasospasmen beginnen typischerweise ab dem 3.–5. Tag nach dem Blutungsereignis. Das höchste Risiko für Vasospasmen besteht zwischen dem 5. und dem 14. Tag. Nach 2–4 Wochen klingen die Vasospasmen wieder ab. Bis zu 20 % der Patienten mit Vasospasmen erleiden ischämische Infarkte oder versterben trotz Maximaltherapie. Das klinische Korrelat signifikanter Vasospasmen ist das Auftreten neurologischer Defizite im weiteren Verlauf einer SAB („delayed cerebral ischemia", DCI).

Die modifizierte Fisher-Skala kann zur Vorhersage symptomatischer Vasospasmen herangezogen werden (Frontera et al. 2006; ➤ Tab. 14.3).

Zur **Prävention** von Vasospasmen (s. u.) ist die Einnahme des Kalziumantagonisten **Nimodipin** indiziert (6 × 60 mg p. o. oder gemörsert über eine Ernährungssonde; sollte eine orale Gabe nicht möglich sein, dann Nimodipin über den Perfusor verabreichen [0,2 mg/ml, beginnen mit 5 ml/h, wenn kein Blutdruckabfall besteht, dann nach 1 h auf 10 ml/h steigern]). Bei anhaltender Hypotonie erfolgt die Katecholamingabe, und Nimodipin sollte ggf. reduziert oder pausiert werden. Nimodipin sollte bis zum 21. Tag nach dem Blutungsereignis verabreicht werden und wird danach langsam ausgeschlichen. Ein statistischer Nutzen ergibt sich bislang nur für die orale Gabe von Nimodipin, nicht jedoch für die i. v. Gabe oder andere Kalziumantagonisten (Dorhout Mees et al. 2007).

Tab. 14.3 Modifizierte Fisher-Skala zur DCI-Risikoabschätzung

Schweregrad	Morphologie	DCI-Risiko
1	Minimale oder diffuse SAB ohne Ventrikeleinbruch	24 %, niedrig
2	Wie 1, aber mit Ventrikeleinbruch	33 %, intermediär
3	Zisternale Tamponade (> 1 mm Dicke des Blutsignals), lokalisiert oder diffus ohne Ventrikeleinbruch	33 %, intermediär
4	Wie 3, aber mit Ventrikeleinbruch	40 %, hoch

Die Annahme, dass Magnesium das Auftreten von DCI verhindert bzw. das Outcome nach DCI verbessert, konnte in einer Phase-III-Studie nicht bestätigt werden (Dorhout Mees et al. 2012).

Zur **Detektion** von Vasospasmen wird die tägliche **transkranielle Dopplersonografie** empfohlen, spätestens ab dem 3. Tag für mindestens 14 Tage – bei anhaltenden Vasospasmen bis zur Normalisierung der Flussgeschwindigkeit (➤ Abb. 14.4). Ein Anstieg der mittleren Strömungsgeschwindigkeit (V_{mean}) der A. cerebri media > 200 cm/s zeigt kritische Vasospasmen an, ebenso wie ein Anstieg von V_{mean} > 50 cm/s innerhalb von 24 h. V_{mean} > 160 cm/s weist auf signifikante Vasospasmen hin. Eine erhöhte Flussgeschwindigkeit kann neben Vasospasmen auch bei Hyperperfusion auftreten. Zur Abgrenzung wird die „Lindegaard-Ratio" ermittelt: Verhältnis von V_{mean} A. cerebri media zu V_{mean} der ipsilateralen extrakraniellen A. carotis interna. Bei Hyperperfusion bestehen Werte ≤ 2,0; bei Vasospasmen ≥ 3,0.

Bei zunehmenden Vasospasmen und DCI sollte eine induzierte Hypertonie mit einem Ziel-MAD von 100 mmHg, am ehesten durch Arterenol® oder Dobutamin angestrebt werden. Eine Hypervolämie sollte vermieden werden.

CTA und CT-Perfusion korrelieren mit dem Auftreten von verzögerten zerebralen Ischämien und können zur Indikationsstellung endovaskulärer Therapien wie z. B. der intraarteriellen Nimodipingabe oder Ballondilatation durchgeführt werden.

14.6.4 Epileptische Anfälle

10 % der Patienten entwickelt in den ersten Wochen nach SAB einen epileptischen Anfall. Ein nonkonvulsiver Anfallsstatus wird mit einer Häufigkeit von 8 % angegeben (Dennis et al. 2002). Im Bedarfsfall sollte ein serielles oder kontinuierliches EEG abgeleitet werden, z. B. bei unklarer Vigilanzminderung. Prädiktive Faktoren für einen epileptischen Anfall fehlen bislang. Antikonvulsiva sollten erst bei Auftreten epileptischer Anfälle und nicht bereits prophylaktisch verabreicht werden.

14.6.5 Kardiale Funktionsstörungen

Kardiale Funktionsstörungen treten sehr häufig auf. Hierzu zählen neurogene Herzrhythmusstörungen (supraventrikuläre/ventrikuläre Extrasystolen, Tachykardien, Vorhofflimmern), EKG-Veränderungen (ST-Hebungen/Senkungen), Anstieg der Herzenzyme (Troponin T und CK-MB), das neurogene oder kardiogene Lungenödem und die akute Herzinsuffizienz bis hin zum kardiogenen Schock (Rabinstein et al. 2010).

14.6.6 Elektrolytstörungen

Hyponatriämien sind häufig. Ursache kann das zerebrale Salzverlustsyndrom sein. Durch Irritation des Hypothalamus kommt es zu einer verstärkten Natriurese, Hypovolämie und Hyponatriämie. In diesen Fällen muss die Natrium- und Volumensubstitution erfolgen, ggf. ist der Einsatz von Mineralokortikoiden (z. B. Fludrocortison 0,2–0,4 mg/d) zu erwägen. Die wichtigste Differenzialdiagnose ist das Syndrom der inadäquaten ADH-Sekretion (SIADH), bei der allerdings eine Normovolämie besteht. Das SIADH wird generell durch Flüssigkeitsrestriktion behandelt. Phenytoin hemmt zwar die ADH-Ausschüttung, wird jedoch aufgrund einer Verschlechterung des Outcomes bei SAB nicht empfohlen (Naidech et al. 2005).

FALLBEISPIEL

Ein 52-jähriger Patient berichtet über eine kurzzeitige Bewusstlosigkeit mit anschließenden stärksten von okzipital nach nuchal ausstrahlenden Zephalgien (auf der visuellen Analogskala 10/10) am Vortag. Bis auf einen langjährigen Nikotinabusus bestehen keine Vorerkrankungen. In der klinisch-neurologischen Untersuchung bietet der Patient außer einem Meningismus keine fokalen neurologischen Defizite.

Im Nativ-CT mit CTA des Schädels zeigt sich eine Subarachnoidalblutung rechtshemisphärisch mit Nachweis multipler Aneurysmen (PCOM-Aneurysma, Mediabifurkationsaneurysma re. und li.; ➤ Abb. 14.5). Bei einer SAB WFNS Grad 1 erfolgt die Aufnahme auf die Stroke Unit. Zur Vasospasmenprophylaxe wird eine orale Therapie mit Nimodipin eingeleitet. Am nächsten Tag erfolgt die Pan-Angiografie der Schädelgefäße. Als Blutungsquelle wird das PCOM-Aneurysma angesehen, das mit Coils behandelt

Algorithmus Vasospasmen und „delayed cerebral ischemia" (DCI)

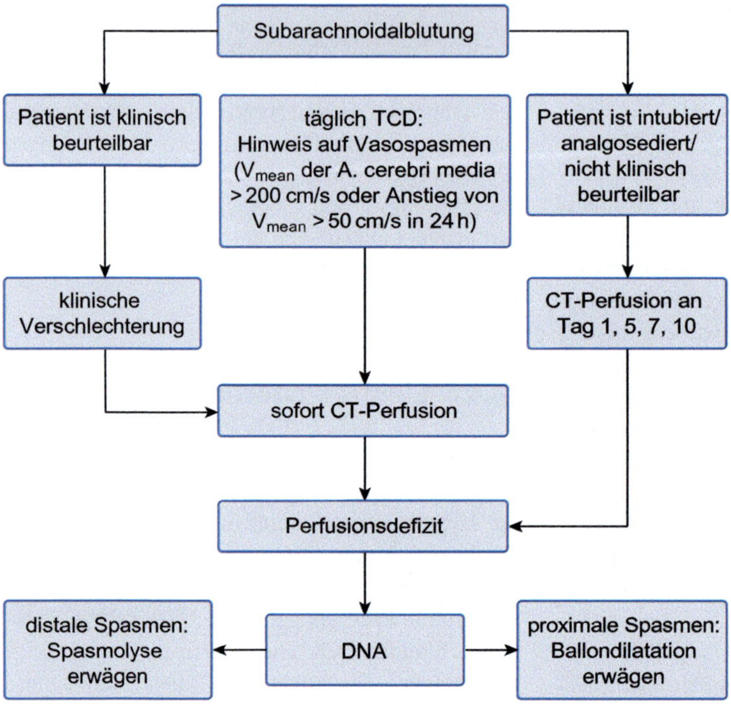

TCD: transkranielle Dopplersonografie,
DSA: digitale Subtraktionsangiografie,
V_{mean}: mittlere Strömungsgeschwindigkeit

Abb. 14.4 Algorithmus SAB und DCI [L143]

wird. Während des gesamten Verlaufs treten keine Episoden auf, die auf verzögert eintretende Ischämien (DCI) oder Vasospasmen hingedeutet hätten.
Der Patient kann mit leichten kognitiven Defiziten in die Neurorehabilitation entlassen werden. Er wird über die Notwendigkeit eines Verzichts auf Nikotinkonsum aufgeklärt. Die übrigen Aneurysmen werden im Verlauf elektiv behandelt. Bei positiver Familienanamnese (Vater mit SAB) wird bei beiden Töchtern ein Aneurysma-Screening durchgeführt.

LEITLINIEN

Die Leitlinien der Deutschen Gesellschaft für Neurologie zur Subarachnoidalblutung und zu unrupturierten intrakraniellen Aneurysmen stehen online zur Verfügung (Steinmetz et al. 2012):
- www.dgn.org/images/red_leitlinien/LL_2012/pdf/030-073l_S1_Subarachnoidalblutung_2012_verlaengert.pdf
- www.dgn.org/images/red_leitlinien/LL_2012/pdf/030-030l_S1_Unruptierte_intrakranielle_Aneurysmen_2012_verlaengert.pdf

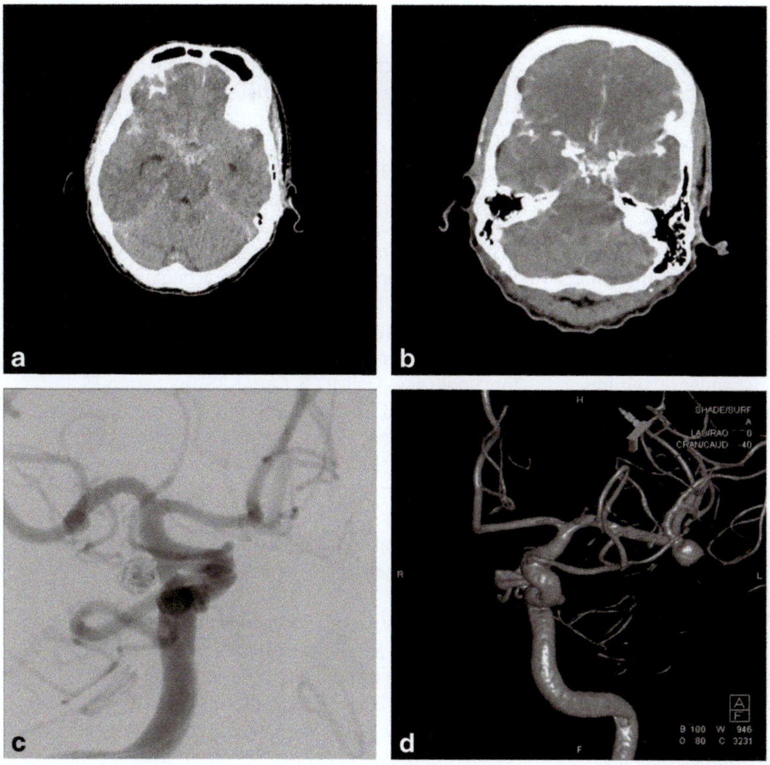

Abb. 14.5 Aneurysmen [P712]: a, b) Nachweis multipler Aneurysmen bei rechtshemisphärischer SAB: PCOM-Aneurysma re. (ca. 6 × 6 mm); Mediabifurkationsaneurysma re. (ca. 4 × 4 mm); Mediabifurkationsaneurysma li. (ca. 6 × 5 mm), (a: cCT; b: CTA) c) Darstellung des PCOM-Aneurysmas nach Coiling d) 3D-Rekonstruktion

LITERATUR

Bor AS, Rinkel GJ, Adami J, Koffijberg H, Ekbom A, Buskens E, et al. Risk of subarachnoid haemorrhage according to number of affected relatives: a population based case – control study. Brain 2008; 131(10): 2662–2665.

Dennis LJ, Claassen J, Hirsch LJ, Emerson RG, Connolly ES, Mayer SA. Nonconvulsive status epilepticus after subarachnoid hemorrhage. Neurosurgery 2002; 51(5): 1136–1143, discussion 1144.

Dorai Z, Hynan LS, Kopitnik TA, Samson D. Factors related to hydrocephalus after aneurysmal subarachnoid hemorrhage. Neurosurgery 2003; 52(4): 763–9; discussion 769–771.

Dorhout Mees SM, Rinkel GJ, Feigin VL, Algra A, van den Bergh WM, Vermeulen M, van Gijn J. Calcium antagonists for aneurysmal subarachnoid hemorrhage. Cochrane Database Syst Rev 2007; 3: CD000277.

Dorhout Mees SM, Algra A, Vandertop WP, van Kooten F, Kuijsten HA, Boiten J, et al.;MASH-2 Study Group. Magnesium for aneurysmal subarachnoid haemorrhage (MASH-2): A randomised placebo-controlled trial. Lancet 2012; 380(9836): 44–49.

Etminan N, Chang HS, Hackenberg K, de Rooij NK, Vergouwen MDI, Rinkel GJE, Algra A. Worldwide incidence of aneurysmal subarachnoid hemorrhage according to region, time period, blood pressure, and smoking prevalence in the population. JAMA Neurol 2019; 76(5): 588–597.

Ferns SP, Sprengers ME, van Rooij WJ, van Zwam WH, de Kort GA, Velthuis BK, et al. LOTUS Study Group. Late reopening of adequately coiled intracranial aneurysms: frequency and risk factors in 400 patients with 440 aneurysms. Stroke 2011; 42(5): 1331–1337.

Frontera JA, Claassen J, Schmidt JM, Wartenberg KE, Temes R, Connolly ES Jr, et al. Prediction of symptomatic vasospasm after subarachnoid hemorrhage: the modified Fisher scale. Neurosurgery 2006; 59(1): 21–26.

Hijdra A, Vermeulen M, van Gijn J, van Crevel H. Rerupture of intracranial aneurysms: a clinicoanatomic study. J Neurosurg 2009; 67(1): 29–33.

Hirashima Y, Hamada H, Hayashi N, Kuwayama N, Origasa H, Endo S. Independent predictors of late hydrocephalus in patients with aneurysmal subarachnoid hemorrhage – analysis by multivariate logistic regression model. Cerebrovasc Dis 2003; 16(3): 205–210.

Kang DH, Park J, Lee SH, Park SH, Kim YS, Hamm IS. Does non-perimesencephalic type non-aneurysmal subarachnoid hemorrhage have a benign prognosis? J Clin Neurosci 2009; 16(7): 904–908.

Kissela BM, Sauerbeck L, Woo D, Khoury J, Carrozzella J, Pancioli A, et al. Subarachnoid hemorrhage:

a preventable disease with a heritable component. Stroke 2002; 33(5): 1321–1326.
Lindsay KW, Teasdale GM, Knill-Jones RP. Observer variability in assessing the clinical features of subarachnoid hemorrhage. J Neurosurg 1983; 58(1): 57–62.
Malhotra A, Wu X, Forman HP, Matouk CC, Gandhi D, Sanelli P. Management of tiny unruptured intracranial aneurysms. JAMA Neurol 2018; 75(1): 27–34.
Molyneux AJ, Kerr RS, Yu LM, Clarke M, Sneade M, Yarnold JA, Sandercock P; International Subarachnoid Aneurysm Trial (ISAT) Collaborative Group. International Subarachnoid Aneurysm Trial (ISAT) of neurosurgical clipping versus endovascular coiling in 2,143 patients with ruptured intracranial aneurysms: a randomised comparison of effects on survival, dependency, seizures, rebleeding, subgroups, and aneurysm occlusion. Lancet 2005; 366(9488): 809–817.
Naidech AM, Kreiter KT, Janjua N, Ostapkovich N, Parra A, Commichau C, et al. Phenytoin exposure is associated with functional and cognitive disability after subarachnoid hemorrhage. Stroke 2005; 36(3): 583–587.
Ohkuma H, Tsurutani H, Suzuki S. Incidence and significance of early aneurysmal rebleeding before neurosurgical or neurological management. Stroke 2001; 32(5): 1176–1180.
Pinto AN, Canhao P, Ferro JM. Seizures at the onset of subarachnoid haemorrhage. J Neurol 1996; 243(2): 161–164.
Rabinstein AA, Lanzino G, Wijdicks EF. Multidisciplinary management and emerging therapeutic strategies in aneurysmal subarachnoid haemorrhage. Lancet Neurol 2010; 9(5): 504–519.
Rinkel GJ. Intracranial aneurysm screening: Indications and advice for practice. Lancet Neurol 2005; 4(2): 122–128.
Rinkel GJ, Algra A. Long-term outcomes of patients with aneurysmal subarachnoid haemorrhage. Lancet Neurol 2011; 10(4): 349–356.
Steiner T, Juvela S, Unterberg A, Jung C, Forsting M, Rinkel G; European Stroke Organization. European Stroke Organization guidelines for the management of intracranial aneurysms and subarachnoid haemorrhage. Cerebrovasc Dis 2013; 35(2): 93–112.
Suarez JI, Tarr RW, Selman WR. Aneurysmal subarachnoid hemorrhage. New Engl J Med 2006; 354(4): 387–396.
Topcuoglu MA, Ogilvy CS, Carter BS, Buonanno FS, Koroshetz WJ, Singhal AB. Subarachnoid hemorrhage without evident cause on initial angiography studies: diagnostic yield of subsequent angiography and other neuroimaging tests. J Neurosurg 2003; 98(6): 1235–1240.
van Gijn J, Rinkel GJE. Subarachnoid haemorrhage: diagnosis, causes and management. Brain 2001; 124 (Pt 2): 249–278.
van Heuven AW, Dorhout Mees SM, Algra A, Rinkel GJ. Validation of a prognostic subarachnoid hemorrhage grading scale derived directly from the Glasgow Coma Scale. Stroke 2008; 39(4): 1347–1348.
Vergouwen MD, Jong-Tjien-Fa AV, Algra A, Rinkel GJ. Time trends in causes of death after aneurysmal subarachnoid hemorrhage. Neurology 2016; 86(1): 59–63.

IV Erkrankungen der venösen Blutleiter des Gehirns

KAPITEL

15 Sinus- und Hirnvenenthrombose

Peter Kraft

ZUSAMMENFASSUNG

- Die Diagnose einer Hirnvenen- und/oder Sinusthrombose basiert neben einer mehr oder weniger typischen Symptomatik (Kopfschmerzen in fast allen Fällen) auf zerebraler Bildgebung.
- Man unterscheidet zwischen einer septischen und einer aseptischen Sinusthrombose.
- Häufig erschweren epileptische Anfälle die Situation
- Stets muss an eine Gerinnungsstörung (genetisch, häufig durch orale Antikonzeption) gedacht werden.
- Die Therapie besteht aus einer zeitlich begrenzten Antikoagulation, wenngleich die Datenlage dafür sehr dünn ist.

In Analogie zur häufigen Thrombose z. B. der tiefen Beinvenen kann, wenngleich deutlich seltener, auch ein thrombotischer Verschluss von Hirnvenen bzw. Sinus auftreten – eine Erkrankung, die vermutlich stark unterdiagnostiziert ist.

FALLBEISPIEL

Eine leicht adipöse Verkäuferin (30) wird notfallmäßig wegen eines ersten epileptischen Anfalls aufgenommen. Nach Reorientierung berichtet sie von einer diffusen Sehstörung und starken Kopfschmerzen seit 5 Tagen. An Vorerkrankungen sind lediglich eine Hypercholesterinämie und ein Nikotinabusus bekannt. Die Patientin nimmt außer einer oralen Kontrazeption keine weiteren Medikamente. Klinisch zeigen sich eine leichtgradige flüssige Aphasie und eine latente Hemiparese re. Das cCT ist auffällig für eine atypische intrazerebrale Blutung li. In der ergänzten cMRT mit venöser Darstellung lässt sich eine Thrombose des Sinus transversus li. darstellen. Es erfolgen eine antiepileptische Therapie mit Levetiracetam und eine Antikoagulation mit Heparin, in der Folge ein Wechsel auf Phenprocoumon. Die Kontrazeption wird auf eine nichthormonelle Methode umgestellt.
Das klinische Defizit bildet sich während einer Reha-Maßnahme komplett zurück. Nach 6 Monaten stellt sich in der MRT-Kontrolle eine komplette Rekanalisierung des Sinus dar, sodass Phenprocoumon beendet wird. Eine Gerinnungsdiagnostik verläuft negativ. Levetiracetam wird in der Folge reduziert und schließlich beendet.

15

15.1 Epidemiologie

Die Hirnvenen- bzw. Sinusthrombose kann überbegrifflich zu den **Schlaganfällen** gezählt werden und macht davon etwa **1 %** aus. Die jährliche **Inzidenz** wird in der Allgemeinbevölkerung auf < 1:100.000 geschätzt (Stam 2005), kann in Risikopopulationen aber deutlich höher liegen, bei **Schwangeren und Wöchnerinnen** z. B. bei ca. 12:100.000 (Lanska und Kryscio 2000). **Frauen** sind zwei- bis dreimal häufiger betroffen als Männer. Prinzipiell können Patienten aller Altersklassen betroffen sein, gerade für die aseptische Sinusthrombose scheint jedoch eine gewisse Häufung bei jungen bis mittelalten Erwachsenen vorzuliegen. Das **Durchschnittsalter liegt bei 30–40 Jahren**. Interessanterweise finden sich zwischen verschiedenen Kontinenten Unterschiede in Bezug auf klinische Präsentation, Ätiologie, Lokalisation des venösen Verschlusses, Therapie und klinisches Outcome. So beklagten z. B. in Australien mehr Patienten fokal-neurologische Ausfälle als in anderen Kontinenten. Auch der Prozentsatz der mit IVT behandelten Patienten war in Australien mit 8 % am höchsten (Maali et al. 2017).

15.2 Venöse Gefäßversorgung des Gehirns

Grundvoraussetzung für das Verständnis des Krankheitsbildes ist die **anatomische Kenntnis des venösen Abflusses des Schädels**. Die Sinus werden durch zwei Schichten der Dura mater gebildet und stellen ein untereinander kommunizierendes System dar. Zusätzlich existieren Hirnvenen, die als anatomische Besonderheit keine Klappen aufweisen. Es bestehen **Verbindungen zwischen den Sinus und Venen im Gesichts-, Hals- und Nackenbereich,** sodass ein „Aufsteigen" von Krankheitserregern von extra- nach intrakraniell möglich ist und etwa eine septische Sinusthrombose auslösen kann. Letztlich mündet der venöse Abfluss über die Sinus sigmoidei in die Vv. jugulares internae. ➤ Abb. 15.1 veranschaulicht die venöse Gefäßversorgung des Gehirns.

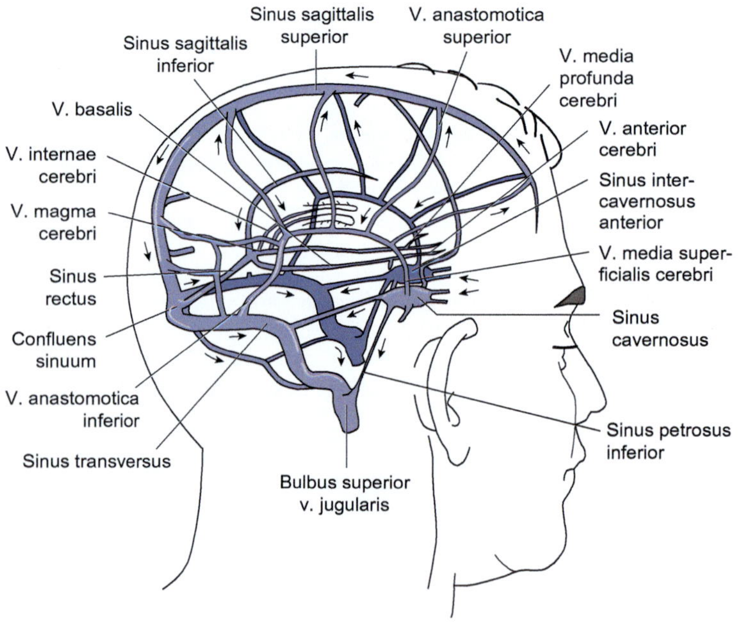

Abb. 15.1 Venöse Gefäßversorgung des Gehirns [L143]

15.3 Klinik

Unabhängig von der Lokalisation des venösen Verschlusses findet man häufig folgende charakteristische Symptomatik:

- Meist relativ akut, teilweise auch subakut einsetzende, sehr selten chronisch vorliegende neurologische Ausfallsymptome, die als Ursache häufig an einen arteriellen Verschluss denken lassen
- Kopfschmerzen (in etwa 90 % der Fälle vorhanden)

Je nachdem, wo der venöse Verschluss lokalisiert ist, können entsprechende **neurologische Ausfallsymptome** auftreten (➤ Tab. 15.1).

Die **häufigsten Lokalisationen** sind Verschlüsse im Bereich des Sinus sagittalis superior und des Sinus transversus. Verschlüsse des Sinus cavernosus sind ebenso wie zerebelläre Venenverschlüsse sehr selten. Zu beachten ist, dass häufig mehrere Venen betroffen sind. Thrombosen des Sinus cavernosus und des Sinus transversus haben gehäuft eine septische Ursache (z. B. bei Sinusitis bzw. Mastoiditis).

Weitere mögliche, aber unspezifische Symptome sind Stauungspapille (Ausdruck eines gesteigerten Hirndrucks), Vigilanzminderung und Verwirrtheitszustände.

Tab. 15.1 Typische klinische Konstellationen, abhängig von der Lokalisation des venösen Verschlusses

Lokalisation	Symptome
Sinus sagittalis superior	Bewusstseinsstörung, epileptische Anfälle, erhöhter Liquordruck
Sinus rectus	Bewusstseinsstörung
Sinus transversus	Fokal-neurologische Defizite (z. B. Aphasie, Hemiparese), Ohrenschmerzen
Sinus cavernosus	Exophthalmus, Chemosis, Papillenödem, Hirnnervenausfall III–VI
Innere Hirnvenen	Bewusstseinsstörung
Kortikale Venen	Fokal-neurologische Defizite (z. B. Aphasie), epileptische Anfälle

Pathophysiologisch gesehen spielen bei der Symptomentstehung verschiedene Aspekte eine entscheidende Rolle:

- Der Verschluss einer Hirnvene bzw. eines Sinus führt zu einer venösen Abflussstauung bis hin zur Entstehung eines Hirnödems und eines Stauungsinfarkts.
- Zudem kann aufgrund der Behinderung des venösen Abflusses eine Hirnblutung entstehen.
- Die venöse Abflussproblematik kann v. a. im Bereich des Sinus sagittalis superior eine Reduktion der Liquorresorption bewirken, was sekundär wieder Kopfschmerzen verursachen und in seltenen Fällen zu einem Hydrocephalus aresorptivus führen kann.

Häufig besteht keine durchgehende neurologische Symptomatik, sondern eine fluktuierende Problematik, die von der Präsentation mitunter wie eine TIA anmutet.

MERKE

Thrombosen der Sinus und Hirnvenen können eine vielgestaltige Symptomatik annehmen, sodass bei unklarem Krankheitsbild des ZNS immer an eine Sinusthrombose gedacht werden muss.

15.4 Ätiologie

Man unterscheidet septische und aseptische Sinus- und Hirnvenenthrombosen. Bei der **septischen Sinusthrombose** kommt es – meist auf dem Boden einer Infektion im Gesichtsbereich oder im Bereich der Sinus ethmoidalis et sphenoidalis – zu einem „Aufsteigen" von Bakterien (vorwiegend *Staphylococcus aureus)* oder Pilzen, d. h. zu einer Weiterleitung der Infektion innerhalb des Gefäßsystems mit der Folge eines Venenverschlusses. Der Anteil der septischen Sinus- und Hirnvenenthrombosen ist aufgrund des Anstiegs konsequenter antibiotischer Therapien weltweit rückläufig und beträgt gegenwärtig etwa 10 %. Aufgrund der engen anatomischen Beziehung zu den Gesichtsvenen spielt eine infektiöse Ursache bei Thrombosen v. a. des Sinus cavernosus aber eine größere Rolle.

Deutlich häufiger sind **aseptische Sinusthrombosen,** oftmals im Rahmen einer **prothrombotischen Gerinnungskonstellation,** etwa bei Einnahme eines **Ovulationshemmers und bei Nikotinabusus.** Unabhängig davon existieren viele weitere Gründe, die eine **Hyperkoagulabilität** nach sich ziehen können (z. B. Faktor-V-Leiden-Mutation, Prothrombin-Mutation, Protein-C- und Protein-S-Mangel, Schwangerschaft inkl. Wochenbett, Hormonsubstitution in der Menopause, Einnahme von Glukokortikoiden, Antiphospholipid-Antikörper-Syndrom, systemischer Lupus erythematodes, Vaskulitiden, Polyglobulie, Thrombozytose, paraneoplastische Gerinnungsstörung) und entsprechend diagnostiziert bzw. ausgeschlossen werden müssen. Zudem können **mechanische Gründe** (z. B. Trauma, Lumbalpunktion → Liquorunterdruck, lokale Kompression durch Meningeom) zu einer Sinusthrombose beitragen. Vor allem **hormonelle Ursachen** (Hormonsubstitution, Schwangerschaft inkl. Wochenbett, Glukokortikoidtherapie, orale Kontrazeption) sind häufig bei Patienten vorzufinden, wobei formal eine kausale Zuordnung naturgemäß schwerfällt.

15.5 Diagnostik

Diagnostisch stehen die Detektion des Sinus- bzw. Venenverschlusses und die Ermittlung der Ursache im Vordergrund.

Ein zerebraler Venen- bzw. Sinusverschluss lässt sich mittels cCT oder besser noch mittels **cMRT** (Goldstandard) **inkl. venöser Darstellung** reliabel nachweisen. Eine **Kontrastmittelgabe erhöht die diagnostische Aussagekraft** enorm. Es kann die fehlende Perfusion bzw. direkt der Verschluss eines venösen Blutleiters visualisiert werden, wobei mit dem sog. **Delta- bzw. Empty-Triangle-Zeichen** (dreieckförmige Kontrastmittelaussparung) und dem Fehlen eines sog. **Flow-Void** in der MRT (T2-Wichtung) typische Zeichen für einen venösen Gefäßverschluss beschrieben sind. Sowohl die Sensitivität als auch die Spezifität betragen bei der venösen MR-Angiografie für die Detektion eines Venenverschlusses deutlich mehr als 90 %. Der direkte Thrombusnachweis kann mit einer T1- und SWI- bzw. T2*-Darstellung erfolgen. Der Verschluss kleinerer Venen ist ggf. nur mittels **digitaler Subtraktionsangiografie** (DSA) darstellbar. Insgesamt hat die invasive Angiografie bei V. a. Sinus- und Hirnvenenthrombose aber an Relevanz verloren, sofern es nicht um ein interventionelles Vorgehen geht (➤ Kap. 15.6).

Die Durchführung der Schnittbildgebung und deren Auswertung und Interpretation bei V. a. Sinusthrombose sind nicht trivial, nicht zuletzt, weil häufig **anatomische Varianten** – insbesondere Hypoplasien bzw. Aplasien der Sinus – vorliegen. Dementsprechend ist neuroradiologische Expertise gefragt.

➤ Abb. 15.2 zeigt eine typische MRT-Aufnahme einer Sinusthrombose.

In der **Parenchymdarstellung** des Gehirns lassen sich darüber hinaus, abhängig von der Ausprägung des Befunds, ggf. folgende Veränderungen feststellen:

- fokales Hirnödem,
- generalisierte Hirnschwellung,
- venöse Infarkte (hypodens im cCT), ggf. zusammen mit
- atypischen intrazerebralen Blutungen (ca. 40 % der Fälle).

Zusätzlich muss das Augenmerk auch auf Hinweise für das Vorliegen einer **septischen Sinusthrombose** gerichtet werden, z. B. Nachweis einer Mastoiditis oder Sinusitis.

CAVE

Bei jeder atypischen Hirnblutung muss an das Vorliegen einer Hirnvenen- oder Sinusthrombose gedacht werden.

Die Bestimmung von **D-Dimeren** kann die Verdachtsdiagnose einer Sinusthrombose stützen oder entkräften, aber nie sicher nachweisen oder ausschließen. Aus diesem Grund wird man im Verdachtsfall unabhängig vom Ergebnis der Bestimmung der D-Dimere nicht auf eine zerebrale Bildgebung verzichten können.

CAVE

Eine Bestimmung von D-Dimeren kann bei ernsthaftem V. a. Hirnvenen- oder Sinusthrombose eine kranielle Bildgebung nie ersetzen.

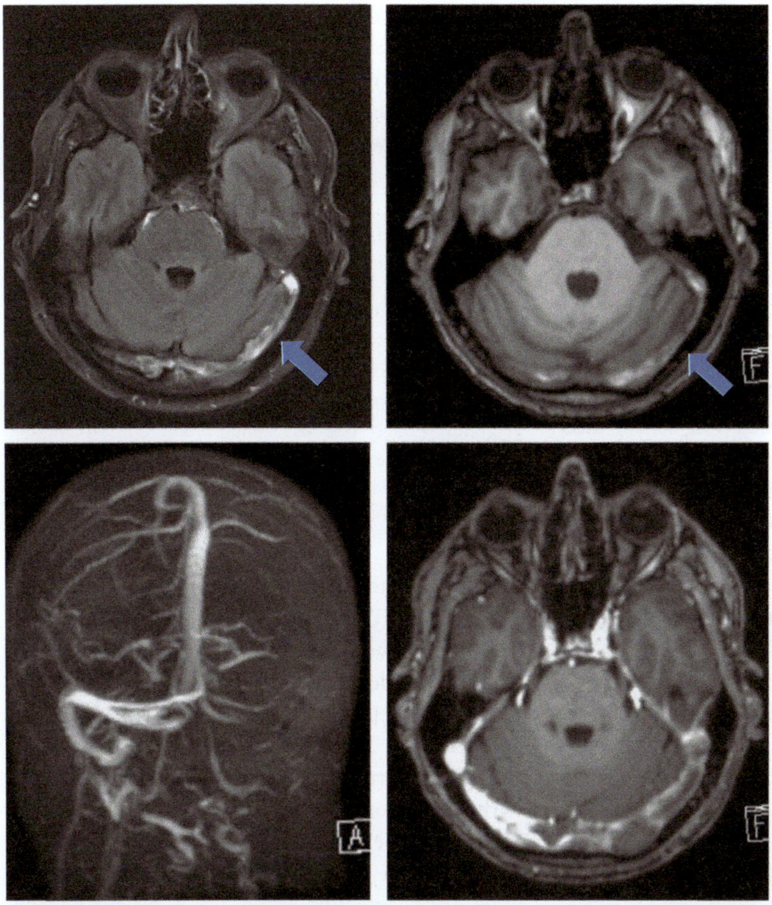

Abb. 15.2 Sinusthrombose: Es zeigt sich bereits in der FLAIR-Sequenz (links oben) eine deutliche Signalanhebung des Sinus transversus und sigmoideus links (Pfeil) sowie geringer auch rechts, während der rechte Sinus sigmoideus ein regelrechtes Flow-Void aufweist. Auch in der nativen T1-Wichtung (oben rechts) zeigt sich an derselben Stelle eine Signalanhebung (Pfeil). In der venösen Time-of-Flight-Angiografie (unten links) fehlt das Flusssignal des Sinus transversus und sigmoideus links, und es liegt auch eine geringe Aussparung im Sinus transversus rechts vor, da hier der Thrombus umflossen ist. Nach Kontrastmittelgabe (unten rechts) zeigt sich eine fehlende Kontrastierung des Sinus transversus und sigmoideus links und auch des rechten Sinus transversus, da der Thrombus sich bis zur Gegenseite erstreckt. [P436]

Essenziell für die therapeutische Strategie ist die **Differenzierung zwischen septischer und aseptischer Sinusthrombose.** Diese richtet sich nach der allgemeinen Laborkonstellation (CRP, Leukozytose, Abnahme von Blutkulturen) sowie nach klinischen und anamnestischen Aspekten (Körpertemperatur, Hinweise auf einen Fokus, z. B. Sinusitis). Im Zweifelsfall ist eine niederschwellige Mitbeurteilung z. B. durch die Kollegen der Augen- oder Hals-Nasen-Ohren-Heilkunde zu empfehlen. Bei V. a. eine septische Sinusthrombose kann zusätzlich die Liquordiagnostik wichtige differenzialdiagnostische Hinweise geben (z. B. Nachweis einer Begleitmeningitis mit granulozytärer Pleozytose).

Bei aseptischer Sinusthrombose sollte zumindest beim Fehlen klarer Risikofaktoren und/oder positiver Familienanamnese eine Thrombophiliediagnostik veranlasst werden (➤ Kap. 8.4), idealerweise vor Beginn der oralen Antikoagulation, da unter laufender Therapie mit Ausnahme der genetischen Tests keine aussagekräftige Gerinnungsdiagnostik erfolgen kann.

Spätestens bei rezidivierenden Thrombosen (egal ob zerebral oder extrakraniell) sollte eine Tumorsuche erfolgen.

15.6 Therapie

Die folgenden Ausführungen beziehen sich auf therapeutische Maßnahmen, welche die **Rekanalisierung des venösen Blutleiters** oder wenigstens die Verhinderung eines Fortschreitens der Thrombose zum Ziel haben. Es versteht sich von selbst, dass möglichst alle Faktoren, die zur Thrombose geführt haben könnten, beseitigt werden müssen. Dies betrifft insbesondere das **Beenden hormoneller Prädilektionsfaktoren** (z. B. orale Kontrazeption) **und des Rauchens.**

Die Datenlage zur **Antikoagulation** bei Sinus- und Hirnvenenthrombose ist schlecht, sowohl in Bezug auf die Antikoagulation an sich als auch bzgl. ihrer Dauer. Letztlich gibt es bislang nur drei sehr kleine randomisierte Studien, die intravenöses Heparin (Einhäupl et al. 1991; Nagaraja et al. 1995) bzw. ein niedermolekulares Heparin (und nachfolgend eine orale Antikoagulation) (de Brujin und Stam 1999) mit Placebo vergleichen. Die erstgenannte Studie ergab ein positives Ergebnis, untersuchte aber nur 10 Patienten pro Studienarm, während die beiden anderen Studien keinen signifikanten Vorteil der Antikoagulation ergaben. Trotz dieser Datenlage ist es allgemein üblich, Patienten mit einer Sinusthrombose **zunächst mit Heparin zu antikoagulieren.** Dies kann mit **unfraktioniertem** Heparin i. v. erfolgen (initiale Ziel-PTT 60–80 s; falls hierunter Progress der Thrombose ggf. Erhöhung der Ziel-PTT in Richtung 100 s). Alternativ kann eine gewichtsadaptierte Dosis eines **niedermolekularen** Heparins subkutan gegeben werden. Die Behandlung kann über den Anti-Xa-Spiegel gesteuert werden. Die Gabe eines niedermolekularen Heparins birgt ein geringeres Risiko für eine heparininduzierte Thrombozytopenie (HIT), führt ggf. zu einer geringeren Krankenhausletalität (Misra et al. 2012) und zu besserer funktioneller Unabhängigkeit (Coutinho et al. 2010), kann aber aufgrund der schlechteren Steuerbarkeit z. B. die Planung operativer oder interventioneller Eingriffe erschweren. Sofern keine anderweitigen Kontraindikationen vorliegen, können niedermolekulare Heparine auch **in der Schwangerschaft und Stillzeit** gegeben werden.

MERKE

Auch bei Vorliegen von zerebralen Stauungsblutungen sollte bei einer Sinus- und Hirnvenenthrombose die Antikoagulation i. d. R. fortgeführt werden. Eine Antikoagulation führte in einer Studie zu keiner erhöhten Blutungszunahme (Girot et al. 2007). Durch die Antikoagulation erhofft man sich eine Verhinderung der Ausbreitung der Thrombose, sodass durch die körpereigene Fibrinolyse und die Ausbildung von venösen Umgehungskreisläufen sukzessive ein Rückgang der venösen Stauung und eine Verbesserung des venösen Abflusses entstehen können.

Nach klinischer Stabilisierung erfolgt i. d. R. eine überlappende Umstellung auf eine **orale Antikoagulation mit Phenprocoumon.** Auch hierfür ist die Datenlage schlecht. In Anlehnung an die Behandlung von tiefen Beinvenenthrombosen wählt man eine Ziel-INR von 2–3. Direkte orale Antikoagulanzien sind gegenwärtig für die Therapie der Sinus- oder Hirnvenenthrombose nicht zugelassen. Eine erste Studie zeigt eine gute Vergleichbarkeit zwischen Warfarin und Dabigatran (Ferro et al. 2019). Die orale Antikoagulation erfolgt i. d. R. bis zur Rekanalisation des Sinus, **mindestens für 3, höchstens für 12 Monate.** Nur bei speziellen Gründen (z. B. Vorliegen einer Gerinnungsstörung, rezidivierende Ereignisse) sollte eine längerfristige orale Antikoagulation durchgeführt werden.

In **therapierefraktären Fällen** mit klinischer Verschlechterung trotz suffizienter Antikoagulation stellt sich die Frage nach einer **forcierten Rekanalisierung.** Eine lokale (intraarteriell oder transvenös applizierte) bzw. eine systemische **Fibrinolyse** (früher z. B. mit Urokinase, heute mit rtPA) kann bei therapierefraktären Einzelfällen erwogen werden (individueller Heilversuch). Die Datenlage dazu ist aber überschaubar und beruht im Wesentlichen auf Einzelfallberichten oder Fallserien (z. B. Viegas et al. 2014). Ein Übersichtsartikel bezifferte die thrombolyseassoziierte Wahrscheinlichkeit schwerer Blutungen mit knapp 10 % (Dentali et al. 2010). Auch **venöse endovaskuläre Thrombektomieverfahren** werden im Rahmen individueller Heilversuche vereinzelt angewandt (z. B. Zhang et al. 2018). Die TO-ACT-Studie untersuchte Patienten mit hohem Risiko für ein schlechtes klinisches Outcome und randomisierte sie in eine Antikoagulationsgruppe und eine Gruppe mit endovaskulärer Thrombolyse und/oder Thrombektomie (Coutinho et al. 2013). Die endgültige Veröffentlichung steht noch aus, mündlich präsentierte Ergebnisse zeigten aber keinen klaren Nutzen der Thrombolyse.

Bei Entstehung von **Hirndruck** muss ggf. eine kurz- (z. B. Anlage einer externen Ventrikeldrainage, Entlastungskraniektomie, Hämatomausräumung) oder langfristige (z. B. Anlage eines ventrikuloperitonealen Shunts) Behandlung erfolgen. Die Datenlage ist schlecht und basiert auf Fallserien. Bezüglich weiterer Aspekte der intensivmedizinischen Hirndrucktherapie wird auf ➤ Kap. 13.6 und ➤ Kap. 16 verwiesen.

Trotz des Auftretens **epileptischer Anfälle bei 40–50 % aller Patienten** sollte eine routinemäßige prophylaktische antiepileptische Therapie wegen fehlender Evidenz nicht erfolgen, kann im Einzelfall (z. B. bei Thrombose kortikaler Venen) aber erwogen werden.

Bei Vorliegen einer **septischen Sinusthrombose** werden zusätzlich zu den o. g. Punkten eine antibiotische Behandlung (zuerst empirisch, z. B. mit Ceftriaxon 4 g/d und Ampicillin 6 × 2 g/d; bei V. a. nosokomiale Infektion stattdessen Vancomycin 1–2 × tgl. 1 g, Meropenem 3 × 2 g/d; sobald verfügbar, Therapie nach Antibiogramm) und eine Sanierung des Eintrittsfokus durchgeführt.

15.7 Prognose

Die **Prognose ist insgesamt gut.** Bei 80–90 % der Patienten kommt es zu einer (annähernd) kompletten Rückbildung der Symptome. Wenige Patienten verbleiben schwer betroffen oder versterben; dies betrifft v. a. Patienten mit zerebralen Einblutungen und höherem Alter. In einem großen Patientenkollektiv waren nach 16 Monaten 87 % der Patienten funktionell unabhängig. Die Letalität lag bei 8 % (Ferro et al. 2004). Negative prognostische Prädiktoren waren Beteiligung der inneren Hirnvenen, Nachweis einer intrazerebralen Blutung, Vorliegen eines Malignoms bzw. einer ZNS-Infektion.

Die Wahrscheinlichkeit für ein **Rezidiv** einer Sinus- bzw. Hirnvenenthrombose ist gering und betrug in einer großen internationalen Studie nach durchschnittlich knapp 1,5 Jahren 2,2 %. Die Rezidivgefahr für ein thrombotisches Ereignis anderer Lokalisation lag im selben Zeitraum allerdings bei immerhin 4,3 %, was auf eine Erhöhung auch des allgemeinen Thromboserisikos hinweist. Interessanterweise waren > 40 % der Patienten mit einem Rezidiv oral antikoaguliert, sodass auch eine orale Antikoagulation keine Garantie für eine dauerhafte Rezidivfreiheit darstellt (Ferro et al. 2004).

Zu beachten ist, dass das **Risiko einer erneuten Sinusthrombose** in der Schwangerschaft oder im Wochenbett vermutlich erhöht ist, falls das Indexereignis ebenfalls unter diesen Umständen auftrat, sodass eine entsprechende **Beratung bei Kinderwunsch** erfolgen sollte. Zudem sollte bei einer erneuten Schwangerschaft möglichst eine **Rezidivprophylaxe** mit einem niedermolekularen Heparin durchgeführt werden.

LEITLINIEN

Die Leitlinien der Deutschen Gesellschaft für Neurologie wurden im Mai 2018 neu aufgelegt (Entwicklungsstufe S2k) und sind voraussichtlich bis April 2023 gültig (Weimar et al. 2018): www.dgn.org/images/red_leitlinien/LL_2018/PDFs_Download/030098_LL_Zerebrale_Venen-_und_Sinusthrombose_2018.pdf.
Sie sind frei zugänglich und geben einen aktuellen Überblick über das evidenzbasierte Wissen rund um die Sinus- und Hirnvenenthrombose.

LITERATUR

Coutinho JM, Ferro JM, Zuurbier SM, Mink MS, Canhão P, Crassard I, et al. Thrombolysis or anticoagulation for cerebral venous thrombosis: rationale and design of the TO-ACT trial. Int J Stroke 2013; 8: 135–140.

de Bruijn SF, Stam J. Randomized, placebo-controlled trial of anticoagulant treatment with low-molecular-weight heparin for cerebral sinus thrombosis. Stroke 1999; 30: 484–488.

Dentali F, Squizzato A, Gianni M, De Lodovici ML, Venco A, Paciaroni M, et al. Safety of thrombolysis in cerebral venous thrombosis. A systematic review of the literature. Thromb Haemost 2010; 104: 1055–1062.

Einhäupl KM, Villringer A, Meister W, Mehraein S, Garner C, Pellkofer M, et al. Heparin treatment in sinus venous thrombosis. Lancet 1991; 338: 597–600.

15

Ferro JM, Canhão P, Stam J, Bousser MG, Barinagarrementeria F, Investigators ISCVT. Prognosis of cerebral vein and dural sinus thrombosis: results of the International Study on Cerebral Vein and Dural Sinus Thrombosis (ISCVT). Stroke 2004; 35: 664–670.

Ferro JM, Coutinho JM, Dentali F, Kobayashi A, Alasheev A, Canhão P, et al. Safety and efficacy of dabigatran etexilate vs dose-adjusted warfarin in patients with cerebral venous thrombosis: a randomized clinical trial. JAMA Neurol 2019; 76(12): 1457–1465.

Girot M, Ferro JM, Canhão P, Stam J, Bousser MG, Barinagarrementeria F, Leys D, ISCVT Investigators. Predictors of outcome in patients with cerebral venous thrombosis and intracerebral hemorrhage. Stroke 2007; 38: 337–342.

Lanska DJ, Kryscio RJ. Risk factors for peripartum and postpartum stroke and intracranial venous thrombosis. Stroke 2000; 31: 1274–1282.

Maali L, Khan S, Qeadan F, Ismail M, Ramaswamy D, Hedna VS. Cerebral venous thrombosis: continental disparities. Neurol Sci 2017; 38: 1963–1968.

Misra UK, Kalita J, Chandra S, Kumar B, Bansal V. Low molecular weight heparin versus unfractionated heparin in cerebral venous sinus thrombosis: a randomized controlled trial. Eur J Neurol 2012; 19: 1030–1036.

Nagaraja D, Rao B, Taly AB, Subhash MN. Randomized controlled trial of heparin in puerperal cerebral venous/sinus thrombosis. Nimhans J 1995; 13: 111–115.

Stam J. Thrombosis of the cerebral veins and sinuses. N Engl J Med 2005; 352: 1791–1798.

Viegas LD, Stolz E, Canhão P, Ferro JM. Systemic thrombolysis for cerebral venous and dural sinus thrombosis: a systematic review. Cerebrovasc Dis 2014; 37: 43–50.

Weimar C, Kurth T, Knopflach M, Mono M-L. Zerebrale Venen- und Sinusthrombose, S2k-Leitlinie. In: Deutsche Gesellschaft für Neurologie, editors. Leitlinien für Diagnostik und Therapie in der Neurologie. 2018. www.dgn.org/leitlinien/3635-ll-030-098-zerebrale-venen-und-sinusthrombose-2018. (letzter Zugriff: 19.8.2019).

Zhang S, Hu Y, Li Z, Huang D, Zhang M, Wang C, Wang Z. Endovascular treatment for hemorrhagic cerebral venous sinus thrombosis: experience with 9 cases for 3 years. Am J Transl Res 2018; 10: 1611–1619.

KAPITEL

Wolf-Dirk Niesen

16 Herausforderungen und Konzepte der neurologischen Intensivmedizin beim Schlaganfall

ZUSAMMENFASSUNG

- Bei jedem Schlaganfallpatienten muss geprüft werden, ob eine Indikation für eine intensivmedizinische Behandlung vorliegt.
- Mit zunehmender Häufigkeit der mechanischen Thrombektomie spielt das prä- und postinterventionelle Management eine große Rolle.
- Beim malignen Mediainfarkt und bei raumfordernden Kleinhirninfarkten stehen Maßnahmen der Neuroprotektion, die Regulation der intrakraniellen Hämodynamik inkl. Senkung des Hirndrucks im Vordergrund. Hierzu zählen auch operative Verfahren wie die dekompressive Hemikraniektomie.

16.1 Einleitung

Etwa 15–20 % aller Schlaganfallpatienten werden nicht auf einer Stroke Unit, sondern auf einer spezialisierten Neuro-Intensivstation oder einer interdisziplinären Intensivstation behandelt. Die Schlaganfalltherapie auf einer Stroke Unit ist in vielen Aspekten durch multiple Studien durch hochwertige Evidenz gut belegt. Kontrastierend hierzu liegt trotz des nicht unwesentlichen Anteils intensivpflichtiger Schlaganfallpatienten nur wenig Evidenz für eine spezifische Intensivtherapie des Schlaganfalls vor.

Auch hinsichtlich der Aufnahmeindikation auf einer Intensivstation besteht eine große Varianz, so dass bereits hier Schwierigkeiten für die sichere Triagierung bestehen.

Das folgende Kapitel soll vor dem obigen Hintergrund eine Hilfestellung bieten, die verschiedenen, wesentlichen Aspekte der Intensivtherapie des Schlaganfalls konzeptionell zu erfassen. Hierbei besteht der Fokus auf dem Monitoring und Management intrakranieller Komplikationen sowie der Therapie raumfordernder Infarkte.

16.2 Aufnahmeindikation Intensivstation

In Abhängigkeit der strukturellen und konzeptionellen Ausrichtung der Stroke Unit bestehen sehr große Unterschiede hinsichtlich der Aufnahmeindikation von Schlaganfallpatienten auf eine Intensivstation. Belegt ist jedoch, dass bei bestehender Intensivpflicht eine Verzögerung der Verlegung auf die Intensivstation aus der Notaufnahme heraus mit einem schlechteren Outcome vergesellschaftet ist. Bei bestehender Intensivpflichtigkeit sollten Schlaganfallpatienten also rasch auf die Intensivstation aufgenommen werden.

MERKE

Allgemein konsentierte Intensiv-Aufnahmeindikationen von Schlaganfallpatienten sind eine bestehende Vigilanzminderung, die Notwendigkeit zur Beatmung, ein intensives hämodynamisches Management sowie ein invasives neurologisches und systemisches Monitoring.

Grundsätzlich spielen darüber hinaus für die Intensivindikation und -therapie die wahrscheinliche Prognose des Erkrankungsbildes und der bestehende/mutmaßliche Patientenwille in Bezug auf die akute Erkrankung eine maßgebliche Rolle. Bei fehlender sicherer Prognoseabschätzung oder nicht zu eruierendem Patientenwillen darf die zügige Therapieeinleitung jedoch nicht verzögert werden. Vielmehr sollte dann rasch die Intensivaufnahme und -therapie begonnen werden, auch um hierdurch die Zeit für eine sichere prognostische Abschätzung und die Einholung des Patientenwillens zu ermöglichen. Neben diesen Indikationen existieren noch viele weitere, sehr unterschiedlich gehandhabte Intensivindikationen, die in ➤ Tab. 16.1 aufgeführt sind.

MERKE

- Bei bestehender Intensivpflichtigkeit von Schlaganfallpatienten führt eine verzögerte Intensivaufnahme zu einem schlechteren Outcome.
- Für die rasche Intensivaufnahme sind spezifische lokale Kriterien für die Intensivindikation zu erstellen, die den Aufnahmeprozess leiten.
- Eine Prognoseabschätzung und die Eruierung des Patientenwillens sind essenziell für die Intensivindikation und -therapie und sollten regelmäßig reevaluiert werden.

16.3 Peri-/postinterventionelles Management der Thrombektomie

Der Anteil der Patienten, die im Verlauf der Behandlung auf der Stroke Unit hinausgehende Intensivtherapie benötigen, steigt stetig und wird durch die zunehmende Akuttherapie mittels interventioneller Thrombektomie akzentuiert. Konservative Schätzungen aus randomisierten Studien zur Thrombektomie proximaler Gefäßverschlüsse gehen von einem Therapieanteil mechanischer Rekanalisationen von 5–13 % aller Patienten mit akutem Schlaganfall aus. Mit zunehmender Ausweitung der Indikationsstellung zur Thrombektomie (Inklusion von M2-Verschlüssen, Behandlung bis 24 h nach Symptombeginn entsprechend Mismatch-Bildgebung) nimmt der Anteil der interventionell behandelten Schlaganfallpatienten sukzessive zu.

Das Behandlungsergebnis dieser Patienten hängt zu einem Großteil von der raschen und suffizienten Rekanalisation ab. Es spielen jedoch zusätzlich vielfältige Einflussfaktoren sowohl vor der Intervention, aber v. a. peri- und postinterventionell eine nicht unerhebliche Rolle für das Outcome und haben einen großen Einfluss auf das peri- und postprozedurale Management. Vor diesem Hintergrund gehört die interventionelle Schlaganfallbehandlung nicht nur seitens des Interventionalisten, sondern auch seitens aller anderen periinterventionellen Behandlungsmaßnahmen in die Hand von Spezialisten.

Tab. 16.1 Indikationen für die Aufnahme von Schlaganfallpatienten auf eine Intensivstation (mod. nach Kirkmann)

Art der Indikation	Kriterien
Allgemein anerkannte Intensivindikation	• Bestehende Vigilanzminderung (GCS ≤8) • Invasive Beatmungspflichtigkeit (s. auch Beatmungstherapie) • Notwendigkeit eines intensiven hämodynamischen Monitorings – Ausgeprägte Blutdruckentgleisungen – Hypotonie oder relative Hypotonie • Invasives neurologisches Monitoring • Invasives systemisches Monitoring
	Wahrscheinliche Prognose und Patientenwille mit Intensivtherapie vereinbar **(cave:** Prognoseabschätzung und Eruierung des Patientenwillens darf rasche Intensivtherapie nicht verzögern)
Variable, empfohlene Intensivindikationen	• Schwer betroffene Schlaganfälle (NIH-SS > 17) • Mechanische Thrombektomie • Rekanalisationstherapie bei bestehender Multiorgandysfunktion • Große Mediainfarkte mit hoher Wahrscheinlichkeit der Entwicklung eines maligen Mediainfarkts (➤ Kap. 16.4.3) • Postoperativ nach z. B. Dekompressionskraniektomie • Management von Organunterstützung – Nierenersatzverfahren – nichtinvasive Beatmung – schwere kardiale Dysfunktion • Notwendigkeit eines invasiven oder erweiterten Temperaturmanagements • Schwere Sepsis als Komplikation • Ausgeprägtes Delir • Infauste Prognose bei großem Infarkt und gemäß Patientenwillen Wunsch zur Organspende

MERKE

Das periprozedurale Management stellt auf verschiedenen Ebenen eine Herausforderung dar: Hier gilt es einerseits bereits zu Beginn das richtige Sedierungskonzept für den individuellen Patienten zu finden – entsprechend mehrerer Studien zu dem Thema besteht wahrscheinlich zwischen den Sedationsverfahren und einer Intubationsnarkose kein Unterschied im Outcome der Patienten, aber ein Wechsel sollte auch vor dem Hintergrund des Zeitverlustes vermieden werden.

Zur Optimierung der penumbralen Perfusion sollte bei noch bestehendem Gefäßverschluss eine Optimierung des Blutdrucks mit Anhebung des Mitteldrucks sowie eine CO_2-Normalisierung angestrebt werden, wohingegen es nach Rekanalisation v. a. um die Vermeidung einer Hyperperfusion und Einblutung geht. In Abhängigkeit der gewählten interventionellen Therapie ist darüber hinaus eine spezifische antikoagulatorische und antithrombotische Therapie erforderlich. Daneben gilt es bereits in der Intervention Komplikationen früh zu erfassen und zu antizipieren (➤ Abb. 16.1).

Wo immer möglich, sollten Patienten peri- und postinterventionell einer neurointensivmedizinischen Therapie und Überwachung zugeführt werden. Hintergrund sind die vielfältigen Komplikationen, die intrainterventionell und postinterventionell auftreten können und einerseits zu detektieren oder auszuschließen sind und dann im Weiteren ganz unterschiedliche Folgetherapien nach sich ziehen (➤ Tab. 16.2).

Die Intensivtherapie bei und nach interventioneller Schlaganfalltherapie ist multifaktoriell und zielt auf die folgenden Aspekte ab:

- Optimierung der zerebralen Perfusion
- Minimierung des Risikos eines Reperfusionsschadens
- Vorausschauende Detektion und Verhinderung von Komplikationen
- Anwendung neuroprotektiver Maßnahmen
- Aufrechterhaltung der weitestgehenden Homöostase aller Organsysteme (➤ Kap. 11)

Um diesen Zielen entsprechen zu können, ist zur Detektion von Komplikationen ein intensives Monitoring erforderlich, das dann bei Nachweis

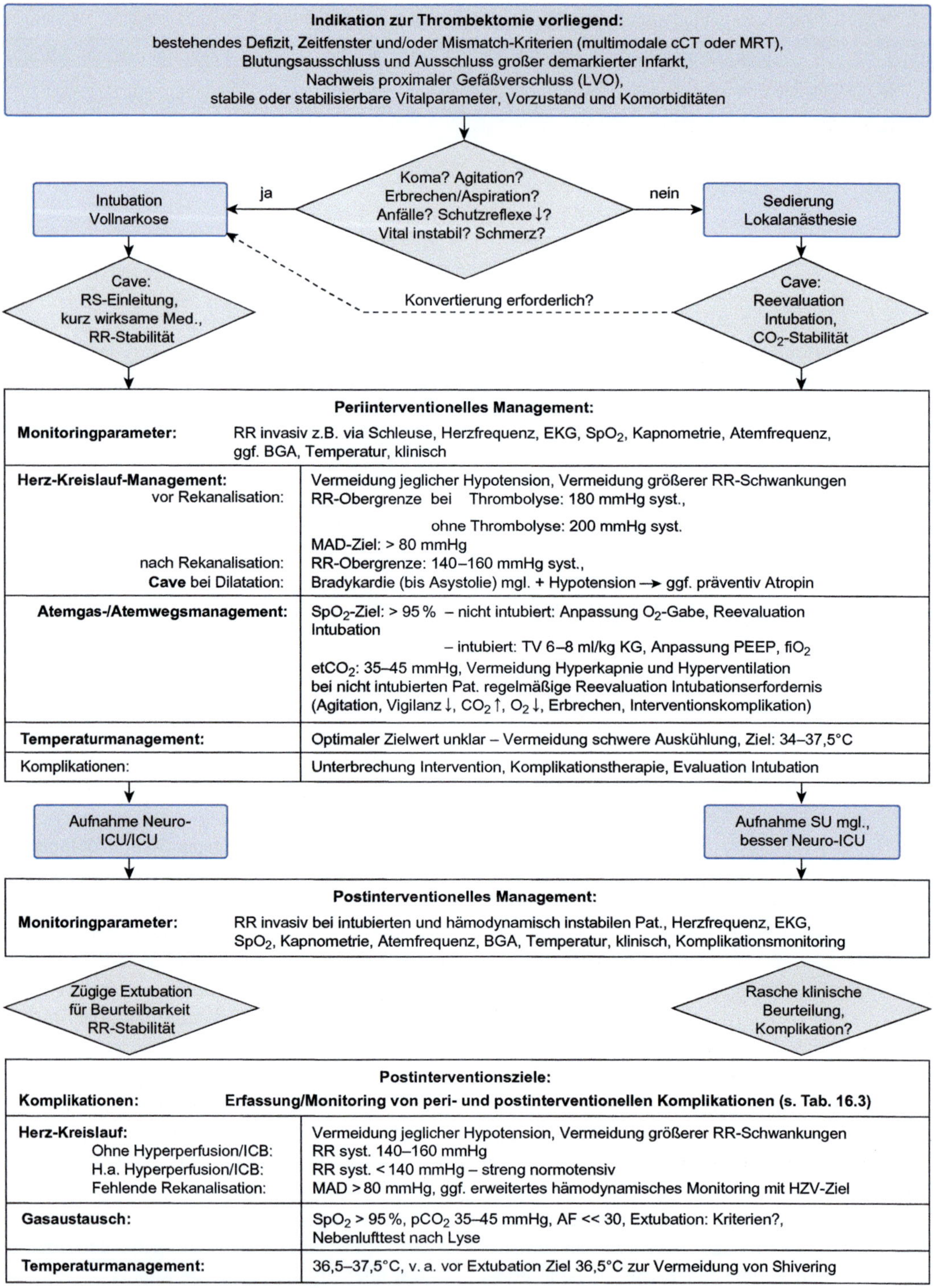

Abb. 16.1 Abläufe des prä-, peri- und postinterventionellen Managements der interventionellen Schlaganfalltherapie [L143]

Tab. 16.2 Prozedurale Komplikationen der interventionellen Schlaganfalltherapie

Zeitpunkt	Art der Komplikation
Intraprozedural	
Zugangsassoziiert	Gefäß-, Nervenverletzung • Leistenhämatom, Psoashämatom bis zur Transfusionspflicht und Gefäßrevision • Akute Dissektion, Stenose Verschluss der Femoralgefäße bis zur OP-/Interventionsnotwendigkeit
Katheterassoziiert	• Vasospasmen extraintrakranieller Gefäßabschnitte (ca. 26 %) • Dissektion zervikaler Gefäßabschnitte (ca. 20 %) • Gefäßperforation (ca. 8,5 %) – symptomatische intrazerebrale Blutung – Subarachnoidalblutung • Embolien neue Gefäßterritorien (ca. 32,5 %) • Vaskuläre Mikroschäden mit fokaler Thrombusbildung und späteren Stenosen (ca. 4–10 %)
Sonstige	• Kontrastmittelreaktionen • Anästhesiebedingte und systemische Komplikationen
Postprozedural	
Zugangsassoziiert	• Leisten- und Psoashämatom bis zur Transfusionspflicht und Revisionsnotwendigkeit • Infektion der Punktionsstelle • Akuter Gefäßverschluss Femoralgefäße infolge von Dissektion, Atherosklerose, Embolie mit Rekanalisationsnotwendigkeit • Aneurysma spurium
Rekanalisationsassoziiert	• Reperfusionssyndrom – symptomatische intrazerebrale Blutung (ca. 6,5 % nach ECASS-II-Definition) – Reperfusionsödem (bis zu 47 %), davon Entlastungsnotwendigkeit in ca. 10 % • Persistierende Gefäßstenosen und Reokklusion • Sekundäre Vasospasmen nach Gefäßperforation mit Subarachnoidalblutung

spezifische Behandlungsstrategien nach sich zieht. Im Vordergrund steht hier v.a. das Management zur Optimierung der zerebralen Perfusion (z.B. persistierender proximaler Gefäßverschluss/hochgradige Stenose oder interventionsassoziierte Dissektion mit hochgradiger Stenose) mit entsprechender Anpassung des Blutdruckmanagements mit Anhebung des mittleren arteriellen Drucks (MAD) und ggf. Verbesserung der Herzauswurfleistung durch eine zielorientierte individuelle Herzkreislauftherapie. Demgegenüber steht die Vermeidung eines Hyperperfusionssyndroms und eines Reperfusionsschadens mit Schwellung und/oder Einblutung des Hirnparenchyms der behandelten Hemisphäre bei offenen Gefäßen. Entsprechend gilt es in der Reperfusionsphase den systolischen Blutdruck zu begrenzen. Hieraus wird ersichtlich, dass zur Erfassung der postinterventionellen Gefäßdiagnostik (z.B. mittels Neurosonografie) einem neurovaskulären Monitoring ein hoher Stellenwert zukommt (➤ Abb. 16.2, s. Farbtafeln) und zwingend erforderlich ist, um ein optimiertes Herz-Kreislauf-Management zu ermöglichen. Das für typische periinterventionelle Komplikationen erforderliche diagnostische Vorgehen und Monitoring und die resultierenden Maßnahmen sind ➤ Tab. 16.3 und ➤ Abb. 16.1 zu entnehmen.

Tab. 16.3 Monitoring und Erfassung von Komplikationen der interventionellen Schlaganfalltherapie

Komplikation	Monitoring postinterventionell	Folgediagnostik/-therapie
Reperfusionssyndrom	• Frühe transkranielle Duplexsonografie (➤ Abb. 16.2) • Monitoring der Mittellinienverlagerung (MLV) mit transkranieller B-Bildsonografie, klinisches Monitoring • Bei Verdacht invasives RR-Monitoring mit Ziel-RR < 140 mmHg, pCO_2 35–45 mmHg, Temperaturkontrolle mit Ziel 36,5 °C	• Bei hochgradigem Verdacht frühzeitige cCT nach 12–24 h • Bei relevanter MLV ggf. Dekompression (bis 10 %)
Reokklusion oder fehlende Rekanalisation	• Zeitnahe transkranielle Duplexsonografie mit MLV und Gefäßdarstellung • Invasives RR-Monitoring mit Ziel-MAD > 80 mmHg, ggf. HZV-Monitoring mit Normalisierung des HZV • Klinisches Monitoring	cCT nach klinischem Befund und MLV nach 24 h
Gefäßperforation mit sICH und/oder SAB	• Direkt postinterventionelles cCT • Invasives RR-Monitoring mit Ziel-RR < 140 mmHg, wenn möglich • Bei SAB Monitoring transkranielle Duplex-Sono • Klinisches Monitoring	cCT bei klinischer Verschlechterung ≥ 4 Punkte NIHSS oder Vigilanz ↓
Dissektion v. a. zervikaler Gefäßabschnitte und Stenosen durch vaskuläre Mikroschäden	• Zeitnahe extra- und transkranielle Duplex-Sono • Bei Dissektionsnachweis auch Verlaufsevaluation • Klinisches Monitoring	• Bei höhergradiger Stenosierung: MAD > 80 mmHg und frühe TFH, ggf. dTFH, hoch dosiertes Statin • Bei hämodynamisch relevanter Stenose ggf. CTA
Vasospasmen extra- und intrakranieller Gefäße	• Zeitnahe extra- und transkranielle Duplex-Sono	• Ggf. Verlaufs-Duplex, i. d. R. nicht erforderlich
Leisten-Psoashämatom	• Regelmäßige Überwachung der Punktionsstelle • Hb-Kontrolle 1- 2-stdl. • Ggf. Monitoring Beinumfang	• Duplex-Sono Leiste • CT + CTA Becken • Gefäßchirurgie
Akuter Verschluss der Femoralgefäße (Embolie, Dissektion, Atherosklerose)	• Regelmäßige Überwachung Fußpulse, ggf. mittels Pulsoxymetrie, Hautkolorit und Wärme der Füße • Schmerzen Fuß?	• Duplex-Sono Beingefäße • CTA Bein-Becken • Gefäßchirurgie
Aneurysma spurium	• Schmerzen Leiste • Palpation Leiste – Schwirren?	• Duplex-Sono Leiste • Angiologie
Infektion der Punktionsstelle	Regelmäßige Inspektion von Punktionsstelle und Wundverband	• Abstrich • Lokaltherapie antiseptisch

sICH: symptomatische intrakranielle Blutung

16

16.4 Management des malignen Mediainfarkts

16.4.1 Definition, Epidemiologie und Pathophysiologie

Knapp 5 % aller Patienten mit einer Thrombektomie im Rahmen des Reperfusionssyndroms entwickeln ein malignes, raumforderndes hemisphärales Reperfusionsödem mit der Notwendigkeit einer entlastenden Therapie. Ein Teil der Patienten mit proximalem Gefäßverschluss (Karotis-T-Verschluss und Verschluss der A. cerebri media im M1-Segment) wird jedoch auch durch die rekanalisierenden Therapien Thrombektomie mit oder ohne Thrombolyse nicht rekanalisierbar sein und große Infarkte entwickeln. Ebenso kommen Patienten insbesondere bei Vorliegen einer schlechten Kollateralsituation oder fehlender früher Detektion mit bereits demarkierten großen Infarkten in die Klinik. Diese Patienten haben ein hohes Risiko für die Entwicklung eines malignen Mediainfarkts.

Insgesamt erleiden bis zu 10 % aller Schlaganfallpatienten einen malignen Mediainfarkt mit einem lebensbedrohlichen raumfordernden hemisphäralen Hirnödem. Die Letalität dieses speziellen Infarkttyps liegt unverändert im natürlichen Verlauf, aber auch bei Anwendung moderner, ausschließlich konservativer Therapiemaßnahmen zur Behandlung des raumfordernden Hirnödems bei 70–80 %, was sich auch in den konservativen Therapiearmen der jüngeren Therapiestudien nochmals bestätigt hat. Diese ist durch das progrediente Hirnödem mit folgender Verlagerung und Kompression des Hirnstamms bedingt und ist das Unterscheidungskriterium zwischen einem großen Mediainfarkt und dem malignen Mediainfarkt (➤ Abb. 16.3).

DEFINITION

Ausgedehnter Hemisphären- oder Mediainfarkt, der infolge der Ödementwicklung und resultierenden sekundären Schädigungen zu einer Kompression und Schädigung angrenzender Strukturen, des Hirnstamms wie auch der gegenseitigen Hemisphäre mit konsekutiver transtentorieller Herniation mit oberer Einklemmung führt.

Dementsprechend ist das pathophysiologische Prinzip des **malignen Mediainfarkts** ein Circulus vitiosus aus progredientem Gewebeuntergang als Resultat des komprimierenden Hirnödems mit resultierender Ödemakzeleration. Infolge des großen Infarkts mit perifokalem Hirnödem kommt es in der frühen

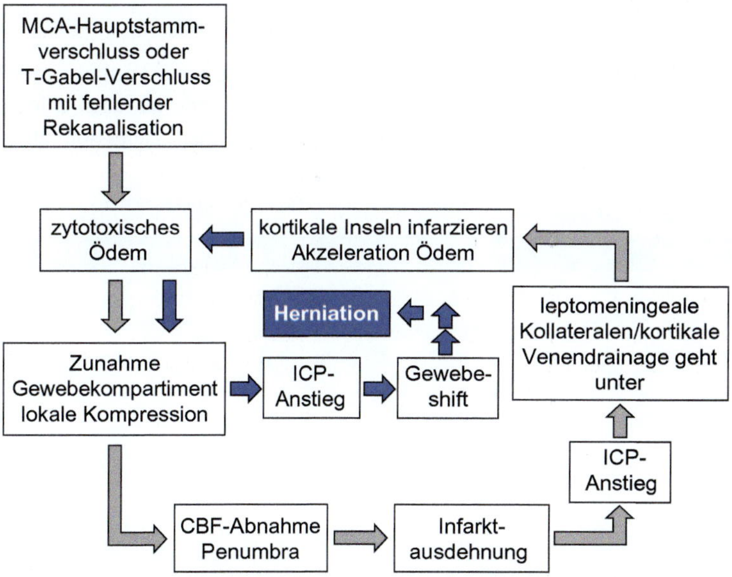

Abb. 16.3 Circulus vitiosus beim malignen Mediainfarkt aus infarktbedingter Ödembildung mit konsekutivem weiterem Gewebeuntergang durch Kompression und weiterer Ödembildung bis zur transtentoriellen Herniation [L143]

16

Phase zunächst zu zwei entscheidenden Effekten: Durch die lokale raumfordernde Hirnödementwicklung werden die lokalen Reserveräume aufgebraucht. Der Liquor wird verdrängt (in der Bildgebung durch Nachweis der verstrichenen Sulci erkennbar), und das kortikale Blutkompartiment wird komprimiert. Letzteres bedeutet einerseits eine Drosselung bzw. Unterbindung des venösen Abstroms mit konsekutiver Akzeleration des perifokalen Hirnödems und der raumfordernden Wirkung des Hirnödems und andererseits eine Unterbindung der fragilen leptomeningealen kortikalen Kollateralen aus den nicht betroffenen Stromgebieten. Dadurch gehen kleinere im Infarktareal gelegene und zu diesem Zeitpunkt noch intakte kortikale Gewebeinseln zugrunde, deren Erhalt jedoch möglicherweise mit über das funktionelle Outcome dieser Patientengruppe entscheidet (➤ Abb. 16.3).

16.4.2 Prädiktion und frühe Detektion

Mit der dekompressiven Hemikraniektomie (➤ Kap. 16.5.1) liegt hinsichtlich der Mortalität, aber auch des funktionellen Outcomes inzwischen eine effektive Therapie des malignen Mediainfarkts vor. Das Outcome der Patienten ist hierbei abhängig von einer rechtzeitigen, frühen und richtig indizierten Therapieeinleitung, d. h., die frühe Detektion bzw. eine gute Prädiktion des malignen Mediainfarkts haben hier eine relevante Bedeutung. Es besteht eine Vielzahl an Studien mit Einsatz verschiedener bildgebender Techniken, die sich mit der Prädiktion des malignen Infarkts beschäftigen und zu sehr unterschiedlichen positiven prädiktiven Werten gelangen. Zusammenfassend lässt sich jedoch festhalten, dass die Prädiktion je nach gewähltem Diagnostikzeitpunkt schwierig sein kann. Die wahrscheinlich besten prädiktiven Aussagen lassen sich bei Vorliegen folgender Konstellationen treffen:

- Hypodensität im MCA-Territorium > 67 %
- DWI-Läsion in den ersten 14 h > 145 ml
- Sonografische Mittellinienverlagerung in den ersten 16 h > 2,5 mm

Darüber hinaus existieren jedoch weitere Prädiktoren, die in ➤ Tab. 16.4 zusammengefasst sind.

Insbesondere die dem cCT zugrunde liegenden Prädiktoren sind deutlich vom gewählten Untersuchungszeitpunkt abhängig. Die Entwicklung der Infarktdemarkation und die Entwicklung des raumfordernden Ödems sind dynamische Prozesse, die sich bei einem frühen Untersuchungszeitpunkt noch nicht nachweisen lassen.

TIPP

Eine pragmatische Vorgehensweise ist daher die Kombination des bettseitig durchführbaren sonografischen Mittellinienmonitorings mit dann Durchführung einer gezielten cCT-Diagnostik bei Nachweis eines infarktbedingten raumfordernden Effekts in der Sonografie (➤ Abb. 16.4 und ➤ Abb. 16.5).

Das klassische ICP-Monitoring sowohl mittels parenchymatös einliegender ICP-Sonde als auch mittels Ventrikeldrainage ist zur frühen Detektion eines

Tab. 16.4 Frühe Prädiktion des malignen Mediainfarkts

Modalität	Parameter	Sensitivität [%]	Spezifität [%]	PPW [%]
MRT	ADC-Läsion in 6 h > 82 ml	87	91	82
	DWI-Läsion in 14 h > 145 ml	100	94	
cCT	Hypodensität > 67 % MCA-Territorium	45,2	100	100
	Perfusionsdefizit in 6 h > 66 % MCA-Territorium	91	94	
	MLV	19,4	96,7	85,7
	Hemisphärale Verschwellung	12,9	100	100
Ultraschall	MLV > 2,5 mm in 16 h	83	100	100
Klinik	NIHSS > 19 bei Aufnahme	96	72	61

PPW: positiver prädiktiver Wert

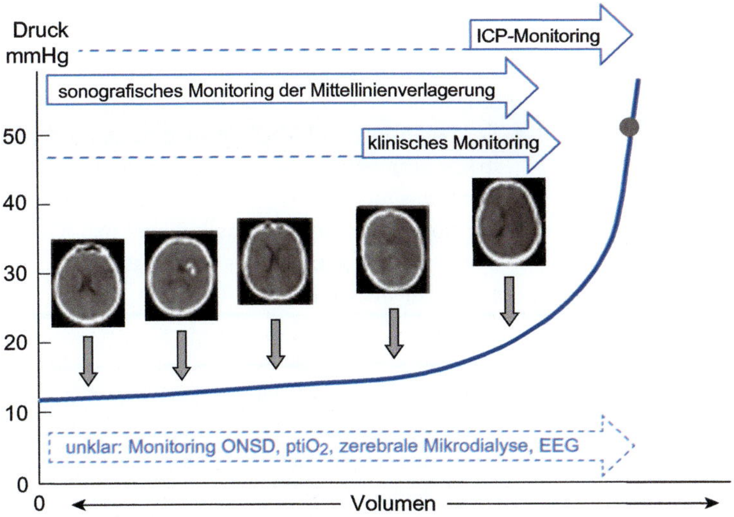

Abb. 16.4 Druck-Volumen-Beziehung des intrakraniellen Raums und Detektion eines raumfordernden intrakraniellen Prozesses durch die verschiedenen Monitoringmodalitäten in Bezug zur Druck-Volumen-Kurve (ONSD = „optic nerve sheath diameter" [Durchmesser der Sehnervenscheide]; $ptiO_2$: Sauerstoffpartialdruck) [L143]

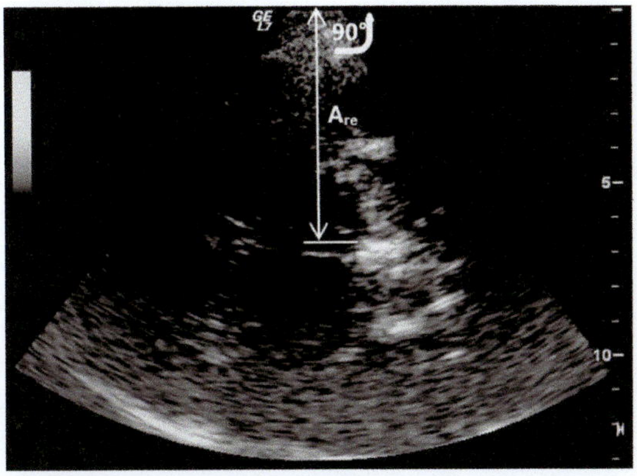

Mittellinienverlagerung (MLV)
$MLV = (A_{re} + A_{li})/2 - A_{eine\ Seite}$

Abb. 16.5 Sonografisches Mittellinienmonitoring mit Darstellung des III.Ventrikels auf der thalamischen Ebene als Mittellinienstruktur und Messung der Distanz von der Schallsonde bis zur Mitte des III.Ventrikels 90° zur Schallsonde. Diese Distanz wird von beiden Seiten gemessen und nach obiger Formel die Mittellinienverlagerung gemessen; $A_{eine\ Seite}$: Abzug entweder der Distanz von rechts oder der Distanz von links [P436]

malignen Infarkts nicht geeignet: Aufgrund des typischen Verlaufs der Druck-Volumen-Beziehung beim malignen Mediainfarkt mit zunächst Aufbrauchen der Reserveräume im Rahmen der Entwicklung der MLV kommt es erst zu einem Anstieg des intrakraniellen Drucks (ICP), wenn die Reserveräume aufgebraucht sind. Hier steigt der ICP bei einer weiteren Progredienz der raumfordernden Infarktentwicklung rasch an. Zu diesem Zeitpunkt liegt i. d. R. jedoch bereits eine relevante Kompression und Torquierung des Hirnstamms vor.
Auch der klinische Verlauf ist i. d. R. wenig sensitiv, da eine Vigilanzveränderung i. d. R. erst bei entsprechender Beeinträchtigung des Hirnstamms auftritt und Patienten oft schon als Ausdruck des großen Infarkts – auch ohne Raumforderung – in ihrer Vigilanz leicht gemindert sind.

16.4.3 Therapie des malignen Mediainfarkts

Basistherapie

Die Basistherapie des malignen Mediainfarkts zielt einerseits auf die Erhaltung einer neuroprotektiven Homöostase ab und beinhaltet darüber hinaus basale Maßnahmen zur Hirndrucksenkung sowie zur Optimierung der zerebralen Perfusion. Es werden Zielparameter der neuroprotektiven Therapie angestrebt, die sich mit den generellen Zielparametern der Basisneuroprotektion beim Schlaganfall decken (➤ Box 16.1).
Der Blutdrucksteuerung kommt hier zur Aufrechterhaltung einer suffizienten zerebralen Perfusion und v. a. einer suffizienten Perfusion der gefährdeten, fragilen leptomeningealen Kollateralen einerseits und der Vermeidung einer

Box 16.1 Zielparameter der neuroprotektiven Therapie

- Normoxämie: $pO_2 > 90$ mmHg
- Normoglykämie: 80–150 mg/dl
- Normovolämie: ggf. erweitertes hämodynamisches Monitoring zur Gewährleistung Normovolämie (ZVD nicht mehr probat)
- Normokapnie im unteren Normbereich: 35–40 mmHg; **cave:** ph-Wert-Verschiebungen beachten
- Normotension: Ziel-MAD 80–90 mmHg, strikte Vermeidung Hypotension; **cave:** auch Hypertension
- Normothermie: strikte Einhaltung bei 36,5 °C, wenn möglich, ggf. gezieltes Temperaturmanagement (s. u.)

Box 16.2 Analgosedierung

Analgesie

- Sufentanil:
  - +: *Lange bekannt, hohe analgetische Potenz mäßige Kreislaufwirksamkeit*
  - –: Akkumulation bei längerdauernder Anwendung
- Remifentanil:
  - +: Sehr kurze Halbwertzeit, so gut wie keine Akkumulation, hohe analgetische Potenz, gute Steuerbarkeit
  - –: Kurz nach Absetzen keine Analgesie mehr vorhanden, Hypotension und Bradykardie, bei Bolusgabe Thoraxrigidität

Sedation

- Propofol:
  - +: Kurze Halbwertszeit, gute Steuerbarkeit
  - –: Bei längerer Anwendung auch hier Akkumulation und Gefahr Propofol-Infusionssyndrom, Hypotension
- Midazolam:
  - +: Kurze Halbwertszeit, nur mäßige bis geringe Hypotension
  - –: Bei längerer und hochdosierter Anwendung Akkumulation
- S-Ketamin:
  - +: Kurze Halbwertszeit, kaum Akkumulation; keine Hypotension, sondern eher geringe Hypertension, analgetische Komponente
  - –: Anwendung nur in Kombination mit Midazolam, bei Bolusgabe durch kurzfristige Erhöhung des intrakraniellen Blutvolumens passagerer ICP-Anstieg. Bei längerer und hoch dosierter Anwendung Akkumulation

Erhöhung des intrakraniellen Blutvolumens andererseits eine besonders wichtige und teilweise schwierige Rolle zu. Über einen ausreichend MAD, der idealerweise v. a. durch eine gute Herzauswurfleistung nach Optimierung der kardialen Vorlast getrieben ist, soll eine gute zerebrale Perfusion erzielt werden. Hypotensive Phasen sind strikt zu vermeiden. Bei Vorhandensein einer Ventrikeldrainage oder einer ICP-Sonde lässt sich die zerebrale Perfusion über eine Steuerung des zerebralen Perfusionsdrucks (CPP) abbilden und steuern, der in jedem Fall > 50 mmHg besser > 60 mmHg bei Messung auf Höhe des Foramen Monroi liegen sollte. Andererseits sind zur Vermeidung von intrakraniellen Drucksteigerungen ausgeprägt hypertensive Werte ebenfalls zu vermeiden. Blutdruckwerte sollten zugunsten der zerebralen Perfusion aber erst bei Werten > 200 mmHg gesenkt werden.

Neben den neuroprotektiven Basisstrategien kommen basale Prinzipien zur **Senkung des intrakraniellen Drucks** zur Anwendung, die auf die Optimierung und leichte Senkung des zerebralen Blutvolumens einerseits und auf die Senkung des zerebralen Sauerstoffverbrauchs/-bedarfs andererseits abzielen. Diese beinhalten:

- Moderate Oberkörperhochlage 15–30°
- Optimierung des zentralvenösen Abflusses durch achsengerechte Lagerung und gerade Lagerung des Halses

- Durchführung einer Analgosedierung immer beim soporösen/komatösen Patienten, darüber hinaus Erwägung als Hirndruckmaßnahme durch Reduktion von Stress und Schmerz

$$\text{Stress} + \text{Schmerz} \downarrow \rightarrow \text{z.B. Stoffwechsel} \downarrow \rightarrow \text{CBF} - \text{Bedarf} \downarrow \rightarrow \text{CBV} \downarrow \rightarrow \text{ICP} \downarrow$$

Bezüglich der Analgosedierung steht eine breite Palette an Medikamenten zur Verfügung (➤ Box 16.2). Idealerweise sollten die Medikamente wenig bis nicht akkumulieren und keine relevante Auswirkung auf das kardiovaskuläre System aufweisen. Daher sollte von dem früher häufig gebräuchlichen Fentanyl zur Analgesie, aber auch von klassischen Barbituraten in der ICP-Therapie Abstand genommen werden.

Spezifische Therapie

Dekompressive Hemikraniektomie

Mit der frühzeitigen dekompressiven Hemikraniektomie steht beim malignen Mediainfarkt eine nachweislich effektive Therapie zur Verfügung. Bereits Ende der 1990er-Jahre konnte in unkontrollierten Fallserien im Vergleich zum historischen Kollektiv gezeigt werden, dass eine dekompressive Hemikraniektomie die Mortalität des Krankheitsbildes von knapp 80 auf 25–30 % senken kann. Entscheidend ist dabei aber nicht nur die Senkung der Mortalität, sondern v. a. eine Verbesserung des funktionellen Outcomes.

MERKE

Die randomisierten Studien DESTINY I, DECIMAL und HAMLET haben nach 6 Monaten für jüngere Patienten (≤ 60 Jahre) ergeben:

Die Hemikraniektomie
- senkt die Mortalität absolut um knapp 50 % (NNT = 2),
- erhöht die Wahrscheinlichkeit eines mRS ≤ 4 um knapp 50 % (NNT = 2) und
- erhöht die Wahrscheinlichkeit eines mRS ≤ 3 um knapp 23 % (NNT = 4).

Voraussetzung hierfür ist einerseits die frühe operative Entlastungskraniektomie innerhalb von 36 h und eine suffiziente Entlastung andererseits. Um eine suffiziente Entlastung des Temporallappens ermöglichen, muss die Größe des entfernten Knochendeckels mindestens 12 cm im Durchmesser betragen. Darüber hinaus ist eine Duraerweiterungsplastik erforderlich, um dem Infarkt ausreichend Raum zum Schwellen zu geben (➤ Abb. 16.6, s. Farbtafeln). Daten zu extragroßen Hemikraniektomien belegen die höhere Effektivität und niedrigere Komplikationsraten.

Aber nicht nur jüngere Patienten profitieren funktionell von der Hemikraniektomie, auch Patienten > 60 Jahre zeigen eine Verbesserung ihres funktionellen Outcomes und eine Senkung der Mortalität durch den frühen operativen Eingriff. Der Effekt ist hier allerdings nicht so ausgeprägt, und der Anteil der Patienten, die überleben, aber pflegeabhängig bleiben (mRS = 5) verdoppelt sich durch die Therapie – ein Effekt, der bei den jüngeren Patienten nicht gesehen wurde. Bei den > 60-Jährigen erhöht die Hemikraniektomie nach 6 Monaten die Wahrscheinlichkeit eines mRS ≤ 4 um knapp 22 % (NNT = 5) und senkt die Mortalität von 70 auf 33 %. Vor dem Hintergrund der Frage, ob Patienten eine Pflegebedürftigkeit infolge der Therapie akzeptieren können oder nicht, bleibt die Hemikraniektomie bei älteren Patienten eine individuelle Therapieentscheidung. In der DESTINY-II-Studie ergab sich in der nachträglichen Befragung eine breite Zustimmung der überlebenden Patienten zur Therapie.

Die dekompressive Hemikraniektomie als extrazerebrale operative Therapiemaßnahme ist jedoch keine einfache knöcherne OP-Maßnahme, sondern weist durchaus eine relevante Anzahl an Komplikationen auf, weswegen die Indikationsstellung zur operativen Entlastung streng gestellt werden sollte. In ➤ Box 16.3 sind die möglichen Früh- und Spätkomplikationen der dekompressiven Hemikraniektomie und späteren Kranioplastie zusammengefasst.

Temperaturmanagement

Seit Langem ist bekannt, dass die Temperatur einen relevanten Einfluss auf das Outcome von Schlaganfallpatienten hat (s. o.) mit einer negativen Auswirkung durch Entwicklung erhöhter Temperaturen oder Fieber, weswegen dem Temperaturmanagement ein besonderes Augenmerk zukommen sollte. Dies trifft im Besonderen auf den malignen Mediainfarkt

16

Box 16.3 Frühe Komplikationen

- Blutungskomplikationen durch Sinuseröffnung bei ausgedehnten Hemikraniektomien
- Scherblutungen, Scherinfarkte (Risiko durch kleine Hemikraniektomie)
- Subdurale, epidurale, subgalleale Hämatome
- Wundranddehiszenz mit Infektion bis hin zum subduralem Empyem

Späte Komplikationen

- Sinking-Skin-Flap-Syndrom mit Einklemmung
- Hydrozephalus bis zur Shuntpflichtigkeit
- Malignes Hirnödem nach Kranioplastie
- Knochendeckelresorption mit Notwendigkeit einer Knochendeckelplastik
- Hautnekrosen
- Rezidivierende Wundheilungsstörungen

zu, da hier als negativer Einflussfaktor zusätzlich die negativen Auswirkungen auf die Hirnödementwicklung hinzukommen. Umgekehrt hat sich in tierexperimentellen und frühen klinischen Untersuchungen gezeigt, dass die moderate bis milde Hypothermie eine potente Therapiestrategie darstellen könnte, die sich ubiquitär auf die verschiedenen Kaskaden der frühen und späten postischämischen Phase stabilisierend und positiv auswirkt. Eine Übersicht über die verschiedenen Wirkmechanismen einer Hypothermie gibt ➤ Abb. 16.7. Insbesondere wurde in unkontrollierten Fallserien zum Einfluss einer milden Hypothermie von 34 °C beim malignen Mediainfarkt die Reduktion der Sterblichkeit auf die ödemreduzierenden Eigenschaften der Hypothermie zurückgeführt. In der randomisierten DEPTH-SOS-Studie fand sich allerdings kein Beleg für eine Outcomeverbesserung bei relevanter erhöhter Komplikationsrate der Hypothermie beim malignen Mediainfarkt.

MERKE

Vor diesem Hintergrund ist **Ziel des Temperaturmanagements** beim malignen Mediainfarkt, das sich in Abhängigkeit vom Kühlbedarf entweder medikamentös, mittels Oberflächenkühlsystem oder intravasaler Kühlung erreichen lässt, die **strenge Normothermie bei 36–36,5 °C**, wobei mit zunehmender Invasivität des Temperaturmanagementsystems eine Zunahme der Temperaturstabilität beobachtet werden kann.

Die Anwendung einer **milden Hypothermie bei 34 °C** stellt heute nur noch einen individuellen Therapieversuch im Sinne einer **Ultima Ratio** bei Patienten mit trotz dekompressiver Hemikraniektomie fehlender Stabilisierung der intrakraniellen Raumverhältnisse dar.

Konservative „Hirndruck"-Therapiemaßnahmen

Die konservative Therapie der intrakraniellen Druckerhöhung in Ergänzung der basistherapeutischen Maßnahmen (s. o.) führen allein nicht zu einer Senkung der Mortalität des malignen Mediainfarkts, die auch bei Ausschöpfung aller Therapiemaßnahmen knapp 80 % beträgt. Auch gibt es, bezogen auf das funktionelle Outcome, bisher keinen Wirksamkeitsbeleg, und dementsprechend sind alle im folgenden aufgelisteten Maßnahmen als Ultima Ratio zu begreifen. Grundprinzip ist dabei, zunächst eine suffiziente zerebrale Perfusion aufrechtzuerhalten – hier wird als Hilfsparameter der zerebrale Perfusionsdruck (CPP) genommen, der durch Subtraktion des intrakraniellen Drucks (ICP) vom mittleren arteriellen Drucks (MAD) ermittelt wird.

$$CPP = MAD \quad ICP$$

Für die Anwendung der konservativen Hirndrucktherapie ist also die Einbringung einer Sonde zur Messung des ICP auf Höhe des Foramen Monroi erforderlich. Der angestrebte CPP soll 50 mmHg auf keinen Fall unterschreiten und sollte optimalerweise > 60 mmHg, zur Vermeidung einer deutlichen Erhöhung des intrakraniellen Blutvolumens aber auch < 100 mmHg liegen. Wo der optimale CPP liegt, ist wahrscheinlich individuell, aber auch phasenabhängig verschieden. Neben dem CPP spielt aber auch die absolute Erhöhung des ICP eine outcomerelevante Rolle, und so sind ICP-Werte > 25 mmHg unabhängig vom CPP zu senken. Hierbei kommen die ➤ Box 16.4 genannten Maßnahmen zur Anwendung.

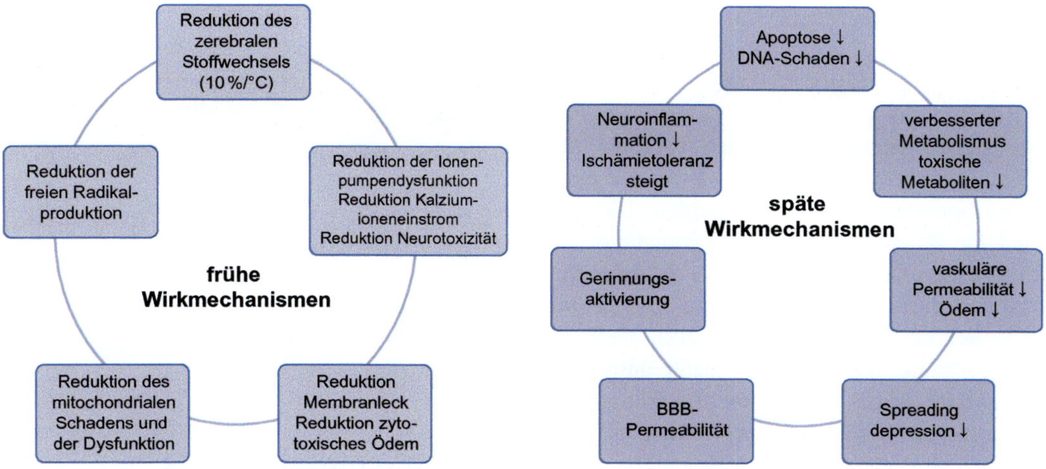

Abb. 16.7 Frühe und späte Wirkmechanismen der Hypothermie bzw. der strengen Normothermie auf die verschiedenen Kaskaden und Abläufe bei der zerebralen Ischämie [L143]

Box 16.4 Maßnahmen zur ICP-Senkung

- **Kurzfristige Hyperventilation:** kurzfristig CO_2 ↓ und konsekutiv alkalischer Blut-ph → Vasokonstriktion in Arealen mit vorhandener Vasoreagibilität → intrakranielles Blutvolumen ↓ → ICP ↓; **aber:** Effekt nur kurzfristig, Steal-Effekt in gesunden/grenzkompensierten Hirnarealen mit Gefahr der Ischämieentwicklung → nicht empfohlen
- **Anwendung von TRIS-Puffer:** kurzfristige CO_2-Abpufferung und Alkalisierung Blut-ph → Vasokonstriktion in Arealen mit vorhandener Vasoreagibilität → intrakranielles Blutvolumen ↓ → ICP ↓; **aber:** Steal-Effekt in gesunden/grenzkompensierten Hirnarealen mit Gefahr der Ischämieentwicklung → nicht empfohlen
- **Barbituratkoma:** = Trapanalnarkose mit angestrebtem Burst-Suppression-Muster im EEG-Monitoring: Reduktion zerebraler Stoffwechsel → CBF-Bedarf ↓ → CBV ↓ → ICP ↓; **aber:** CPP ↓ durch MAD ↓ und myokardiale Depression, Immunsuppression → nicht empfohlen
- **Osmotherapie mit Mannitol oder hyperosmolarem Natrium:** Small-Volume Resuscitation mit Reduktion des Hirnödems um wenige Milliliter → Ödemvolumen ↓ → intrakranielles Volumen ↓ → ICP ↓; **aber:** durch nicht intakte Blut-Hirn-Schranke Angleichen der Osmolarität → **cave:** Rebound, Maßnahme nicht outcomerelevant; hyperosmolares Natrium der Mannitoltherapie wahrscheinlich überlegen und über Serumnatrium besser zu monitorieren. **Cave:** Serumnatriumwerte > 155 mmol/l.
- **Milde Hypothermie bei 34 °C:** s. o. Temperaturmanagement.

16.5 Management des raumfordernden Kleinhirninfarkts

In 17–54 % aller zerebellären Ischämien kommt es zu einem raumfordernden Hirnödem. Raumfordernde Kleinhirninfarkte stellen insgesamt eine sehr heterogene Entität dar, ohne klare Prädiktoren: Die initiale Klinik ist häufig unspezifisch, und es gibt keine sicheren CT-Zeichen für eine potenzielle raumfordernde Entwicklung. Das Risiko eines raumfordernden Kleinhirninfarkts besteht in der transtoriellen oder transforaminalen Herniation, einer Kompression des IV. Ventrikels mit Entwicklung eines Verschlusshydrozephalus sowie einer Hirnstammkompression. Die wesentlichen Prognosefaktoren sind hierbei die primäre Hirnstammbeteiligung oder die sekundäre Hirnstammschädigung infolge der Hirnstammkompression (➤ Box 16.5).

Vor diesem Hintergrund sollten Patienten mit großem Kleinhirninfarkt zunächst immer auf einer Neuro-Intensivstation überwacht werden. Dies gilt sowohl für Patienten nach Basilaristhrombose und noch unklarem Outcome als auch für Patienten mit primärem großem Kleinhirninfarkt mit Potenzial zur raumfordernden Ödementwicklung, auch wenn zu diesem Zeitpunkt die Klinik nur mäßig ausgeprägt ist. Das erforderliche Monitoring zur frühzeitigen Detektion einer raumfordernden Wirkung ist zum überwiegenden Teil klinisch (➤ Box 16.6). Neben der Vigilanzüberwachung gilt es hierbei subtile andere typische Zeichen der raumfordernden Wirkung zu erfassen.

Box 16.5 Prognosefaktoren des raumfordernden Kleinhirninfarkts

- Hirnstammbeteiligung und Hirnstammkompression!!!
- Komatöse Bewusstseinslage
  - Good Clinical Outcome (mR ≤ 2): Therapie bei Somnolenz 75 % vs. bei Koma 47 %
- Alter des Patienten
- Kleinhirninfarkt > ⅔

Box 16.6 Monitoring des raumfordernden Kleinhirninfarkts

- Engmaschiges klinisches Monitoring mit Fokus auf:
  - Quantitative und qualitative Vigilanzabnahme/-veränderung
  - Neue Okulomotorikstörung
    - Sonnenuntergangsphänomen bei Hydrozephalus
    - Okulomotorikstörung bei Kompression der Vierhügelplatte bei A.-cerebelli-superior-Infarkten
  - Neue Schluckstörung oder Singultus und Veränderungen des Atemmusters bei Kompression der Medulla oblongata bei kaudal gelegenen PICA-Infarkten
- Sonografisches Monitoring des Ventrikelsystems/III. Ventrikels bzgl. Hydrozephalus
- Frühzeitige cCT-Verlaufsbildgebung

16.5.1 Therapie des raumfordernden Kleinhirninfarkts

MERKE

Die Behandlung der Wahl beim raumfordernden Kleinhirninfarkt ist die operative Therapie.

Externe Ventrikeldrainage

Die Anlage einer externen Ventrikeldrainage (EVD) zur Entlastung eines Verschlusshydrozephalus stellt eine der üblichen operativen Therapieoptionen dar. Über die EVD lässt sich allerdings nur eine Folge der Raumforderung in der hinteren Schädelgrube therapieren; sie sorgt nicht für eine grundsätzliche Entlastung des raumfordernden Kleinhirnödems. Dementsprechend stellt die EVD-Anlage bei Vigilanzminderung des Patienten häufig nur eine Überbrückungsmaßnahme bis zur Entlastungstrepanation dar.

Subokzipitale Dekompressionskraniektomie

In der Literatur wie auch im Praxisalltag sind verschiedene operative Entlastungsmaßnahmen der hinteren Schädelgrube bekannt: sowohl die unilaterale als auch die primäre bilaterale Kraniektomie, mit oder ohne Eröffnung des Foramen magnum sowie mit verschiedenen Formen der Duraplastik. Darüber hinaus ist eine Nekrosektomie des infarzierten Kleinhirninfarkts eine ebenfalls übliche, wenn auch nicht durchgehend praktizierte Vorgehensweise, um einen noch größeren Entlastungseffekt zu erzielen. Mancherorts wird eine EVD-Anlage auch mit einer subokzipitalen Dekompression kombiniert. Anders als beim malignen Mediainfarkt existiert ist hier keine standardisierte Vorgehensweise etabliert; wichtig ist lediglich die suffiziente Entlastung der Raumforderung in der hinteren Schädelgrube.

In der Bewertung der verschiedenen Therapieoptionen lässt sich jedoch konstatieren, dass bei einem infolge eines raumfordernden Kleinhirninfarkts komatösen Patienten die subokzipitale Dekompressionskraniektomie mit oder ohne EVD-Anlage in immerhin ca. 50 % der Fälle ein gutes Outcome erreichen kann, wohingegen die alleinige EVD-Anlage ein gutes Outcome nur bei ca. einem Drittel der Patienten ermöglicht. Ein möglicher Therapiealgorithmus ist in ➤ Abb. 16.8 dargestellt.

Langzeitprognose

Das Langzeitoutcome nach Therapie des raumfordernden Kleinhirninfarkts zeigt in über 50 % der Fälle eine Selbstständigkeit der Patienten. In ca. 40 % der Fälle ist ein modifizierter Rankin Score von ≤ 2 beschrieben, sodass die frühzeitige operative Herangehensweise mehr als gerechtfertigt ist, denn offensichtlich weisen Patienten mit Vigilanzbeeinträchtigungen, aber noch ohne komatöse Bewusstseinslage eine bessere Prognose auf. Allerdings ist sowohl der begleitende Hirnstamminfarkt als auch die sekundäre Hirnstammschädigung und eine bilaterale Kleinhirninfarzierung mit einem schlechteren Outcome assoziiert, sodass bei begleitender relevanter Hirnstammsymptomatik eine kritische Evaluation einer operativen Therapie erforderlich ist (➤ Abb. 16.8).

16

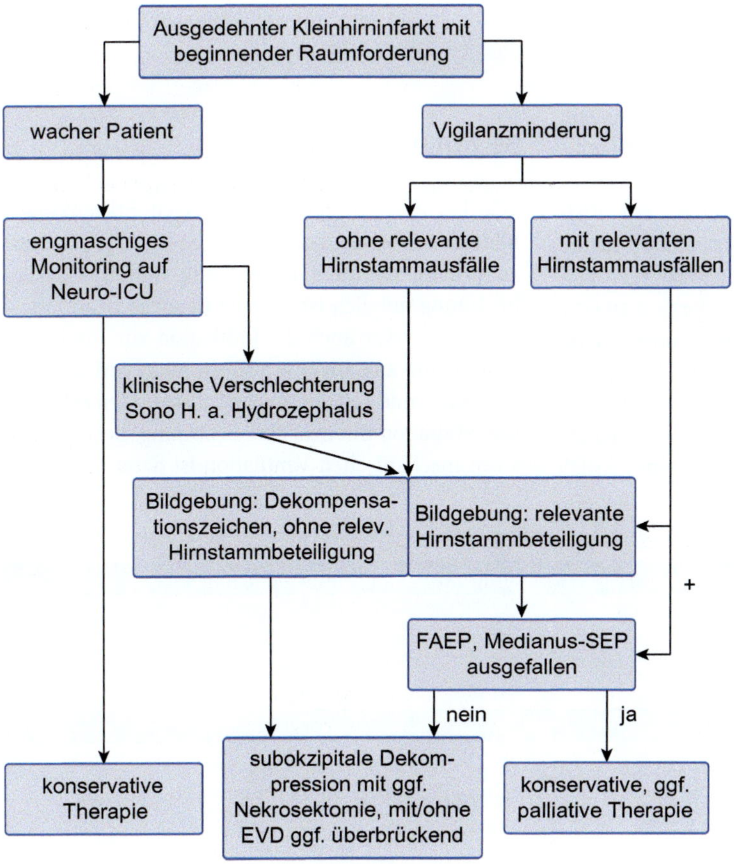

Abb. 16.8 Vorgehen beim raumfordernden Kleinhirninfarkt (FAEP: frühe akustisch evozierte Potenziale; SEP: somatosensibel evozierte Potenziale; EVD: externe Ventrikeldrainage) [L143]

16.5.2 Besonderheiten der Beatmungstherapie von Schlaganfallpatienten

Rund 12,5 % aller Schlaganfallpatientenbenötigen im Rahmen der Akutbehandlung eine Beatmungstherapie. Die Inzidenz der erforderlichen Beatmungstherapie variiert entsprechend dem Schlaganfallsubtyp: Knapp 8 % aller ischämischen Schlaganfälle, ca. 30 % aller hämorrhagischen Schlaganfälle und annähernd 39 % aller Subarachnoidalblutungen werden während der Akutphase beatmet. Insgesamt ist eine Oxygenierungsstörung eine häufige und typische Komplikation nach schweren Schlaganfällen und ebenso wie die hyperventilationsbedingte Hypokapnie mit einem schlechteren Outcome assoziiert. Die Ursachen für eine hypoxische Störung sind vielfältig und bedürfen einer gründlichen Abklärung. Typische Ursachen einer Oxygenierungsstörung sind u. a. Infektionen des Respirationstrakts, Aspiration, Lungenembolie, kardiogenes und neurogenes Lungenödem, zentrale Atemregulationsstörungen, Schlafapnoe-Syndrom sowie ein Versagen der Atemmuskelpumpe.

Schlaganfallpatienten stellen hierbei ein Risikokollektiv für das Auftreten eines ARDS („acute respiratory distress syndrome“) dar, weswegen insbesondere Schlaganfallpatienten von Beginn an eine lungenprotektive Beatmung erhalten sollten. Dies trifft auch auf die Beatmung während einer interventionellen Schlaganfalltherapie zu. Das erhöhte ARDS-Risiko bei Schlaganfallpatienten liegt einerseits in den auslösenden Mechanismen eines ARDS begründet und andererseits in der schlaganfallbedingten Immunsuppression. Die Ursachen des ARDS beim Schlaganfallpatienten sind ➤ Tab. 16.5 zu entnehmen.

Zur Therapie der Oxygenierungsstörung kommt zunächst eine Sauerstoffinsufflationstherapie in Betracht. Der Vorteil einer präventiven Sauerstoffgabe ist nicht belegt, sodass eine Sauerstoffgabe erst bei einem Abfall der SpO_2 unter 95 % empfohlen wird. Alternativ kann hier die nasale High-Flow-Sauerstofftherapie, bei der neben der Sauerstoffgabe auch ein geringer positiver endexspiratorischer Druck (PEEP) aufgebaut wird, zur Therapie genutzt werden.

Indikation zur Beatmung

Die mechanische Ventilation ist bei einem Teil der Patienten aus sehr unterschiedlichen Gründen indiziert (➤ Box 16.7).

Beatmungsform

Wie bei anderen intensivpflichtigen Erkrankungsbildern ist bei Indikation zur Beatmung zunächst zu prüfen, ob diese nichtinvasiv mittels Maskenbeatmung möglich ist oder ob über die Beatmungstherapie hinaus auch die Indikation zur Intubation und damit zur invasiven Beatmung vorliegt. Der überwiegende Teil der obigen Indikationen erfordert die Intubation mit invasiver Beatmung. Bei der invasiven mechanischen Ventilation ist dann immer die

Tab. 16.5 Typische direkte und indirekte Ursachen eines ARDS

Direkte Schädigungsursachen	Indirekte Schädigungsursachen
Häufig	Häufig
Aspirationspneumonie/-pneumonitis	Sepsis, Schock
Pneumonie	Schwere Traumen
Selten	Selten
Lungenkontusion	DIC
Reperfusionsschaden	**Schwere Kopfverletzung/zerebrale Schäden**
Inhalationstrauma	**Neurogenes Lungenödem**
	TRALI

Fett: typische beim Schlaganfall auftretende Mechanismen; DIC = disseminated intravasal coagulation; TRALI = transfusion related acute lung injury

Box 16.7 Indikationen zur Beatmungstherapie und Intubation

- Bewusstseinsminderung mit GCS < 8
- Ausgeprägte Aspiration mit oder ohne aktuelle Oxygenierungsstörung
- Ausgeprägte Dysphagie
- Beatmungstherapie als Teil der Therapie des erhöhten intrakraniellen Drucks und eines Hirnödems
- Akutes Atemversagen bei neurogenem oder kardiogenem Lungenödem
- Zentrale Atemregulationsstörungen mit Apnoe-Episoden
- Ischämiegetriggerter Status epilepticus und generalisierter Krampfanfall
- Atemwegssicherung bei lyseassoziiertem Angioödem

Spontanatmung der kontrollierten Beatmung vorzuziehen. Eine kontrollierte Beatmung ist nur dann anzustreben, wenn eine Gefährdung des Patienten durch Spontanatmung besteht. Dies trifft auf die Beatmung zur Hirndrucktherapie, auf die Beatmung beim ischämisch getriggerten Status und partiell auf die zentralen Atemregulationsstörungen zu. Bei allen anderen Indikationen ist die Spontanatmung zu bevorzugen.

Aufgrund des erhöhten ARDS-Risikos beim Schlaganfallpatienten (s. o.) ist von Beginn an eine lungenprotektive Beatmung mit CO_2-Stabilität anzustreben:

- Tidalvolumen von 6 ml/kg idealisiertes KG
- Körpergewichts- und complianceadaptierter PEEP
- Ermöglichung von Spontanatmung, bei kontrollierter Beatmung ist eine höhere CO_2-Stabilität durch volumenkontrollierte Beatmungsmodi zu erreichen
- Vermeidung von Volutrauma, Atelektrauma und Barotrauma
- Regelmäßige und atelektaseadaptierte Lagerungstherapie, wenn möglich (auch bei Hirnödem ist eine achsengerechte Lagerungstherapie möglich)
- Mobilisation in den Therapiestuhl, wenn möglich
- Suffiziente Bronchialtoilette, ggf. mit regelmäßiger Bronchoskopie

Bei Entwicklung eines schweren Lungenversagens ist eine sukzessive PEEP-Anpassung auch beim raumfordernden Mediainfarkt möglich. Hier sind PEEP-Werte bei Erfordernis bis 15 mbar ohne relevante Auswirkung auf den ICP oder CPP beschrieben. Auch eine Bauchlage ist zur Therapie eines ARDS beim malignen Mediainfarkt durchführbar. Hierbei ist lediglich auf die Einhaltung einer achsengerechten Lagerung und einer Oberkörperhochlagerung zu achten.

Weaning vom Beatmungsgerät und Atemwegsmanagement

Das Weaning vom Beatmungsgerät beginnt mit der Intubation des Schlaganfallpatienten. Hier ist täglich zu prüfen, ob eine Spontanatmung des Patienten möglich ist und – bei stabiler Spontanatmung –, ob die Kriterien für eine stabile Extubation vorliegen (➤ Tab. 16.6).

Atemwegsmanagement durch Tracheotomie

Etwa 15–35 % aller intensivpflichtigen Schlaganfallpatienten können nicht extubiert werden oder weisen ein Extubationsversagen auf und benötigen in der Folge eine Tracheotomie. Ein hohes Risiko für einen Tracheotomiebedarf weisen Patienten mit Hirnstamminfarkten, ausgeprägter Dysphagie, raumfordernden Hemisphäreninfarkten und begleitender neurochirurgischer Intervention sowie Patienten mit prolongierter Beatmung aufgrund einer begleitenden anderen Komplikation auf. Insgesamt werden Neurointensivpatienten und v. a. beatmungspflichtige Schlaganfallpatienten im Vergleich zur anderen Intensivpatienten häufiger und früher tracheotomiert. Eine Evaluation hinsichtlich des Erfordernisses einer Tracheotomie sollte nach ca. 1 Woche erfolgen. Möglicherweise gibt es einen Vorteil für eine sehr

Tab. 16.6 Extubationskriterien beim Schlaganfallpatienten

Neurologisch	Pulmonal
Ideal: wacher Patient (GCS > 8)	Nach 30 min Spontanatmung $paO_2 > 60$ mmHg, $paCO_2$ im Normbereich bzw. Anstieg $paCO_2 < 15$ mmHg
Ideal: kooperativ	Bei niedriger Atemunterstützung Tidalvolumen > 5 ml/kg KG
Auslösbarer Husten- und Würgereflex	Atemfrequenz < 35/min
Spontanes Schlucken	PEEP < 8 mbar
Wenig/kaum Speichel-/Sekretproduktion	$paO_2/fiO_2 > 200$
Kardiovegetativ stabil	Bei länger dauernder Intubation positiver Nebenlufttest

frühe Tracheotomie, was aber noch nicht abschließend bestätigt ist.

16.5.3 Besonderheiten des Herz-Kreislauf-Managements von Schlaganfallpatienten

Dem Herz-Kreislauf-Management und v. a. dem Blutdruckmanagement kommt beim Schlaganfallpatienten eine besondere Bedeutung zu, da in der akuten Phase des Schlaganfalls sowohl eine Hypotonie als auch eine relevante Hypertonie mit einem schlechteren Outcome assoziiert ist und sich somit eine U-förmige Beziehung des Blutdrucks mit dem Outcome ergibt. Klare Blutdruckempfehlungen sind jedoch vor dem Hintergrund sehr heterogener Studienergebnisse – bis auf die Empfehlungen vor und nach akuter Rekanalisation (s. o.) – schwierig und fallen in Bezug auf eine optimale Blutdruckeinstellung von Patient zu Patient wahrscheinlich verschieden aus. Der Grund sind die individuell unterschiedlichen Einflussfaktoren auf die Anforderungen an die Herz-Kreislauf-Parameter wie persistierende Verschlüsse oder Stenosen der extra- und intrakraniellen Gefäße mit unterschiedlich suffizienter Kollateralisierung, eine persistierende Penumbra, Beeinträchtigungen der Herzauswurfleistung chronisch oder akut, Klappeninsuffizienzen oder -stenosen, septische Konstellation etc. Diese Prozesse nehmen Einfluss auf die Güte und Suffizienz der zerebralen Perfusion, die es v. a. bei einer noch bestehenden Penumbra zu optimieren gilt.

Intensivpflichtigkeit aus hämodynamischer Indikation

Viele deutsche Stroke Units haben die Möglichkeit zur invasiven arteriellen Blutdruckmessung, sodass aus der Notwendigkeit zur kontinuierlichen Blutdruckmessung nicht unbedingt eine Intensivpflichtigkeit entsteht. Allerdings zeigt die Notwendigkeit des kontinuierlichen Blutdruckmonitorings bereits eine hämodynamische Instabilität des Patienten an, die den Patienten an die Intensivstation heranrückt und an eine mögliche Verlegung denken lassen sollte.

In folgenden Fällen besteht die Indikation zur Aufnahme auf eine Intensivstation:

- Therapierefraktäre hypertensive Entgleisungen mit der Notwendigkeit einer differenzierten kontinuierlichen i. v. antihypertensiven Therapie
- Absolute oder relative Hypotonie mit Gefährdung der penumbralen Versorgung bzw. bei schlechter Kollateralversorgung mit resultierender Katecholaminpflichtigkeit
- Bradykarde Herzrhythmusstörungen mit möglicher Notwendigkeit einer Schrittmachertherapie
- Persistierende tachykarde Herzrhythmusstörungen unter bereits erweiterter frequenzbegrenzender Therapie (**cave:** Tachymyopathie)
- Akute neurogene oder kardiogene Herzinsuffizienz
- Indikation zum erweiterten hämodynamischen Monitoring

16.6 Vorgehen im Rahmen des hämodynamischen Managements

Nicht das Management des hypertensiv entgleisten Patienten soll an dieser Stelle thematisiert werden, sondern das Management zur Optimierung der zerebralen Perfusion. Zielparameter ist hier in der Schlaganfalltherapie i.d.R. der mittlere arterielle Druck (MAD), der einen gewissen Zielwert halten soll, um eine optimale Perfusion des Gehirns zu gewährleisten. Der MAD ist der Parameter der Wahl, da er einfach mittels arterieller Blutdruckmessung zu ermitteln und proportional zur Herzauswurfleistung ist sowie repräsentativ für die Organperfusion und somit auch für die Hirnperfusion sein soll. Dies wird an der folgenden Formel deutlich:

$$\text{MAD} = \text{HZV} \times \text{TPR}$$

MAD = mittlerer arterieller Druck, HZV = Herzzeitvolumen, TPR = totaler peripherer Widerstand

Diese Beziehung zeigt an, dass der MAD sowohl durch ein gutes HZV als auch durch eine periphere Engstellung mit Widerstandserhöhung getrieben sein kann. Beim hämodynamischen Management und bei der Optimierung des MAD geht es also darum, eine Optimierung der Herzauswurfleistung und eine Normalisierung des peripheren Widerstands zu erreichen. Die Optimierung der Herzauswurfleistung erfolgt zunächst entsprechend dem Frank-Starling-Mechanismus durch Optimierung des Volumenhaushalts und damit der kardialen Vorlast, auch und v.a. bei Patienten mit einer linksventrikulären Pumpschwäche. Da der überwiegende Teil aller Schlaganfallpatienten sich im volumenreagiblen Bereich der Frank-Starling-Kurve befindet, besteht die Therapie der Wahl zur Blutdruckstabilisierung initial immer in der Gabe balancierter physiologischer Elektrolytlösungen. Basale Möglichkeiten zum Erkennen eines Flüssigkeitsbedarfs sind:

- Puls-Druck-Variation der arteriellen Druckkurve
- Blutdruckanstieg im „Passive-Leg-Raise"-Test
- Erhöhtes Laktat in der arteriellen BGA
- Inspiratorisch vollständig, nahezu vollständig kollabierende V. cava im Ultraschall substernal

Erst bei fehlender Stabilisierung des MAD unter Flüssigkeitstherapie sollten Katecholamine zum Einsatz kommen. Hier steht beim Schlaganfallpatienten v.a. die Gabe von Vasokonstriktoren wie das Noradrenalin im Vordergrund.

Zur Optimierung der zerebralen Perfusion und der hierfür notwendigen Therapie sollte insbesondere bei

- höher dosierter Vasokonstriktorentherapie,
- Erfordernis einer differenzierten Katecholamintherapie,
- unklarer Vorlastsituation,
- akuter neurogener oder kardiogener Pumpfunktionsstörung oder
- kombinierter Störung des HZV und TPR (z. B. bei schwerer Sepsis oder septischem Schock)

einerseits eine Diagnostik der kardialen Funktion mittels transthorakaler Echokardiografie und andererseits ein erweitertes hämodynamisches Monitoring mit Werten zum systemischen Widerstand, zur Herzauswurfleistung und zur Vorlast erfolgen. Die Therapie erfolgt dann individualisiert anhand der erhobenen Parameter. Die Notwendigkeit für dieses Vorgehen gewinnt dadurch an Bedeutung, dass > 50 % aller Schlaganfallpatienten kardiale Auffälligkeiten und immerhin 12 % eine relevante linksventrikuläre Pumpfunktionsstörung aufweisen, die ein gezieltes hämodynamisches Management (s.o.) benötigen.

LITERATUR

Al-Mufti F, Dancour E, Amuluru K, Prestigiacomo C, Mayer SA, Connolly ES, et al. Neurocritical care of emergent large-vessel occlusion: the era of a new standard of care. J Intensive Care Med 2017; 32: 373–386.

Balami JS, White PM, McMeekin PJ, Ford GA, Buchan AM. Complications of endovascular treatment for acute ischemic stroke: prevention and management. Int J Stroke 2018; 13: 348–361.

Bösel J. Who is safe to extubate in the neuroscience intensive care unit? Semin Respir Crit Care Med 2017; 38: 830–839.

Bösel J. Management of the interventional stroke patient. Curr Treat Options Neurol 2015; 17(10): 45.

Bösel J, Schiller P, Hook Y, Andes M, Neumann J-O, Poli S, et al. Stroke-Related Early Tracheostomy Versus Prolonged Orotracheal Intubation in Neurocritical Care Trial (SETPOINT): a randomized pilot trial. Stroke 2013; 44: 21–28.

16

Darki A, Schneck MJ, Agrawal A, et al. Correlation of elevated troponin and echocardiography in acute ischemic stroke. J Stroke Cerebrovasc Dis 2013; 22: 959–961.
Gerriets T, Stolz E, König S, Babacan S, Fiss I, Jauss M, Kaps M. Sonographic monitoring of midline shift in space-occupying stroke: an early outcome predictor. Stroke 2001; 32: 442–447.
Huang X, Yang Q, Shi X, Xu X, Ge L, Ding X, Zhou Z. Predictors of malignant brain edema after mechanical thrombectomy for acute ischemic stroke. J Neurointerventional Surg 2019; 11(10): 994–999.
Jauss M, Krieger D, Hornig C, Schramm J, Busse O. Surgical and medical management of patients with massive cerebellar infarctions: results of the German-Austrian Cerebellar Infarction Study. J Neurol 1999; 246: 257–264.
Jüttler E, Schweickert S, Ringleb PA, Huttner HB, Köhrmann M, Aschoff A. Long-term outcome after surgical treatment for space-occupying cerebellar infarction: experience in 56 patients. Stroke 2009; 40: 3060–3066.
Jüttler E, Unterberg A, Woitzik J, Bösel J, Amiri H, Sakowitz OW, et alDESTINY II Investigators. Hemicraniectomy in older patients with extensive middle-cerebral-artery stroke. N Engl J Med 2014; 370: 1091–1100.
Kimberly WT, Dutra BG, Boers AMM, Alves HCBR, Berkhemer OA, for the MR CLEAN Investigators. Association of reperfusion with brain edema in patients with acute ischemic stroke: a secondary analysis of the MR CLEAN trial. JAMA Neurol 2018; 75: 453.
Kirkman MA, Citerio G, Smith M. The intensive care management of acute ischemic stroke: an overview. Intensive Care Med 2014; 40: 640–653.
Kneihsl M, Niederkorn K, Deutschmann H, Enzinger C, Poltrum B, Fischer R, et al. Increased middle cerebral artery mean blood flow velocity index after stroke thrombectomy indicates increased risk for intracranial hemorrhage. J Neurointerventional Surg 2018a; 10: 882–887.
Kneihsl M, Niederkorn K, Deutschmann H, Enzinger C, Poltrum B, Horner S, et al. Abnormal blood flow on transcranial duplex sonography predicts poor outcome after stroke thrombectomy. Stroke 2018b; 49: 2780–2782.
Kurre W, Bäzner H, Henkes H. Mechanische Thrombektomie: Akutkomplikationen und Spätfolgen. Radiologe 2016; 56(1): 32–41.
Leonardi-Bee J, Bath PM, Phillips SJ, Sandercock PA. Blood pressure and clinical outcomes in the International Stroke Trial. Stroke 2002; 33: 1315–1320.
Lindeskog D, Lilja-Cyron A, Kelsen J, Juhler M. Long-term functional outcome after decompressive suboccipital craniectomy for space-occupying cerebellar infarction. Clin Neurol Neurosurg 2019; 176: 47–52.
Mäurer M, Shambal S, Berg D, Woydt M, Hofmann E, Georgiadis D, et al. Differentiation between intracerebral hemorrhage and ischemic stroke by transcranial color-coded duplex-sonography. Stroke 1998; 29: 2563–2567.
Meinel TR, Kaesmacher J, Chaloulos-Iakovidis P, Panos L, Mordasini P, Mosimann PJ, et al. Mechanical thrombectomy for basilar artery occlusion: efficacy, outcomes, and futile recanalization in comparison with the anterior circulation. J Neurointerv Surg 2019a; 11(12): 1174–1180.
Meinel TR, Kaesmacher J, Mordasini P, Mosimann PJ, Jung S, Arnold M, et al. Outcome, efficacy and safety of endovascular thrombectomy in ischaemic stroke according to time to reperfusion: data from a multicentre registry. Ther Adv Neurol Disord 2019b Mar 27; 12: 1756286419835708.
Neugebauer H, Witsch J, Zweckberger K, Jüttler E. Space-occupying cerebellar infarction: complications, treatment, and outcome. Neurosurg Focus 2013; 34: E8.
Pfefferkorn T, Eppinger U, Linn J, Birnbaum T, Herzog J, Straube A, et al. Long-term outcome after suboccipital decompressive craniectomy for malignant cerebellar infarction. Stroke 2009; 40: 3045–3050.
Rincon F, Mayer SA, Rivolta J, Stillman J, Boden-Albala B, Elkind MSV, et al. Impact of delayed transfer of critically ill stroke patients from the emergency department to the neuro-ICU. Neurocrit Care 2010; 13: 75–81.
Schönenberger S, Bösel J. Periinterventionelles Management der akuten endovaskulären Schlaganfallbehandlung. Nervenarzt 2015; 86: 1217–1225.
Sörö P, Hachinski V. Cardiovascular and neurological causes of sudden death after ischaemic stroke. Lancet Neurol 2012; 11: 179–188.
Vahedi K, Hofmeijer J, Juettler E, Vicaut E, George B, Algra A, et alDECIMAL, DESTINY, and HAMLET investigators. Early decompressive surgery in malignant infarction of the middle cerebral artery: a pooled analysis of three randomised controlled trials. Lancet Neurol 2007; 6: 215–222.
van der Worp HB, Macleod MR, Kollmar R, European Stroke Research Network for Hypothermia (EuroHYP). Therapeutic hypothermia for acute ischemic stroke: ready to start large randomized trials? J Cereb Blood Flow Metab 2010; 30: 1079–1093.
Zazulia AR. Critical care management of acute ischemic stroke. Contin Lifelong Learn Neurol 2009 ;15: 68–82.

KAPITEL

17 Schluckassessment und Ernährung von Schlaganfallpatienten

Rainer Dziewas, Tobias Warnecke

ZUSAMMENFASSUNG

Schluckstörungen sind häufige, aber gleichzeitig zumeist auch wenig offensichtliche und in ihren klinischen Konsequenzen unterschätzte Komplikationen nach Schlaganfall. In diesem Kapitel werden ein strukturiertes diagnostisches Vorgehen sowie Therapiemöglichkeiten der schlaganfallbedingten Dysphagie vorgestellt. Zudem werden aktuelle Leitlinienempfehlungen zur Ernährungstherapie in diesem Kontext erläutert.

17.1 Anatomie und Physiologie

Der Schluckakt ist ein hochkomplexer neuromuskulärer Vorgang, der die präzise bilaterale Koordination von mehr als 25 Muskelpaaren erfordert, um einen sicheren und effizienten Bewegungsablauf zu ermöglichen. Die Grundlagenforschung hat das neurophysiologische Wissen um die zentralnervöse Steuerung des Schluckaktes in den letzten 2 Jahrzehnten erheblich erweitert. Zahlreiche Studien konnten mithilfe von bildgebenden Verfahren neben der schon länger bekannten Rolle des Hirnstamms übereinstimmend auch die große Bedeutung des Großhirns belegen und haben bei Dysphagiepatienten therapeutisch potenziell beeinflussbare Reorganisationsmechanismen aufgedeckt.

Der Schluckakt lässt sich in orale Vorbereitungsphase, orale Phase, pharyngeale Phase und ösophageale Phase einteilen, die in ihren dynamischen Abläufen fließende Übergänge zeigen: Nach dem Zerkleinern der Nahrung in der **oralen Vorbereitungsphase** wird der Bolus in der **oralen Phase** mittels sequenzieller Wellenbewegungen am harten Gaumen entlang in den Oropharynx transportiert. Die nachfolgende **pharyngeale Phase** ist nicht mehr willentlich steuerbar und beginnt mit der Auslösung des Schluckreflexes. Durch eine kolbenartige Rückwärtsbewegung der Zungenbasis und gleichzeitige Elevation von Hyoid und Larynx nach superior-anterior gleitet der Bolus unter dem Schutz der Atemwege über die Epiglottis und die Sinus piriformes, wobei er durch sequenzielle Kontraktionen der Pharynxmuskulatur schlundabwärts transportiert wird. Wenn die Kontraktionswelle den oberen Ösophagussphinkter erreicht, beginnt die **ösophageale Phase.** Durch eine peristaltische Welle wird der Speisebrei in den Magen befördert.

MERKE

Der Schluckakt wird in die orale Vorbereitungsphase sowie die orale, pharyngeale und ösophageale Phase unterteilt. An der Steuerung des Schluckaktes ist neben den Schluckzentren des Hirnstamms ein weitverzweigtes kortikales Netzwerk beteiligt.

17.2 Epidemiologie der Dysphagie nach Schlaganfall

In der Akutphase des Schlaganfalls weisen mindestens 40–50 % der Patienten eine Schluckstörung auf. In der chronischen Phase 6 Monate nach Insult sinkt die Inzidenz auf ca. 10–25 % (Cohen et al. 2016). Neben einer Beeinträchtigung der Nahrungsaufnahme mit den möglichen Konsequenzen einer Dehydratation und Malnutrition sind Schluckstörungen in der Akutphase insbesondere mit dem Risiko der Aspirationspneumonie verknüpft (Joundi et al. 2017). Darüber hinaus erhöht die schlaganfallbedingte Dysphagie sowohl das Mortalitätsrisiko als auch das Risiko eines schlechten Outcomes substanziell und in einer vergleichbaren Größenordnung wie das mittels NIHSS gemessene globale klinische Defizit und das Patientenalter (Joundi et al. 2017). Aus diesem Grund kommt der frühzeitigen Detektion dieses Störungsbildes eine entscheidende Bedeutung zu.

MERKE

Die Dysphagie nach Schlaganfall ist häufig und prognoserelevant.

17.3 Diagnostik der schlaganfallbedingten Dysphagie

17.3.1 Aspirationsscreening

Als erster diagnostischer Schritt ist bei allen Schlaganfallpatienten ein Aspirationsscreening durchzuführen. Nach einem etablierten Protokoll wird dem Patienten hierbei zunächst mehrfach ein Teelöffel Wasser gegeben und, wenn dieser jeweils ohne Aspirationszeichen geschluckt wird, anschließend eine größere Menge, z. B. 50 ml, in einem Glas gereicht (Martino et al. 2009). Als Aspirationsindikatoren gelten Husten, Stridor und eine Änderung der Stimmqualität. Als Alternative zu einem einfachen Wassertest kann ein Mehrkonsistenzentest eingesetzt werden. Der an akuten Schlaganfallpatienten evaluierte *Gugging Swallowing Screen* (GUSS) hat gegenüber dem Wassertest den Vorteil, dass sich aus dem Testergebnis nicht nur eine binäre Einschätzung des Aspirationsrisikos ergibt, sondern dass sich auch Empfehlungen zum weiteren Kostaufbau ableiten lassen (Trapl et al. 2007; Warnecke et al. 2017).

Auch wenn das Aspirationsscreening heute praktisch weltweit auf Stroke Units zum Einsatz kommt und auch als Indikator für die Qualität der Schlaganfallversorgung gilt, ist die wissenschaftliche Evidenz für seine Effektivität noch verhältnismäßig begrenzt (Smith et al. 2018). In mehreren prospektiven Beobachtungsstudien konnte gezeigt werden, dass die Durchführung eines Aspirationsscreenings mit einer Reduktion infektiöser Komplikationen verknüpft war (Lakshminarayan et al. 2010; Middleton et al. 2011). In einer Kohortenstudie mit Prä-post-Vergleich führte die Implementierung eines vom Pflegepersonal durchgeführten Aspirationsscreenings zu einer Reduktion der Pneumonierate nach Schlaganfall um > 50 % (Titsworth et al. 2013). Schließlich legte eine große retrospektive Registerstudie mit über 60.000 Patienten nahe, dass die Durchführung des Aspirationsscreenings nach Schlaganfall zudem zeitkritisch ist. So war das Risiko, eine Pneumonie zu entwickeln, linear mit der Latenz der Durchführung des Screenings verknüpft und stieg von gut 3 % bei prompter klinischer Untersuchung auf fast 4,5 % bei Testdurchführung erst nach 24 h an (Bray et al. 2017). In einer zweiten, methodisch ähnlich gelagerten Studie wurde dieser Zusammenhang zwischen verzögerter Durchführung des Aspirationsscreenings und erhöhtem Pneumonierisiko bestätigt (Al-Khaled et al. 2016). Demgegenüber zeigte sich in einer großen Registerstudie (> 600.000 Patienten), dass trotz einer zunehmend häufigeren Anwendung des Dysphagiescreenings sowohl das Mortalitäts- als auch das Pneumonierisiko der dysphagischen Patienten über

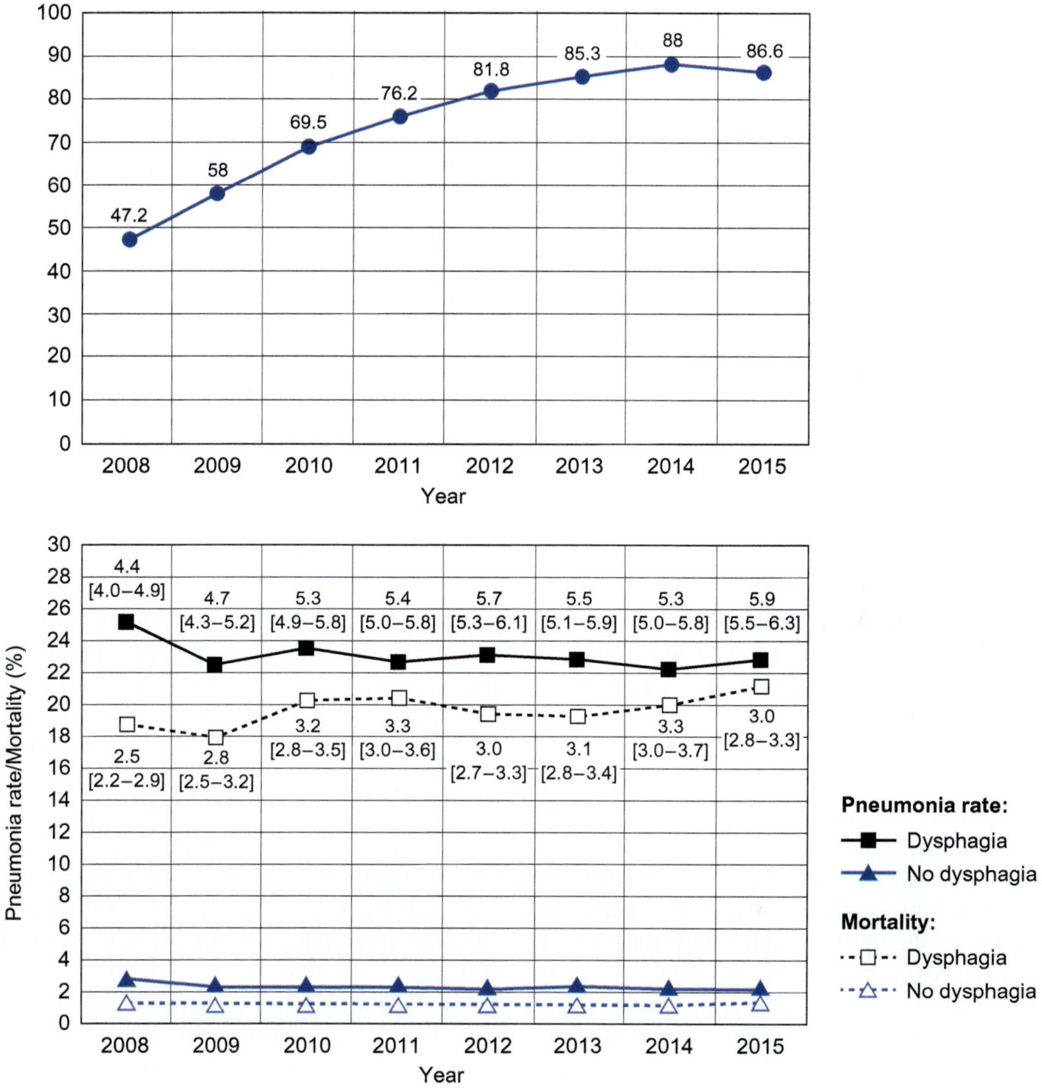

Abb. 17.1 Pneumonierate, Sterblichkeit und Häufigkeit des Dysphagiescreenings auf deutschen Stroke Units. Trotz kontinuierlich zunehmenden Dysphagiescreenings bleiben Pneumonierate und Sterblichkeit über einen 8-Jahres-Zeitraum nahezu unverändert (nach Suntrup-Krueger et al. 2018a). [L143]

einen Zeitraum von 8 Jahren unbeeinflusst blieb (Suntrup-Krueger et al. 2018a) (➤ Abb. 17.1).

MERKE

Alle Schlaganfallpatienten sollten so schnell wie möglich ein bettseitiges Dysphagiescreening erhalten. Neben einem einfachen Wassertest kann auch ein Mehrkonsistenzentest angewendet werden.

17.3.2 Dysphagie-Assessment

Bei allen Patienten mit einem pathologischen Screeningbefund sollte eine weiterführende Diagnostik der Schluckfunktion erfolgen. Aufgrund der unzureichenden Sensitivität der einzelnen Screeningverfahren sollten auch Patienten ohne pathologischen Screeningbefund, bei denen aber andere etablierte

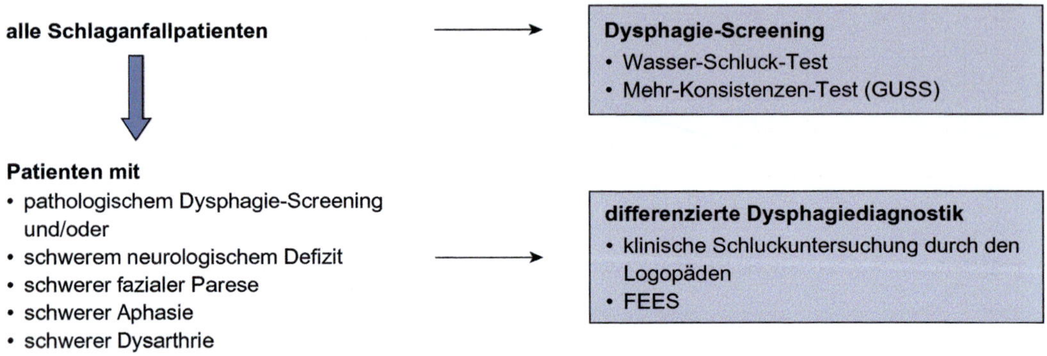

Abb. 17.2 Diagnostischer Algorithmus für die akute schlaganfallbedingte Dysphagie (FEES: flexible endoscopic evaluation of swallowing; GUSS: Gugging Swallowing Screen) [L143]

klinische Prädiktoren einer Dysphagie bzw. deren Komplikationen vorhanden sind, einer entsprechenden Untersuchung zugeführt werden. Hierzu gehören insbesondere ein insgesamt schweres neurologisches Defizit (NIHSS > 10 bei supratentoriellen und NIH > 5 bei infratentoriellen Schlaganfällen; Labeit et al. 2018), eine schwere Dysarthrie oder Aphasie oder eine ausgeprägte faziale Parese (Warnecke und Dziewas 2018) (➤ Abb. 17.2).

Zur differenzierten Dysphagiediagnostik des akuten Schlaganfallpatienten kommt zunächst die weitere Schluckuntersuchung durch einen Logopäden in Betracht. Aufgrund der Limitationen der klinischen Schluckuntersuchung, insbesondere im Hinblick auf die Detektion stiller Aspirationen und die Möglichkeit, die Effektivität schlucktherapeutischer Interventionen zu überprüfen, sollte möglichst frühzeitig eine apparative Zusatzdiagnostik mittels **Flexible Endoscopic Evaluation of Swallowing (FEES)** erfolgen. Eine aktuelle Umfrage unter deutschen Stroke Units ergab, dass die FEES in mehr als 70 % der Einrichtungen zur Verfügung steht, was im 5-Jahres-Horizont einem Plus von ca. 25 % entspricht. Konsequenterweise wurde die FEES zwischenzeitlich auch in den Katalog der Strukturkriterien für die DSG-Stroke-Unit-Zertifizierung aufgenommen (DSG 2018). Die über die letzten Jahre gewachsene Bedeutung der FEES kommt auch darin zum Ausdruck, dass von inzwischen drei großen Fachgesellschaften (DGN, DSG und DGG) ein gemeinsames Fortbildungsprogramm zur Vermittlung dieser Untersuchungstechnik betrieben wird (Dziewas et al. 2014). Grundsätzlich ist die FEES eine nebenwirkungsarme und mit einem nur geringen Zeitaufwand bettseitig durchführbare Untersuchung (Dziewas et al. 2019).

Zur Graduierung der schlaganfallbedingten Dysphagie kann der FEES-basierte **Flexible Endoscopic Dysphagia Severity Score (FEDSS)** zum Einsatz kommen. Der FEDSS (➤ Abb. 17.3) klassifiziert die schlaganfallbedingte Dysphagie in sechs Schweregrade, denen differenzierte protektive und rehabilitative Maßnahmen für die Akutbehandlung auf der Stroke Unit zugeordnet sind (Dziewas et al. 2008). Dieser Score hat sich zudem als ein wichtiger Prädiktor für Komplikationen, insbesondere Pneumonien und Intubationen, und das funktionelle Outcome im weiteren Krankheitsverlauf erwiesen (Warnecke et al. 2009).

Neben der initialen Diagnostik eignet sich die FEES auch für ein engmaschiges Verlaufsmonitoring der Dysphagie, deren Schweregrad sich – klinisch häufig unbemerkt – gerade in den ersten Tagen nach Schlaganfall verändern kann. Ob der konsequente Einsatz der FEES auf der Stroke Unit einen messbaren Einfluss auf klinisch relevante Endpunkte hat, lässt sich aufgrund der limitierten Datenlage aktuell nicht abschließend beurteilen. In einer prospektiven randomisierten Studie mit kleiner Fallzahl fand sich in der Subgruppe der Schlaganfallpatienten, deren Dysphagiemanagement FEES-basiert erfolgte, signifikant seltener eine Pneumonie als in der Patientengruppe, bei der die Dysphagie mithilfe der videofluoroskopischen Schluckuntersuchung festgelegt wurde (Aviv 2000). In einer zweiten, retrospektiven Studie zeigte sich, dass nach Einführung

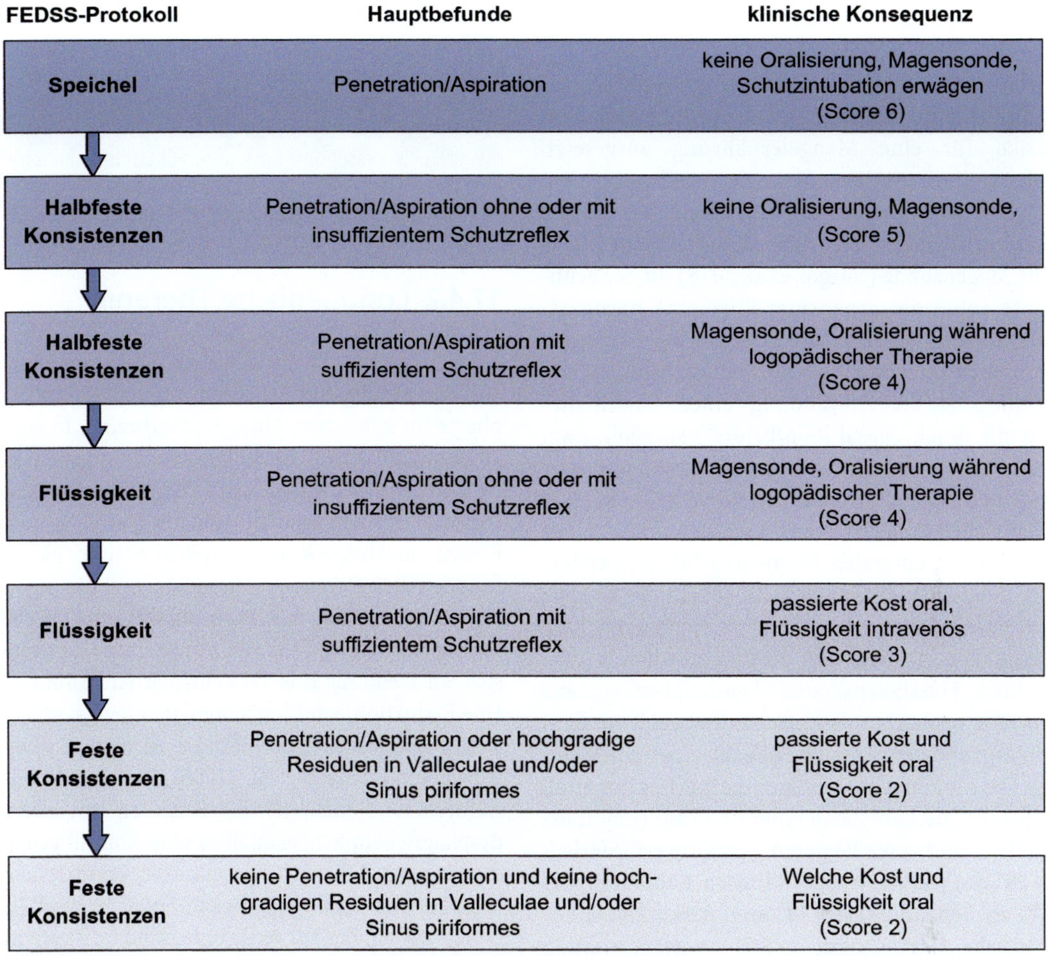

Abb. 17.3 FEES-basierter Dysphagie-Score FEDSS (nach Dziewas et al. 2008) [L143]

der bettseitigen FEES-Diagnostik auf der Stroke Unit gegenüber der Ausgangssituation eine signifikante Reduktion der Pneumonierate (von 12 auf 7 %) erreicht werden konnte. Zudem erhielten die Patienten bei Entlassung häufiger bereits wieder Normalkost (Bax et al. 2014).

MERKE

Auf der Stroke Unit sollte das Dysphagie-Assessment mittels FEES erfolgen. Die Dysphagie kann damit in klinisch relevante Schweregrade graduiert werden, denen jeweils konkrete Handlungsempfehlungen zugeordnet sind.

17.4 Therapie der schlaganfallbedingten Dysphagie

Zur Behandlung der schlaganfallbedingten Dysphagien steht inzwischen eine Vielzahl verschiedener Therapieverfahren zur Verfügung. Trotz der großen prognostischen Bedeutung dieses Syndroms gibt es bisher nur wenige randomisierte, kontrollierte Studien (RCTs) mit klinisch relevanten Endpunkten, welche die Effektivität dieser Verfahren wissenschaftlich belegen. In diesem Abschnitt werden ernährungstherapeutische, logopädische und medikamentöse Behandlungsoptionen sowie Neurostimulationsverfahren vorgestellt.

17.4.1 Künstliche Ernährung

Insbesondere Patienten mit einer schweren schlaganfallbedingten Dysphagie sind einem erhöhten Risiko für eine Mangelernährung ausgesetzt. Sofern eine ausreichende orale Ernährung nicht möglich ist, empfehlen die einschlägigen Leitlinien daher seit Langem die frühzeitige Ernährung über eine Magensonde (Burgos et al. 2018). In der Frühphase sollte die Ernährung über eine **nasogastrale Sonde** erfolgen. Insbesondere bei Patienten, bei denen es wiederholt zu Sondendislokationen kommt, ist die Anwendung eines Nasenhaltesystems (engl. „nasal loop/bridle") sinnvoll. Zwei Studien über den Einsatz von Nasensondenhaltesystemen an Schlaganfallpatienten zeigten, dass diese sicher sind, gut toleriert werden und zu einer effizienteren enteralen Ernährung führen (Anderson et al. 2004; Beavan et al. 2010). In der Gruppe mit Nasensondenhaltesystem einer neueren RCT wurde ein Anstieg des durchschnittlich verabreichten Flüssigkeits- und Sondenkostvolumens um 17 % beobachtet, ohne dass dies, auch vor dem Hintergrund der geringen Fallzahl, einen Effekt auf das Outcome nach 3 Monaten hatte (Beavan et al. 2010). Ist die künstliche enterale Ernährung mutmaßlich über einen längeren Zeitraum erforderlich (> 28 Tage), sollte in einer klinisch stabilen Phase, z. B. ab Behandlungstag 14, eine perkutane endoskopische Gastrostomie (PEG) angelegt werden (Burgos et al. 2018).

Die enterale Ernährung über eine Magensonde stellt allerdings keinen ausreichenden Aspirationsschutz insbesondere bei Patienten mit eingeschränktem Sekretmanagement dar. So betrug die Pneumonie-Inzidenz in einer Untersuchung von 100 akuten Schlaganfallpatienten, die aufgrund einer schweren Dysphagie eine Magensonde erhalten hatten, 44 % innerhalb der ersten 10 Behandlungstage (Dziewas et al. 2004). In dieser Patientenklientel sind daher zusätzliche Behandlungsstrategien zur Reduktion des oralen Keimspektrums zu erwägen. Neben einer konsequenten Zahn- und Mundhygiene (Ajwani et al. 2017) kommt hier auch der aus der Intensivmedizin bekannte topische Einsatz von nicht resorbierbaren Antibiotika und Antimykotika in Betracht (Gosney et al. 2006).

MERKE

Bei Schlaganfallpatienten, die wegen einer schweren Dysphagie nicht (ausreichend) oral ernährt werden können, soll frühzeitig mit einer künstlichen enteralen Ernährung über eine nasogastrale Sonde begonnen werden. Ist absehbar, dass diese Ernährung für einen längeren Zeitraum erforderlich ist (> 28 Tage), sollte in einer klinisch stabilen Phase eine PEG angelegt werden.

17.4.2 Logopädische Therapie

Der Einsatz von Schluckübungen und -manöver ist zur Behandlung von Patienten mit neurogener Dysphagie im klinischen Alltag weitverbreitet. In einem 2018 aktualisierten Cochrane-Review ergaben sich für den Einsatz logopädischer Therapieverfahren bei Patienten mit schlaganfallbedingter Dysphagie keine Effekte im Hinblick auf Sterblichkeit und globales funktionelles Outcome. Allerdings war die logopädische Behandlung mit einer signifikanten Verbesserung der Schluckfunktion assoziiert, und es zeigte sich ein Trend für eine Verweildauerreduktion sowie eine Reduktion von Bronchopneumonien (Bath et al. 2018). Die bisher größte Studie zu diesem Thema wurde von Carnaby et al. (2006) durchgeführt. Die Autoren randomisierten 306 Patienten mit akutem dysphagischem Schlaganfall in eine Kontrollgruppe, die eine den lokalen Gegebenheiten entsprechende logopädische Versorgung bekam, oder in zwei Therapiegruppen, die entweder eine standardisierte niederfrequente oder eine standardisierte hochfrequente Dysphagietherapie erhielten. Primärer Endpunkt der Studie war der Anteil der Patienten, der 6 Monate nach Schlaganfall mit normaler Kost ernährt wurde. Auch wenn der primäre Endpunkt knapp verfehlt wurde (56 % der Kontrollgruppe und 67 % der beiden Therapiegruppen erreichten das beschriebene Therapieziel), zeigte die standardisierte Dysphagietherapie einen Trend zur Reduktion des kombinierten Endpunkts aus Mortalität oder Unterbringung in einer Pflegeeinrichtung und senkte die globale Komplikationsrate sowie die Häufigkeit von Bronchopneumonien signifikant (Carnaby et al. 2006).

MERKE

Bei Patienten mit schlaganfallbedingter Dysphagie sollte eine logopädische Übungsbehandlung früh beginnen und bei Symptompersistenz systematisch fortgeführt werden.

17.4.3 Pharmakotherapie

Zur Pharmakotherapie der Dysphagie werden Substanzen angewendet, die entweder den peripheren afferenten Teil des Schlucknetzwerks stimulieren oder auf unterschiedlichen Ebenen seines zentralen Anteils wirken (Wirth und Dziewas 2019). Grundsätzlich wurden die folgenden Substanzklassen im Kontext der schlaganfallbedingten Dysphagie evaluiert: TRPV1-Agonisten („transient receptor potential cation channel subfamily 1“), Dopaminergika und ACE-Hemmer. Aktuell erscheint das Potenzial pharmakologischer Behandlungsoptionen nicht annähernd ausgeschöpft zu sein; für keine der genannten Pharmaka liegen ausreichend große multizentrische RCTs mit klinisch relevanten Endpunkten vor:

- Für oral applizierbare **TRPV1-Agonisten,** insbesondere Capsaicinoide und Piperine (Inhaltsstoff von schwarzem Pfeffer), konnte gezeigt werden, dass sie die Sicherheit des Schluckaktes erhöhen, indem sie die Schluckreflexlatenz verkürzen und die Kehlkopfhebung verbessern.
- **Dopaminergika** verbessern ebenfalls die Schluckreflexlatenz. In einer RCT, die 163 chronische Schlaganfallpatienten mit persistenter Dysphagie einschloss, war die Behandlung mit 100 mg Amantadin pro Tag mit einer signifikanten Reduktion der Pneumonierate im 3-Jahres-Verlauf assoziiert (Nakagawa et al. 1999).
- **ACE-Hemmer** vermindern u. a. den Abbau von Bradykinin und Substanz P. Da Substanz P die Auslösbarkeit des Husten- und Schluckreflexes verbessert, ist durch die Gabe von ACE-Hemmern grundsätzlich eine Stärkung der protektiven Reflexe denkbar. Trotz vielversprechender Daten zur Modifikation der Schluckphysiologie bleibt die Studienlage zum relevanteren Endpunkt der Pneumonierate uneinheitlich. Einerseits beschrieb eine Metaanalyse, die 5 RCTs und mehrere Fall-Kontroll-Studien berücksichtigte, eine mit der ACE-Hemmer-Therapie assoziierte signifikante Reduktion des Pneumonierisikos (Caldeira et al. 2012). Andererseits musste eine multizentrische RCT, in der dysphagische Schlaganfallpatienten mit einer mehr als 2 Wochen bestehenden Sondenernährung entweder 2,5 mg Lisinopril oder Placebo erhielten, vorzeitig abgebrochen werden, weil es in der Interventionsgruppe zu einer erhöhten Mortalität kam. Die Inzidenz der Pneumonie war in beiden Gruppen gleich (Lee et al. 2015).

17.4.4 Neurostimulation

Verschiedene Verfahren der peripheren und zentralen Neurostimulation haben in den letzten Jahren einen Entwicklungsstand erreicht, der ihren Einsatz im klinischen Kontext auch jenseits von kontrollierten Studien denkbar erscheinen lässt (Burgos et al. 2018).

Bei der **neuromuskulären Elektrostimulation (NMES)** werden motorische Nervenfasern mit dem Ziel gereizt, eine direkte Kontraktion und damit im Verlauf der Therapie eine Kräftigung des dazugehörigen Muskels hervorzurufen. Die NMES wird üblicherweise in Ergänzung zur logopädischen Schlucktherapie eingesetzt. Drei Metaanalysen von überwiegend kleineren randomisierten und nichtrandomisierten Studien ergaben einen moderaten Effekt der NMES auf die Schluckfunktion und die Kostform (Burgos et al. 2018). Diese Ergebnisse konnten in zwei neueren monozentrischen RCTs bestätigt werden (Terre und Mearin 2015; Park et al. 2016).

Bei der **pharyngealen elektrischen Stimulation (PES)** werden Zungengrund und Pharynxhinterwand über einen transnasal eingeführten dünnen Katheter, der mit einem Paar bipolarer Ringelektroden bestückt ist, elektrisch gereizt, um so über die Fazilitation afferenter Bahnen neuromodulatorisch auf das Schlucknetzwerk einzuwirken (➤ Abb. 17.4, s. Farbtafeln). Eine Muskelkontraktion ist im Gegensatz zu dem auf reine Muskelkräftigung abzielenden Verfahren der NMES nicht Ziel der Behandlung. Eine große multizentrische RCT, die STEPS-Studie, die den Einsatz der PES zur Behandlung der Dysphagie bei akuten und subakuten Schlaganfallpatienten untersuchte, zeigte gegenüber einer Scheinstimulation keinen Behandlungserfolg (Bath et al. 2016). Demgegenüber wies die ebenfalls als multizentrische RCT angelegte PHAST-TRAC-Studie, die schwer dysphagische, tracheotomierte Schlaganfallpatienten rekrutierte, einen signifikanten Effekt der PES nach. Während in der Therapiegruppe knapp 50 % der Patienten nach einer 3-tägigen PES dekanüliert werden konnten, zeigte sich in der Kontrollgruppe bei lediglich 9 % der Patienten eine Spontanremission der Dysphagie, die eine Dekanülierung erlaubte (Dziewas et al. 2018).

Zur direkten, nichtinvasiven Stimulation kortikaler Anteile des Schlucknetzwerks mit dem Ziel der Beeinflussung des funktionell relevanten Erregbarkeits- und Aktivitätsniveaus sind sowohl die **repetitive transkranielle Magnetstimulation (rTMS)** als auch die **transkranielle Gleichstromstimulation (tDCS)** eingesetzt worden (Muhle et al. 2018) (➤ Abb. 17.4). Inzwischen wurde eine Vielzahl von kleineren RCTs und Kohortenstudien in mehreren Meta-Analysen zusammenfassend evaluiert, die übereinstimmend einen mäßigen aber anhaltenden Therapieeffekt auf die Schluckfunktion für beide Neurostimulationsverfahren zeigen konnten (Muhle et al. 2018). In der bisher größten monozentrischen RCT zu diesem Thema war die kontralateral zu der vom Schlaganfall betroffenen Hemisphäre applizierte tDCS nicht nur mit einer Besserung der Dysphagie assoziiert, sondern es fand sich auch eine neurophysiologisch nachweisbare Modulation des Schlucknetzwerks in räumlicher Nähe zur Stimulation (Suntrup-Krueger et al. 2018b).

MERKE

Pharmakologische Therapieansätze und innovative Verfahren der Neurostimulation stellen vielversprechende Behandlungsoptionen der schlaganfallbedingten Dysphagie dar, die aktuell vorwiegend im Rahmen von kontrollierten klinischen Studien evaluiert werden.

LITERATUR

Ajwani S, Jayanti S, Burkolter N, Anderson C, Bhole S, Itaoui R, et al. Integrated oral health care for stroke patients – a scoping review. J Clin Nurs 2017; 26(7–8): 891–901.

Al-Khaled M, Matthis C, Binder A, Mudter J, Schattschneider J, Pulkowski U, et al. Dysphagia in patients with acute ischemic stroke: early dysphagia screening may reduce stroke-related pneumonia and improve stroke outcomes. Cerebrovasc Dis 2016; 42(1–2): 81–89.

Anderson MR, O'Connor M, Mayer P, O'Mahony D, Woodward J, Kane K. The nasal loop provides an alternative to percutaneous endoscopic gastrostomy in high-risk dysphagic stroke patients. Clin Nutr 2004; 23(4): 501–506.

Aviv JE. Prospective, randomized outcome study of endoscopy versus modified barium swallow in patients with dysphagia. Laryngoscope 2000; 110: 563–574.

Bath PM, Scutt P, Love J, Clave P, Cohen D, Dziewas R, et al. Pharyngeal electrical stimulation for treatment of dysphagia in subacute stroke: a randomized controlled trial. Stroke 2016; 47(6): 1562–1570.

Bath PM, Lee HS, Everton LF. Swallowing therapy for dysphagia in acute and subacute stroke. Cochrane Database Syst Rev 2018; 10: CD000323.

Bax L, McFarlane M, Green E, Miles A. Speech-language pathologist-led fiberoptic endoscopic evaluation of swallowing: functional outcomes for patients after stroke. J Stroke Cerebrovasc Dis 2014; 23(3): e195–e200.

Beavan J, Conroy SP, Harwood R, Gladman JR, Leonardi-Bee J, Sach T, et al. Does looped nasogastric tube feeding improve nutritional delivery for patients with dysphagia after acute stroke? A randomised controlled trial. Age Ageing 2010; 39(5): 624–630.

Bray BD, Smith CJ, Cloud GC, Enderby P, James M, Paley L, et al. The association between delays in screening for and assessing dysphagia after acute stroke, and the risk of stroke-associated pneumonia. J Neurol Neurosurg Psychiatry 2017; 88(1): 25–30.

Burgos R, Breton I, Cereda E, Desport JC, Dziewas R, Genton L, et al. ESPEN guideline clinical nutrition in neurology. Clin Nutr 2018; 37(1): 354–396.

Caldeira D, Alarcao J, Vaz-Carneiro A, Costa J. Risk of pneumonia associated with use of angiotensin converting enzyme inhibitors and angiotensin receptor blockers: systematic review and meta-analysis. BMJ 2012; 345: e4260.

Carnaby G, Hankey GJ, Pizzi J. Behavioural intervention for dysphagia in acute stroke: a randomised controlled trial. Lancet Neurol 2006; 5: 31–37.

Cohen DL, Roffe C, Beavan J, Blackett B, Fairfield CA, Hamdy S, et al. Post-stroke dysphagia: a review and design considerations for future trials. Int J Stroke 2016; 11(4): 399–411.

DSG – Deutsche Schlaganfall-Gesellschaft. SU-Zertifizierungsantrag, www.dsg-info.de/stroke-units/zertifizierungsantraege--zertifizierungskriterien.html; 2018. (letzter Zugriff: 16.8.2019).

Dziewas R, Suntrup-Krueger S. Firing up the swallowing network. Pan European Networks: Science & Technology 2017; 24: 188–189.

Dziewas R, Ritter M, Schilling M, Konrad C, Oelenberg S, Nabavi DG, et al. Pneumonia in acute stroke patients fed by nasogastric tubes. J Neurol Neurosurg Psychiatry 2004; 75: 852–856.

Dziewas R, Warnecke T, Oelenberg S, Teismann I, Zimmermann J, Kraemer C, et al. Towards a basic endoscopic assessment of swallowing in acute stroke – development and evaluation of a simple dysphagia score. Cerebrovasc Dis 2008; 26: 41–47.

Dziewas R, Glahn J, Helfer C, Ickenstein G, Keller J, Lapa S, et al. FEES for neurogene Dysphagie: Ausbildungscurriculum der Deutschen Gesellschaft für Neurologie und Deutschen Schlaganfall-Gesellschaft. Nervenarzt 2014; 85(8): 1006–1015.

Dziewas R, Stellato R, van der Tweel I, Walther E, Werner CJ, Braun T, et al. Pharyngeal electrical stimulation for early decannulation in tracheotomised patients with neurogenic dysphagia after stroke (PHAST-TRAC): a prospective, single-blinded, randomised trial. Lancet Neurol 2018; 17(10): 849–859.

Dziewas R, auf dem Brinke M, Birkmann U, Bräuer G, Busch K, Cerra F, et al. Safety and clinical impact of FEES – results of the FEES-registry. Neurol Res Pract 2019; 1(1): 16.

Gosney M, Martin MV, Wright AE. The role of selective decontamination of the digestive tract in acute stroke. Age Ageing 2006; 35: 42–47.

Joundi RA, Martino R, Saposnik G, Giannakeas V, Fang J, Kapral MK. Predictors and outcomes of dysphagia screening after acute ischemic stroke. Stroke 2017; 48(4): 900–906.

Labeit B, Mueller H, Muhle P, Claus I, Warnecke T, Dziewas R, et al. Predicting dysphagia with National Institute of Health Stroke Scale: distinction between infra- and supratentorial region is essential. Cerebrovasc Dis 2018; 46(3–4): 152–160.

Lakshminarayan K, Tsai AW, Tong X, Vazquez G, Peacock JM, George MG, et al. Utility of dysphagia screening results in predicting poststroke pneumonia. Stroke 2010; 41(12): 2849–2854.

Lee JS, Chui PY, Ma HM, Auyeung TW, Kng C, Law T, et al. Does low dose angiotensin converting enzyme inhibitor prevent pneumonia in older people with neurologic dysphagia – a randomized placebo-controlled trial. J Am Med Dir Assoc 2015; 16(8): 702–707.

Martino R, Silver F, Teasell R, Bayley M, Nicholson G, Streiner DL, et al. The Toronto Bedside Swallowing Screening Test (TOR-BSST): development and validation of a dysphagia screening tool for patients with stroke. Stroke 2009; 40(2): 555–561.

Middleton S, McElduff P, Ward J, Grimshaw JM, Dale S, D'Este C, et al. Implementation of evidence-based treatment protocols to manage fever, hyperglycaemia, and swallowing dysfunction in acute stroke (QASC): a cluster randomised controlled trial. Lancet 2011; 378(9804): 1699–1706.

Muhle P, Suntrup-Krueger S, Dziewas R. Neurophysiological adaptation and neuromodulatory treatment approaches in patients suffering from post-stroke dysphagia. Curr Phys Med Rehabil Rep 2018; 6(4): 227–238.

Nakagawa T, Wada H, Sekizawa K, Arai H, Sasaki H. Amantadine and pneumonia. Lancet 1999; 353(9159): 1157.

Park JS, Oh DH, Chang MY, Kim KM. Effects of expiratory muscle strength training on oropharyngeal dysphagia in subacute stroke patients: a randomised controlled trial. J Oral Rehabil 2016; 43(5): 364–372.

Smith EE, Kent DM, Bulsara KR, Leung LY, Lichtman JH, Reeves MJ, et al. Effect of dysphagia screening strategies on clinical outcomes after stroke: a systematic review for the 2018 guidelines for the early management of patients with acute ischemic stroke. Stroke 2018; 49(3): e123–e128.

Suntrup-Krueger S, Minnerup J, Muhle P, Claus I, Schröder JB, Marian T, et al. The effect of improved dysphagia care on outcome in patients with acute stroke: trends from 8-year data of a large stroke register. Cerebrovasc Dis 2018a; 45(3–4): 101–108.

Suntrup-Krueger S, Ringmaier C, Muhle P, Wollbrink A, Kemmling A, Hanning U, et al. Randomized trial of transcranial direct current stimulation for poststroke dysphagia. Ann Neurol 2018b; 83(2): 328–340.

Terre R, Mearin F. A randomized controlled study of neuromuscular electrical stimulation in oropharyngeal dysphagia secondary to acquired brain injury. Eur J Neurol 2015; 22(4): 644–687.

Titsworth WL, Abram J, Fullerton A, Hester J, Guin P, Waters MF, et al. Prospective quality initiative to maximize dysphagia screening reduces hospital-acquired pneumonia prevalence in patients with stroke. Stroke 2013; 44(11): 3154–3160.

Trapl M, Enderle P, Nowotny M, Teuschl Y, Matz K, Dachenhausen A, et al. Dysphagia bedside screening for acute-stroke patients: the Gugging Swallowing Screen. Stroke 2007; 38(11): 2948–2952.

Warnecke T, Dziewas R. Neurogene Dysphagien. Diagnostik und Therapie. 2. A. Stuttgart: Kohlhammer; 2018.

Warnecke T, Ritter MA, Kröger B, Oelenberg S, Teismann I, Heuschmann PU, et al. Fiberoptic endoscopic dysphagia severity scale predicts outcome after acute stroke. Cerebrovasc Dis 2009; 28(3): 283–289.

Warnecke T, Im S, Kaiser C, Hamacher C, Oelenberg S, Dziewas R. Aspiration and dysphagia screening in acute stroke – the Gugging Swallowing Screen revisited. Eur J Neurol 2017; 24(4): 594–601.

Wirth R, Dziewas R. Dysphagia and pharmacotherapy in older adults. Curr Opin Clin Nutr Metab Care 2019; 22(1): 25–29.

KAPITEL

18 Telemedizinische Aspekte in der Schlaganfallversorgung

Lorenz Breuer

ZUSAMMENFASSUNG

Telemedizinische Schlaganfallbehandlung ...

- macht neurologische Expertise sofort dort verfügbar, wo sie gebraucht wird
- ist sicher und wirkungsvoll
- ermöglicht eine heimatnahe Versorgung vieler Schlaganfallpatienten
- beschleunigt die Diagnosestellung und den Therapiebeginn
- ermöglicht eine Steigerung der IVT-Raten
- verbessert die Prognose der Patienten, insbesondere im Rahmen des TeleStroke-Unit-Konzepts
- ermöglicht eine frühe Triage (lokale Behandlung vs. sekundärer Transport in ein Zentrum für eine erweiterte Diagnostik oder spezielle Therapie)
- trägt dazu bei, Sekundärtransporte und damit verbundene Kosten zu reduzieren

Aktuelle Herausforderungen betreffen ...

- die Schaffung eines flächendeckenden Zugangs zur mechanischen Thrombektomie
- die Schlaganfallnachsorge in neurologisch unterversorgten Gebieten
- die dauerhafte Sicherung einer gleichmäßig hohen Behandlungsqualität in telemedizinisch angeschlossenen Kliniken

18.1 Einleitung

Nicht alle der jährlich weltweit mehr als 15 Mio. Schlaganfallpatienten profitieren in gleicher Weise von verfügbaren Akuttherapien. Dies gilt insbesondere für Patienten außerhalb der Ballungsräume, fernab von neurologischen Abteilungen und spezialisierten Stroke Units. Telemedizin ermöglicht die rasche Überbrückung großer Distanzen und macht eine neurologische Beurteilung dort verfügbar, wo sie gerade gebraucht wird.

Während seit einigen Jahren vereinzelt mithilfe sog. „mobiler Stroke Units" versucht wird, die Schlaganfallpatienten in der prähospitalen Phase noch vor Ankunft in einem Krankenhaus zu behandeln (Ebinger et al. 2015), findet die telekonsiliarische Schlaganfallversorgung im Rahmen von Schlaganfallnetzwerken, um die es im Weiteren gehen soll, schon lange Anwendung in der Routineversorgung. Nach dem Erfolg der telemedizinbasierten IVT ergibt sich mit der mechanischen Thrombektomie eine neue Herausforderung für die Organisation der flächendeckenden Schlaganfallversorgung.

18.2 Hintergrund – Warum TeleStroke?

18.2.1 Ausgangssituation

Nach Zulassung der intravenösen Thrombolysetherapie (IVT) und der Einführung spezialisierter Stroke Units zeigte sich bald, dass evidenzbasierte Schlaganfall-Akuttherapien nicht allen Patienten gleichermaßen zur Verfügung standen (Leys et al. 2007). Gerade in Flächenstaaten mit ländlichen und medizinisch unterversorgten Regionen besteht außerhalb von Ballungsgebieten auch heute noch häufig ein Mangel an neurologischer/neurovaskulärer Expertise. Dies gilt insbesondere außerhalb der Regeldienstzeiten. Mitunter verzögern lange (Sekundär-)Transporte zur nächsten regionalen und überregionalen Stroke Unit eine adäquate Diagnostik und Therapie. Hier setzt das Konzept der telemedizinisch unterstützten Schlaganfallbehandlung an. Der Begriff „TeleStroke" wurde 1999 durch Levine und Gorman (1999) geprägt, die eine erste Vision zur telemedizinischen Schlaganfallbehandlung von Patienten in entfernten Kliniken mittels Videountersuchung und Fernzugriff auf deren Schnittbilder formulierten. Technische Verbesserungen, insbesondere die breite Verfügbarkeit schneller Internetverbindungen, haben diese Entwicklung mit vorangetrieben. Die Behandlung des akuten Schlaganfalls war eine der ersten telemedizinischen Anwendungen.

MERKE

Mittlerweile gilt der Schlaganfall als Modellerkrankung für Telemedizin.

FALLBEISPIEL

11:18 Uhr	Telefonische Telekonsilanfrage des Dienstarztes einer kleinen bayerischen internistischen Klinik innerhalb eines Schlaganfallnetzwerks beim diensthabenden Zentrum 72-jähriger Patient, Halbseitenlähmung re. und Sprachstörung seit **8:20 Uhr** Vorerkrankungen: art. Hypertonus, VHF (Marcumar pausiert, bei geplanter Hautbiopsie)
11:21 Uhr	Aufbau einer Internetverbindung zwischen dem diensthabenden Zentrum und der anfragenden Klinik, Beginn einer videobasierten neurologischen Patientenuntersuchung Ergebnis: Hemiplegie re., faziale Parese re., nichtflüssige Aphasie: NIHSS: 17
11:28 Uhr	Beurteilung der cCT- und CTA-Bilder (hyperdenses Mediazeichen li., keine weiteren Infarktfrühzeichen, in der CTA Nachweis eines M1-Verschlusses li.)
11:32 Uhr	Indikationsstellung für IVT und mechanische Thrombektomie nach Ausschluss wesentlicher klinischer und bildmorphologischer Kontraindikationen durch den Telekonsiliarius
11:36 Uhr	Beginn der i. v. Lyse vor Ort in der telemedizinisch angeschlossenen Klinik (72 mg tPA)
12:07 Uhr	Bodengebundene Sekundärverlegung des Patienten unter laufender i. v. Lysetherapie ins nächstgelegene Zentrum mit der Möglichkeit zur mechanischen Thrombektomie
14:05 Uhr	Ankunft des bereits vorangekündigten Patienten im Zentrum (NIHSS: 18), rasche Intubation und DSA nach Ausschluss einer Lyseblutung mittels Dyna-CT in der Angiosuite

14:25 Uhr	Rekanalisierung des linksseitigen M1-Verschlusses im insgesamt 6:05-h-Zeitfenster nach Symptombeginn
cCT am Folgetag	Kleiner Mediateilinfarkt im vorderen Mediadrittel li. Fortsetzung der oralen Antikoagulation nach insgesamt 5 Tagen mit einem Nicht-Vitamin K-Antagonisten
Tag 90, nach Abschluss der Rehabilitiationsbehandlung	mRS = 2 (leichtgradige Hemiparese re. und Wortfindungsstörungen)

18.2.2 Erwartungen

Die Erwartungen an telemedizinisch unterstützte Schlaganfalldiagnostik und -therapie können sehr unterschiedlich sein. So geht es bei kleinen, internistisch geführten Stroke Units häufig primär um die schnelle und korrekte Diagnosestellung eines Schlaganfalls sowie um die Entscheidung für oder gegen eine IVT. Neurologisch geführte regionale Stroke Units nutzen die telekonsiliarische Mitbeurteilung eher für komplexere Einzelfälle. Werden Sekundärtransporte in ein Schlaganfallzentrum nötig, profitieren v. a. Mitglieder telemedizinischer Schlaganfallnetzwerke von im Vorfeld klar geregelten Verlegungsstrukturen.

Um die Schlaganfallversorgung in verschiedenen Kliniken und Situationen rund um die Uhr rasch und sicher zu gewährleisten, wird von den telekonsiliarisch tätigen Kollegen ein hohes Maß an Fachwissen, Professionalität und Flexibilität erwartet. Für einen reibungslosen Ablauf muss auch das pflegerische und ärztliche Personal der telemedizinisch angebundenen Kliniken gut trainiert und mit allen Abläufen eines Telekonsils vertraut sein.

18.3 Praktischer Ablauf eines Telekonsils

Der Einsatz der Telemedizin ermöglicht dem Fernuntersucher eine schnelle diagnostische Einordnung der klinischen Symptomatik. Nach der initialen, meist telefonischen Kontaktaufnahme erfolgt der rasche Aufbau einer Internetverbindung zwischen dem diensthabenden Zentrum und der anfordernden Klinik.

Ein Telekonsil besteht im Wesentlichen aus drei Elementen:

1. ***Audio-/Videountersuchung:*** Per Videokonsil kann der Fernuntersucher mit dem Patienten und den ärztlichen Kollegen der telemedizinisch angebundenen Klink direkt in Kontakt treten. Er erhält so sämtliche Informationen aus erster Hand. In Zusammenarbeit mit den Kollegen vor Ort erfolgen eine Anamnese und, basierend auf dem NIHSS-Score, eine standardisierte neurologische Untersuchung des Patienten in Echtzeit (➤ Abb. 18.1, s. Farbtafeln).
2. ***Digitale Übertragung und Fernbeurteilung der externen Schnittbilder:*** Die extern angefertigten Schnittbilder (cCT/CTA, CT-Perfusion, cMRT) werden im DICOM-Format an den Fernuntersucher übermittelt, von diesem eingesehen und umgehend bewertet.
3. ***Telekonsildokumentation:*** Nach Abschluss des Telekonsils erfolgen eine schriftliche Dokumentation sowie die elektronische Übermittlung der Therapieempfehlung an die konsilanfordernde Klinik.

Trotz räumlicher Entfernung des Patienten können so schnell die Indikationen für spezielle Therapien (z. B. IVT) gestellt und die Behandlungen rasch begonnen werden.

CAVE

Der Telekonsiliarius ist i. d. R. kein Radiologe, sondern Facharzt für Neurologie. Somit erfolgt durch ihn keine Befundung der Schnittbilder. Dies wird durch die Radiologie der lokalen Klinik oder ggf. auch teleradiologisch gewährleistet. Dennoch ist die persönliche Beurteilung der kraniellen Bildgebung durch den neurologischen Telekonsiliarius i. d. R. unabdingbar für dessen Therapieempfehlung.

Das Motto lautet: **„Expertise zum Patienten, anstatt den Patienten zum Experten bringen".** Im Fall einer sekundären neurologischen Verschlechterung oder bei Fragen der frühen Sekundärprophylaxe kann bei Bedarf ein Re-Telekonsil erfolgen.

18.4 Welchen Beitrag kann Telemedizin bei der Schlaganfallbehandlung leisten?

18.4.1 Tele-NIHSS

Voraussetzung für die Indikationsstellung spezifischer Schlaganfalltherapien ist u. a. die klinische Untersuchung des Patienten durch einen neurovaskulär erfahrenen Neurologen, zur Diagnosestellung und Einschätzung des neurologischen Defizits. Dies wird dem Fernuntersucher mithilfe der Telemedizin ermöglicht. Mehrere Studien zeigen, dass die Qualität eines im Rahmen einer Videokonferenz telemedizinisch erhobenen NIHSS-Scores – insbesondere, wenn vor Ort ärztliche Unterstützung am Patienten zur Verfügung steht – mit einer Untersuchung am Bett vergleichbar ist (Handschu et al. 2003).

18.4.2 Tele-Thrombolyse

Eine wichtige Zielgröße stellt nach wie vor die IVT-Rate dar. Diese ist in neurologisch unterversorgten Gebieten erfahrungsgemäß niedrig. Mithilfe von Telekonsultationen konnte bereits vielerorts eine deutliche Steigerung der i. v. Lyseraten erreicht werden (Audebert et al. 2006a; Breuer et al. 2017; Meyer et al. 2008; Muller-Barna et al. 2014; Pervez et al. 2010; Sairanen et al. 2011). Das klinische Outcome nach 3 Monaten („modified Rankin scale“) und die Sicherheit (intrakranielle Blutungsraten) der Tele-Thrombolysetherapie sind vergleichbar mit der in spezialisierten Schlaganfallzentren durchgeführten Thrombolysetherapie (Audebert et al. 2006a, b; Pervez et al. 2010; Sairanen et al. 2011; Schwab et al. 2007; Meyer et al. 2008). Dies bestätigt auch eine Metaanalyse, die keine signifikanten Unterschiede bezüglich symptomatischer intrakranieller Blutungsraten, Mortalität und funktioneller Unabhängigkeit nach 3 Monaten fand (Kepplinger et al. 2016).

MERKE

Die Tele-Thrombolyse ist sicher und effektiv. Die IVT-Raten in unterversorgten Regionen können durch den Einsatz der Telemedizin deutlich erhöht werden.

Wesentliche Gründe für die Eignung des Schlaganfalls für die telemedizinische Behandlung und deren Erfolg sind:

- die hohe Inzidenz und weite geografische Verbreitung des Schlaganfalls,
- die äußerst zeitkritische Akuttherapie,
- der Mangel an neurovaskulär erfahrenen Neurologen (v. a. in ländlichen Gebieten und außerhalb der Regeldienstzeiten),
- das Vorhandensein von evidenzbasierten Schlaganfall-Akuttherapien (z. B. spezialisierte Stroke Unit, IVT, mechanische Thrombektomie),
- die standardisierte Erfassung klinisch-neurologischer Defizite mithilfe des NIHSS-Scores (via Telemedizin und durch nichtneurologische Kollegen der telemedizinisch angeschlossenen Kliniken) und
- die Möglichkeit der einfachen und sicheren Durchführung der IVT unter telemedizinischer Anleitung eines neurovaskulär erfahrenen Neurologen.

18.4.3 Mechanische Thrombektomie

Umsetzung in TeleStroke-Netzwerken

Seit einigen Jahren wird diskutiert, wie die mittlerweile etablierte und nachweislich wirksame mechanische Thrombektomie (Goyal et al. 2016) trotz regional ungleicher Verteilung der personellen Ressourcen (Interventionalisten) flächendeckend angeboten werden kann. Diese Frage betrifft im Besonderen auch die telemedizinischen Schlaganfallnetzwerke, da gerade kleinere lokale Netzwerkkliniken diese Therapie nicht anbieten können und die Wege zum nächsten Thrombektomie-Zentrum mitunter weit sind. Die Identifizierung von Patienten, die potenziell für eine Thrombektomie in Betracht kommen, und die Organisation ihrer schnellstmöglichen Versorgung stellen dabei eine besondere Herausforderung für telemedizinische Netzwerke dar.

Zugang zur mechanischen Thrombektomie

Um Patienten, die sich bereits in einer telemedizinisch angebundenen Netzwerkklinik ohne Thrombektomiemöglichkeit befinden, einen Zugang zu dieser Therapie zu ermöglichen, bieten sich verschiedene Herangehensweisen an:

- Meist kommt das sog. **Drip-and-Ship-Konzept** zur Anwendung. Dabei erfolgt nach Beginn der systemischen Lysetherapie in der telemedizinisch angeschlossenen Klinik (bei vorliegenden Kontraindikationen ggf. ohne i. v. Lyse) die schnellstmögliche Weiterverlegung des Patienten in das nächstgelegene Schlaganfallzentrum mit der Möglichkeit zur mechanischen Thrombektomie.
- Das sog. **Mothership-Konzept** zielt auf eine bereits prähospitale Identifizierung potenzieller Thrombektomiepatienten anhand verschiedener klinischer Scores (z. B. PASS- oder RACE-Score) (Hastrup et al. 2016; Perez de la Ossa et al. 2014) und deren direkte Einweisung in ein Zentrum mit Thrombektomiemöglichkeit ab.

Innerhalb des Drip-and-Ship-Konzepts kann die Indikationsstellung für eine mechanische Thrombektomie (inkl. Verlegung des Patienten in ein geeignetes Zentrum) vom neurologischen Telekonsiliarius übernommen werden. Die Identifizierung potenzieller Thrombektomiekandidaten erfordert jedoch auch in kleineren Netzwerkkliniken die ständige Verfügbarkeit einer Gefäßdarstellung (meist CTA). Die Entscheidung über die Art der durchzuführenden Bildgebung in der telemedizinisch angeschlossenen Klinik muss dabei bereits vor dem Telekonsil eigenständig getroffen werden. Dies erfordert insgesamt bessere neurologische Kenntnisse der telekonsilanfordernden Ärzte als noch vor wenigen Jahren.

MERKE

Die Implementierung der mechanischen Thrombektomie erfordert zusätzliche diagnostische Schritte und neurologisches Wissen aufseiten der telemedizinisch angeschlossenen Kliniken.

Vorteile des Drip-and-Ship-Konzepts:

- Sichere Identifizierung proximaler Gefäßverschlüsse und Indikationsstellung zur mechanischen Thrombektomie
- Möglichkeit zur frühen systemischen Lyse in der erstversorgenden Klinik
- Bestehende Infrastruktur zur Durchführung der mechanischen Thrombektomie in den Zentren sowie ein eingespieltes Team (Neurologe, Anästhesist, Interventionalist, Pflege und MTRA)
- Möglichkeit der zeitlichen Planung und gezielten Vorbereitung bereits vor Ankunft des Patienten durch telemedizinisch übermittelte klinische Patienteninformationen und Schnittbilder
- Hohe Anzahl an durchgeführten Interventionen in den Zentren (Routine)
- Möglichkeit der neurologisch-intensivmedizinischen Nachsorge, insbesondere auch beim Auftreten von Komplikationen

Der wesentliche **Nachteil des Drip-and-Ship-Konzepts** ergibt sich aus den teils hohen Zeitverlusten infolge der notwendigen Sekundärtransporte. Die Verzögerungen entstehen meist nicht während des eigentlichen Patiententransports, sondern im Rahmen der Organisation (Absprache mit dem Zielkrankenhaus, Organisation des Rettungsmittels und ggf. des begleitenden Notarztes). Ein dringend zu lösendes Problem stellt dabei die eingeschränkte Verfügbarkeit begleitender Notärzte dar, die bei größeren Entfernungen nicht ohne Weiteres ihren Zuständigkeitsbereich verlassen können.

Als **Drip-and-Fly** wird derzeit ein in Erprobung befindliches Konzept bezeichnet, bei dem erfahrene interventionelle Neuroradiologen auf Abruf zur Verfügung stehen, um bei Bedarf unverzüglich mittels Helikopter in die anfordernde telemedizinisch angebundene Klinik zu fliegen. Dort wird dann die mechanische Thrombektomie durchgeführt (www.tempis.de). **Drip-and-Drive** beschreibt das entsprechende bodengebundene Konzept (Brekenfeld et al. 2018). Dieser Ansatz kombiniert die Vorteile des Drip-and-Ship- sowie des Mothership-Konzepts. Es werden ein deutlicher Zeitgewinn und dadurch bessere Behandlungsergebnisse angestrebt. Potenzielle Nachteile könnten sich aus den pro Klinik zu erwartenden niedrigen Fallzahlen und den dadurch weniger eingespielten Teams vor Ort sowie einer u. U. eingeschränkten neurologischen Patientennachbetreuung ergeben. Inwieweit sich dieses Konzept außerhalb von Studien flächendeckend umsetzen lässt, bleibt abzuwarten. Konkrete Studienergebnisse, insbesondere klinische Outcomedaten, liegen derzeit noch nicht vor.

Ein weiterer Versorgungsansatz besteht darin, neben den bisherigen Thrombektomie-Zentren auch in weiteren Kliniken Interventionsmöglichkeiten anzubieten. Die Praxis zeigt bereits eine dahingehende Entwicklung. Um auch dort eine ausreichende Behandlungsqualität zu erreichen, müssen entsprechende Qualitätsindikatoren erfasst und regelmäßig überprüft werden. Dabei darf der Fokus nicht nur auf dem Akuteingriff liegen. Es müssen auch das periprozedurale Patientenmanagement, die anschließende neurologische Betreuung des Patienten sowie die neurointensivmedizinische Behandlung möglicher Komplikationen gewährleistet sein. Analog zu anderen Bereichen der Intensivmedizin könnte in Zukunft auch die intensivmedizinische Schlaganfalltherapie telemedizinisch unterstützt werden.

Eine generelle Aussage über die optimale Organisationsform der flächendeckenden mechanischen Thrombektomie lässt sich definitiv nicht treffen. Auch wenn mit RACECAT (Abilleira et al. 2019) und TRIAGE (ClinicalTrials.gov Identifier: NCT03542188) derzeit Studien laufen, die das Drip-and-Ship- und das Mothership-Konzept direkt vergleichen, so spielen die regional sehr unterschiedlichen Voraussetzungen eine wesentliche Rolle bei der individuellen Wahl des entsprechenden Versorgungskonzepts. Dies betrifft nicht nur Unterschiede zwischen Ballungsgebieten und weniger dicht besiedelten Flächenländern. Modellrechnungen legen nahe, dass neben der reinen Entfernung zwischen den jeweiligen Netzwerkkliniken und -zentren und dem konkreten Zeitfenster v. a. die Prozesszeiten in den beteiligten Kliniken dafür ausschlaggebend sind, welches Versorgungskonzept zu besseren klinischen Ergebnissen führt (Holodinsky et al. 2018). Dies unterstreicht, wie wichtig die regelmäßige Überprüfung und Optimierung der Prozesszeiten im Rahmen von telemedizinischen Schlaganfallnetzwerken sind.

18.4.4 Tele-Schlaganfallnachsorge

Inwieweit sich die Schlaganfallnachsorge außerhalb der Ballungsgebiete durch den Einsatz der Telemedizin ergänzen und verbessern lässt, ist derzeit noch nicht absehbar. Im Bereich der Sekundärprophylaxe sind bislang nur einzelne telemedizinische Projekte aktiv (Barlinn et al. 2016).

18.5 Telemedizin ≠ telemedizinische Schlaganfallnetzwerke

Bei der Behandlung eines Schlaganfalls kann in der Akutphase, wenn gerade kein Neurologe vor Ort ist, mittels eines Telekonsils durchaus die entscheidende therapeutische Weichenstellung erfolgen. Um jedoch flächendeckend auch die daran anschließende heimatnahe Schlaganfallbehandlung gewährleisten zu können (z. B. differenzialdiagnostische Ursachenabklärung, Beginn einer auf den Patienten zugeschnittenen Sekundärprophylaxe, ggf. Komplikationsmanagement, Frührehabilitation), bedarf es i. d. R. der Einbindung der Telemedizin in ein **Stroke-Unit-Konzept** sowie in **telemedizinische Schlaganfallnetzwerke.** Neben der Vorhaltung entsprechender technischer und personeller Strukturen sind dabei regelmäßige Schulungen sowie klare und verpflichtend anzuwendende Behandlungsstandards essenziell.

MERKE

Wenn neurologisches Fachwissen vor Ort fehlt, reichen Telemedizin bzw. Telekonsile allein nicht aus, um eine adäquate Schlaganfalltherapie zu gewährleisten.

18.5.1 TeleStroke Units

In Deutschland hat sich die Integration der konsiliarischen Telemedizin in ein Stroke-Unit-System innerhalb von Schlaganfallnetzwerken als erfolgreich erwiesen (Audebert et al. 2006b; Bodechtel and Puetz 2013; Breuer et al. 2017). Dieser Ansatz geht weit über den alleinigen Telekonsildienst hinaus. Zentrales Element dabei ist die Einrichtung lokaler Stroke Units in den telemedizinisch angebundenen Netzwerkkliniken. Dies beinhaltet ein auf die Schlaganfallbehandlung spezialisiertes Team aus Ärzten (ggf. auch internistisch), Pflegekräften und Therapeuten (Physiotherapie, Ergotherapie, Logopädie). Wie auf einer neurologisch geführten Stroke Unit erfolgt dort die regelmäßige Überwachung des neurologischen Patientenstatus und der Vitalparameter. CT und CTA sind rund um die Uhr verfügbar. Meist sind mehrere TeleStroke Units an beratende Schlaganfallzentren angeschlossen. Dort stehen bei

Bedarf rund um die Uhr spezialisierte vaskuläre Neurologen beratend zur Verfügung.

Das TeleStroke-Unit-Konzept kann die lokale Infrastruktur in neurologisch unterversorgten Gebieten stärken und ermöglicht so eine heimatnahe qualifizierte Versorgung der meisten Schlaganfallpatienten. Mit der OPS 8–98b (andere neurologische Komplexbehandlung des akuten Schlaganfalls) bzw. der OPS 8–98b.01 (mit Anwendung eines Telekonsildienstes) wurde ein Rahmen geschaffen, um die telemedizinische Schlaganfallbehandlung im DRG-System abzubilden. Dies wird bereits in mehreren größeren telemedizinischen Schlaganfallnetzwerken in Bayern, Baden-Württemberg, Rheinland-Pfalz, Sachsen und Thüringen umgesetzt.

18.5.2 Telemedizinische Schlaganfallnetzwerke: Entstehung und heutiger Stand

Anfang der 2000er-Jahre begann die praktische Umsetzung des Konzepts der Telemedizin in der Schlaganfallbehandlung. In dieser Zeit entstanden die ersten größeren deutschen telemedizinischen Schlaganfallnetzwerke (Audebert et al. 2005; Wiborg et al. 2003). Seither wurden nicht nur in Deutschland, sondern weltweit viele weitere Netzwerke gegründet. Bereits 2009 gab es in den USA 56 TeleStroke-Netzwerke (Silva et al. 2012). Verschiedene Modelle zielen dabei auf unterschiedliche Schwerpunkte ab:

- Teleneurologische Beratung
- Steigerung der Thrombolyserate
- Integration der Telemedizin in Schlaganfallnetzwerke

Vielerorts, u.a. auch in Deutschland, kommt in der Praxis das sog. Hub-and-Spoke-Modell zum Einsatz. Ein oder mehrere Schlaganfallzentren („hubs“) bieten dabei (meist rund um die Uhr) einen Telekonsilservice für mehrere telemedizinisch angeschlossenen Kliniken („spokes“) in ihrem Einzugsgebiet an. Derzeit gibt es deutschlandweit etwa 20 aktive telemedizinische Schlaganfallnetzwerke, die sich vornehmlich im weniger dicht besiedelten Osten des Landes finden (➤ Abb. 18.2c, s. Farbtafeln).

Die telemedizinische Schlaganfallversorgung in der Akutphase ist mittlerweile im Routinebetrieb vieler TeleStroke-Netzwerke etabliert. Insbesondere in Bayern wurde bereits eine annähernd flächendeckende telemedizinische Schlaganfallversorgung erreicht. Die Erfassung der genauen Zahl aller innerhalb Deutschlands aktiven telemedizinischen Schlaganfallnetzwerke ist schwierig, da insbesondere kleine Netzwerke bisher nicht systematisch registriert werden. Derzeit gibt es bundesweit erste Bestrebungen, gemeinsame technische und Qualitätsstandards zu definieren und einheitliche Finanzierungsmodelle für die telemedizinische Schlaganfallversorgung im Rahmen von Schlaganfallnetzwerken zu erarbeiten. Dies würde u. a. bundeslandübergreifende Kooperationen, die sich vielerorts anbieten, deutlich erleichtern.

18.5.3 Versorgungsqualität – TeleStroke Units

Die Qualität der Schlaganfallbehandlung in telemedizinisch angebundenen Kliniken sollte dauerhaft so nahe wie möglich an die neurologisch geführter Stroke Units herangebracht werden. Wie bereits ausgeführt, reicht dafür der alleinige Fokus auf das initiale Telekonsil und/oder die Thrombolysetherapie nicht aus. Gerade in Kliniken ohne neurologische Abteilung muss eine kontinuierliche Qualitätsentwicklung entlang der gesamten Kette der Schlaganfallversorgung betrieben werden, um auch im weiteren Behandlungsverlauf eine qualitativ hochwertige Schlaganfallversorgung zu erreichen.

Qualitätsmanagementsysteme (QMS) für telemedizinische Schlaganfallnetzwerke wurden bereits seit Gründung der ersten Netzwerke gefordert und 2009 durch das Kompetenznetz Schlaganfall konkret formuliert (Audebert et al. 2009). Ein solches QMS umfasst u.a. die Festlegung einrichtungsübergreifender Qualitätsziele und Maßnahmen zur Umsetzung dieser Ziele (Breuer et al. 2017). Auch die externe Qualitätssicherung, die ein bundeslandweites Benchmarking verschiedener Qualitätsindikatoren erlaubt, leistet einen wichtigen Beitrag zur Qualitätskontrolle.

Kernelemente eines QMS sind:

- Verbindliche SOPs zu allen relevanten Prozessen für alle Netzwerkteilnehmer
- Kontinuierliche Schulungen aller an der Schlaganfallbehandlung beteiligten Berufsgruppen
- Dokumentation aller relevanten Prozesszeiten
- Evaluation der Telekonsile
- Technische Überprüfungen
- Interne Audits in den Netzwerkkliniken mit Überprüfung der konsequenten Umsetzung der Qualitätsziele

MERKE

Regelmäßige Schulungen aller an der Schlaganfallbehandlung beteiligten Berufsgruppen sind essenziell, um einen ständigen Wissenstransfer auch in nicht neurologisch geführten Stroke Units zu gewährleisten.

18.5.4 Zertifizierung

18

Eine Zertifizierung von Schlaganfallnetzwerken ist bisher nicht gesetzlich vorgeschrieben, wird aber z. B. in einer Stellungnahme der American *Heart Association/American Stroke Association* (AHA/ASA) klar gefordert (Wechsler et al. 2017). Neben der kaum praktizierten Zertifizierung eines netzwerkweiten QMS nach DIN EN ISO gibt es in Deutschland seit 2011 die Möglichkeit, telemedizinisch vernetze Stroke Units nach den Standards der Deutschen Schlaganfall-Gesellschaft (DSG) zu zertifizieren. Die im DSG-Zertifizierungsantrag für TeleStroke Units geforderten Kriterien (www.dsg-info.de) zielen darauf ab, auch in nicht neurologisch geführten Stroke Units eine gleichmäßig hohe Qualität der gesamten Schlaganfallbehandlung zu erreichen. Im Zeitraum zwischen 12/2011 und 07/2019 wurden 17 solcher telemedizinisch vernetzten Stroke Units DSG-zertifiziert (➤ Abb. 18.2a, b, s. Farbtafeln).

LEITLINIEN

- American Telemedicine Association: Telestroke Guidelines. Telemed J E Health. 2017;23(5): 376–389.
- Blacquiere D, Lindsay MP, Foley N, et al.; Heart and Stroke Foundation Canadian Stroke Best Practice Committees. Canadian Stroke Best Practice Recommendations: Telestroke Best Practice Guidelines Update 2017. Int J Stroke 2017; 12(8): 886–895.

LITERATUR

Abilleira S, Perez de la Ossa N, Jimenez X, et al. Transfer to the Local Stroke Center versus Direct Transfer to Endovascular Center of Acute Stroke Patients with Suspected Large Vessel Occlusion in the Catalan Territory (RACECAT): study protocol of a cluster randomized within a cohort trial. Int J Stroke; May 2019; 29: 1747493019852176.

Audebert HJ, Kukla C, Clarmann von Claranau S, et al. Telemedicine for safe and extended use of thrombolysis in stroke: the Telemedic Pilot Project for Integrative Stroke Care (TEMPiS) in Bavaria. Stroke 2005; 36: 287–291.

Audebert HJ, Kukla C, Vatankhah B, et al. Comparison of tissue plasminogen activator administration management between Telestroke Network hospitals and academic stroke centers: the Telemedical Pilot Project for Integrative Stroke Care in Bavaria/Germany. Stroke 2006a; 37: 1822–1827.

Audebert HJ, Schenkel J, Heuschmann PU, et al. Effects of the implementation of a telemedical stroke network: the Telemedic Pilot Project for Integrative Stroke Care (TEMPiS) in Bavaria. Lancet Neurol 2006b; 5: 742–748.

Audebert HJ, Berger K, Boy S, et al. Telemedicine for acute stroke care. Review and recommendations from the German Competence Network Stroke. Akt Neurol 2009; 36: 82–90.

Barlinn J, Barlinn K, Helbig U, et al. Koordinierte Schlaganfallnachsorge durch Case Management auf der Basis eines standardisierten Behandlungspfades. Ergebnisse einer monozentrischen Pilotstudie Nervenarzt 2016; 87: 860–869.

Bodechtel U, Puetz V. Why Telestroke networks? Rationale, implementation and results of the Stroke Eastern Saxony Network. J Neural Transm (Vienna) 2013; 120(Suppl 1): S43–S47.

Brekenfeld C, Goebell E, Schmidt H, et al. 'Drip-and-drive': shipping the neurointerventionalist to provide mechanical thrombectomy in primary stroke centers. J Neurointerv Surg 2018; 10: 932–936.

Breuer L, Erbguth F, Oschmann P, et al. Telemedizin: Flächendeckung und Qualität – kein Widerspruch. Praktische Erfahrungen aus dem Schlaganfallnetzwerk mit Telemedizin in Nordbayern STENO Nervenarzt 2017; 88: 130–140.

Ebinger M, Kunz A, Wendt M, et al. Effects of golden hour thrombolysis: a Prehospital Acute Neurological Treatment and Optimization of Medical Care in Stroke (PHANTOM-S) substudy. JAMA Neurol 2015; 72: 25–30.

Goyal M, Menon BK, van Zwam WH, et al. Endovascular thrombectomy after large-vessel ischaemic stroke: a meta-analysis of individual patient data from five randomised trials. Lancet 2016; 387: 1723–1731.

Handschu R, Littmann R, Reulbach U, et al. Telemedicine in emergency evaluation of acute stroke: interrater agreement in remote video examination with a novel multimedia system. Stroke 2003; 34: 2842–2846.

Hastrup S, Damgaard D, Johnsen SP, et al. Prehospital Acute Stroke Severity Scale to predict large artery occlusion: design and comparison with other scales. Stroke 2016; 47: 1772–1776.
Holodinsky JK, Williamson TS, Demchuk AM, et al. Modeling stroke patient transport for all patients with suspected large-vessel occlusion. JAMA Neurol 2018; 75: 1477–1486.
Kepplinger J, Barlinn K, Deckert S, et al. Safety and efficacy of thrombolysis in telestroke: a systematic review and meta-analysis. Neurology 2016; 87: 1344–1351.
Levine SR, Gorman M. "Telestroke": the application of telemedicine for stroke. Stroke 1999; 30: 464–469.
Leys D, Ringelstein EB, Kaste M, et al. Facilities available in European hospitals treating stroke patients. Stroke 2007; 38: 2985. 2591.
Meyer BC, Raman R, Hemmen T, et al. Efficacy of site-independent telemedicine in the STRokE DOC trial: a randomised, blinded, prospective study. Lancet Neurol 2008; 7: 787–795.
Muller-Barna P, Hubert GJ, Boy S, et al. TeleStroke units serving as a model of care in rural areas: 10-year experience of the TeleMedical project for integrative stroke care. Stroke 2014; 45: 2739–2744.
Perez de la Ossa N, Carrera D, Gorchs M, et al. Design and validation of a prehospital stroke scale to predict large arterial occlusion: the rapid arterial occlusion evaluation scale'. Stroke 2014; 45: 87–91.
Pervez MA, Silva G, Masrur S, et al. Remote supervision of IV-tPA for acute ischemic stroke by telemedicine or telephone before transfer to a regional stroke center is feasible and safe. Stroke 2010; 41: e18–e24.
Sairanen T, Soinila S, Nikkanen M, et al. Two years of Finnish Telestroke: thrombolysis at spokes equal to that at the hub. Neurology 2011; 76: 1145–1152.
Schwab S, Vatankhah B, Kukla C, et al. Long-term outcome after thrombolysis in telemedical stroke care. Neurology 2007; 69: 898–903.
Silva GS, Farrell S, Shandra E, et al. The status of telestroke in the United States: a survey of currently active stroke telemedicine programs. Stroke 2012; 43: 2078–2085.
Wechsler LR, Demaerschalk BM, Schwamm LH, et al. Telemedicine quality and outcomes in stroke: a scientific statement for healthcare professionals from the American Heart Association/American Stroke Association. Stroke 2017; 48(1): e3–e25.
Wiborg A, Widder B, et al. Teleneurology to improve stroke care in rural areas: The Telemedicine in Stroke in Swabia (TESS) Project. Stroke 2003; 34: 2951–2956.

KAPITEL

19 Stroke Units und qualitätssichernde Maßnahmen in der akuten Schlaganfallversorgung

Darius G. Nabavi, Otto Busse

ZUSAMMENFASSUNG

- Der akute Schlaganfall stellt eine lebensbedrohliche und zeitkritische Erkrankung dar, die teils risikobehaftete Behandlungsmaßnahmen erfordert. Um einen optimalen Ablauf sicherzustellen, sind qualitätssichernde Maßnahmen unerlässlich.
- Qualitätsmanagement (QM) bezeichnet die Summe aller qualitätsfördernden Bemühungen. Dabei gilt es, die gesamte Versorgungskette – vom prähospitalen Initialmanagement bis zur Rehabilitation und poststationären Weiterversorgung – abzudecken.
- Im Zentrum steht dabei die Stroke Unit (SU): als Verantwortlicher sowohl für die unmittelbare Patientenversorgung als auch für die Qualitätsentwicklung angrenzender Strukturen.
- Einen wesentlichen QM-Beitrag leistet seit vielen Jahren das Deutsche Zertifizierungsverfahren.
- Erfolgreiches QM endet jedoch nicht mit der Erlangung eines Zertifikats, sondern hat das kontinuierliche Ausschöpfen von Verbesserungspotenzialen zum Ziel. Dies setzt eine qualitätsorientierte Haltung voraus, die von der Führungsebene einer Abteilung vorgelebt und glaubhaft vermittelt werden muss. Die positive Entwicklung der Schlaganfallversorgung in Deutschland ist ein überzeugendes Beispiel für gelungenes QM in der Medizin.

19.1 Qualitätsmanagement in der akuten Schlaganfallbehandlung

19.1.1 Definition von Qualitätsmanagement

Mit QM wird die **Summe aller organisatorischen Maßnahmen** bezeichnet, die zur Verbesserung der Struktur-, Prozess- und Ergebnisqualität von Leistungen und Produkten eingesetzt werden. Während QM seine Wurzeln in der industriellen Fertigung hat, wird es nun in praktisch sämtlichen Lebensbereichen angewendet. Es werden i. d. R. sequenzielle Prozessschritte gefordert, die mit unterschiedlichen Abkürzungen belegt werden. Das Prinzip ist die regelmäßige **Überwachung der eigenen Qualität** mit **Erarbeitung von Verbesserungsmaßnahmen,** einer konsequenten Umsetzung und Nachhalten der Ergebnisqualität.

Der bekannteste QM-Prozess ist der sog. **PDCA-Zyklus:** Plan-Do-Check-Act. Es werden zunächst relevante und spezifische Qualitätsziele identifiziert, nachfolgend etabliert und umgesetzt; danach folgen regelmäßige Überprüfungen und ggf. Prozessanpassungen. Dafür ist zunächst eine sorgfältige Ist-Analyse notwendig, um ein Verbesserungspotenzial zu identifizieren (praktisches Fallbeispiel ➤ Tab. 19.1).

Anregungen für alltagspraktische QM-Ansätze in der Schlaganfallmedizin sind ➤ Tab. 19.2 zu entnehmen.

Tab. 19.1 Fallbeispiel einer alltagspraktischen QM-Maßnahme zur Verbesserung des Thrombolysemanagements

Prozess	Maßnahmen/Ergebnis
IST-Analyse	• Prozessablauf wird analysiert • TLZ der Abteilung beträgt im Median 50 min • Nur 65 % mit TLZ < 60 min
Plan	Verkürzung der TLZ mit folgenden konkreten Zielwerten: 1. TLZ im Median < 30 min 2. > 90 % aller Thrombolysen mit TLZ < 60 min
Do	Anpassung der SOP zur Prozessoptimierung: • Konsequente telefonische Vorankündigung durch RTD • Patient wird vom RTD direkt zum CT gebracht • Kein EKG vor Thrombolysebeginn
Check	Überprüfung der Prozesszeiten nach 3 Monaten: • TLZ beträgt im Median 37 min • 85 % aller Thrombolysen mit TLZ < 60 min
Act	Weitere SOP-Anpassungen wurden vorgenommen: • Thrombolysebeginn direkt im CT • TLZ wird in Frühbesprechung bei jedem Pat. genannt inkl. Begründung, sofern > 30 min • TLZ < 30 min werden lobend hervorgehoben • TLZ-Zeiten der Abteilung werden durch Oberarzt der SU regelmäßig ausgewertet und im Team kommuniziert
Check	Überprüfung der Prozesszeiten nach weiteren 3 Monaten: • TLZ beträgt nun im Median 28 min • 92 % aller Thrombolysen mit TLZ < 60 min

RTD: Rettungsdienst; SOP: Standard Operating Procedure; TLZ: Tür-Lyse-Zeit

19.1.2 Warum QM-Maßnahmen in der Schlaganfallmedizin

Es versteht sich von selbst, dass **QM in sicherheitsrelevanten Bereichen unabdingbar** ist. Hier sind Luftfahrt und Militär, Lebensmittel- und Pharmaindustrie sowie Medizinprodukte zu benennen. Wenn wir ein Flugzeug betreten, ein Medikament erhalten oder eine Konservendose öffnen, so erwarten wir zu Recht, dass höchste Qualitätsstandards eingehalten werden. Ähnlich verhält es sich beim Betreten eines Krankenhauses oder Absetzen des Notrufs: Der Betroffene und seine Angehörigen gehen davon aus, dass die dort angewandten **Maßnahmen auf gesicherten Qualitätsstandards beruhen** und, unabhängig von Person, Zeit und Ort, verlässlich funktionieren. Insofern erscheint es folgerichtig, dass vom Gesetzgeber seit vielen Jahren ein verbindliches QM im Krankenhaus eingefordert wird. Von der Weltgesundheitsorganisation (WHO) wurde der 17. September mittlerweile zum Welttag der Patientensicherheit ausgerufen, was die Bedeutung von QM weiter unterstreicht (www.patient-safety-day.org).

Der akute **Schlaganfall** kann als paradigmatische Erkrankung für notwendiges QM betrachtet werden. So handelt es sich um eine **lebensbedrohliche Erkrankung,** bei der zeitkritische und **risikobehaf-**

Tab. 19.2 Anregungen für alltagspraktische QM-Ansätze in der Schlaganfallmedizin MTE

Klinisches Segment	Ziel	QM-Maßnahme	Nachhalten der Ergebnisqualität
Allgemeine Voraussetzungen	• Gelebte QM-Kultur am Standort und in der Abteilung • Hohe QM-Motivation und Vorbildfunktion des Führungspersonals im Krankenhaus • Förderung der interkollegialen Zusammenarbeit • Verhinderung von übermäßigen Abteilungsegoismen	• Enge Kooperation mit dem hausinternen QM • Sicherstellung ausreichender personeller Ressourcen • Ausreichende Fortbildungsbudgets in den Abteilungen • Angemessene Vertragsgestaltung für die Führungsebene: – Qualitätsaspekte erhalten eine angemessene Bedeutung – Definition abteilungsübergreifender Ziele	• Regelmäßige Mitarbeiterbefragungen • Regelmäßige Patientenbefragungen
Laienwesen	• Guter Informationsstand der Bevölkerung zum Schlaganfall • Erhöhung der Zuweisungsrate im Krankenhaus < 60 min nach Symptombeginn	• Regelmäßige Informationsveranstaltungen, v. a. zum Symptom- und Handlungswissen • Einbeziehung von Medien (Zeitung, Radio, TV, Internet)	• Erfassung der Zuweisungsrate im Krankenhaus < 60 min nach Symptombeginn
Prähospital-management	• Korrekte Diagnosestellung mit validierten Scores (z. B. FAST) • Zuweisung ausschließlich in SUs • Regelhafte Vorankündigung zugewiesener Patienten unter Nennung des Zeitfensters • Strukturierte Übergabe in Klinik, Vermeidung von Übergabefehlern	• Regelmäßige Schulungen des ärztlichen und nichtärztlichen RTD-Personals • Konsequente Umsetzung des Zuweisungskonzepts • Übergabe per SOP geregelt • Etablierung von CIRS und M&M-Konferenzen mit dem RTD	• Regelmäßiger Austausch über Qualität der Prozesse und Einhaltung der Vorgaben • Erfassung von Zielparametern: – Rate an Vorankündigungen – Güte der prähospitalen Diagnosestellung – Prähospitalzeiten
Aufnahme-management in der Klinik	• Lückenlose Aufnahmebereitschaft der Klinik • Hohe Sicherheit in der klinischen Diagnosestellung • Reibungslose Prozesse zeitkritischer Patienten • Korrekte Triagierung der Patienten	• Abmeldungen untersagen bzw. Anwendung sehr restriktiver Kriterien • Triagierung nur durch speziell geschultes Personal • Maßnahmen zur Stärkung der klinischen Kompetenz: – Strukturierte Einarbeitung und Erfassung der Dienstfähigkeit – Ausreichende fachärztliche Supervision	• Häufigkeit von Abmeldungen der Notaufnahme erfassen • Tägliche Vorstellung von Neuaufnahmen in der Abteilung • Fehltriagierungen erfassen und analysieren • Monitoring der diagnostischen Sicherheit: – Rate an Stroke Mimics – Rate an TIAs

Tab. 19.2 Anregungen für alltagspraktische QM-Ansätze in der Schlaganfallmedizin MTE (*Forts.*)

Klinisches Segment	Ziel	QM-Maßnahme	Nachhalten der Ergebnisqualität
Rekanalisations-management	• Sicherheit in der Indikationsprüfung und Erfassung von Kontraindikationen • Rasches und reibungsloses Rekanalisations-management	• Verwendung einer Checkliste • Vier-Augen-Prinzip in der Indikationsstellung auch für erfahrene Ärzte • Festlegung und Kommunikation von Prozesszielen: – Tür-Lyse-Zeit < 30 min – Tür-Katheter-Zeit < 75 min – $Tür_{In}$-$Tür_{Out}$-Zeit < 60 min • Interdisziplinäre Regelung von Prozessen und Zuständigkeiten der MTE	• Regelmäßige Kommunikation von Prozesszeiten • Erfassung von Rekanalisationsrate, Outcome, Komplikationsrate der Rekanalisation • Regelmäßige Aktualisierung der interdisziplinären SOP
SU-Belegungs-management	• Kontinuierliche Aufnahmebereitschaft der SU • VWD auf SU < 24 h vermeiden	• Kluges VWD-Management in der SU: – Verbindliche Standards für Verlegungsfähigkeit und verlängerten SU-Behandlungsbedarf – Indikationsbegründung bei SU-VWD > 72 h	• Häufigkeit von Abmeldungen der SU • Rate an SU-Patienten mit Behandlungsdauer: – < 24 h – > 72 h (OPS 8–981.1)
Risikomanage-ment	• Vermeidung von medizinischen, medikolegalen und ökonomischen Risiken in der Schlaganfallversorgung	• Gezielte Risikoanalyse der gesamten Versorgungskette • Gezielte Bearbeitung risikobehafteter Lücken	• Einsicht in die strukturierte Risikoanalyse • Überprüfung der ergriffenen Maßnahmen
Intrahospitale Netzwerkbildung	• Reibungslose abteilungsübergreifende intrahospitale Prozesse	• Abteilungsübergreifende SOP, z. B zu folgenden Themen: – mit Kardiologie: PFO- und LAA-Verschluss – NCH: dekompressive Kraniektomie – GCH, NRAD: Karotisintervention	• Anzahl abteilungsübergreifender SOPs
Extrahospitale Netzwerkbildung	• Vermeidung von Informationsverlusten bei Entlassung/Verlegung • Optimale Umsetzung der langfristigen Sekundärprävention	• Facharztstandard bereits bei vorläufigem Entlassungs- und Verlegungsbericht • Vereinfachte Kontaktmöglichkeiten mit wichtigen Kooperations-partnern • Strukturierter Austausch mit Hausärzten und Rehabilitationskliniken	• Befragungen von Zuweisern und Kooperationspartnern

CIRS: Critical Incident Reporting System; GCH: Gefäßchirurgie; LAA: „left atrial appendage" (linkes Herzohr); MTE: mechanische Thrombektomie; NCH: Neurochirurgie; NRAD: Neuroradiologie; PFO: persistierendes Foramen ovale; VWD: Verweildauer;

tete Behandlungsmaßnahmen (z. B. Thrombolyse, mechanische Thrombektomie) regelhaft eingesetzt werden. Insofern kann eine fehlerhafte medizinische Maßnahme – auch ein vermeidbarer Zeitverlust – mitunter fatale Folgen haben. Zudem beinhaltet die Versorgungskette in der akuten Schlaganfallbehandlung verschiedene Schnittstellen und involviert zahlreiche Berufsgruppen, was feste Zuständigkeiten und klare Standards erfordert.

MERKE

QM ist in sicherheitsrelevanten Bereichen unerlässlich, wozu auch die Schlaganfallmedizin gehört.

19.1.3 Haltung der Ärzteschaft

Die **klinische Medizin** kann als **genuin QM-affine Disziplin** angesehen werden. Elemente wie die täglichen Visiten, das Mehr-Augen-Prinzip durch Oberarzt- und Chefarztvisiten, interdisziplinäre Fallkonferenzen, Befundberichte und Entlassungsbriefe sowie Autopsien sind in der klinischen Medizin fest verankert und dienen der gezielten Qualitätskontrolle. Dennoch wird das formalisierte QM von Teilen der Ärzteschaft bis heute sehr kritisch gesehen und mitunter als überflüssige Zusatzbelastung empfunden. Auch besteht die Sorge, dass mit zunehmender Fülle an Verfahrensanweisungen und Standard Operation Procedures (SOPs) das ärztliche Handeln automatisiert und auf das Befolgen von SOPs reduziert wird. Dem ist entgegenzuhalten, dass **gut definierte Standards und Prozessabläufe** nicht nur qualitätsverbessernd wirken, sondern auch **ressourcenschonend** sind. Sinnvoll gelebtes QM entlastet damit Ärzte und medizinische Teams, sodass mehr Zeit und Kraft für schwierige und weniger abgesicherte Situationen verbleibt. QM soll keineswegs die ärztliche Kunst ersetzen. Eigenschaften wie z. B. eine empathische Zuwendung und Menschlichkeit, praktische Fertigkeiten sowie klinische Erfahrung bleiben weiterhin integraler Bestandteil des Arztberufs.

MERKE

Ärztliche Kunst und klinisches QM schließen sich nicht aus, sie ergänzen sich und tragen gemeinsam zur Ergebnisoptimierung bei.

19.1.4 QM im prähospitalen Sektor

Am Anfang der Versorgungskette steht das Laienwesen, das die aufgetretene Symptomatik als Notfall erkennen und den Notruf absetzen muss. Dies setzt einen guten **Informationsstand in der Bevölkerung zum Symptom- und Handlungswissen** des akuten Schlaganfalls voraus. Aufgabe des Rettungsdienstes (RTD) ist es, Schlaganfälle zu erkennen und den Betroffenen sicher und unverzüglich in die nächstgelegene geeignete Einrichtung zu verbringen. Fundament eines gelungenen prähospitalen Managements ist daher ein **konsentiertes RTD-Konzept,** das regelmäßig zu aktualisieren ist. Um den Schlaganfall zeitnah und korrekt zu erkennen, müssen regelmäßige Schulungen der RTD-Mitarbeiter durchgeführt werden. Hierzu hat sich die Verwendung standardisierter Skalen und Kurz-Scores bewährt (z. B. der Face-Arm-Speech-Test [FAST]) (Kessler et al. 2011). Bedeutsam ist darüber hinaus die **Vorabbenachrichtigung der angefahrenen Klinik bzw. Stroke Unit** (z. B. telefonisch) über die anstehende Patientenzuweisung, was zunehmend durch digitale Systeme übernommen wird (z. B. Interdisziplinärer Versorgungsnachweis [IVENA]; www.ivena.de). Dies gibt der Einrichtung die Möglichkeit, vorbereitende Maßnahmen zu treffen (v. a. Informationskette Notaufnahme, Radiologie, Stroke Unit), die einen verzögerungsfreien Ablauf gewährleisten. Um systematische Schnittstellenprobleme zu beheben, ist ein regelmäßiger Austausch zwischen dem RTD und dem Krankenhauspersonal notwendig.

19.1.5 Klinische Diagnosestellung

Der **Schlaganfall ist eine klinische Diagnose,** die durch Anamnese und Untersuchungsbefund gestellt wird. Daher kommt der neurologischen Kompetenz am Patienten eine herausragende Bedeutung zu. Gerade bei unspezifischen, passageren Symptomen (z. B. vorübergehende Vigilanzminderung oder Benommenheitsschwindel) darf nicht unkritisch eine transitorische ischämische Attacke (TIA) diagnostiziert werden. Stroke Mimics sind rasch zu identifizieren und frühzeitig von der SU zu verlegen. Dafür ist eine **strukturierte Einarbeitung in Notaufnahme und Stroke Unit** sicherzustellen.

Zudem empfiehlt sich, die ärztliche Dienstfähigkeit formal zu prüfen und zu bestätigen, was auch medikolegale Implikationen besitzt. Tägliche fachärztliche Visiten in der SU stellen ein bedeutsames Korrektur- und Ausbildungsinstrument dar, v. a. für jüngere Teammitglieder. Für diesen QM-Aspekt kommt dem **Leitungspersonal der SU** und der Fachabteilung **eine große Verantwortung** zu, auch im Hinblick auf die zukünftige Qualität der Schlaganfallversorgung. Dies gilt auch – oder vielleicht gerade – vor dem Hintergrund verbesserter apparativ-diagnostischer Möglichkeiten. In einem rezenten Editorial wurde dies prägnant zusammengefasst (Aminoff 2017):

„*It is up to the present generation of neurologists to ensure by their teaching and example that the skills of the neurological examination are passed intact to their successors.*"

19.1.6 Belegungsmanagement in der SU

Ein kluges Belegungsmanagement gehört zur Guten Klinischen Praxis (Good Clinical Practice, GCP), zumal die Ressourcen einer SU oftmals begrenzt sind. Jedem Patienten mit akutem Schlaganfall bzw. einer TIA sollte eine Überwachung und Behandlung auf der SU ermöglicht werden. Da der Schlaganfall jedoch keine planbare Erkrankung ist, muss die **SU durchgehend aufnahmebereit** sein. Abmeldungen der SU oder der Notaufnahmestation sind daher zu vermeiden. Dies setzt voraus, dass stabilisierte Patienten nach Ablauf von 24–72 h von der SU weg verlegt werden. Eine **SU-Behandlung von > 72 h muss medizinisch begründet** sein und ist täglich an die aktuellen Verhältnisse anzupassen. Dadurch kann auch dem Verdacht begegnet werden, eine ökonomisch motivierte Verweildauergestaltung in der SU zu betreiben (Grond und Busse 2017). Sofern ein Patient die SU für die Diagnostik vorübergehend verlassen muss (z. B. zum MRT oder TEE), ist der **adäquate Transportmodus** vorab festzulegen (mit oder ohne Arztbegleitung). Auch ist zu entscheiden und zu dokumentieren, ob das SU-Monitoring dafür unterbrochen werden darf. Letzteres hat nicht nur medizinische, sondern auch medikolegale Implikationen.

19.1.7 Rekanalisationsmanagement

Hier hat sich die **Verwendung einer Checkliste** zur Fehlervermeidung bewährt. Gerade in Anbetracht des hohen Zeitdrucks darf die Fehlergefahr, auch bei erfahrenen Schlaganfallmedizinern, nicht unterschätzt werden. Bedeutsame Qualitätsfaktoren sind die Prozesszeiten und die Ergebnisqualität (z. B. TLZ, Rekanalisationsrate, NIHSS bei Entlassung). In regelmäßigen Abständen sollten die beteiligten Personen über den aktuellen TLZ-Durchschnittswert der Abteilung informiert werden.

Eine Herausforderung der letzten Jahre stellte die **Prozessverbesserung der mechanischen Thrombektomie** (MTE) dar. Da an diesem Prozess deutlich mehr Mitarbeiter beteiligt sind (Radiologe, MTRA, Neuro-Interventionalist, Anästhesist), bedarf dies einer noch intensiveren **Koordinierung und Prozessgestaltung.** Mittelfristiges Ziel ist hier das Erreichen einer Tür-bis-Rekanalisation-Zeit von < 90 min. SUs, die Patienten unverzüglich zur MTE verlegen, müssen die sog. $Tür_{in}$-$Tür_{out}$-Zeit – also die Zeit vom Eintritt in die Klinik bis zum Verlegungszeitpunkt – als bedeutsamen Qualitätsfaktor messen.

Im Hinblick auf die Identifikation geeigneter MTE-Kandidaten ist zudem der Anteil an Verlegungen aussagekräftig. Mittlerweile werden diese Items in den Schlaganfallregistern mit erfasst. Dennoch empfiehlt sich das **Führen einer individuellen Liste,** um die Ergebnisse engmaschig kommunizieren zu können. Auch sollten die Transportzeiten systematisch erfasst werden, die nicht nur von der Entfernung zum Interventionszentrum abhängen, sondern auch von der zeitnahen Verfügbarkeit des Rettungsdienstes.

19.1.8 Weiterführende Diagnostik

Als neue Herausforderung ist die **verlängerte Rhythmusdiagnostik** zur Detektion von paroxysmalem Vorhofflimmern (VHF) in den Fokus gerückt (Häusler et al. 2018). SUs sind dazu angehalten, verbindliche Strukturen zur verlängerten Rhythmusdiagnostik zu etablieren. Dazu gehört die Durchführung strukturierter Rhythmusvisiten mit entsprechender Schulung und Befundung, die **Fortsetzung** der Rhythmusdiagnostik **im ambulanten Sektor** bis hin zum **Einsatz implantierbarer Loop-Recorder (ILR).** Die übrige Ursachendiagnostik bedarf einer angemessenen Balance zwischen Standardisierung und Individualisierung, um auch seltene Schlaganfallursachen zu entdecken.

19.1.9 Teambildung und frühzeitiger Rehabilitationsbeginn

Der Nutzen der SU-Therapie beruht u. a. auf einer gelungenen interdisziplinären Teambildung. Für ein abgestimmtes Vorgehen sind **gute Kommunikationsstrukturen** mit **täglichen Teamkonferenzen** und regelmäßige organisatorische Sitzungen notwendig. Auch sind regelmäßige Fortbildungen zu integrieren. Wünschenswert ist darüber hinaus die Anwesenheit der Pflege bei der täglichen ärztlichen Hauptvisite.

In therapeutischer Hinsicht sollte neben der täglichen Anwendung indizierter Behandlungsverfahren in der SU auf eine **angemessene intrahospitale Weiterbehandlung nach Abschluss der SU-Phase** geachtet werden. Dies setzt neben ausreichendem Personal eine angemessene Übergabe innerhalb der verschiedenen Berufsgruppen voraus, sofern ein personeller Wechsel erforderlich wird. Auch sind die Behandlungsstrategien (z. B. Mobilisationskonzept, Kostform) engmaschig zu überprüfen und anzupassen.

19.1.10 Die Patientenperspektive

Ein Aspekt, der zunehmend an Bedeutung gewinnt, ist die Perspektive von Patienten und Angehörigen. Dazu gehört eine **angemessene Partizipation an medizinischen Entscheidungen** sowie das **Nachhalten der Zufriedenheit und Lebensqualität** nach Behandlungsende. In anderen QM-Bereichen findet dies in Form von Evaluationen der Kundenzufriedenheit breite Anwendung. In der Medizin hat sich diese Kultur erst schrittweise durchgesetzt. Letztendlich befindet der Patient über seine Lebensqualität und damit auch mittelbar über die Qualität der medizinischen Behandlung. Dies hat zum Konzept der **wertebasierten Gesundheitsversorgung** („value-based healthcare") geführt, wonach der Patientenperspektive mehr Bedeutung beigemessen wird (Porter 2010).

Durch ein internationales Konsortium *(International Consortium for Health Outcomes Measurement* [ICHOM]) wurde eine Fülle von **patientenbasierten Outcomeparametern** („patient related outcome measures" [PROMs]) – auch für den Schlaganfall – entwickelt (www.nihpromis.org). Hier ist in Teilen der Ärzteschaft noch ein Umdenken notwendig, um den QM-Blickwinkel zu erweitern. Es erscheint sinnvoll, diesen Aspekt künftig in den Schlaganfallregistern (z. B. mittels 3-Monats-Nachbefragung) zu berücksichtigen, was allerdings eine angemessene Ressourcenallokation voraussetzt.

19.2 Stroke Units

19.2.1 Einleitung

Mitte der 1990er-Jahre wurden die ersten SUs zur spezifischen Schlaganfallbehandlung in Deutschland eröffnet. Aufgrund der überzeugenden Wirksamkeit und hohen wissenschaftlichen Evidenz (Stroke Unit Trialists' Collaboration 2013) hat sich das Konzept der SUs in Deutschland seitdem kontinuierlich verbreitet. Durch ein **gut entwickeltes Zertifizierungsverfahrens** konnte das Konzept der SUs in Deutschland **weiter gefestigt** werden (Faiss et al. 2008), sodass mittlerweile mehr als 330 zertifizierte Einheiten aktiv sind. Die Einführung einer speziellen Abrechnungsziffer für die Schlaganfall-Komplexbehandlung konnte die wirtschaftliche Basis sichern. Mittlerweile gehören SUs als Qualitätsfaktor fest zur deutschen Krankenhauslandschaft und wirken als Katalysator für Fortschritt und Strukturentwicklung.

MERKE

Das evidenzbasierte Herzstück der Schlaganfallmedizin stellt die SU dar – als Kümmerer um Patienten und angrenzende Strukturen.

19.2.2 Definition

Unter einer SU versteht man eine **räumlich abgeschlossene Behandlungseinheit** mit **monitorisierten Betten,** die speziell für Schlaganfallpatienten vorgehalten werden und für die bestimmte

Ausstattungs- und Prozessmerkmale gelten. Dazu gehört ein **spezifisch geschultes, multiprofessionelles Team,** die Möglichkeit zur kontinuierlichen Monitorüberwachung und das diagnostische und therapeutische Vorgehen nach **klar definierten Standards.** Um eine bestmögliche Versorgung unter regional sehr unterschiedlichen strukturellen Bedingungen zu gewährleisten, wurden zwei Versorgungsstufen definiert (Ringelstein et al. 2000): eine **„regionale" SU** mit grundlegenden Qualitätsmerkmalen und eine **„überregionale" SU** mit zusätzlichen, strukturellen und prozessualen Vorhalteleistungen (Zertifizierungskriterien ➤ Tab. 19.3).

19.2.3 Aufgabenspektrum und Ziele von Stroke Units

Hauptaufgabe einer SU ist die **optimale Akutversorgung von Schlaganfallpatienten** innerhalb der ersten Stunden und Tage nach dem Ereignis. Das Aufgabenspektrum umfasst darüber hinaus die **gesamte Versorgungskette** vom Symptombeginn bis zum Ende des Krankenhausaufenthalts. Die SU darf jedoch nicht als isoliertes Behandlungselement eines Krankenhauses betrachtet werden. Vielmehr erfordert die Realisierung der Behandlungsziele eine **enge Vernetzung mit den Nachbardisziplinen.**

Tab. 19.3 Zertifizierungskriterien für regionale (R) und überregionale (ÜR) Stroke Units (SUs)

Kriterium	Mindestanforderung	Zusätzliche Empfehlung der DSG
Räumliche Organisation	• Monitorbetten sind in räumlicher Einheit zusammengefasst	• Definition einer bevorzugten Verlegungsstation mit festem Team innerhalb der Abteilung zur Weiterversorgung der Patienten
Bettenkapazität	• R-SU: mind. 4 Betten • ÜR-SU: mind. 6 Betten • Bemessungsstandard für Anzahl monitorisierter SU-Betten: pro 100 Schlaganfallpatienten in der FA = 1 SU-Bett	• Behandlung nichtvaskulärer Patienten in der SU gering halten und monitorieren • Stroke Mimics nach korrekter Diagnosestellung zügig verlegen
Verfügbarkeit	• Kontinuierliche Verfügbarkeit der SU	• Abmeldungen sind nur im Ausnahmefall und nur für kurze Zeit gerechtfertigt • Die Abmeldefrequenz kritisch überwachen, ggf. gezielte Gegenmaßnahmen ergreifen
Behandlungszahlen pro Jahr	• R-SU: ≥ 250[1] • ÜR-SU: ≥ 500[1] • Zusätzliche Anforderungen für die FA: – ≥ 80 % der Stroke-Patienten werden in der SU behandelt – < 40 % Patienten ohne Schlaganfall/TIA in der SU – < 40 % TIA-Anteil aller Stroke-Patienten	• Klare Priorisierung der SU bei der Aufnahmestrategie • VWD-Gestaltung in der SU anhand klinischer Kriterien • VWD in der SU < 24 h vermeiden • VWD > 72 h in der SU mit nachvollziehbarer Indikationsbegründung • SU-Verlegungskandidaten werden im Vorfeld benannt
Neurologische Kompetenz	• R-SU: Facharztstandard durchgehend im Regeldienst und Rufdienst (entsprechend 2 Fachärzten am Standort) • ÜR-SU: neurologische Abteilung mit kontinuierlichem Anwesenheitsdienst	• R-SU: – Bei höhervolumiger Schlaganfallversorgung Etablierung einer neurologischen Abteilung – Bei gemischter Dienstbesetzung adäquate Einarbeitung und klinische Kompetenz sicherstellen
Kardiologische Kompetenz	• R-SU: ständige Verfügbarkeit im Regeldienst und Rufdienst 24/7 • ÜR-SU: bettenführende internistische oder kardiologische Abteilung am Standort mit ärztlichem Anwesenheitsdienst	• Mindestens 2 Mitarbeiter mit Zusatzbezeichnung Kardiologie sollten am Standort tätig sein • Zur Teamförderung feste Ansprechpartner definieren • Zertifizierte Chest Pain Unit am Standort

Tab. 19.3 Zertifizierungskriterien für regionale (R) und überregionale (ÜR) Stroke Units (SUs) (*Forts.*)

Kriterium	Mindestanforderung	Zusätzliche Empfehlung der DSG
Radiologisch-neuroradiologische Kompetenz	• Sofern keine kontinuierliche ärztlich-radiologische Anwesenheit: – Vollwertiges Teleradiologie-Konzept – Strahlenfachkunde sicherstellen – Adäquate Schulung zur Kontrastmittelgabe der verantwortlichen Ärzte vor Ort • R-SU: – Rasche Verfügbarkeit interventioneller Kompetenz durch schriftlichen Standard geregelt • ÜR-SU: – Kontinuierlicher MTRA-Anwesenheitsdienst 24/7 – ≥ 1 Arzt mit Zusatzbezeichnung Neuroradiologie am Standort fest angestellt – ≥ 2 Neuro-Interventionalisten am Standort fest angestellt – ≥ 80 % der Tage Neuro-Interventionsdienst am Standort fest angestellt – Verbleibende Lücken im Interventionsdienst sind durch verbindliches Ausfallkonzept abgedeckt	• R-SU: – Bei hochvolumiger Schlaganfallversorgung (z. B > 500 Patienten) radiologischer Anwesenheitsdienst 24/7 – MTRA-Anwesenheitsdienst 24/7 • ÜR-SU: – Lückenlose MTE-Interventionsbereitschaft vor Ort – Lückenlose ärztlich-radiologische Anwesenheit – ≥ 3 Fachärzte mit Zusatzbezeichnung Neuroradiologie am Standort fest angestellt – ≥ 50 MTE jährlich
Neurochirurgische Kompetenz	• Sofern nicht am Standort: rasche Verfügbarkeit mittels Kooperationsvereinbarung sichergestellt • Minimierung der Transportzeiten	• Sofern keine NCH am Standort: frühzeitige Kontaktaufnahme, teleradiologischer Bildzugriff, verbindliche Verlegungsstandards
Gefäßchirurgische Kompetenz	• Sofern nicht am Standort: rasche Verfügbarkeit mittels Kooperationsvereinbarung sichergestellt • Jährliche BQS-Ergebnisse liegen vor für Karotis-OP und -PTA	• Regelmäßige interdisziplinäre Gefäßkonferenzen • Regelhafte perioperative Einbindung des neurologischen Sachverstands • Einheitliche Standards auch für asymptomatische Karotisstenosen • Kein hausinterner Wettbewerb um Interventionen • ÜR-SU: gefäßchirurgische Kompetenz am Standort
Intensivmedizinische Kompetenz	• Kontinuierliche Verfügbarkeit einer vollwertigen Intensivstation (= mind. 4 Betten) • Klare ITS-Aufnahmekriterien für Stroke-Patienten	• ÜR-SU: mindestens 1 neurologischer Ausbildungsrotand auf ITS • Einbindung der neurologischen Kompetenz mit festen Ansprechpartnern auf tgl. Basis und klaren Standards • Eigenständige neurologische ITS für große hochvolumige Schlaganfallversorger erwägen
CT CT-Angiografie (CTA) CT-Perfusion (CTP)	• Kontinuierliche intrahospitale CT-Verfügbarkeit 24/7 • Sofern nur ein CT-Gerät am Standort: Ausfallkonzept vorhanden • Schriftlicher Standard zur Anwendung der CTA[2] • ≥ 20 % CTA-Rate an Stroke-Patienten[2] • ÜR-SU: Mismatch-Bildgebung mittels CT oder MRT etabliert	• ≥ 30 % CTA-Rate an Stroke-Patienten[2] • R-SU: Mismatch-Bildgebung mittels CT/MRT fest etabliert

Tab. 19.3 Zertifizierungskriterien für regionale (R) und überregionale (ÜR) Stroke Units (SUs) (*Forts.*)

Kriterium	Mindestanforderung	Zusätzliche Empfehlung der DSG
MRT MR-Angiografie (MRA) MR-Perfusion	• R-SU: – Verfügbarkeit im Regeldienst am Standort – Kontinuierliche Verfügbarkeit sichergestellt, ggf. mittels Kooperationsvereinbarung • ÜR-SU: – Kontinuierliche Verfügbarkeit am Standort 24/7	• Fester Standard an MRT-Sequenzen • ≥ 30 % MRT-Rate in der elektiven Bildgebung
Zerebrale Katheter-Angiografie (DSA)	• R-SU: kontinuierliche Verfügbarkeit sichergestellt, ggf. mittels Kooperationsvereinbarung • ÜR-SU: kontinuierliche Verfügbarkeit am Standort	• R-SU: für DSA am Standort ausreichende Expertise sicherstellen
Doppler- und Farbduplex-sonografie	• Kontinuierliche Verfügbarkeit 24/7 am Standort • Angemessene technische Ausstattung • Regelhafte Anwendung auch außerhalb des Regeldienstes • ≥ 80 % erhalten extra- und transkranielle Untersuchung	• ≥ 1 Mitarbeiter im Besitz des DEGUM-Zertifikats für Spezielle Neurologische Ultraschalldiagnostik • NASCET-Kriterien zur Graduierung von Karotisstenosen
Detektion von Vorhof-flimmern (VHF)	• Verbindliches und angemessenes Konzept zur erweiterten VHF-Detektion etabliert inkl. Schulung und schriftlicher Befundung • Ausreichende diagnostische Kapazitäten vorhanden	• Einbeziehung des ambulanten Sektors mit verbindlichen Vereinbarungen zur erweiterten Rhythmusdiagnostik • Einbeziehung invasiver Technologien (z. B. ILR) für ausgewählte Patienten
EKG	• Kontinuierliche Verfügbarkeit 24/7	• Bei hochvolumiger Schlaganfallversorgung EKG-Ableitung in der SU mit eigenem Gerät • Strukturiertes Einarbeitungskonzept zur EKG-Befundung
Echokardio-grafie	• ≥ 15 % der Patienten mit Hirninfarkt/TIA erhalten TEE • R-SU: rasche Verfügbarkeit, kontinuierlich im Regeldienst • ÜR-SU: kontinuierliche Verfügbarkeit 24/7	• ≥ 2 Mitarbeiter mit echokardiografischer Expertise am Standort • Angemessene TEE-Rate > 20 % • ÜR-SU: ≥ 1 Mitarbeiter mit DEGUM-Zertifikat
Notfalllabor	• Kontinuierliche Verfügbarkeit 24/7 • Notfall-Laborwerte liegen in < 60 min vor • Schriftliches Prozedere für Lysekandidaten mit Antikoagulation	• Laborwerte liegen < 30 min. vor • Point-of-Care-(POC-)Messung des INR-Wertes etabliert • Diagnostikstandard bei NOAK-Einnahme etabliert
Monitoring	• Monitoring inkl. zentraler Überwachung von EKG, Blutdruck, Pulsoxymetrie, Atmung, Herzfrequenz, Temperatur • Schriftlicher Standard für Alarmgrenzen etabliert	• Verfügbarkeit eines Transportmonitors • Monitoringpausen und Transporte (z. B. für Diagnostik, Therapien) sind zu minimieren • Standard für adäquaten Transportmodus (bzgl. Monitor- und Arztbegleitung) etabliert
Ärztliches Personal	• ≤ 12 SU-Monitorbetten (MB) werden durch einen Arzt versorgt; sofern auch nichtmonitorisierte Betten (NMB) mitbetreut werden, gilt: 2 NMB = 1 MB • Tgl. Facharztvisite • ≥ 12 h ärztliche Anwesenheit wochentags • Große SU (≥ 12 Betten) und/oder große Abteilungen (≥ 60 Betten): Personalverstärkung außerhalb des Regeldienstes etabliert	• Für SU mit ≥ 12 Betten und/oder große Abteilungen ist separater ärztlicher SU-Dienst etabliert • Sofern für große SU und/oder große Abteilungen kein separater ärztlicher SU-Dienst etabliert ist, sind regelmäßige Belastungsanalysen etabliert • R-SU: Dienstbesetzung nur durch Ärzte der Abteilung

Tab. 19.3 Zertifizierungskriterien für regionale (R) und überregionale (ÜR) Stroke Units (SUs) (*Forts.*)

Kriterium	Mindestanforderung	Zusätzliche Empfehlung der DSG
Pflege	• Einheitlicher Personalstandard: – Bett 1–8: 1,75 VK/Bett – Bett 9–12: 1,5 VK/Bett – Ab Bett 13: 1,25 VK/Bett • Adäquate Schichtbesetzung in der SU • Übergeordnete Funktionseinheiten: Definition eines Kernteams, von dem ≥ 50 % kontinuierlich in der SU tätig ist • ≥ 1 Pflegekraft nimmt jährlich an DSG-Pflegekurs teil	• Möglichst vollständige Teilnahme an DSG-Pflegekurs • Dienstbesetzung durch Leasingkräfte in der SU werden auf das notwendige Minimum beschränkt
SU-Team	• Tägliche therapeutische Intervention auf der SU im Falle einer Behandlungsindikation • Ergotherapie am Wochenende darf durch Physiotherapie vertreten werden, sofern vorab eine adäquate Schulung erfolgt ist • Physiotherapie, Logopädie: Vertretung durch andere Disziplinen ist nicht zulässig • Therapeutische Besetzung ist ausreichend, um eine Behandlungsfortsetzung nach der SU-Phase bis zur Entlassung zu gewährleisten • Schriftliche Einarbeitungskonzepte für Ärzte, Pflege und Therapeuten • Regelmäßige Fortbildungen	• Auch Ergotherapie ist lückenlos am Wochenende/ Feiertagen vertreten • Die erhobenen therapeutischen Befunde und Behandlungsmaßnahmen sollten für ausgewählte Patienten in den Entlassungsbericht integriert werden • Tägliche Teambesprechung • Regelmäßige organisatorische Teambesprechungen mit Protokoll
Teilnahme an Schlaganfallregister zur Qualitätssicherung	• ≥ 90 % Erfassungsquote, gemessen an der in der Abteilung behandelten Schlaganfälle • Keine schwerwiegenden Auffälligkeiten in den Qualitätsindikatoren • Regelmäßige Ergebniskommunikation im Team	• Erfassungsquote sollte bei 100 % liegen • Auswertung eines gesamten Kalenderjahres • Kontinuierliche Verbesserung auffälliger Qualitätsparameter • Zeitnahe und vollständige Dateneingabe • Einsatz von Dokumentationsassistenten: pro 500 Fälle 0,5 VK
Thrombolysen innerhalb des Zulassungsbereichs	• R-SU: ≥ 25/Jahr • ÜR-SU: ≥ 40/Jahr • TLZ: in mind. 70 % der Fälle < 60 min	• Verwendung einer Lyse-Checkliste • Erfassung der individuellen TLZ in separater Liste • Ziel-TLZ < 30 min • Innerhalb der Zulassung sollte die TLZ in mindestens 90 % der Fälle bei < 60 min liegen • Erstellung schriftlicher Standards zum Vorgehen in Off-Label-Situationen
Schlaganfallmanuale	• Ärztemanual enthält die Mindestvorgabe an Kapiteln • Pflegemanual enthält die Mindestvorgabe an Kapiteln • Regelmäßige Aktualisierung	• Routinemäßige Revision alle 2 Jahre
Anwendung von Schlaganfallskalen	• Anwendung NIHSS, mod. Rankin Score, Barthel-Index • ≥ 1 Zertifikat der NIHSS liegt vor	• Sämtliche Ärzte sind im Besitz des NIHSS-Zertifikats • Anwendung weiterer Skalen (z. B. $ABCD_2$, $CHADS_2$-Vasc) • Erhebung des Barthel-Index eigenständig durch die Pflege • ÜR-SU: Pflege führt ergänzend eigenständige Verlaufsdiagnostik anhand der NIHSS, ggf. Kurzversion, durch

Tab. 19.3 Zertifizierungskriterien für regionale (R) und überregionale (ÜR) Stroke Units (SUs) (*Forts.*)

Kriterium	Mindestanforderung	Zusätzliche Empfehlung der DSG
Betroffenen- und Angehörigenkonzept	• Informationsmaterial ist verfügbar • Gezielte Schulung zur Bedeutung und konkreten Umsetzung der Sekundärprävention	• Eigene Broschüren und Informationsmaterial sind an lokale Gegebenheiten angepasst • Schulung zu Zielen und Maßnahmen der Sekundärprävention mittels schriftlichen Materials • Betreuung, ggf. Neuetablierung einer Selbsthilfegruppe • Ltd. SU-Arzt ist als Regionalbeauftragter der Stiftung Deutsche Schlaganfall-Hilfe aktiv
Umsetzung gesetzlich vorgeschriebener Maßnahmen	• Umsetzung von Standards zu: – Medizinproduktegesetz – Medikamentenmanagement – Reanimationstraining – Datenschutz – Brandschutz – Hygienemanagement – Risikomanagement	• Angemessene Unterstützung durch das interne QM
RTD-Organisation	• Schriftliches, mit dem Rettungsdienst (RTD) konsentiertes Konzept zur prästationären Versorgung und Zuweisung von Patienten mit Schlaganfallverdacht • Regelmäßige Schulungen zur Identifikation und prästationären Versorgung von Schlaganfallpatienten • Ausreichende Pflegebesetzung und ärztliche Präsenz in der Notaufnahme am Standort • R-SU ohne MTE-Struktur am Standort: Sicherstellung eines verzögerungsfreien Transports geeigneter Kandidaten in ein Interventionszentrum	• Regelmäßige Öffentlichkeitsarbeit • Medizinisches Triagesystem inkl. Identifizierung von Schlaganfallpatienten in der Notaufnahme • Einbeziehung des Pflegepersonals der Notaufnahme in die Schlaganfallfortbildungen • Keine Abmeldungen der Notaufnahme beim RTD • Feste Übergabestruktur mit dem RTD
Verlegungsmanagement	• Adäquates Entlassungsmanagement gemäß gesetzlichen Vorgaben (§ 39 SGB V)	• Adäquate interne Übergabe nach Abschluss der SU-Behandlungsphase mit persönlicher Kommunikation, unterstützt durch internen Verlegungsbrief • Entlassungsbrief sollte enthalten: – Schlaganfall-Score (z. B. NIHSS, mod. Rankin-Skala) bei Aufnahme/bei Entlassung – Detaillierte Ziele der Sekundärprävention • Verwendung schriftlicher Schulungsmaterialien zu Symptom- und Handlungswissen sowie Sekundärprävention

19

Tab. 19.3 Zertifizierungskriterien für regionale (R) und überregionale (ÜR) Stroke Units (SUs) (*Forts.*)

Kriterium	Mindestanforderung	Zusätzliche Empfehlung der DSG
Maßnahmenplan und internes Zwischenaudit	• Bemerkungen des letzten externen Audits sind adäquat umgesetzt und dokumentiert • Mindestens 1 Zwischenaudit innerhalb von 3 Jahren anhand des kompletten Kriterienkatalogs • Strukturierte Maßnahmenliste und Report des Zwischenaudits liegen vor	• Es werden weitere Maßnahmen umgesetzt, die im Rahmen des internen QM identifiziert wurden

CTA: CT-basierte Angiografie; FA: Fachabteilung; ILR: implantierbarer Loop-Recorder; MRA: MRT-basierte Angiografie; MTE: mechanische Thrombektomie; MTRA: medizinisch-technische Radiologieassistentin; NCH: Neurochirurgie; NIHSS: National Institute of Health Stroke Scale; NOAK: Non-Vitamin-K-Antagonisten; SU: Stroke Unit; TLZ: Tür-Lyse-Zeit; VK: Vollkraft

[1] Die Zahlen beziehen sich auf Patienten mit Schlaganfall/TIA (= Stroke) in der SU-betreibenden Fachabteilung.

[2] Alternativ ist die Anwendung einer MRT-basierten Bildgebung möglich.

Die SU muss auch als wichtiger Impulsgeber für ein kontinuierliches QM, Öffentlichkeitsarbeit, Fort- und Weiterbildung sowie Wissenschaft und Entwicklung verstanden werden. ➤ Abb. 19.1 illustriert das umfangreiche Aufgabenspektrum der SU. Obligate Mindestanforderungen werden auch durch die entsprechenden OPS-Ziffern (8–981, 8–98b) geregelt (*DIMDI* 2019).

19.2.4 Aufnahmekriterien und Behandlungsdauer

Prinzipiell kann **jeder Schlaganfallpatient** – unabhängig von Geschlecht, Alter und Schweregrad – **von einer SU-Therapie profitieren.** Da die Ressourcen in einer SU jedoch begrenzt sind, haben sich in Deutschland Aufnahmeempfehlungen für eine SU-Therapie im Konsens entwickelt. Dazu gehören Patienten mit einer **TIA oder einem vollendeten Schlaganfall, sofern er < 72 h zurückliegt.** Zeitunabhängig besteht eine Aufnahmeindikation für Patienten mit überzeugender **medizinischer Notwendigkeit.** Dazu gehören Patienten mit schweren oder infratentoriellen Schlaganfallsyndromen, ausgedehnten Hirninfarkten, progredientem oder fluktuierendem Verlauf, Bewusstseinstrübung, behandlungsbedürftigen Komplikationen oder überwachungspflichtigen Vitalparametern. Ein Teil der Patienten ist so schwer betroffen, dass bereits initial oder im weiteren Verlauf eine intensivmedizinische Behandlung erforderlich wird.

Im Gegensatz zu den recht gut standardisierten Aufnahmekriterien existiert **keine allgemeingültige Definition für eine Beendigung der Behandlungs- und Überwachungsphase** in der SU. Dies ist vielmehr an die individuelle medizinische Notwendigkeit anzupassen (Grond und Busse 2017). Durch eine gute Dokumentation können Streitigkeiten mit den Kostenträgern vermieden werden.

19.2.5 Weiterentwicklungen

Inzwischen wurde das SU-Konzept durch **neue Versorgungsstrukturen** ergänzt. Dies erfolgte einerseits, um die Patientenversorgung weiter zu verbessern, und andererseits, um den strukturellen Herausforderungen – v. a. in Flächenregionen – noch besser gerecht zu werden. Die wesentlichen Neuerungen sollen im Folgenden skizziert werden.

Comprehensive Stroke Units

Unter einer „Comprehensive SU" (erweiterte SU) versteht man eine **kombinierte stationäre Einheit** aus monitorisierten Betten (= Kern-SU) und einem angrenzenden Stationsanteil mit nichtmonitorisierten Betten. Die Begründung dieses ursprünglich angloskandinavischen Konzepts ist, den betroffenen Patienten während der gesamten stationären Behandlung durch dasselbe Behandlungsteam (Ärzte, Pflege, Therapeuten) zu versorgen. Dadurch

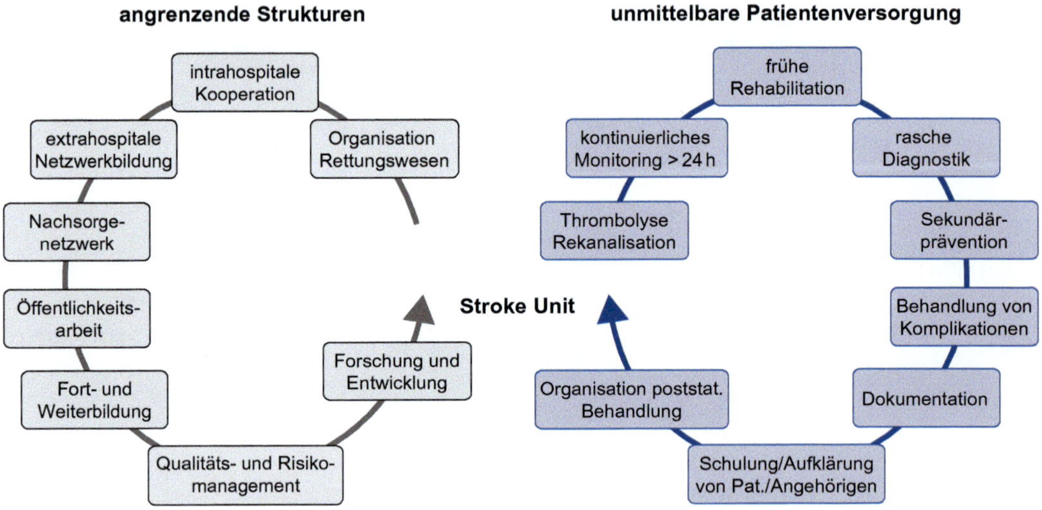

Abb. 19.1 Aufgabenfelder der SU in der unmittelbaren Patientenversorgung (rechter Kreislauf) und wichtige angrenzende Strukturen (linker Kreislauf) (mod. nach Nabavi et al. 2018) [L143]

wird die **Schnittstelle zwischen der SU und der Allgemeinstation vermieden.** Mittlerweile wurden Zusatzkriterien für diese erweiterte Struktur entwickelt – sowohl für regionale als auch für überregionale SUs (➤ Tab. 19.4).

Telemedizinische Stroke Units

Trotz der beeindruckenden Entwicklung ist eine flächendeckende Schlaganfallversorgung durch zertifizierte SUs in Deutschland noch nicht vollständig erreicht. **Gerade in strukturschwachen Regionen** haben die Rettungsdienste große Entfernungen bis zur nächst gelegenen SU zurückzulegen, was eine zeitnahe Akutversorgung schwierig macht. Ein Lösungsansatz liegt in der Etablierung telemedizinischer SUs (Tele-SUs; s. auch ➤ Kap. 18). Hierbei handelt es sich um meist kleine Überwachungseinheiten in internistischen Kliniken, die mit einem sog. telemedizinischen Beratungszentrum verbunden sind. Bei Letzteren handelt es sich um speziell geschulte **Fachärzte** für Neurologie **einer überregionalen SU,** die **durch telemedizinischen Kontakt** (Videokonsil) in die Diagnostik und Therapie einbezogen werden. Anamnese, Labordiagnostik, apparative Befunde und Bildgebung werden im Dialog ausgetauscht und auch der betroffene Patient selbst telemedizinisch vorgestellt. Über eine steuerbare Kamera wird die **klinisch-neurologische Untersuchung telemedizinisch realisiert.** In verschiedenen wissenschaftlichen Untersuchungen hat sich das Konzept der Tele-SU als wirksam erwiesen (Schwamm et al. 2009). Qualitative Mindeststandards, v. a. für die **Thrombolysetherapie,** können über diese telemedizinische Anbindung gewährleistet werden. Daher wurden durch die DSG auch für Tele-SUs und deren Beratungszentren Zertifizierungskriterien erarbeitet (➤ Tab. 19.5). Dabei wird eine zertifizierte **Tele-SU als subsidiär** angesehen und ausschließlich dort akzeptiert, wo die **Versorgung nicht durch eine konventionelle Präsenz-SU gewährleistet** werden kann. Mittlerweile existiert eine Abrechnungsziffer für das telemedizinische Konzept, das in mehrere Regionen Deutschlands bereits Einzug gehalten hat. Leider wurde bislang nur eine Minderzahl an Tele-SUs erfolgreich zertifiziert, was kritisch zu betrachten ist. Einige Tele-SUs konnten allerdings nach mehrjähriger Supervision und steigenden Schlaganfallzahlen den Sprung hin zu einer regionalen SU mit Ausgründung einer neurologischen Abteilung erreichen, was von der DSG sehr begrüßt wird.

Mobile Stroke Unit

Ein neuer und noch nicht etablierter Ansatz stellt die sog. mobile SU dar (STEMO: **STroke-Einsatz-MObil**) (s. auch ➤ Kap. 4). Hierunter versteht man im Wesentlichen einen **speziell ausgestatteten Noteinsatzwagen,** der über die Möglichkeit zur Labor- und CT-Diagnostik verfügt und personell mit einem schlaganfallerfahrenen Neurologen und einer medizinisch-technischen Radiologieassistentin (MTRA) besetzt ist. Dadurch besteht die Möglichkeit, die **Thrombolysetherapie bereits vor Ort am Patienten** einzuleiten. An zwei verschiedenen Standorten in Deutschland (Berlin, Homburg/Saar) konnte gezeigt werden, dass dadurch die **Zeit vom Symptombeginn bis zur Thrombolyse** ohne Sicherheitsbedenken **signifikant reduziert** werden kann (Fassbender et al. 2017). In Anbetracht der zeitabhängigen Effektivität der Thrombolyse darf vermutet werden, dass sich dadurch auch das klinische Outcome der Betroffenen verbessern lässt. Für Letzteres steht der Nachweis jedoch noch aus. Entgegen der ursprünglichen Intention zur Versorgung ländlicher Regionen konzentriert sich das Konzept weltweit zunehmend auf Ballungszentren. Nicht zuletzt aufgrund der hohen Vorhaltekosten bleibt abzuwarten, ob dieses vielversprechende innovative Konzept Einzug in die klinische Routine finden wird.

Neurovaskuläre Netzwerke

Neben dem akuten Schlaganfall als Kernelement von SUs gibt es **eine Reihe weiterer neurovaskulärer Krankheiten** mit teils sehr komplexen Diagnostik- und Therapieoptionen, für die es bislang **keine qualitätsgesicherte Struktur** gibt. Dazu gehören asymptomatische intrakranielle Stenosen und Gefäßaneurysmen, arteriovenöse Fisteln und Malformationen sowie seltene hereditäre, entzündliche und degenerative Vaskulopathien. **Um das gesamte neurovaskuläre Spektrum abzudecken,** hat die DSG zusammen mit neurochirurgischen und neuroradiologischen Partnern ein Modell für sog. Neurovaskuläre Netzwerke (NVNs) entwickelt (Busse et al. 2013). Strukturell gehören zu solchen NVNs ein **koordinierendes Zentrum und mehrere Netzwerkpartner.** Das koordinierende NVN-Zentrum ist an einem Haus der Maximalversorgung angesiedelt und hält eine neurologische Klinik und überregionale Stroke Unit, eine Neurochirurgie mit vaskulärem Schwerpunkt, eine eigenständige Neuroradiologie, eine neuromedizinisch ausgerichtete Intensivmedizin sowie eine Kardiologie und Gefäßchirurgie vor. Von den NVN-Partnern müssen ≥ 3 eine zertifizierte regionale oder überregionale SU aufweisen und eng mit dem koordinierenden Zentrum kooperieren. Dafür wurden zahlreiche strukturelle und prozessuale Mindestanforderungen definiert und ein eigenständiges NVN-Zertifizierungsverfahren etabliert. Ein NVN darf **nicht als reine Zuweisungsstruktur für große neurovaskuläre Zentren** angesehen werden. Das Konzept beinhaltet vielmehr eine gelebte Kooperation mit fachlichem Austausch und bidirektionalen Patientenströmen. NVNs intensivieren die interdisziplinäre Abstimmung zwischen den „Neuro"-Fächern und bündeln die Fachexpertise. Zudem schaffen sie mehr Transparenz und Verbindlichkeit in der interhospitalen Kooperation und verleihen der vaskulären Neuromedizin insgesamt mehr Gewicht und Strahlkraft. Dadurch werden sowohl **fachlich-inhaltliche als auch gesundheitspolitische Ziele** erreicht. Es wurden bereits erste NVN-Zertifikate dieser neuen vielversprechenden Struktur vergeben.

MERKE

Zertifizierte Neurovaskuläre Netzwerke (NVNs) sind standortübergreifende Strukturen, die für das gesamte Spektrum der neurovaskulären Medizin verantwortlich sind, das weit über den akuten Schlaganfall hinausgeht.

19.2.6 Die europäische Perspektive

Im Jahr 2019 wurde durch die *European Stroke Organization* (ESO) der **Action Plan for Stroke** mit breiter Partizipation erarbeitet (Norrving et al. 2019). Für insgesamt sieben Domänen wurde eine Vielzahl konkreter und messbarer Ziele definiert, die bis spätestens 2030 europaweit realisiert werden sollen. Zu den vier übergreifenden zentralen Zielen des Handlungsplans gehört, dass mindestens 90 % aller akuter Schlaganfallpatienten in einer SU nach evidenzbasierten Kriterien behandelt werden sollen. Dafür wurde in den letzten Jahren eine **ESO-Zertifizierung** von SUs für Länder ohne nationales Verfahren entwickelt (Waje-Andreassen et al. 2018). Als Grundlage der ebenfalls zweistufigen Konzeption aus Stroke Centers (SCs ≈ überregionalen SUs) und Stroke Units (≈ regionale SUs) diente das deutsche Verfahren (Ringelstein et al. 2013).

Für Länder mit bereits etablierten nationalen Zertifizierungsverfahren (z. B. Deutschland, Schweiz, Tschechien) wurde eine **Akkreditierung** beschlossen. Damit ist es in diesen Ländern in wenigen Schritten möglich, nach erfolgreichem nationalem Zertifizierungsverfahren auch das ESO-Zertifikat zu erwerben, was von der DSG unterstützt wird (https://eso-stroke.org/stroke-unit-stroke-centre-certification/). Es gilt allerdings das Prinzip der Subsidiarität: **Das nationale Zertifizierungsverfahren mit Vor-Ort-Visitierungen bleibt künftiger Standard** und kann nicht durch das ESO-Verfahren mit lediglich Offsite-Audits ersetzt werden. In verschiedenen Ländern wurden bereits erste SCs und SUs nach dem ESO-Standard erfolgreich zertifiziert.

Das **Ziel europaweit einheitlicher Qualitätsstandards** in der Schlaganfallversorgung liegt allerdings **noch in weiter Ferne,** was eine rezente Erhebung eindrucksvoll dokumentiert (de Sousa et al. 2019). Hauptursache ist das erhebliche Strukturgefälle mit stark unterschiedlichen personellen und apparativen Ressourcen.

19

19.2.7 Das deutsche Zertifizierungsverfahren von Stroke Units

Da der Begriff „Stroke Unit" nicht geschützt und damit nicht an verbindliche Qualitätsstandards gebunden ist, wurde **bereits Ende der 1990er-Jahre ein Zertifizierungsverfahren** durch die SU-Kommission der Deutschen Gesellschaft für Neurologie (DGN) – später der Deutschen Schlaganfall-Gesellschaft (DSG) – in Zusammenarbeit mit der Stiftung Deutsche Schlaganfallhilfe (SDSH) entwickelt (Busse 2002; Faiss et al. 2008). Dadurch wurde das klar definierte Prädikat *„Zertifizierte Stroke Unit"* geschaffen. Als akkreditierte Zertifizierungsstelle ist **seit 2009 die Fa. LGA InterCert,** eine Einrichtung des TÜV Rheinland, fester Partner der DSG und der SDSH. Die Kooperation hat dazu geführt, dass QM-Elemente der DIN-ISO-Norm Eingang ist das Zertifizierungsverfahren gefunden haben, was eine weitere Professionalisierung bewirkt hat. Auch wurde durch die Etablierung eines Zertifizierungsausschusses, der über die Zertifikatvergabe entscheidet, das **Vier-Augen-Prinzip für den Verfahrensablauf** eingerichtet, was zu mehr Konsistenz geführt hat.

Mit Stand vom 1.2.2020 sind 336 SUs zertifiziert, davon etwa ein Drittel als überregionale und zwei Drittel als regionale SUs. Die Gültigkeit des Zertifikats beträgt 3 Jahre und muss rechtzeitig neu beantragt werden. Das Zertifizierungsverfahren versteht sich als ein lernendes System, was eine routinemäßige Revision der Kriterien beinhaltet. Die letzten Aktualisierungen der Zertifizierungskriterien wurden 2015 und 2018 wirksam (Nabavi et al. 2015, 2019).

Die aktuellen Publikationen und **Antragsformulare** können von der **Homepage der DSG** heruntergeladen werden (www.dsg-info.de/stroke-units/zertifizierungsantraege-zertifizierungskriterien.html). In ➤ Tab. 19.3 sind die wesentlichen Kriterien und zusätzlichen Empfehlungen zu Struktur-, Prozess- und Ergebnisqualität von regionalen und überregionalen SUs aufgeführt. Die DSG empfiehlt ausdrücklich, sich nicht **ausschließlich an den Mindestanforderungen** zu orientieren, sondern auch die **darüber hinausgehenden Empfehlungen** umzusetzen. In ➤ Tab. 19.4 und ➤ Tab. 19.5 sind die Kriterien für eine Comprehensive SU bzw. eine Tele-SU aufgeführt. ➤ Tab. 19.6 gibt die häufigsten Abweichungen wieder, die im Rahmen der Zertifizierungsaudits festgestellt wurden.

MERKE

SUs sind dazu aufgerufen, nicht nur die Mindestanforderungen für eine Zertifizierung zu erfüllen, sondern auch die darüber hinausgehenden Qualitätsempfehlungen umzusetzen.

Tab. 19.4 Zusatzkriterien für eine „Comprehensive SU"-Einheit

Kriterium	Inhalt
Bettenstruktur und Konzeption	• Räumliche Stationseinheit aus monitorisierten und nichtmonitorisierten Betten zur Schlaganfallversorgung • Das Verhältnis von monitorisierten zu nichtmonitorisierten Betten beträgt 1:1 bis 1:3 • Die überwiegende Mehrzahl der Patienten wird nach der SU-Phase im angegliederten Stationsanteil behandelt
Personal	• Angemessene Personalstruktur (Ärzte, Pflege, Therapeuten) zur adäquaten Weiterversorgung • ≥ 1 Pflegekraft des Comprehensive-Bereichs ist im Besitz des DSG-Zertifikats • Pflegebesetzung ≥ 0,4 VK/nichtmonitorisiertes Bett
Prozesse	• Tägliche Erhebung des NIHSS • Bei bestehender Indikation im Regeldienst erfolgt täglich eine Therapieeinheit. An Wochenenden und Feiertagen werden ausgewählte Patienten behandelt • Intensivierte Aufklärungs- und Schulungsprozesse zu Lebensführung und medikamentöser Sekundärprävention

Tab. 19.5 Zertifizierungskriterien für telemedizinisch vernetzte SU

Kriterium	Mindestanforderung
Regionale Voraussetzungen	• Regionale Schlaganfallversorgung ist durch die nächstgelegene ÜR-SU oder R-SU nicht ausreichend sichergestellt • Sofern Distanz zur nächstgelegenen zertifizierten SU < 20 km, ist der Bedarf zur telemedizinischen Schlaganfallversorgung überzeugend darzulegen
Strukturelle Mindestanforderungen	• ≥ 4 SU-Monitorbetten • ≥ 200 Patienten mit Schlaganfall/TIA in der SU-betreibenden Fachabteilung • Darüber hinaus gelten die Anforderungen für eine R-SU
Neurologische Kompetenz	• Im Regeldienst durch Präsenz- und Rufdienst sichergestellt • Außerhalb des Regeldienstes mittels telemedizinischer Struktur sichergestellt • Tägliche neurologische Visite mit Facharztstandard sichergestellt • Feste Teambildung durch telemedizinisches Netzwerk
Kooperationspartner	• Entspricht den Anforderungen für eine R-SU • Verlegungsmanagement zu Kooperationspartnern ist verbindlich geregelt und vertraglich abgesichert
Pflegepersonal	• Anforderungen identisch zu R-SU und ÜR-SU
Manuale und schriftliche Standards	• Können Bestandteil des netzwerkinternen Manuals sein und im Rahmen des telemedizinischen Netzwerks erarbeitet werden
Zusätzliche Qualitätskriterien	• Telemedizinisches Beratungszentrum: erfüllt technische und personelle Mindestanforderungen • Regelmäßige externe Qualitätsmaßnahmen im Rahmen des telemedizinischen Netzwerks • Klar definierte Indikationen für telemedizinische Konsultationen • Spezielle Fortbildungsmaßnahmen des Tele-SU-Teams nach vorgegebenem Standard

Tab. 19.6 Die häufigsten Ursachen für eine Abweichung im Rahmen von Zertifizierungsaudits

Kriterium	Inhalt
Bettenkapazität	Zu geringe, selten zu hohe Anzahl an Behandlungsplätzen, gemessen an der Anzahl von Schlaganfallpatienten in der Fachabteilung.
Ärztliches Personal	Dies betraf v. a. größere SUs und größere Abteilungen, denen am Wochenende ein separater ärztlicher Tag- und Visitendienst fehlte. Dadurch war keine ausreichende ärztliche Präsenz in der SU möglich.
Pflegepersonal	Neben der zu knappen Bemessung der Sollstärke des Pflegeteams ist in den letzten Jahren zunehmend der angespannte Arbeitsmarkt in den Vordergrund gerückt. Nicht selten hatten die Kliniken erhebliche Besetzungsprobleme bereits bewilligter Stellen.
Unzureichende Kernteambildung der Pflege	Zu wenig Pflegekräfte waren dauerhaft in der SU tätig, sodass keine ausreichende Kernteambildung sichergestellt war.
Unzureichendes Aufnahme- und Verweildauermanagement	Es wurden zu wenige Patienten einer SU-Behandlung zugeführt bzw. diese wurde zu früh (< 24 h) beendet. Häufigste Ursache: mangelnde IMC-Kapazitäten am Standort, sodass SU-Behandlungsplätze für nichtvaskuläre Patienten zu häufig mitgenutzt werden mussten.
Unzureichende Dokumentation im Schlaganfall-Register	Hauptursache: unzureichender Einsatz nichtärztlicher Dokumentationsassistenten, dadurch Überforderung der involvierten Ärzte. Folge: unzureichende Dokumentation, sowohl in quantitativer als auch in qualitativer Hinsicht.
Unzureichender Einsatz von Fachtherapeuten am Wochenende	Neben ökonomischen Limitierungen waren hier regionale Besonderheiten, v. a. in Flächenregionen, für die mangelnde therapeutische Besetzung am Wochenende, v. a. von Logopädie und Ergotherapie, ursächlich.
Unzureichende Rate an transösophagealen Echokardiographien	Hauptursache: Kapazitätsproblem in der zuständigen kardiologischen bzw. internistischen Abteilung. Deutlich seltener erschien die Indikationsstellung zur Echokardiografie unangemessen restriktiv.
Unzureichende Rate an neurovaskulärer Ultraschalldiagnostik	Hauptursache: Kapazitäts- und Kompetenzproblem in der transkraniellen Ultraschalldiagnostik.

19

19.3 Qualitätssicherung in der Schlaganfallmedizin

Seit 1994 etablierte sich in Deutschland eine Reihe lokaler und regionaler Schlaganfallregister (sog. Schlaganfalldatenbanken) zur externen Qualitätssicherung der akutstationären Schlaganfallbehandlung. Da die SU-Behandlung vielfach noch kritisch betrachtet wurde, war es ein Bedürfnis der SU-Protagonisten, mittels umfassender Datenerhebung nicht nur eine Bestandsaufnahme vorzunehmen, sondern auch eine dynamische Versorgungsqualität zu belegen. Seit 1999 kooperieren die regionalen Register im Rahmen der **Arbeitsgemeinschaft Deutscher Schlaganfall-Register** (ADSR; www.schlaganfallregister.org/). Neun regionale Register haben sich in Deutschland etabliert (Baden-Württemberg, Bayern, Berlin, Hamburg, Hessen, Nordrhein, Nordwestdeutschland, Rheinland-Pfalz, Schleswig-Holstein). Das Register Nordwestdeutschland erfasst dabei sämtliche Daten in den neuen Bundesländern. In einigen Bundesländern ist die Datenerhebung für alle an der Schlaganfallversorgung teilnehmenden Kliniken verpflichtend, in anderen beschränkt sie sich auf die Behandlungsfälle der SU-führenden Fachabteilung. Für die SU-Zertifizierung ist nicht nur die Registerteilnahme selbst zwingend erforderlich, sondern auch ein qualitatives Mindestniveau. Für eine kontinuierliche Qualitätsentwicklung legt eine multidisziplinäre Arbeitsgruppe der ADSR einheitliche, evidenzbasierte Qualitätsindikatoren (QI) der Schlaganfallversorgung mit definierten Zielbereichen fest, die regelmäßig aktualisiert werden (➤ Tab. 19.7). Jährlich werden innerhalb der Register ca. 300.000 Datensätze ausgewertet. Im Rahmen

Tab. 19.7 Qualitätsindikatoren der ADSR (2019)

Qualitätsdomäne	Qualitätsindikator
Diagnostik	• Frühzeitige Gefäßdiagnostik • Frühzeitige CT-/MR-/DS-Angiografie • Erste Bildgebung • Screening für Schluckstörungen • Diagnostik auf Vorhofflimmern
Akuttherapie	• Patientenbehandlungen in der Stroke Unit • Thrombolysetherapien – Fälle innerhalb der Zulassung • Thrombolysetherapien – alle Fälle • Intraarterielle Therapie • Erreichen des Rekanalisationsziels (TICI III/IIb) • Frühzeitige Verlegung zur intraarteriellen Therapie • Prozesszeit Tür-bis-Thrombolyse-Beginn • Prozesszeit Tür-bis-Thrombektomie-Beginn
Komplikationen/Outcome	• Pneumonien bei Patienten mit Hirninfarkt • Todesfälle bei Patienten mit Hirninfarkt • Todesfälle bei Patienten mit Hirninfarkt (exkl. Patienten mit palliativer Zielsetzung) • Sterblichkeit nach Rekanalisationstherapie • Sterblichkeit nach Thrombolyse • Sterblichkeit nach Thrombektomie
Sekundärprävention	• Statintherapie • Antikoagulation bei Vorhofflimmern • Karotisrevaskularisierung (OP, Stenting) bei symptomatischer Karotisstenose
Rehabilitation	• Frühzeitige Rehabilitation – Physiotherapie/Ergotherapie • Frühzeitige Rehabilitation – Logopädie • Entlassungsziel Rehabilitation bei alltagsrelevanten Behinderungen

regelmäßiger Datenpoolings werden Trends in der Schlaganfallmedizin dargelegt, die bislang eine beeindruckende Qualitätsverbesserung aufzeigen konnten (Wiedmann et al. 2014).

LITERATUR

Aminoff MJ. The future of the neurologic examination. JAMA Neurol 2017; 74: 1291–1292.

Busse O. Stroke Units in Deutschland. Gestern, heute, morgen. Akt Neurol 2002; 29: 171–175.

Busse O, Röther J, Faiss J, et al. Interdisziplinäres neurovaskuläres Netzwerk. Eine neue Struktur zur Versorgung von Schlaganfällen und anderen Hirngefäßerkrankungen in Deutschland. Nervenarzt 2013; 84: 1228–1232.

de Sousa DA, Martial R, Abilleira S, et al. on behalf of the ESO ESMINT EAN SAFE Survey on Stroke Care collaborators, scientific societies and stroke experts in 44 European countries. Access to and delivery of acute ischaemic stroke treatments: a survey of national. Eur Stroke J 2019; 4: 13–28.

DIMDI – Deutsches Institut für Medizinische Dokumentation und Information 2019. Kode-Suche – OPS online recherchieren. www.dimdi.de/static/de/ /index.html. (letzter Zugriff: 16.8.2019).

Faiss JH, Busse O, Ringelstein EB. Aufgaben und Ausstattung einer Stroke Unit. Weiterentwicklung des SU-Konzeptes in Deutschland Nervenarzt. 2008; 79: 480–482.

Fassbender K, Grotta JC, Walter S, Grunwald IQ, Ragoschke-Schumm A, Saver JL. Mobile stroke units for prehospital thrombolysis, triage, and beyond: benefits and challenges. Lancet Neurol 2017; 16: 227–237.

Grond M, Busse O. Neurologische Komplexbehandlung des akuten Schlaganfalls auf der Stroke Unit. Der Operationen- und Prozedurenschlüssel 8–981. Akt Neurol 2017; 44: 15–18.

Häusler KG, Gröschel K, Köhrmann M et al. Arbeitsgemeinschaft Herz und Hirn der Deutschen Gesellschaft für Kardiologie – Herz- und Kreislaufforschung e.V. (DGK) und der Deutschen Schlaganfall-Gesellschaft e. V. (DSG). Akt Neurol 2018; 45: 93–106.

Kessler C, Khaw AV, Nabavi DG, Glahn J, Grond M, Busse O. Standardized pre-hospital management of stroke. Dtsch Arztebl 2011; 108: 585–591.

Nabavi DG, Ossenbrink M, Schinkel M, Koennecke HC, Hamann G, Busse O. Aktualisierte Zertifizierungskriterien für regionale und überregionale Stroke-Units in Deutschland. Nervenarzt 2015; 86: 978–988.

Nabavi DG, Busse O, Ossenbrink M. Qualitätsmanagement in der Stroke Unit. Akt Neurol 2018; 45: 655–664.

Nabavi DG, Koennecke HC, Ossenbrink M, Grau A, Busse O. Zertifizierungskriterien für Stroke-Units in Deutschland. Update 2018. Nervenarzt 2019; 90: 335–342.

Norrving B, Barrick J, Davalos A, et al. Action plan for stroke in Europe 2018–2030. Eur Stroke J 2019; 3: 309–336.

Porter ME. What is value in health care? New Engl J Med 2010; 363: 2477–2481.

Ringelstein EB, Berlit P, Busse O, et al. Konzept der überregionalen und regionalen Schlaganfallversorgung in Deutschland. Akt Neurol 2000; 27: 101–103.

Ringelstein EB, Chamorro A, Kaste M, et al. ESO Stroke Unit Certification Committee. European Stroke Organisation recommendations to establish a stroke unit and stroke center. Stroke 2013; 44: 828–840.

Schwamm LH, Holloway RG, Amarenco P, et al. American Heart Association Stroke Council; Interdisciplinary Council on Peripheral Vascular Disease. A review of the evidence for the use of telemedicine within stroke systems of care: a scientific statement from the American Heart Association/ American Stroke Association. Stroke 2009; 40: 2616–2634.

Stroke Unit Trisalists' Collaboration. Organised inpatient (stroke unit) care for stroke. Cochrane Database Syst Rev 2013; 11: CD000197.

Waje-Andreassen U, Nabavi DG, Engelter ST, et al. ESO certification of Stroke Units and Stroke Centres. Eur Stroke J 2018; 3: 220–226.

Wiedmann S, Heuschmann PU, Hillmann S, Busse O, Wiethölter H et al. Qualität der Behandlung des akuten Schlaganfalls – Auswertung evidenzbasierter Indikatoren von 260.000 Patientendaten. Dtsch Arztebl Int 2014; 111: 759–765.

V Häufige Komplikationen nach Schlaganfall

KAPITEL

20 Pneumonien

Sibu Mundiyanapurath

ZUSAMMENFASSUNG

- Komplikationen nach Schlaganfall sind häufig und stellen einen wesentlichen Grund für die erhöhte Morbidität und Mortalität des ischämischen Schlaganfalls dar.
- Der wissenschaftlich erwiesene Vorteil der Behandlung auf der Stroke Unit entsteht u. a. durch die Vermeidung und Früherkennung von Komplikationen.
- Kenntnisse über die Diagnostik und Therapie von Komplikationen wie z. B. Pneumonien, Delir, epileptische Anfälle, kardiale Komplikationen und Depressionen sind daher für alle Ärzte, die Patienten mit akutem Schlaganfall betreuen, essenziell.

Die Akuttherapie des Schlaganfalls bekommt zu Recht viel Aufmerksamkeit, da hierbei Hirngewebe gerettet und somit das klinische Funktionsergebnis erheblich verbessert werden kann. Allerdings kommt für die Mehrheit der Patienten mit einem ischämischem Schlaganfall keine rekanalisierende Therapie infrage. Auch bei intrazerebralen Blutungen gibt es aktuell keine Möglichkeit, das bereits betroffene Hirngewebe zu schützen. Ebenso wie bei der Subarachnoidalblutung geht es bei diesen Patientengruppen daher um die Vermeidung von Komplikationen, die einen erheblichen Einfluss auf die Sterblichkeit und die Morbidität haben. Komplikationen früh zu erkennen und zu behandeln ist neben der Sekundärprophylaxe eine der wichtigsten Aufgaben auf der Stroke Unit. Diese Behandlung verbessert das klinische Funktionsergebnis signifikant (Stroke Unit Trialists' Collaboration 2013). In diesem Teil des Buches werden häufige Komplikationen nach einem Schlaganfall beschrieben. Die Vermeidung von Rezidiven wurde bereits in den vorhergehenden Kapiteln eingehend beschrieben.

ZUSAMMENFASSUNG

- Dysphagien begünstigen Aspirationspneumonien; daher sollte das Schlucken bei allen Patienten untersucht werden.
- Eine frühzeitige antibiotische Therapie der Pneumonie ist essenziell. Eine antibiotische Prophylaxe kann allerdings nicht empfohlen werden.

20.1 Epidemiologie und Ätiologie

Eine Pneumonie tritt bei 20 % aller Schlaganfallpatienten auf und ist somit eine häufige Komplikation. Sie kann sehr schwerwiegend verlaufen und spielt eine bedeutende Rolle bei der Letalität des Schlaganfalls. Ätiologisch kommen v. a. zwei Mechanismen in Betracht:

1. **Dysphagie:** Eine Schluckstörung kommt bei ca. 50 % der Schlaganfallpatienten vor und erhöht das Risiko für eine Pneumonie um das 10-Fache.

LEITLINIE

Die DGN-Leitlinie „Neurogene Dysphagien" gibt einen guten Überblick über die Diagnostik und Therapie von Dysphagien: www.dgn.org/images/red_leitlinien/LL_2014/PDFs_Download/030111_DGN_LL_neurogene_dysphagien_final.pdf.

Eine leicht durch jeden Behandler durchführbare Untersuchung ist ein Schluckversuch mit einem Teelöffel Wasser. Sollte dabei Husten, Atemnot oder eine feuchte Stimme auftreten, besteht eine Dysphagie. Wenn der Test unauffällig ist, wird er mit einer etwas größeren Wassermenge wiederholt (Suiter und Leder 2008). Detaillierte Beschreibungen zur Schluckdiagnostik und Therapie gibt ➤ Kap. 17.

TIPP

- Die Behandlung der Dysphagie kann herausfordernd sein.
- Zur Behandlung der Sialorrhö (oft durch die Schluckstörung bedingt) haben wir gute Erfahrungen mit Scopolamin-Pflastern gemacht.

2. **Immunsuppression:** Durch den Schlaganfall kommt es zu einer systemischen Immunsuppression, die das Auftreten von Infekten begünstigt. Diese ist zwar nicht behandelbar, sollte dem behandelnden Arzt aber dennoch bekannt sein. Mit diesem Wissen kann durch die regelmäßige Überprüfung klinischer und laborchemischer Parameter auf die Entwicklung eines Infekts geachtet und dieser frühzeitig behandelt werden.

FALLBEISPIEL

Herr M. (58) wird wegen eines Wallenberg-Syndroms (Infarkt der dorsolateralen Medulla oblongata) auf die Stroke Unit aufgenommen. Bei den Schluckversuchen fällt auf, dass Herr M. danach hustet, sodass eine fiberendoskopische Schluckuntersuchung angeordnet wird. Dabei zeigen sich eindeutige Hinweise auf eine Aspiration. Herr M. bekommt daraufhin eine nasogastrale Sonde und wird darüber ernährt. Zwei Tage nach Aufnahme entwickelt der Patient Fieber und Husten. Wegen des V. a. eine Aspirationspneumonie erfolgt eine antibiotische Therapie mit Tazobactam und Piperacillin. Dennoch kommt es zu einer progredienten respiratorischen Verschlechterung, sodass er auf die Intensivstation verlegt und intubiert werden muss. Aufgrund des nicht ausreichenden Aspirationsschutzes bei schwerer Dysphagie wird letztendlich eine Tracheotomie durchgeführt. Herr M. stabilisiert sich innerhalb von 1 Woche und kann in eine Reha-Klinik entlassen werden. Es kommt zu keinen weiteren Pneumonien.

MERKE

Eine Ernährungssonde ist bei schweren Dysphagien sinnvoll, sie bietet aber keinen vollständigen Aspirationsschutz. Selbst nüchterne Patienten können aspirieren. Nur eine endotracheale Intubation oder eine Tracheotomie können einen sicheren Aspirationsschutz gewährleisten.

20.2 Diagnostik

Das Risiko für das Auftreten einer Pneumonie kann anhand des A^2DS^2 vorhergesagt werden (➤ Tab. 20.1, Hoffmann et al. 2012).

Mittels klinischer Untersuchung, Laboruntersuchungen (CRP, PCT) und Röntgen-Thorax (wenn möglich in 2 Ebenen) lassen sich die meisten Pneumonien diagnostizieren. In Einzelfällen kann ein CT-Thorax durchgeführt werden.

Tab. 20.1 A^2DS^2-Score zur Abschätzung des Risikos für eine Pneumonie nach Schlaganfall

Variable	Einteilung	Punktzahl	Odds Ratio
Age (Alter)	< 75 Jahre ≥ 75 Jahre	0 1	1 1,64
Sex (Geschlecht)	weiblich männlich	0 1	1 1,82
Atrial fibrillation (Vorhofflimmern)	nein ja	0 1	1 1,62
Severity (Schweregrad des Schlaganfalls)	NIHSS 0–4 NIHSS 5–15 NIHSS > 15	0 3 5	1 3,12 6,30
Dysphagia (Schluckstörung)	nein ja	0 2	1 4,80

Das Risiko für eine Pneumonie steigt mit der Höhe der Punktzahl. Dabei entsprechen 0 Punkte einem Risiko von 0,3 % und 10 Punkte einem Risiko von 39,4 %. Ein erheblicher Anstieg erfolgt ab einem Score von 5 Punkten.

20.3 Therapie

Während eine prophylaktische Behandlung mit Antibiotika bei Schlaganfallpatienten nicht durchgeführt werden sollte (Kalra et al. 2015), ist diese in jedem Fall bei V.a. eine Pneumonie indiziert. Hierbei ist zu berücksichtigen, dass es sich in der überwiegenden Anzahl der Fälle um Aspirationspneumonien handelt, bei denen sich in 72–74 % gramnegative, in 59–88 % grampositive und in 13–43 % anaerobe Erreger finden. Vor Beginn der antibiotischen Therapie sollte unbedingt Material für die mikrobiologische Analyse inkl. Antibiogramm gewonnen werden. Auch eine unterstützende Atemtherapie ist in der Prophylaxe und Therapie der Pneumonie wirksam.

TIPP

In unserer Klinik gibt es regelmäßig Analysen zum Resistenzspektrum bei bestimmten Erkrankungen, z.B. bei Pneumonien oder Harnwegsinfekten. Dies ermöglicht eine an die lokale Situation angepasste antibiotische Therapie, sodass die Verwendung von sog. „Reserveantibiotika" vermieden werden kann.

Die Screeninguntersuchung für Dysphagien ist eine effektive Maßnahme zur Verhinderung von Pneumonien (Eltringham et al. 2018) und daher nicht nur als diagnostische Maßnahme zu sehen.

LEITLINIE

Die Leitlinie „Behandlung von erwachsenen Patienten mit ambulant erworbener Pneumonie und Prävention" enthält eine Übersicht zur Diagnostik und Therapie von Pneumonien mit einem eigenen Kapitel zu Aspirationspneumonien (www.awmf.org/uploads/tx_szleitlinien/020-020l_S3_ambulant_erworbene_Pneumonie_Behandlung_Praevention_2016-02-2.pdf).

LITERATUR

Eltringham SA, Kilner K, Gee M, Sage K, Bray BD, Pownall S, et al. Impact of dysphagia assessment and management on risk of stroke-associated pneumonia: a systematic review. Cerebrovasc Dis 2018; 46(3–4): 99–107.

Hoffmann S, Malzahn U, Harms H, Koennecke HC, Berger K, Kalic M, et al. Development of a clinical score (A^2DS^2) to predict pneumonia in acute ischemic stroke. Stroke 2012; 43(10): 2617–2623.

Kalra L, Irshad S, Hodsoll J, Simpson M, Gulliford M, Smithard D, et al. Prophylactic antibiotics after acute stroke for reducing pneumonia in patients with dysphagia (STROKE-INF): a prospective, cluster-randomised, open-label, masked endpoint, controlled clinical trial. Lancet 2015; 386(10006): 1835–1844.

Stroke Unit Trialists' Collaboration. Organised inpatient (stroke unit) care for stroke. Cochrane Database Syst Rev 2013; (9): CD000197.

Suiter DM, Leder SB. Clinical utility of the 3-ounce water swallow test. Dysphagia 2008; 23(3): 244–250.

KAPITEL

21 Delir

Sibu Mundiyanapurath

ZUSAMMENFASSUNG

- Das Delir ist gekennzeichnet durch eine akut auftretende fluktuierende Störung der Aufmerksamkeit und des Bewusstseins. Auch hypodyname Ausprägungen sind möglich.
- Die nichtmedikamentöse Prophylaxe spielt eine wichtige Rolle zur Vermeidung des Delirs.

21.1 Definition und Epidemiologie

Das Delir ist eine Komplikation, die nach vielen Akuterkrankungen, Operationen und auch häufig nach Schlaganfällen auftritt (Heuschmann et al. 2010). Ein Delir kann nicht nur zu enormem Aufwand in der pflegerischen und ärztlichen Betreuung eines Patienten, sondern auch zu bleibenden kognitiven und psychischen Störungen sowie einer erhöhten Mortalität führen und bedarf daher besonderer Aufmerksamkeit (Shi et al. 2012).

Die Definition des Delirs beinhaltet eine fluktuierende, akut aufgetretene Störung der Aufmerksamkeit und des Bewusstseins sowie zusätzliche kognitive Störungen. Nach den Definitionen im DSM und in der ICD muss zudem eine Ursache für diese Symptome vorhanden sein. Dabei kann es sich um eine akute Erkrankung, eine Intoxikation, einen Entzug oder eine Kombination mehrerer Ätiologien handeln. Vernachlässigt wird häufig das hypodyname Delir, das eine wichtige Differenzialdiagnose bei Bewusstseinsstörungen darstellt und mit einer fluktuierenden Vigilanzminderung einhergeht. Diese Form wird häufig nicht erkannt und in der Folge unzureichend behandelt.

Patienten mit Schlaganfall erleiden in Studien häufiger ein Delir (Inzidenz 13–48 %) als internistisch erkrankte Patienten (Inzidenz 10–25 %). Es handelt sich somit um eine häufige Erkrankung, mit der jeder Arzt, der Schlaganfallpatienten betreut, konfrontiert sein wird. Ein besonders hohes Risiko für ein Delir haben Patienten mit vielen Komorbiditäten, vorbestehenden kognitiven Defiziten, schweren Schlaganfällen, Anteriorinfarkten, Infekten und vorbestehender Immobilität.

LEITLINIEN

Die Leitlinie „Analgesie, Sedierung und Delirmanagement in der Intensivmedizin" beschreibt ausführlich die Definition, Diagnostik und Therapie des Delirs (www.awmf.org/uploads/tx_szleitlinien/001-012l_S3_Analgesie_Sedierung_Delirmanagement_Intensivmedizin_2015-08_01.pdf).

21.2 Diagnostik

Ein Delir kann mit verschiedenen Screeningtests diagnostiziert werden. Bewährt hat sich z. B. die *Confusion Assessment Method* (CAM) (Luetz et al. 2010). Hierbei werden drei Teilaspekte beurteilt:

1. Akuter Beginn und fluktuierender Verlauf
2. Aufmerksamkeitsstörung (Bedside-Test: ANANASBAUM buchstabieren, Patient soll bei jedem „A" die Hand drücken)
3. Desorganisiertes Denken *oder* quantitative Bewusstseinsänderung (sowohl hyperaktiv als auch somnolent oder soporös)

Alle drei Punkte müssen erfüllt sein, um ein Delir zu diagnostizieren. Diesen Test gibt es auch als angepasste Version für die Intensivstation (CAM-ICU). Ein regelmäßiges Screening mit diesem Test ist bei Patienten mit erhöhtem Delirrisiko sinnvoll (1×/Schicht).

21.3 Therapie

Die Therapie des Delirs kann herausfordernd sein und sogar kurzfristige Fixierungsmaßnahmen erfordern. Die Therapien, die sich als wirksam herausgestellt haben, sind in ➤ Box 21.1 zusammengefasst.

CAVE

Benzodiazepine können insbesondere bei älteren Menschen eine paradoxe Wirkung haben und zu vermehrter Agitation führen.

Die nichtmedikamentösen Maßnahmen können bei Risikopatienten auch präventiv eingesetzt werden (Inouye et al. 1999, 2019). Eine präventive medikamentöse Therapie kann nicht allgemein empfohlen werden und bleibt Einzelfällen vorbehalten.

MERKE

Antipsychotika sollten nicht bei Patienten mit isolierter Agitation, sondern nur beim Auftreten psychotischer Symptome angewendet werden. Nichtmedikamentöse Maßnahmen spielen eine große Rolle in der Delirprophylaxe und -therapie und können von qualifiziertem Pflegepersonal durchgeführt werden.

Entgegen früheren Annahmen hat sich gezeigt, dass viele Patienten nach einem Delir noch über Wochen und Monate Symptome haben. Neben deliranten Symptomen treten auch kognitive Störungen und sogar posttraumatische Belastungsstörungen (PTBS) auf. Es ist daher wichtig, die Diagnose eines Delirs in der Diagnosenliste bei Entlassung aufzunehmen und die weiterbehandelnden Kollegen auf die Möglichkeit von Komplikationen hinzuweisen.

TIPP

Auf Überwachungsstationen ist vor allem der Tag-Nacht-Rhythmus schwierig einzuhalten. Wir nutzen in unserer Klinik auch die Möglichkeit, die neurologische Untersuchung in der Nacht erst nach 8 h durchzuführen (dies wird explizit in der OPS 8–981 so erwähnt). Somit kann der Patient längere Ruhephasen haben. Zudem werden bei uns in der Nacht nicht die Deckenleuchten, sondern kleinere Lampen benutzt. Setzen Sie sich mit der pflegerischen Stationsleitung zusammen und diskutieren Sie die Möglichkeiten auf Ihrer Schlaganfallstation/Intensivstation.

Box 21.1 Therapie des Delirs

Nichtmedikamentös

- Ausreichende Flüssigkeitszufuhr (besonders bei älteren Menschen an heißen Tagen)
- Verbesserung der Wahrnehmung (Brillen, Hörgeräte)
- Verbesserung des Tag-Nacht-Rhythmus (kein helles Licht in der Nacht)
- Verbesserung der Orientierung (häufiges Mitteilen der Tageszeit, Anzeige der Uhrzeit, Initialberührung immer an gleicher Extremität)
- Vertraute Personen in die Pflege mit einbinden
- Frühe Mobilisation

Medikamentös

- Sedierende Medikamente bei Agitation (niedrigpotente Neuroleptika, α_2-Agonisten [z. B. Clonidin], Benzodiazepine)
- Antipsychotische Medikation bei psychotischen Symptomen (Riviere et al. 2019)
- Vermeidung unnötig tiefer Sedierung

LITERATUR

Heuschmann PU, Busse O, Wagner M, Endres M, Villringer A, Röther J et al. Schlaganfallhäufigkeit und Versorgung von Schlaganfallpatienten in Deutschland. Aktuelle Neurologie 2010; 37(7): 333–340.

Inouye SK, Bogardus ST Jr, Charpentier PA, Leo-Summers L, Acampora D, Holford TR, et al. A multicomponent intervention to prevent delirium in hospitalized older patients. New Engl J Med 1999; 340(9): 669–676.

Inouye R, Burton JK, Rana N, Pang YL, Lister JE, Siddiqi N. Interventions for preventing delirium in older people in institutional long-term care. Cochrane Database Syst Rev 2019; 4: CD009537.

Luetz A, Heymann A, Radtke FM, Chenitir C, Neuhaus U, Nachtigall I, et al. Different assessment tools for intensive care unit delirium: which score to use? Crit Care Med 2010; 38(2): 409–418.

Riviere J, van der Mast RC, Vandenberghe J, van den Eede F. Efficacy and tolerability of atypical antipsychotics in the treatment of delirium: a systematic review of the literature. Psychosomatics 2019; 60(1): 18–26.

Shi Q, Presutti R, Selchen D, Saposnik G. Delirium in acute stroke: a systematic review and meta-analysis. Stroke 2012; 43(3): 645–649.

KAPITEL

22

Sibu Mundiyanapurath

Epileptische Anfälle

ZUSAMMENFASSUNG

- Epileptische Anfälle sollten nach dem Zeitpunkt ihres Auftretens in frühe symptomatische (< 7 d) und unprovozierte (> 7 d) Anfälle eingeteilt werden.
- Nur unprovozierte Anfälle (> 7 d) sollten dauerhaft mittels Antiepileptika sekundärprophylaktisch behandelt werden.

22.1 Epidemiologie und Pathogenese

10 % der neu aufgetretenen Epilepsien im Erwachsenenalter sind durch Schlaganfälle bedingt. Betrachtet man nur die Patienten > 65 Jahre, sind es sogar 25 % (Olafsson et al. 2005).

Nach einem Schlaganfall kommt es zunächst zu entzündlichen Prozessen, Depolarisationen im Infarktareal und neuronaler Exzitotoxizität. Diese Prozesse führen zu einer erhöhten Erregbarkeit des Hirngewebes und können einen epileptischen Anfall verursachen. Dieser wird, wenn er in den ersten 7 Tagen auftritt, als **akut symptomatisch** bezeichnet und tritt bei 3–6 % der Patienten auf. Bei Patienten mit intrazerebralen Blutungen und Subarachnoidalblutungen ist die Inzidenz dreimal so hoch, das höchste Risiko mit 34–46 % haben Patienten mit venösen Stauungsinfarkten (z. B. Sinusvenenthrombose, ➤ Kap. 15) (Beghi et al. 2011).

Epileptische Anfälle, die sich später als 7 Tage nach dem Schlaganfall auftreten, werden pathogenetisch durch eine gliotische Narbe hervorgerufen. Diese Narbe bleibt im Gegensatz zu den pathophysiologischen Veränderungen der Akutphase konstant vorhanden und stellt somit ein dauerhaftes Risiko für epileptische Anfälle dar. **Unprovozierte Anfälle,** die mehr als 7 Tage nach einem Schlaganfall auftreten, treten bei 8–12 % aller Patienten auf und gehen mit einem Rezidivrisiko von ca. 70 % einher. Dies rechtfertigt die Diagnose einer symptomatischen Epilepsie. In dieser Phase (> 7 d) unterscheiden sich die Inzidenzen zwischen ischämischen und hämorrhagischen Schlaganfällen nicht mehr. Risikofaktoren für das Auftreten von epileptischen Anfällen sind kortikale und große Läsionen.

22.2 Diagnostik

Klinisch können alle Anfallsformen auftreten, die auch bei anderen Epilepsien vorkommen, wobei es sich i. d. R. aufgrund der Ätiologie um eine fokale Epilepsie handelt. Postiktale Paresen oder Aphasien können teilweise einige Tage anhalten, sodass die Differenzialdiagnose zu einem erneuten Schlaganfall schwierig sein kann. Auf der anderen Seite sollte eine „limb-shaking" TIA nicht als epileptischer Anfall fehlgedeutet werden. Hierbei kommt es zu unwillkürlichen Zuckungen einer Extremität aufgrund einer hochgradigen ACI-Stenose oder eines akuten ACI-Verschlusses.

MERKE

Wenn sich ein Patient rezidivierend mit monomorpher Symptomatik vorstellt (z. B. 3. Vorstellung wegen passagerer Aphasie), sollten Stenosen der hirnversorgenden Gefäße ausgeschlossen werden. Wenn dies erfolgt ist, wird eine epileptogene Genese der Beschwerden wahrscheinlicher, und es kann ein Behandlungsversuch mit einem Antiepileptikum erwogen werden.

Während das EEG bei Patienten ohne Schlaganfall eine wesentliche Rolle in der Diagnostik spielt, hilft es bei Schlaganfallpatienten nicht weiter. EEG-Veränderungen nach einem Schlaganfall sind häufig unspezifische regionale Hirnfunktionsstörungen, und selbst das Auftreten von epilepsietypischen Potenzialen kann nicht zur Bestimmung des Rezidivrisikos für einen erneuten epileptischen Anfall herangezogen werden. Insofern besteht selbst nach einem epileptischen Anfall keine Indikation für ein EEG, es sei denn, es muss ein Status epilepticus ausgeschlossen werden (Claassen et al. 2007).

MERKE

Das EEG ist bei Schlaganfallpatienten, die einen epileptischen Anfall erleiden, i. d. R. entbehrlich, da es keine Zusatzinformationen über das Rezidivrisiko bereitstellt.

22.3 Therapie

Die Therapie richtet sich danach, ob es sich um einen akut symptomatischen oder einen unprovozierten Anfall (> 7 d nach Schlaganfall) handelt. Bei akut symptomatischen Anfällen ist i. d. R. keine antiepileptische Therapie indiziert. Muss diese dennoch angewendet werden, z. B. aufgrund einer Anfallsserie, sollte die Therapie nach 7 Tagen wieder beendet werden. Bei unprovozierten Anfällen (> 7 d) liegt das Rezidivrisiko innerhalb von 10 Jahren bei 70 %, sodass eine antiepileptische Therapie indiziert ist.

MERKE

Eine Indikation für eine dauerhafte antiepileptische Therapie besteht bei Schlaganfallpatienten nur dann, wenn der epileptische Anfall mehr als 7 Tage nach dem Schlaganfall auftritt.

Die Epilepsie bei Schlaganfallpatienten ist eine fokale symptomatische Epilepsie, sodass Antiepileptika mit besonders guter Wirksamkeit in diesem Bereich eingesetzt werden sollten. Levetiracetam wird von uns am häufigsten verordnet, da es intravenös gegeben und die Zieldosis schnell erreicht werden kann (Claassen et al. 2013). Eine Alternative stellt Lamotrigin dar, wobei hier auf eine besonders langsame Dosissteigerung geachtet werden muss (Gilad et al. 2011). Lacosamid ist mittlerweile auch zur Monotherapie zugelassen. Bezüglich weiterer Alternativen und der medikamentösen Behandlung des Status epilepticus wird auf die Leitlinien der DGN und allgemeine Lehrbücher der Neurologie verwiesen.

CAVE

Levetiracetam kann im Rahmen von unerwünschten Arzneimittelwirkungen schwere psychiatrische Symptome verursachen, sodass der Einsatz bei psychiatrisch vorerkrankten Patienten kritisch geprüft werden sollte. **Lamotrigin** muss langsam in der Dosis gesteigert werden, da es sonst zu lebensbedrohlichen Hautreaktionen (Stevens-Johnson-Syndrom) kommen kann.

Zu der Frage, ob eine prophylaktische Therapie sinnvoll ist, wurden bislang nur sehr wenige und zum Teil auch nur kleine Studien durchgeführt. Dabei ergaben sich keine Hinweise auf einen Nutzen durch eine prophylaktische antiepileptische Therapie, die in den meisten Studien nur vorübergehend angewendet wurde. Da ein beträchtlicher Anteil der Patienten (bis zu 90 %) keine epileptischen Anfälle erleidet, kann daher keine dauerhafte antiepileptische Prophylaxe empfohlen werden (Gilad et al. 2011; Santamarina et al. 2015).

LEITLINIEN

Zu epileptischen Anfällen nach Schlaganfällen gibt es eine Leitlinie der European Stroke Organization (ESO). Darin werden relevante Fragestellungen nach dem PICO-Format (Patient/Population – Intervention – Comparison/Control – Outcome) beantwortet. Sie beinhaltet auch eine aktuelle Zusammenfassung der vorhandenen wissenschaftlichen Studien: https://eso-stroke.org/wp-content/uploads/2017/07/ESO-guidelines-for-the-managment-of-post-stroke-seizures-and-epilepsy.pdf.

Prognostisch sind durch einen Schlaganfall aufgetretene Epilepsien meist gut zu behandeln. Bis zu 75–95 % sprechen auf eine antiepileptische Therapie an. Es ist umstritten, ob epileptische Anfälle das klinische Funktionsergebnis nach einem Schlaganfall verschlechtern. Dies hängt davon ab, ob sekundär generalisierte Anfälle auftreten, wie lange die Anfälle andauern, wie häufig sie auftreten und ob postiktale Einschränkungen bestehen.

Wichtig ist die Aufklärung des Patienten über eine Fahruntauglichkeit, die auch dokumentiert werden muss.

CAVE

Nach einem akut symptomatischen Anfall besteht eine Fahruntauglichkeit für 3 Monate (diese besteht nach einem Schlaganfall ohnehin). Sollte allerdings ein unprovozierter Anfall (> 7 d) auftreten, besteht eine Fahruntauglichkeit für 12 Monate. Dies gilt für die Fahrerlaubnisklassen A und B. Für Berufskraftfahrer und bei der Personenbeförderung gelten deutlich strengere Regeln.

LITERATUR

Beghi E, D'Alessandro R, Beretta S, Consoli D, Crespi V, Delaj L, et al. Incidence and predictors of acute symptomatic seizures after stroke. Neurology 2011; 77(20): 1785–1793.

Claassen J, Jette N, Chum F, Green R, Schmidt M, Choi H, et al. Electrographic seizures and periodic discharges after intracerebral hemorrhage. Neurology 2007; 69(13): 1356–1365.

Claassen J, Taccone FS, Horn P, Holtkamp M, Stocchetti N, Oddo M. Recommendations on the use of EEG monitoring in critically ill patients: consensus statement from the neurointensive care section of the ESICM. Intensive Care Med 2013; 39(8): 1337–1351.

Gilad R, Boaz M, Dabby R, Sadeh M, Lampl Y. Are post intracerebral hemorrhage seizures prevented by anti-epileptic treatment? Epilepsy Res 2011; 95(3): 227–231.

Olafsson E, Ludvigsson P, Gudmundsson G, Hesdorffer D, Kjartansson O, Hauser WA. Incidence of unprovoked seizures and epilepsy in Iceland and assessment of the epilepsy syndrome classification: a prospective study. Lancet Neurol 2005; 4(10): 627–634.

Santamarina E, Sueiras M, Toledo M, Guzman L, Torne R, Riveiro M, et al. Epilepsy in patients with malignant middle cerebral artery infarcts and decompressive craniectomies. Epilepsy Res 2015; 112: 130–136.

KAPITEL

23

Jan F. Scheitz

Kardiale Komplikationen

ZUSAMMENFASSUNG

- Kardiale Komplikationen nach Schlaganfall sind häufig und treten mit einem Maximum an den ersten 2–3 Tagen nach dem Ereignis auf.
- Kardiale Komplikationen sind mit einer schlechten Prognose verbunden.
- Man beobachtet ein breites Spektrum kardialer Funktionsstörungen, das EKG-Veränderungen, Myokardschädigungen (Troponinerhöhungen), Myokardinfarkte, Herzinsuffizienzen und Arrhythmien umfasst.
- Höheres Patientenalter, prämorbide kardiale Erkrankungen, die Schwere des Schlaganfalls und insuläre Schlaganfalllokalisation sind Risikofaktoren für das Auftreten kardialer Komplikationen.
- Pathophysiologisch scheint eine schlaganfallinduzierte autonome Dysbalance mit gesteigerter Sympathikusaktivierung eine zentrale Rolle zu spielen. Dies wird unter dem Konzept eines „Stroke-Heart Syndroms" bzw. eines schlaganfallinduzierten „Stresstests" für das Herz subsumiert.
- Diagnostik und Therapie erfordern eine enge interdisziplinäre Zusammenarbeit zwischen Kardiologie und Neurologie.

Kardiale Komplikationen stellen sowohl in der Akutversorgung als auch in der Langzeitbetreuung von Patienten mit Schlaganfall ein bedeutsames Problem dar. Die klinische Beobachtung, dass bei Schlaganfallpatienten häufig kardiale Funktionsstörungen auftreten, ist bereits seit Jahrzehnten gut bekannt. Mit der breiten Anwendung des EKGs wurden in den späten 1940er-Jahren erstmalig nach Schlaganfällen spezifische transiente EKG-Muster im Sinne von hohen T-Wellen und QT-Zeit-Verlängerungen beobachtet (sog. „cerebral T-waves") (Byer et al. 1947). Mit der Einführung des unspezifischen kardialen Biomarkers Kreatinkinase (CK) finden sich in den 1960er-Jahren erste Berichte über vorübergehende CK-Anstiege nach Schlaganfall, insbesondere bei schwereren und fatalen Verläufen (Acheson et al. 1965). Post-mortem-Studien in dieser Zeit zeigten erstmalig, dass schlaganfallassoziierte EKG-Veränderungen tatsächlich von myokardialen Läsionen begleitet werden können (Samuels 2007). Parallel ergaben sich aus tierexperimentellen Studien weitere Hinweise, dass zerebrale Schädigungen kardiale Schäden induzieren können (Samuels 2007).

Mittels moderner kardialer Biomarker, Neuroimaging-Verfahren und größeren Kohortenstudien wurden diese „neurokardiogenen" Interaktionen in den letzten Jahren noch detaillierter umrissen und kürzlich das pathophysiologische Konzept eines „Stroke-Heart Syndroms" („Herz-Hirn-Syndroms") formuliert (Scheitz et al. 2018). Dieses geht davon aus, dass kardiale Komplikationen nach Schlaganfall, zumindest zu einem großen Teil, direkt durch den Schlaganfall angestoßen werden oder sich durch den Schlaganfall bestehende kardiale Erkrankungen sekundär verschlechtern. Insgesamt kann man sich die ablaufenden Prozesse wie einen schlaganfallinduzierten kardialen Stresstest vorstellen (zu pathophysiologischen Überlegungen ➤ Kap. 23.3).

23.1 Häufigkeit und Spektrum kardialer Komplikationen

Kardiale Komplikationen nach Schlaganfall sind häufig und prognostisch relevant (Scheitz et al. 2018). Aus systematischen Analysen von schweren unerwünschten Ereignissen, die im Rahmen randomisierter, kontrollierter Studien (RCTs) zum Schlaganfall dokumentiert wurden, ist bekannt, dass kardiale Komplikationen neben infektiösen Komplikationen (v. a. Pneumonien) die häufigste Gruppe internistischer Komplikationen in der Frühphase nach Schlaganfall darstellen (Prosser et al. 2007). Das Maximum kardialer Komplikationen tritt zwischen 48 und 72 h nach Beginn der Schlaganfallsymptome auf. Die Mehrheit der Komplikationen ist oligosymptomatisch. Allerdings ist zu berücksichtigen, dass kardiale Beschwerden durch neurologische Defizite verschleiert werden oder sich atypisch darstellen können. Zu betonen ist, dass es eine Überschneidung der genannten Komplikationen gibt und nicht selten mehrere Komplikationen gleichzeitig auftreten. Dies betrifft insbesondere Troponinerhöhungen, die als „basales Korrelat“ myokardialer Schädigungen angesehen werden können (Scheitz et al. 2018).

Grundsätzlich werden kardiale Komplikationen sowohl nach ischämischem Schlaganfall als auch nach intrakraniellen Blutungen (inkl. Subarachnoidalblutung, SAB) beobachtet. Die folgenden Daten zur Häufigkeit beziehen sich vorrangig auf den ischämischen Schlaganfall. Prinzipiell sind für die meisten Komplikationen bei der SAB sogar noch etwas höhere Zahlen dokumentiert. Dies ist insofern bemerkenswert, als Patienten mit SAB sich in Bezug auf das niedrigere mittlere Alter und das geringere vaskuläre Risikoprofil von Patienten mit ischämischem Schlaganfall unterscheiden. Außerdem unterscheiden sich Zeitverlauf und Mechanismus der Hirnschädigung insofern, als bei der SAB wahrscheinlich häufiger primär neurokardiogen vermittelte kardiale Schäden auftreten und beim ischämischen Schlaganfall im klinischen Alltag häufiger komorbide kardiale Erkrankungen (z. B. koinzidentes akutes Koronarsyndrom [ACS]) abzugrenzen sind (Scheitz et al. 2018).

Das Spektrum kardialer Komplikationen nach Schlaganfall umfasst:

- EKG-Veränderungen (➤ Kap. 23.1.1)
- Arrhythmien (➤ Kap. 23.1.2)
- Störungen autonomer kardialer Reflexe (➤ Kap. 23.1.3)
- Myokardiale Schädigungen (Erhöhungen von kardialem Troponin) (➤ Kap. 23.1.4)
- Myokardinfarkte (Typ 1 und Typ 2) (➤ Kap. 23.1.5)
- Herzinsuffizienz (inkl. Takotsubo-Syndrom) (➤ Kap. 23.1.6)
- Kardiovaskuläre Mortalität, plötzlicher Herztod (➤ Kap. 23.1.2)

23.1.1 EKG-Veränderungen

Pathologische EKG-Veränderungen zum Zeitpunkt der Krankenhausaufnahme werden formal bei 70–90 % aller Patienten beobachtet. Diese hohen Zahlen kommen zustande, wenn auch Veränderungen berücksichtigt werden, die auf eine chronische prämorbide Herzerkrankung hinweisen (z. B. Q-Wellen oder Hypertrophiezeichen). Repolarisationsstörungen sind die am häufigsten dokumentierten EKG-Veränderungen; sie beinhalten Verlängerungen der QT_c-Zeit (20–65 %), ST-Strecken-Veränderungen (15–25 %) und T-Negativierungen (2–18 %). Die meisten EKG-Veränderungen sind transient und i. d. R. nicht von kardialen Beschwerden begleitet. Dennoch stellen sie einen Risikomarker für das Auftreten von Arrhythmien dar und sind mit einer höheren Mortalität assoziiert (insbesondere für QT_c-Zeit belegt; Scheitz et al. 2018).

23.1.2 Kardiale Arrhythmien

Dank systematisierter Auswertungen von Monitor-EKG-Daten im Rahmen der Stroke-Unit-Behandlung wissen wir, dass bei etwa 25 % aller Patienten in den ersten 72 h nach dem Schlaganfallbeginn klinisch relevante Arrhythmien auftreten (Kallmunzer et al. 2012). Als klinisch relevant gelten klinisch symptomatische Arrhythmien oder solche mit Notwendigkeit einer kurzfristigen ärztlichen Beurteilung bzw. Intervention. Bei der Mehrheit der Fälle handelt es sich um tachyarrhythmisches, deutlich seltener um bradyarrhythmisches VHF. Insgesamt sind tachykarde häufiger als bradykarde Herzrhythmusstörungen. Weitere häufige zu beobachtende klinisch relevante Arrhythmien sind supraventrikuläre und ventrikuläre Tachykardien, sinuatriale und AV-Blockierungen. Grundsätzlich ist das Auftreten von Herzrhythmusstörungen nach Schlaganfall mit einer Verschlechterung der Herzleistung, einem schlechteren funktionellen Outcome und einer höheren Mortalität verbunden (Kallmunzer et al. 2012).

„Neu" detektiertes Vorhofflimmern (VHF)

Erstmalige, nach einem Schlaganfall detektierte Episoden von paroxysmalem VHF stellen eine interessante Besonderheit dar. Es ist anzumerken, dass aktuell wissenschaftlich kontrovers diskutiert wird, inwieweit solche „neuen" VHF-Episoden Ursache oder vielmehr Folge des Schlaganfalls sind (Sposato et al. 2014). Letzteres kann man sich z. B. im Rahmen der „Stresshypothese" („Stroke-Heart-Syndrom") vorstellen (Scheitz et al. 2018). Bei etwa 7–10 % aller Patienten werden in der ersten Woche nach dem Ereignis erstmalig Vorhofflimmerepisoden detektiert (Sposato et al. 2015). Diese Patienten haben weniger stark ausgeprägte atriale Veränderungen und häufiger insuläre Infarkte als Patienten mit bereits bekanntem VHF (Gonzalez Toledo et al. 2013; Scheitz et al. 2015a).

Bislang existieren nur wenige Daten, ob dieses neu detektierte VHF im Langzeitverlauf erneut dokumentiert wird und ob es in ein persistierendes VHF übergeht. Weiterhin gibt es Hinweise, dass das Schlaganfallrezidivrisiko von Patienten mit kurz nach dem Ereignis neu detektiertem VHF sich nicht relevant vom Risiko von Patienten im Sinusrhythmus unterscheidet, obgleich andere Studien dies nicht bestätigen konnten (Sposato et al. 2018). Dennoch sollte kein Zweifel daran bestehen, im Falle von detektiertem VHF eine orale Antikoagulation als Sekundärprävention einzuleiten. Dies liegt auch darin begründet, dass jede dokumentierte VHF-Episode auf eine erhöhte kardiale Vulnerabilität und atriale Kardiopathie hindeutet.

Kardiovaskuläre Mortalität, plötzlicher Herztod

Registerdaten von Schlaganfall-RCTs zeigen, dass in den ersten 3 Monaten nach Schlaganfall etwa 4 % aller Patienten an kardialen Ursachen versterben. Insgesamt scheinen kardiale Todesursachen etwa 20 % aller Todesfälle in den ersten 1–3 Monaten nach Schlaganfall auszumachen (Soros und Hachinski 2012). Zudem sind kardiovaskuläre Ereignisse und der plötzliche Herztod die häufigste Todesursache von Schlaganfallpatienten, welche die Akutphase des Schlaganfalls überlebt haben (Hankey et al. 2000).

23.1.3 Störungen autonomer kardialer Reflexe

Veränderungen autonomer kardialer Reflexe wie der Herzratenvariabilität oder der Sensitivität des Barozeptorreflexes nach Schlaganfall sind in der Literatur als prädiktive Marker für das Auftreten von Blutdruckentgleisungen und malignen Arrhythmien beschrieben (Scheitz et al. 2018; Sykora et al. 2010). Die Herzratenvariabilität ist nach Schlaganfall im Vergleich zu Gesunden im Mittel reduziert, vor allem bei schwereren Schlaganfällen und malignen Mediainfarkten. Es scheint im Mittel eine Drift in Richtung Sympathikusüberaktivierung in den ersten 3 Tagen nach Schlaganfall zu geben. Leider gibt es keine validierten Grenzwerte beim Schlaganfall und diverse methodische Schwierigkeiten, sodass eine Anwendung in der klinischen Routine bislang nicht etabliert ist.

23.1.4 Myokardiale Schädigungen – kardiale Biomarker (Troponin, natriuretische Peptide)

Kardiales **Troponin** ist ein essenzielles Protein des kontraktilen Apparats der quergestreiften Muskulatur, das an der Regulation der Muskelkontraktion beteiligt ist. Für die Untereinheiten Troponin T und Troponin I existieren herzspezifische Isoformen, die sich mit kommerziell erhältlichen Assays nachweisen lassen (Scheitz et al. 2015b). Troponin zeigt somit spezifisch eine myokardiale Schädigung an und ist daher Biomarker der Wahl für die Diagnose eines Myokardinfarkts. Mithilfe von hochsensitiven Troponin-Assays lassen sich mittlerweile bereits geringe Myokardschädigungen quantifizieren. In großen unselektierten Schlaganfallkohorten fand sich bei etwa 50–60 % ein erhöhter Troponinwert oberhalb der 99. Perzentile von gesunden Referenzpopulationen, sodass man von einer signifikanten Myokardschädigung sprechen kann (Scheitz et al. 2014).

MERKE

Es ist gut belegt, dass erhöhte Troponinwerte unabhängig von anderen Einflussgrößen mit einem schlechten funktionellen Outcome (bleibende Behinderung) und einer erhöhten Mortalität sowohl während des akutstationären Aufenthalts als auch im langfristigen Verlauf bis zu 3 Jahre nach dem Ereignis assoziiert sind (Scheitz et al. 2014; Wrigley et al. 2017).

Im Falle einer Troponinerhöhung (> 99. Perzentile) mit 20 % Anstieg oder Abfall wird von einer „akuten“ Myokardschädigung gesprochen (engl. „acute myocardial injury“). Aktuellen Erhebungen zufolge sind etwa 15 % aller detektierten Myokardschädigungen als akut und 85 % als „chronisch“ einzustufen. Akute Myokardschädigungen sind mit einer 3-fach erhöhten frühen Mortalität nach Schlaganfall assoziiert (Scheitz et al. 2018, 2014). Differenzialdiagnostische Erwägungen bei nachgewiesenen akuten Troponinerhöhungen siehe ➤ Kap. 23.4.

Neben Studien zu Troponin existieren einige Erhebungen zu natriuretischen Peptiden (BNP, NT-proBNP) bei Schlaganfallpatienten. **Natriuretische Peptide** werden als Antwort auf erhöhte myokardiale Wandspannung freigesetzt und finden als Screening-Biomarker für Herzinsuffizienz Verwendung. In seriellen Messungen stieg in einer Studie an 250 Patienten NT-proBNP im Mittel in den ersten 2 Tagen nach Schlaganfall an und fiel daraufhin wieder ab, was auf eine transiente kardiale Belastung hindeutet (Jensen et al. 2006). Es existieren leider keine etablierten diagnostischen Grenzwerte beim Schlaganfall, sodass generell die Bestimmung natriuretischer Peptide zur Verlaufsbeurteilung der kardialen Pumpfunktion nach Schlaganfall nicht sinnvoll ist. Es gibt Hinweise, dass höhere BNP-Werte eine kardioembolische Infarktgenese vorhersagen und einen Marker für eine erhöhte Langzeitmortalität darstellen (Scheitz et al. 2018).

23.1.5 Myokardinfarkt

Einer älteren Metaanalyse zufolge beträgt das jährliche Risiko für einen Myokardinfarkt nach Schlaganfall etwa 2,2 % und ist zeitlich über die Jahre relativ konstant (Touze et al. 2005). Bezüglich der Akutphase wurde in der US-amerikanischen nationalen Krankenhausdatenbank eine Myokardinfarktrate von 1,6 % dokumentiert, wobei etwa 20 % davon auf ST-Hebungs-Infarkte entfallen (Alqahtani et al. 2017). Patienten mit Myokardinfarkt haben eine deutlich erhöhte Krankenhausmortalität. Tendenziell scheint die Häufigkeit von Myokardinfarktdiagnosen bei akutstationär behandelten Schlaganfallpatienten insgesamt und besonders die von Nicht-ST-Hebungs-Myokardinfarkten zu steigen. Einschränkend muss erwähnt werden, dass die Diagnosestellung des Myokardinfarkts seit der Verbreitung hochsensitiver Troponin-Assays im Wandel ist und unklar bleibt, auf welcher Grundlage die Diagnose des Myokardinfarkts in dieser Erhebung gestellt wurde.

Man unterscheidet prinzipiell einen klassischen Typ-1-Myokardinfarkt (koronare Plaqueruptur/Thrombose) von einem Typ-2-Myokardinfarkt (kardiale Bedarfsischämie z. B. im Rahmen hypertensiver Entgleisung oder Tachyarrhythmie; Thygesen et al.

2018). Zur Häufigkeit beider Myokardinfarktsubtypen nach Schlaganfall existieren bislang keine systematischen Erhebungen. In einer kleinen Beobachtungsstudie ergab sich bei etwa 25 % der Schlaganfallpatienten mit Laborkonstellation eines „Nicht-ST-Hebungs-Myokardinfarkts" tatsächlich koronarangiografisch ein Korrelat im Sinne einer hochgradigen instabilen Koronarstenose (Mochmann et al. 2016). Es ist anzunehmen, aber bislang nicht gut untersucht, dass schlaganfallinduzierte Bedarfsischämien (im Sinne von Typ-2-Myokardinfarkten) nach Schlaganfall besonders häufig vorkommen.

23.1.6 Herzinsuffizienz

Die Echokardiografie ist ein elementarer diagnostischer Baustein bei der Zuordnung der Schlaganfallätiologie. Es existieren einige systematische Auswertungen zur Häufigkeit echokardiografisch nachgewiesener systolischer Dysfunktion nach akutem Schlaganfall. So wird eine eingeschränkte systolische Funktion (Ejektionsfraktion < 55 %) bei etwa 8–12 % beschrieben, wobei andere Kohorten sogar Raten bis zu 30 % beschreiben (Kraft et al. 2017; Siedler et al. 2019). Schwere Einschränkungen der systolischen Funktion (Ejektionsfraktion < 40 %) finden sich bei 3–8 % (Scheitz et al. 2018) und Hinweise auf regionale Wandbewegungsstörungen bei ca. 10 % aller Patienten. Da im Einzelfall die prämorbide kardiale Funktion i. d. R. nicht bekannt ist, bleibt häufig unklar, ob die Herzinsuffizienz chronisch oder akut dekompensiert ist. Insgesamt ist eine kardiale Dekompensation im Sinne einer klinischen Herzinsuffizienz keineswegs eine Seltenheit.

CAVE

Das Vorliegen von Herzinsuffizienz und kardialen Wandbewegungsstörungen geht mit einem schlechteren funktionellen Outcome, einer höheren Mortalität und einem höheren Rezidivrisiko einher (Scheitz et al. 2018; Siedler et al. 2019).

Zudem gibt es Hinweise aus tierexperimentellen Studien, dass sich nach Schlaganfall mittelfristig eine Herzinsuffizienz neu entwickeln könnte (Bieber et al. 2017). Klinische Daten müssen diese Beobachtungen noch unterfüttern.

Takotsubo-Syndrom

Das Takotsubo-Syndrom (TTS) ist ein akutes Herzinsuffizienzsyndrom und eine wichtige Differenzialdiagnose eines ACS. Da das TTS initial vor allem nach emotional belastenden Ereignissen beobachtet wurde, wird das Syndrom in der Literatur auch „Stresskardiomyopathie" oder „Broken-Heart-Syndrom" genannt. Nach SAB wird auch der Begriff „neurogenic stunned myocardium" verwendet (Ghadri et al. 2018a).

Beim TTS kommt es mehrheitlich zu einer linksventrikulären Funktionsstörung mit regionalen Wandbewegungsstörungen der apikalen Myokardsegmente. Häufig finden sich begleitend Repolarisationsstörungen im EKG sowie Erhöhungen kardialer Biomarker wie Troponin oder NT-proBNP. Typischerweise betrifft das TTS Frauen in der Postmenopause (Ghadri et al. 2018a). In den letzten Jahren wird zunehmend erkannt, dass das TTS auch nach akuten neurologischen Erkrankungen auftritt. Zerebrovaskuläre Erkrankungen sind neben epileptischen Anfällen besonders häufig als Trigger beschrieben. Beim ischämischen Schlaganfall geht man von einer Häufigkeit von etwa 1 % aller Patienten aus, im Rahmen einer SAB werden in Fallserien bis zu 15 % aller Patienten angegeben (Scheitz et al. 2018). Das TTS ist i. d. R. voll reversibel und die Prognose daher i. Allg. gut. Allerdings sind komplizierte Verläufe mit schwerer Herzinsuffizienz und Arrhythmien keine Seltenheit (Ghadri et al. 2018b).

CAVE

Kardiale Komplikationen nach Schlaganfall sind häufig und mit einer schlechteren Prognose assoziiert. Relevante kardiale Komplikationen sind EKG-Veränderungen, Arrhythmien, myokardiale Schädigungen (Troponinerhöhungen), Myokardinfarkte, Entwicklung von Herzinsuffizienzen und kardiovaskuläre Mortalität.

23.2 Risikofaktoren für kardiale Komplikationen

In der Literatur sind zahlreiche Einflussfaktoren beschrieben, die sowohl die Häufigkeit als auch die klinische Schwere kardialer Komplikationen nach

Schlaganfall begünstigen. Risikofaktoren für die o. g. kardialen Komplikationen können prinzipiell unter allgemeinen, kardialen und neurologischen Einflussgrößen subsumiert werden.

Höheres Patientenalter und Erkrankungen, welche die autonome kardiale Funktion modifizieren (Diabetes mellitus, Schlafapnoe-Syndrom), stellen allgemeine Risikofaktoren dar. Zudem sind die Einnahme von QT_c-Zeit-verlängernden Medikamenten und Elektrolytstörungen als potenzielle proarryhthmogene Faktoren anzusehen und sollten vermieden werden (Scheitz et al. 2018). Die Wahrscheinlichkeit kardialer Komplikationen steigt zudem mit der Schwere prämorbider kardialer Erkrankungen. Am stärksten ist dies für eine vorbestehende KHK und Herzinsuffizienz beschrieben. In diesem Zusammenhang ist anzumerken, dass eine vorbestehende kardiale Erkrankung nicht selten zum Zeitpunkt des Schlaganfalls undiagnostiziert ist. Daher sollte prinzipiell auch bei mildem Verlauf eine kardiale Bildgebung in erwogen werden.

Weiterhin ist konsistent belegt, dass kardiale Komplikationen bei Patienten mit schweren Schlaganfällen (höherer NIHSS-Score) gehäuft auftreten. Noch mehr scheint die Schlaganfalllokalisation eine Rolle zu spielen. So ist wiederholt für verschiedene Komplikationen (v.a. Myokardschädigungen und Arrhythmien) ein Zusammenhang mit (rechts-)insulärer Schlaganfallbeteiligung beschrieben (Krause et al. 2017). Der Inselkortex ist Teil des zentralen autonomen Netzwerks und aufgrund der Versorgung über die A. cerebri media häufig von zerebralen Ischämien betroffen ➤ (Kap. 23.3).

MERKE

Höheres Alter, prämorbide kardiale Erkrankungen (v. a. eine vorbestehende KHK und Herzinsuffizienz, verlängerte QT_c-Zeit) sowie neurologische Einflussfaktoren (Schlaganfallschweregrad, [insuläre] Schlaganfalllokalisation) prädisponieren zu schlaganfallassoziierten kardialen Komplikationen.

23.3 Pathophysiologie – „Herz-Hirn-Syndrom"

Die zugrunde liegenden Mechanismen von schlaganfallassoziierten kardialen Komplikationen sind bislang nicht vollständig entschlüsselt. Insgesamt deuten tierexperimentelle und klinische Daten darauf hin, dass bei dem gesamten Spektrum kardialer Komplikationen ähnliche Prozesse ablaufen und es vor diesem Hintergrund sinnvoll ist, alle Komplikationen als Teil eines „Herz-Hirn-Syndroms" (engl. „stroke-heart syndrome") aufzufassen (Scheitz et al. 2018).

In einem ersten Schritt scheinen durch den Schlaganfall verursachte funktionelle und strukturelle Störungen im zentralen autonomen Netzwerk Veränderungen der normalen autonomen kardialen Kontrolle anzustoßen. Das zentrale autonome Netzwerk reguliert die kardiovaskuläre Antwort auf emotionalen und physischen Stress über eine Modulation des autonomen Nervensystems und der Hypothalamus-Hypophysen-Nebennieren-Achse. Wichtige Hirnregionen in diesem Netzwerk sind der beidseitige Inselkortex, der beidseitige anteriore zinguläre Kortex, die Amygdalae, der Hypothalamus, aber auch Hirnstammareale (Scheitz et al. 2018). Hieraus resultiert eine autonome Dysbalance mit einem Übergewicht des Sympathikus und gesteigerter Katecholaminausschüttung. Diese wirken – wahrscheinlich gemeinsam mit weiteren weitgehend unbekannten Mediatoren – auf das Herz ein und verändern zum einen den kardiomyozytären Stoffwechsel (gesteigerter Kalziumioneneinstrom) und die koronare (Mikro-)Zirkulation (Vasokonstriktion). Dies führt zu einer zellulären Anfälligkeit für Arrhythmien, zu direkten kardiomyozytären Nekrosen, koronaren Bedarfsischämien und Mikrozirkulationsstörungen. Wahrscheinlich werden diese Prozesse noch durch weitere systemische Auswirkungen des Schlaganfalls unterhalten. Insbesondere im Rahmen des Schlaganfalls ausgeschüttete proinflammatorische Mediatoren könnten das Herz schädigen (Scheitz et al. 2018). Diesbezüglich besteht jedoch weiterer Forschungsbedarf.

In tierexperimentellen Untersuchungen können diese „neurokardiogenen" Mechanismen unabhängig von vaskulären Risikofaktoren nachvollzogen werden. So lässt sich nach transienter Okklusion der A. cerebri media in der Maus eine kardiale Funktionsstörung mit Kontraktionsbandnekrosen (typisch für katecholamininduzierte myokardiale Nekrosen) mit Troponinfreisetzung induzieren (Scheitz et al. 2018). Unterstützt werden diese pathophysiologischen Überlegungen zudem durch klinische Beobachtungen, dass rechtsinsuläre Infarkte (Teil des zentralen autonomen Netzwerkes) das Auftreten akuter Myokardschädigungen (akut erhöhtes Troponin mit zeitlicher Dynamik) begünstigen und sich bei diesen Patienten zu beinahe 50 % koronarangiografisch keine KHK darstellen lässt (Mochmann et al. 2016; Krause et al. 2017).

MERKE

Zusammenfassend kann man sich die ablaufenden Prozesse wie einen schlaganfallinduzierten Stresstest für das Herz vorstellen. Dies erklärt, warum kardial vorerkrankte Patienten (vulnerables kardiales Substrat) und Patienten mit schweren bzw. strategischen Schlaganfällen wie z. B. den Inselkortex betreffende Infarkte (stärkerer Trigger) besonders von kardialen Komplikationen betroffen sind.

23.4 Diagnostik und Therapie

Grundsätzlich bedürfen die Diagnostik und Therapie schlaganfallassoziierter kardialer Komplikationen einer engen interdisziplinären Abstimmung zwischen der Kardiologie und Neurologie. Prinzipiell ist die Kenntnis der genannten Risikofaktoren für kardiale Komplikationen bedeutsam, und diese Patienten sind besonders hinsichtlich kardialer Veränderungen zu untersuchen.

Prinzipiell ist ein intensives EKG- und Blutdruckmonitoring essenzieller Bestandteil der Stroke-Unit-Behandlung. Insbesondere bei Risikopatienten und Patienten mit kardialer Klinik sollte ein über 24 h hinausgehendes Monitoring erfolgen. Systematische „Monitorvisiten" sind empfehlenswert. Zur Prävention von kardialen Komplikationen (v. a. von Arrhythmien) sollten Elektrolytstörungen ausgeglichen sowie QT_c-Zeit-verlängernde Medikamente und das unbegründete Absetzen von Betablockern vermieden werden. Weiterhin ist eine Echokardiografie routinemäßig empfohlen, um die Schlaganfallätiologie zuzuordnen. Sollten in diesem Zusammenhang Wandbewegungsstörungen oder eine eingeschränkte Pumpfunktion auffallen, ist eine weiterführende kardiale Bildgebung empfehlenswert. Diese kann, je nach Schweregrad, im Einzelfall auch elektiv bzw. ambulant erfolgen.

Aufgrund der hohen Sensitivität für bereits minimale Herzmuskelschädigungen und der Assoziation mit dem gesamten Spektrum kardialer Komplikationen eignet sich der kardiale Biomarker **Troponin** besonders für ein **Screening nach kardialen Auffälligkeiten**.

LEITLINIEN

Die Bestimmung von Troponin bei Krankenhausaufnahme wird von den Leitlinien der American Stroke Association und Deutschen Gesellschaft für Neurologie grundsätzlich empfohlen, um den kardialen Status des Patienten zu erfassen (Powers et al. 2018).

Bezüglich der Interpretation von erhöhten Troponinwerten nach Schlaganfall bleiben die Leitlinien leider vage, und es besteht häufig Unsicherheit. Auch wenn Troponin spezifisch für Myokardschädigungen ist, ist die Sensitivität für die Diagnose eines klassischen Myokardinfarkts (Typ-1-Myokardinfarkt mit koronarer Plaqueruptur/Thrombus) ohne weitere Informationen wie kardiale Symptome, EKG, vaskuläre Risikofaktoren oder kardiale Bildgebungsbefunde limitiert. ➤ Abb. 23.1 stellt einen diagnostischen Algorithmus vor, der den Umgang mit erhöhten Troponinwerten erleichtern soll, jedoch nicht validiert ist (Scheitz et al. 2015b).

Neben „neurokardiogenen" Mechanismen („Stroke-Heart-Syndrom") und einem koinzidenten Typ-1-Myokardinfarkt ist ein Typ-2-Myokardinfarkt (Bedarfsischämie, z. B. im Rahmen von Tachyarrhythmien, hypertensiven Entgleisungen, schweren Anämien) in Betracht zu ziehen. Erhöhte Troponinwerte kommen zudem auch bei zahlreichen chronischen kardialen Komorbiditäten (Linksherzhypertrophie, Herzinsuffizienz, Vorhofflimmern, stabile KHK) und bei Patienten mit eingeschränkter Nierenfunktion vor. Bei erhöhtem Wert (> 99. Perzentile) ist eine signifikante Myokardschädigung vorhanden. Zeigt sich in einer Folgebestimmung ein Anstieg oder Abfall von > 20 %, spricht man von einer akuten Myokardschädigung (Thygesen et al. 2018). Dies ist bei etwa 15 % aller Schlaganfallpatienten der Fall. Bei Patienten mit akuter Myokardschädigung sollte eine zeitnahe Zuordnung erfolgen. Die Art und Invasivität der kardialen Diagnostik ist interdisziplinär abzustimmen und sollte Absoluthöhe und Ausmaß der Dynamik von Troponin,

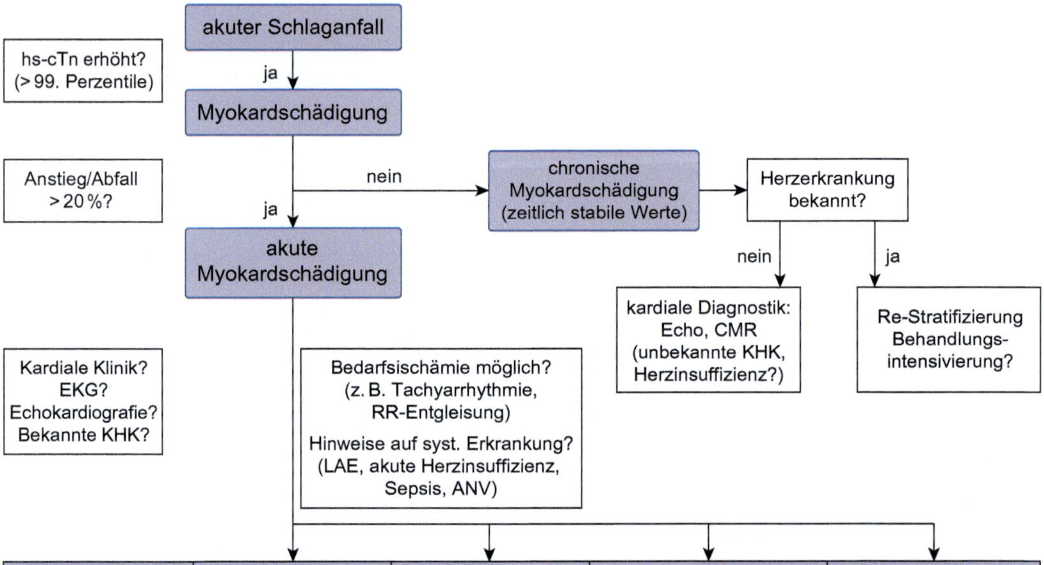

DD	Typ 1 Myokardinfarkt (Plaqueruptur)	Typ 2 Myokardinfarkt (Bedarfsischämie)	vorrangig „Neurokardiogene" Schädigung	andere systemische/kardiale Ursachen
kardiale Klinik	++ (atypisch möglich)	+	(+)	+
EKG	ischämietypisch	ischämietypisch	eher Rehabilitationsstörungen über zusammenhängende Ableitungen hinausgehend	verschieden
Troponin-Höhe	++	+	+	+
Troponin-Dynamik	++	+	+	+
vaskuläres Risikoprofil	++ (v.a. bekannte KHK)	+	+	verschieden
Wandbewegungsstörungen	regional	regional	eher global (ggf. Takotsubo)	verschieden
Schlaganfall im CAN (Insula)		(+)	+	

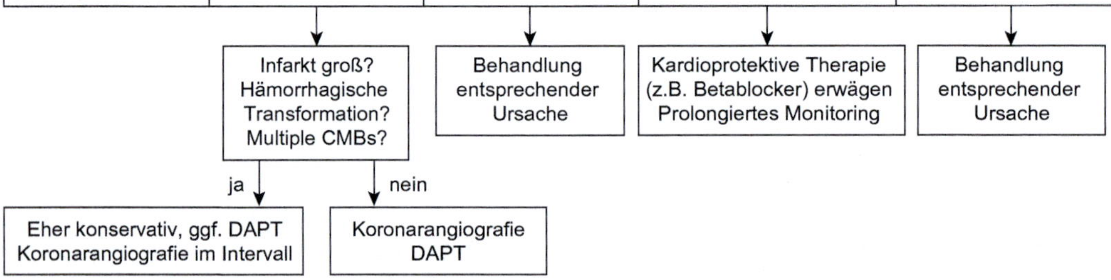

Abb. 23.1 Diagnosealgorithmus zum Umgang mit erhöhtem Troponin
(ANV: akutes Nierenversagen, CAN: zentrales autonomes Netzwerk, CMB: zerebrale Mikroblutungen, CMR: kardiovaskuläres MRT, DAPT: duale Thrombozytenfunktionshemmung, hs-cTn: hochsensitives Troponin, KHK: koronare Herzkrankheit, LAE: Lungenarterienembolie) [L143]

kardiale Symptome, das vaskuläre Risikoprofil und EKG-Veränderungen (ischämietypisch vs. diffuse T-Negativierungen beim „Stroke-Heart Syndrom") berücksichtigen. Niederschwellig ist eine transthorakale Echokardiografie anzufordern. Zeigen sich hier Wandbewegungsstörungen, scheint nach aktuellem Wissensstand die Durchführung einer Koronarangiografie in der Frühphase nach Schlaganfall (nach 3–7 Tagen) sicher (Mochmann et al. 2016).

LEITLINIEN

Grundsätzlich orientiert sich die jeweilige Therapie der führenden kardialen Komplikationen (Herzinsuffizienz, Arrhythmien, ACS) an entsprechenden kardiologischen Leitlinien (https://leitlinien.dgk.org/). Hierbei sollten allgemeine Prinzipien der Schlaganfallakutbehandlung wie das Anstreben von Blutdruckgrenzen und die Behandlung mit Gerinnungshemmern in Abhängigkeit der Schlaganfallgröße bzw. des Schlaganfallsubtyps berücksichtigt werden.

LITERATUR

Acheson J, James DC, Hutchinson EC, Westhead R. Serum-creatine-kinase levels in cerebral vascular disease. Lancet 1965; 1: 1306–1307.

Alqahtani F, Aljohani S, Tarabishy A, Busu T, Adcock A, Alkhouli M, et al. Incidence and Outcomes of Myocardial Infarction in Patients Admitted With Acute Ischemic Stroke. Stroke 2017; 48: 2931–2938.

Bieber M, Werner RA, Tanai E, Hofmann U, Higuchi T, Schuh K, et al. Stroke-induced chronic systolic dysfunction driven by sympathetic overactivity. Ann Neurol 2017; 82(5): 729–743.

Byer E, Ashman R, Toth LA. Electrocardiograms with large, upright T waves and long Q-T intervals. Am Heart J 1947; 33: 796–806.

Ghadri JR, Wittstein IS, Prasad A, Sharkey S, Dote K, Akashi YJ, et al. International expert consensus document on takotsubo syndrome (Part I): clinical characteristics, diagnostic criteria, and pathophysiology. Eur Heart J 2018a; 39: 2032–2046.

Ghadri JR, Wittstein IS, Prasad A, Sharkey S, Dote K, Akashi YJ, et al. International Expert Consensus Document on Takotsubo Syndrome (Part II): Diagnostic Workup, Outcome, and Management. Eur Heart J 2018b; 39: 2047–2062.

Gonzalez Toledo ME, Klein FR, Riccio PM, Cassara FP, Munoz Giacomelli F, Racosta JM, et al. Atrial fibrillation detected after acute ischemic stroke: evidence supporting the neurogenic hypothesis. J Stroke Cerebrovasc Dis 2013; 22: e486–e491.

Hankey GJ, Jamrozik K, Broadhurst RJ, Forbes S, Burvill PW, Anderson CS, et al. Five-year survival after first-ever stroke and related prognostic factors in the Perth Community Stroke Study. Stroke 2000; 31: 2080–2086.

Jensen JK, Mickley H, Bak S, Korsholm L, Kristensen SR. Serial measurements of N-terminal pro-brain natriuretic peptide after acute ischemic stroke. Cerebrovasc Dis 2006; 22: 439–444.

Kallmunzer B, Breuer L, Kahl N, Bobinger T, Raaz-Schrauder D, Huttner HB, et al. Serious cardiac arrhythmias after stroke: incidence, time course, and predictors – a systematic, prospective analysis. Stroke 2012; 43: 2892–2897.

Kraft P, Fleischer A, Wiedmann S, Rucker V, Mackenrodt D, Morbach C, et al. Feasibility and diagnostic accuracy of point-of-care handheld echocardiography in acute ischemic stroke patients – a pilot study. BMC Neurol 2017; 17: 159.

Krause T, Werner K, Fiebach JB, Villringer K, Piper SK, Haeusler KG, et al. Stroke in right dorsal anterior insular cortex Is related to myocardial injury. Ann Neurol 2017; 81: 502–511.

Mochmann HC, Scheitz JF, Petzold GC, Haeusler KG, Audebert HJ, Laufs U, et al. Coronary Angiographic findings in acute ischemic stroke patients with elevated cardiac troponin: the Troponin Elevation in Acute Ischemic Stroke (TRELAS) study. Circulation 2016; 133: 1264–1271.

Powers WJ, Rabinstein AA, Ackerson T, Adeoye OM, Bambakidis NC, Becker K, et al. 2018 Guidelines for the early management of patients with acute ischemic stroke: a Guideline for healthcare professionals from the American Heart Association/American Stroke Association. Stroke 2018; 49: e46–e110.

Prosser J, MacGregor L, Lees KR, Diener HC, Hacke W, Davis S, et al. Predictors of early cardiac morbidity and mortality after ischemic stroke. Stroke 2007; 38: 2295–2302.

Samuels MA. The brain-heart connection. Circulation 2007; 116: 77–84.

Scheitz JF, Mochmann HC, Erdur H, Tutuncu S, Haeusler KG, Grittner U, et al. Prognostic relevance of cardiac troponin T levels and their dynamic changes measured with a high-sensitivity assay in acute ischaemic stroke: analyses from the TRELAS cohort. Int J Cardiol 2014; 177: 886–893.

Scheitz JF, Erdur H, Haeusler KG, Audebert HJ, Roser M, Laufs U, et al. Insular cortex lesions, cardiac troponin, and detection of previously unknown atrial fibrillation in acute ischemic stroke: insights from the troponin elevation in acute ischemic stroke study. Stroke 2015a; 46: 1196–1201.

Scheitz JF, Nolte CH, Laufs U, Endres M. Application and interpretation of high-sensitivity cardiac troponin assays in patients with acute ischemic stroke. Stroke 2015b; 46: 1132–1140.

Scheitz JF, Nolte CH, Doehner W, Hachinski V, Endres M. Stroke-heart syndrome: clinical presentation and underlying mechanisms. Lancet Neurol 2018; 17: 1109–1120.

Siedler G, Sommer K, Macha K, Marsch A, Breuer L, Stoll S, et al. Heart failure in ischemic stroke: relevance for acute care and outcome. Stroke 2019; 50: 3051–3056.

Soros P, Hachinski V. Cardiovascular and neurological causes of sudden death after ischaemic stroke. Lancet Neurol 2012; 11: 179–188.

Sposato LA, Cipriano LE, Saposnik G, Ruiz Vargas E, Riccio PM, Hachinski V. Diagnosis of atrial fibrillation after stroke and transient ischaemic attack: a systematic review and meta-analysis. Lancet Neurol 2015; 14: 377–387.

Sposato LA, Riccio PM, Hachinski V. Poststroke atrial fibrillation: cause or consequence? Critical review of current views. Neurology 2014; 82: 1180–1186.

Sposato LA, Cerasuolo JO, Cipriano LE, Fang J, Fridman S, Paquet M, et al. Atrial fibrillation detected after stroke is related to a low risk of ischemic stroke recurrence. Neurology 2018; 90: e924–e931.

Sykora M, Diedler J, Poli S, Rupp A, Turcani P, Steiner T. Blood pressure course in acute stroke relates to baroreflex dysfunction. Cerebrovasc Dis 2010; 30: 172–179.

Thygesen K, Alpert JS, Jaffe AS, Chaitman BR, Bax JJ, Morrow DA, et al. Fourth Universal Definition of Myocardial Infarction (2018). Circulation 2018; 138: e618–e651.

Touze E, Varenne O, Chatellier G, Peyrard S, Rothwell PM, Mas JL. Risk of myocardial infarction and vascular death after transient ischemic attack and ischemic stroke: a systematic review and meta-analysis. Stroke 2005; 36: 2748–2755.

Wrigley P, Khoury J, Eckerle B, Alwell K, Moomaw CJ, Woo D, et al. Prevalence of positive troponin and echocardiogram findings and association with mortality in acute ischemic stroke. Stroke 2017; 48: 1226–1232.

KAPITEL

24 Depressionen

Sibu Mundiyanapurath

ZUSAMMENFASSUNG

- Depressionen treten bei jedem dritten Patienten nach einem Schlaganfall auf, verschlechtern das klinische Funktionsergebnis und erhöhen die Mortalität.
- Insbesondere zum Abschluss der Rehabilitation sollte auf depressive Symptome geachtet werden.
- Die beste Therapie ist aktuell unklar; eine Kombination von Psychotherapie und Pharmakotherapie scheint sinnvoll zu sein.

24.1 Epidemiologie und Ätiologie

Nach einem Schlaganfall kommt es bei ca. 30 % der Patienten zu einer Depression, die auch „post-stroke depression" (PSD) genannt wird (Hackett und Pickles 2014). Obwohl auch andere akute Erkrankungen (z. B. Herzinfarkt) oder Schicksalsschläge eine Depression auslösen können, gibt es einige Besonderheiten der PSD, die bei der Behandlung von Schlaganfallpatienten bedeutsam sind:

1. Schlaganfallpatienten können ihre depressiven Symptome aufgrund ihrer Einschränkungen zum Teil nicht mitteilen.
2. Depressive Symptome können von Angehörigen und dem behandelnden medizinischen Personal als Apathie oder kognitive Störungen nach dem Schlaganfall fehlinterpretiert werden.
3. Eine PSD verschlechtert das klinische Funktionsergebnis und erhöht die Mortalität.

Ätiologisch werden mehrere Hypothesen beschrieben. Psychopathologisch betrachtet handelt es sich bei einem Schlaganfall um einen Schicksalsschlag, der das Leben vieler Patienten dauerhaft verändert; er hat daher auch das Potenzial, eine depressive Episode auszulösen. Dafür spricht, dass der Schweregrad der Einschränkungen ein Risikofaktor für das Auftreten einer Depression ist und in einigen Studien Depressionen besonders häufig nach Abschluss der Rehabilitation auftraten (Volz et al. 2018). Auf der anderen Seite gibt es Hinweise darauf, dass der Schlaganfall an sich eine Depression auslösen kann. Es wäre vorstellbar, dass es zu Umstellungen im Serotoninstoffwechsel kommt, die eine Depression pathophysiologisch auslösen könnten. Allerdings gibt es für beide Hypothesen keine eindeutigen Belege, sodass sich daraus keine direkte Handlungskonsequenz ergibt.

Nachgewiesene Risikofaktoren für das Auftreten einer Depression sind:

- Vorbestehende Depression
- Kognitive Einschränkungen
- Schwere Einschränkungen bei den Aktivitäten des täglichen Lebens durch den Schlaganfall

Entgegen einer früher verbreiteten Meinung wird das Risiko für eine Depression nicht durch die Seite der vom Schlaganfall betroffenen Hirnregion beeinflusst.

24.2 Diagnostik

Aufgrund der Epidemiologie ist es sinnvoll, bei Schlaganfallpatienten regelmäßig die Symptome einer Depression abzufragen. Als kurzes Screening eignet sich der validierte Patientenfragebogen **PHQ-9,** der neun Aspekte der Depression abfragt:

1. Interessenlosigkeit
2. Niedergeschlagenheit/Hoffnungslosigkeit
3. Schlafstörungen (zu viel oder zu wenig)
4. Antriebslosigkeit
5. Appetitstörungen (zu viel oder zu wenig)
6. Schlechte Meinung von sich selbst
7. Konzentrationsstörungen
8. Körperliche Bewegung (zu viel oder zu wenig)
9. Lebensmüde Gedanken

Der Fragebogen ist online verfügbar und kann dem Patienten auch vor einem Gespräch ausgehändigt werden. Alternativ kann man die einzelnen Punkte im Gespräch erfragen.

Ein weiterer Fragebogen ist die **Hamilton Depression Scale (HAMD).** Dieser ist etwas ausführlicher und erfragt 21 Symptome. Er ist für Schlaganfallpatienten ebenfalls gut validiert und kann in unklaren Fällen, zur Bestätigung der Diagnose oder für Forschungsvorhaben eingesetzt werden. Zudem eignet er sich auch gut als Verlaufsparameter.

TIPP

In Zeiten sehr hoher Arbeitsbelastung kann zumindest der Zwei-Fragen-Test angewendet werden. Man fragt hierbei, ob der Patient sich im letzten Monat häufig niedergeschlagen, traurig oder hoffnungslos gefühlt hat und ob er im gleichen Zeitraum deutlich weniger Lust und Freude an Dingen empfunden hat, die er früher gern getan hat. Dieser Test hat eine beachtliche Sensitivität von 96 % bei allerdings niedriger Spezifität von 57 %.

24.3 Therapie

Bei der Therapie der PSD spielen v.a. Antidepressiva und Psychotherapie eine wichtige Rolle. Bei den Antidepressiva kann aufgrund der vorliegenden Studien keine einzelne Substanz empfohlen werden, in der Praxis haben sich aber **selektive Serotonin-Wiederaufnahmehemmer** (SSRIs) bewährt (Towfighi et al. 2017).

Bezüglich einer **Psychotherapie** haben sich kurze Beratungsgespräche und Verhaltenstherapie als wirksam erwiesen, sodass diese zusätzlich zu einer Pharmakotherapie bei Patienten mit PSD durchgeführt werden sollten. Ob psychodynamische Verfahren in der Behandlung von Patienten mit PSD realisierbar und wirksam sind, wird in aktuellen Studien untersucht.

Aufgrund der Häufigkeit der PSD wurde auch die Wirksamkeit einer prophylaktischen antidepressiven Therapie untersucht. Eine kleinere Studie an 113 Patienten mit ischämischem Schlaganfall und Hemiparese zeigte nach 90 Tagen eine deutliche Verbesserung der Motorik bei mit **Fluoxetin** behandelten Patienten. Eine größere Studie untersuchte daher die Wirkung von Fluoxetin an 3.127 Patienten mit ischämischem oder hämorrhagischem Schlaganfall. In dieser Studie ergab sich nach 6 Monaten kein Nutzen für das klinische Funktionsergebnis (FOCUS Trial Collaboration 2019). Es fanden sich zwar niedrige Raten von Depressionen bei den Patienten, die Fluoxetin bekommen hatten, allerdings erlitten diese Patienten auch eine erhöhte Anzahl von Frakturen.

MERKE

Eine prophylaktische medikamentöse Therapie der Depression kann aktuell für Patienten nach einem Schlaganfall nicht generell empfohlen werden. Bei Patienten mit erhöhtem Risiko für Depressionen kann eine solche erwogen werden, bei einer manifesten Depression sollte eine kombinierte Therapie aus Pharmako- und Psychotherapie erfolgen.

Auch wenn es in diesem Kapitel hauptsächlich um die Komplikationen bei Patienten nach einem Schlaganfall geht, soll an dieser Stelle erwähnt werden, dass auch ein beträchtlicher Anteil der pflegenden Angehörigen an depressiven Symptomen leidet. Die Lebensqualität der Angehörigen und des Patienten kann durch gezieltes Erfragen depressiver Symptome und ggf. durch Behandeln dieser Symptome gesteigert werden.

LITERATUR

FOCUS Trial Collaboration. Effects of fluoxetine on functional outcomes after acute stroke (FOCUS): a pragmatic, double-blind, randomised, controlled trial. Lancet 2019; 393(10168): 265–274.

Hackett ML, Pickles K. Part I: Frequency of depression after stroke: an updated systematic review and meta-analysis of observational studies. Int J Stroke 2014; 9(8): 1017–1025.

Towfighi A, Ovbiagele B, El Husseini N, Hackett ML, Jorge RE, Kissela BM, et al. Poststroke depression: a scientific statement for healthcare professionals from the American Heart Association/American Stroke Association. Stroke 2017; 48(2): e30–e43.

Volz M, Voelkle MC, Werheid K. General self-efficacy as a driving factor of post-stroke depression: a longitudinal study. Neuropsychol Rehabil 2018; 4: 1–13.

KAPITEL

Sibu Mundiyanapurath

25 Vaskuläre kognitive Störungen, vaskuläre Demenz

ZUSAMMENFASSUNG

- Vaskuläre Demenzen sind nach der Alzheimer-Demenz die zweithäufigste Demenzform.
- Charakteristisch sind plötzliche Verschlechterungen der kognitiven Funktionen, die im Anschluss stabil oder regredient sind.
- Essenziell sind das Erkennen und die Rehabilitation von kognitiven Störungen nach Schlaganfall und die medikamentöse Sekundärprophylaxe.

25.1 Definition und Epidemiologie

Alle Definitionen von vaskulären kognitiven Störungen beinhalten zwei Kriterien:

1. Vorausgegangener Schlaganfall
2. Im zeitlichen Zusammenhang mit dem Schlaganfall aufgetretene kognitive Störungen

Die Unterscheidung zwischen kognitiven Störungen (engl. „vascular mild cognitive impairment") und einer Demenz erfolgt v. a. über die Schwere der Beeinträchtigung (mäßig vs. schwer gemessen an der Leistung in einer neuropsychologischen Testung) und die Einschränkungen im Alltag. Sollten die Aktivitäten des täglichen Lebens (ATLs: z. B. Essen, Waschen, Anziehen, Toilettengang) nicht eingeschränkt sein, liegt vermutlich keine Demenz, sondern eher eine kognitive Störung vor.

Es werden verschiedene Typen von Demenzen unterschieden (Dichgans und Leys 2017):

A) **Multiinfarkt-Demenz:** Bei dieser am längsten bekannten Form treten mehrere Infarkte in „strategischen" Arealen (s. u.) oder auch in anderen Arealen auf.

B) **Demenzen durch Infarkte in „strategischen" Arealen:** Bestimmte Areale können bei Schädigung durch Infarkte kognitive Störungen auslösen, auch wenn das Infarktareal selbst nicht groß ist. Dazu gehören:
   a) Thalamus
   b) Hinteres Kapselknie
   c) Anteriore Thalamusstrahlung
   d) Ncl. caudatus
   e) Frontales Marklager
   f) Gyrus angularis

C) **Subkortikale ischämische vaskuläre Demenz (SIVD):** Bei dieser Form zeigt sich eine ausgedehnte Mikroangiopathie mit lakunären Defekten.

D) **Demenz durch Hirnblutungen:** Auch hämorrhagische Schlaganfälle können kognitive Störungen und Demenzen auslösen. Die strategischen Areale sind identisch mit den bei ischämischen Schlaganfällen erwähnten Gebieten. Zusätzlich können bei einer zerebralen Amyloidangiopathie multiple Mikroblutungen Ursache von kognitiven Störungen sein.

Des Weiteren gibt es noch seltenere Ursachen wie eine relevante Hypoperfusion (z. B. durch beidseitigen ACI-Verschluss), SAB, Sinusthrombosen,

Vaskulitiden oder genetische Erkrankungen, die hier nur der Vollständigkeit halber erwähnt seien.

Die Zahl der Demenzerkrankungen steigt aufgrund des demografischen Wandels an. Wenn sich diese Annahme bestätigt, wird es weltweit bis zum Jahre 2050 115 Mio. Demenzkranke geben. Nach der Alzheimer-Demenz ist die vaskuläre Demenz die zweithäufigste Form und macht 20 % aller Demenzformen aus. Die Prävalenz der vaskulären Demenz verdoppelt sich aktuell alle 5,3 Jahre. Die Inzidenz liegt bei 14,6/1.000 Personenjahre.

MERKE

An einem Schlaganfall zu erkranken verdoppelt die Wahrscheinlichkeit für eine Demenz.

25.2 Diagnostik

Da nicht alle Patienten kognitive Störungen erleiden, ist es wichtig, Risikopopulationen zu identifizieren und hier besonders aufmerksam auf kognitive Störungen zu achten.

Risikofaktoren für vaskuläre kognitive Störungen sind:

- Weibliches Geschlecht
- Kognitive Defizite vor dem Schlaganfall
- Alter
- Vorliegen vaskulärer Risikofaktoren
- Geringes Bildungsniveau
- Depression
- Krampfanfälle
- Mikroangiopathie oder Temporallappenatrophie

Allgemein kann man bei allen Patienten auf folgende Symptome als Hinweise auf eine vaskuläre Genese einer kognitiven Störung achten:

- Plötzlicher Beginn der kognitiven Störung
- Stabiler oder regredienter Verlauf dieser Symptome
- Weitere abrupte Verschlechterungen im Verlauf
- Andere neurologische Symptome (z. B. Gangstörung, Miktionsstörung, fokal-neurologisches Defizit, disinhibiertes Lachen und Weinen)
- Exekutive kognitive Störungen ggf. ohne Gedächtnisstörung

Sollten diese Symptome auftreten oder eine Risikokonstellation vorliegen, empfiehlt sich eine Screeninguntersuchung, z. B. mit dem *Montreal Cognitive Assessment* (MoCA-Test). Dieser hat gegenüber dem *Mini-Mental Status Test* (MMST) den Vorteil, dass gezielt auch die visuell-räumliche Orientierung und Exekutivfunktionen getestet werden. Der MMST ist aufgrund des höheren Auftretens von exekutiven Störungen bei Schlaganfallpatienten für deren neuropsychologische Diagnostik nicht geeignet. Der MoCA-Test ist online auch auf Deutsch verfügbar und testet folgende Domänen:

1. Visuell-räumlich/exekutiv
2. Benennen
3. Gedächtnis
4. Aufmerksamkeit
5. Sprache
6. Abstraktion
7. Erinnerung

Mit diesem kurzen Test kann relativ schnell ein Eindruck darüber gewonnen werden, ob eine kognitive Störung vorliegt. Bei auffälligen oder auch unklaren Befunden kann dann eine ausführliche neuropsychologische Testung erfolgen, z. B. mit dem *Neuropsychological Assessment Battery – Screening Module,* das allerdings nicht frei verfügbar ist und deutlich mehr Zeit benötigt als der MoCA-Test.

Zur Diagnosestellung können verschiedene Kriterien herangezogen werden. In ➤ Tab. 25.1 sind drei ausgewählte Klassifikationen dargestellt.

MERKE

Charakteristisch für vaskuläre kognitive Störungen ist der plötzliche Beginn in zeitlichem Zusammenhang mit einem Schlaganfall.

Herausfordernd kann die Diagnose sein, wenn mehrere Ätiologien zusammen auftreten. Auch an Alzheimer-Demenz erkrankte Patienten können einen Schlaganfall in einem strategischen Areal erleiden. Man spricht dann von einer **gemischten Demenz**, die sich v. a. bei älteren Menschen findet. Vermutlich haben insgesamt 20 % der Demenzen eine gemischte Ätiologie. Eine gemischte Demenz kann nach den Diagnosekriterien der *International Working Group* diagnostiziert werden,

Tab. 25.1 Verschiedene Diagnosekriterien für vaskuläre Demenzen (VAD) oder vaskuläre kognitive Störungen (VCD) (Sachdev et al. 2019)

	NINDS-AIREN (VAD)	ADDTC (VAD)	DSM-5 (VAD/VCD)
Kognitive Störung	Einschränkung des Gedächtnisses und ≥ 2 weiterer Domänen	Einschränkung in ≥ 2 Domänen	Einschränkungen in 1 Domäne (schwerwiegend für VAD, leicht für VCD)
Selbstständigkeit	Einschränkungen der Alltagsaktivitäten	Einschränkungen der Alltagsaktivitäten	Mit Einschränkungen der Alltagsaktivität VAD, ohne VCD
Vaskuläre Ätiologie	• Beginn innerhalb von 3 Monaten nach Schlaganfall • Bildgebender Nachweis • Fokal-neurologisches Defizit • Plötzliche oder schrittweise Verschlechterung	• Zeitlicher Zusammenhang mit Schlaganfall • Bildgebender Nachweis	• Zeitlicher Zusammenhang mit Schlaganfall • Bildgebender Nachweis oder klinischer und genetischer Nachweis

NINDS: National Institute of Neurological Disorders and Stroke; AIREN: Association Internationale pour la Recherche et l'Enseignement Neurosciences; ADDTC: Alzheimer's Disease Diagnostic and Treatment Centers; DSM: Diagnostic and Statistical Manual of Mental Disorders

1. wenn anhand der klinischen Symptomatik und der Untersuchungsbefunde (MRT, PET, Liquor) Hinweise auf eine Alzheimer-Erkrankung vorliegen,
2. wenn eine zerebrovaskuläre Erkrankung mit klinischen Symptomen und passenden bildgebenden Befunden besteht.

Anhand der obigen Diagnosekriterien ergibt sich, dass jeder Patient mit V.a. vaskuläre kognitive Störungen eine zerebrale Bildgebung (vorzugsweise ein MRT) erhalten sollte. Zur Differenzialdiagnose sollten aber auch Blutuntersuchungen durchgeführt werden (Blutbild, Elektrolyte, Blutzucker, TSH, Blutsenkung und CRP, Leberwerte, γ-GT, Kreatinin, Harnstoff, Vitamin B_{12}, Folsäure, Gerinnungsstatus). Bei unklaren Fällen kann es sich auch empfehlen, ein EEG abzuleiten, da ein nonkonvulsiver Status epilepticus eine schwerwiegende kognitive Störung verursachen kann.

25.3 Therapie

Therapeutisch ist insbesondere das Erkennen von kognitiven Störungen nach einem Schlaganfall wichtig. In diesem Fall sollte bei der Wahl der neurologischen Rehabilitationsklinik darauf geachtet werden, dass auch eine gezielte neuropsychologische Rehabilitation möglich ist. Durch gezieltes neuropsychologisches Training können sich die Symptome deutlich besser zurückbilden. Ein zweiter Baustein ist die konsequente Verhinderung von Rezidiven (Einzelheiten ➤ Kap. 12). Drittens kann eine medikamentöse Therapie mit den für die Alzheimer-Demenz zugelassenen Medikamenten erwogen werden (**off-label**). In Metaanalysen, in denen die Wirksamkeit von Donepezil, Galantamin, Rivastigmin und Memantin untersucht wurde, zeigten alle Substanzen signifikante Effekte auf kognitive Funktionen. Donepezil verbesserte zudem den klinischen Gesamteindruck und die Bewältigung von ATLs. Die Wirksamkeit ist allerdings deutlich geringer als bei der Alzheimer-Demenz (Kavirajan und Schneider 2007). Insgesamt ist derzeit keine ausreichende Evidenz vorhanden, um den Einsatz von Antidementiva bei allen Patienten zu empfehlen. Ein Therapieversuch kann im Einzelfall unternommen werden, u.a. wenn der V.a. eine gemischte Demenz vorliegt. Bei Patienten mit CADASIL ist Donepezil nicht wirksam.

MERKE

Die Therapie von vaskulären kognitiven Störungen besteht in a) gezielter neuropsychologischer Rehabilitation, b) stringenter Sekundärprophylaxe und c) ggf. einem Therapieversuch mit Antidementiva.

LEITLINIEN

Zum Thema vaskuläre Demenzen (Formen, Diagnostik und Therapie) hat die Deutsche Gesellschaft für Neurologie eine eigene Leitlinie veröffentlicht: www.dgn.org/images/red_leitlinien/LL_2017/PDFs_Download/030038_LL_Vaskul%C3%A4re_Demenzen_2017.pdf.

Empfehlenswert ist auch die interdisziplinäre Leitlinie „Demenzen", die ein separates Kapitel zu vaskulären Demenzen enthält: www.dgn.org/images/red_leitlinien/LL_2016/PDFs_Download/038013_LL_Demenzen_2016.pdf.

LITERATUR

Dichgans M, Leys D. Vascular cognitive impairment. Circulation Res 2017; 120(3): 573–591.

Kavirajan H, Schneider LS. Efficacy and adverse effects of cholinesterase inhibitors and memantine in vascular dementia: a meta-analysis of randomised controlled trials. Lancet Neurol 2007; 6(9): 782–792.

Sachdev PS, Lipnicki DM, Crawford JD, Brodaty H. The Vascular Behavioral and Cognitive Disorders criteria for vascular cognitive disorders: a validation study. Eur J Neurol 2019; 26(9): 1161–1167.

KAPITEL

26 Schmerzen

Sibu Mundiyanapurath

ZUSAMMENFASSUNG

- Schmerzen treten bei 30–50 % der Patienten auf.
- Es gibt fünf verschiedene Schmerzentitäten, die unterschiedlich behandelt werden.
- Orale Medikamentengabe, Botulinumtoxin-Injektionen, Physiotherapie und Ergotherapie sind wichtige Therapieoptionen.

26.1 Definition und Epidemiologie

Schmerzen nach einem Schlaganfall gehören zu den eher unbekannten Komplikationen. Dies steht in Diskrepanz zu der hohen Anzahl an Patienten, die Schmerzen angeben, wenn sie aktiv danach gefragt werden. Studien zufolge leiden zwischen 30 und 50 % der Schlaganfallpatienten unter Schmerzen. Des Weiteren konnte gezeigt werden, dass zwei Drittel der Patienten nicht adäquat behandelt werden. Deshalb wird hier noch einmal gesondert auf diese Komplikation hingewiesen.

MERKE

Die Behandlung von Schmerzen kann die Lebensqualität erhöhen, den Rehabilitationserfolg beeinflussen und sogar kognitive Störungen verbessern. Patienten nach einem Schlaganfall sollten daher aktiv nach Schmerzen gefragt werden.

Es werden verschiedene Schmerzentitäten unterschieden (Harrison und Field 2015):

1. Der **zentrale Schmerz („central post-stroke pain", CPSP)** entsteht durch den Schlaganfall selbst. Am häufigsten ist er bei rechtshirnigen Parietallappenläsionen, kann aber auch bei Läsionen im Thalamus auftreten. Hierbei kommt es zu schweren Schmerzattacken, Allodynie (Wahrnehmung von Schmerz bei nicht schmerzhaften taktilen Reizen) und Hyperalgesie (verstärkte Wahrnehmung von schmerzhaften Reizen). Bei Läsionen des Tractus spinothalamicus treten neuropathische Schmerzen auf.
2. Beim **komplexen regionalen Schmerzsyndrom (CRPS)** kommt es neben Schmerzen zu einem Ödem, Durchblutungsänderungen und Störungen der Knochenmineralisierung in einer Extremität. Weil der Typ II nur bei einer Verletzung auftritt, handelt es sich beim Auftreten des CRPS nach Schlaganfall immer um den Typ I. Die Inzidenz wird aufgrund der Heterogenität der Definitionen mit 2–49 % der Fälle angegeben.
3. Bei nach einem Schlaganfall auftretenden **Kopfschmerzen** ist die Zuordnung der Ätiologie problematisch. Während bei Sinusvenenthrombosen, intrazerebralen Blutungen, Infarkten der hinteren Zirkulation und Dissektionen Kopfschmerzen besonders in der Akutphase auftreten, ist die genaue Definition des nach Schlaganfall

auftretenden Kopfschmerzes unklar. In Studien geben ca. 10 % der Patienten einen Kopfschmerz an, der meistens wie ein Spannungskopfschmerz beschrieben wird. Risikofaktor für persistierende Kopfschmerzen scheint ein Kopfschmerz in der Akutphase zu sein.

4. **Muskuloskelettale Schmerzen** treten häufig in der Schulter auf und werden mit einer Häufigkeit von 16–72 % angegeben. Die Schmerzen treten meist nicht zu Beginn auf, sondern entwickeln sich erst nach einigen Wochen und können durch Fehlhaltungen, Überbelastungen und Kontrakturen entstehen. Interessanterweise gibt es einige Patienten, die sogar auf Nachfrage keine Schmerzen angeben; diese können dann aber in der klinischen Untersuchung ausgelöst werden.
5. **Spastisch bedingte Schmerzen:** Die spastischen Paresen durch Schlaganfälle sind ebenfalls ein häufiger Grund für Schmerzen. Rund 25 % der Patienten sind davon betroffen und berichten von schmerzhaften Spasmen und Bewegungseinschränkungen.

MERKE

Schmerzen werden von den Patienten nicht immer selbst angegeben, treten aber bei 30–50 % der Patienten auf. Es gibt verschiedene Schmerzformen, die auch unterschiedlich behandelt werden: zentraler Schmerz, komplexes regionales Schmerzsyndrom, Kopfschmerzen, muskuloskelettaler Schmerz und Schmerzen durch Spastik.

26.2 Diagnostik

Es sollte v. a. bei Risikopatienten eine gezielte Anamnese und Untersuchung auf Schmerzen erfolgen, die bei Vorliegen kognitiver oder sprachlicher Einschränkungen erschwert sein kann. Durch Zuhilfenahme einer visuellen Analogskala kann die Einstufung des Schweregrades bei diesen Patienten erleichtert werden. Sollte auch das nicht möglich sein, kann nur noch auf Mimik, Gestik und Lautäußerungen geachtet werden, die auf Schmerzen schließen lassen.

Risikofaktoren für Schmerzen nach Schlaganfall sind:

1. Ischämische Schlaganfälle (v. a. Thalamus, rechts parietal oder Tractus spinothalamicus)
2. Spastik oder Einschränkung der Sinneswahrnehmung
3. Weibliches Geschlecht
4. Hohes Alter
5. Alkoholabhängigkeit
6. Hyperlipoproteinämie
7. pAVK
8. Depression

26.3 Therapie

Zur Behandlung werden je nach Schmerztyp unterschiedliche therapeutische Ansätze gewählt:

- Beim **zentralen Schmerz** ist eine medikamentöse Therapie vielversprechend (Baron et al. 2010). Eingesetzt werden können trizyklische Antidepressiva, SSRIs, Pregabalin, Lamotrigin und Gabapentin.
- Das **komplexe regionale Schmerzsyndrom** sollte auch mit nichtmedikamentösen Therapien wie Physio- und Ergotherapie behandelt werden. Zudem kann ein Leitungsblock sympathischer Ganglien durchgeführt werden und eine medikamentöse Therapie der neuropathischen Schmerzen erfolgen (ähnlich wie beim zentralen Schmerz).
- **Kopfschmerzen** nach einem Schlaganfall sollten genauso wie der chronische Spannungskopfschmerz behandelt werden, da sich die Entitäten nicht genau abgrenzen lassen.
- **Muskuloskelettalen Schmerzen** sollten vorgebeugt werden, wobei Physio- und Ergotherapie eine große Rolle spielen. Bei bereits manifestem Schmerzsyndrom sollten orthopädische Hilfsmittel und eine ausreichende Analgesie zur Anwendung kommen.
- Für die gezielte Behandlung von **Spastiken** kommen sowohl orale Spasmolytika wie z. B. Baclofen als auch eine Behandlung mit Botulinumtoxin in Betracht. Mit Botulinumtoxin-Injektionen lassen sich Spastiken einzelner Muskeln, die zu Fehlstellungen mit daraus resultierenden Schmerzen führen, sehr gezielt behandeln.

MERKE

Die Behandlung von Schmerzen nach Schlaganfall erfolgt medikamentös meist analog zur Behandlung von neuropathischen Schmerzen. Zudem spielen Physio- und Ergotherapie sowie Botulinumtoxin-Injektionen bei Spastik und muskuloskelettalen Schmerzen eine wichtige Rolle.

TIPP

Die einzige Schmerzform, der während der Akutbehandlung effektiv vorgebeugt werden kann, ist der muskuloskelettale Schmerz. Sprechen Sie darüber mit den Physiotherapeuten und dem Pflegepersonal, um eine ausreichende Aufmerksamkeit für diese Problematik zu erreichen.

LITERATUR

Baron R, Binder A, Wasner G. Neuropathic pain: diagnosis, pathophysiological mechanisms, and treatment. Lancet Neurol 2010; 9(8): 807–819.

Harrison RA, Field TS. Post stroke pain: identification, assessment, and therapy. Cerebrovasc Dis 2015; 39(3–4): 190–201.

KAPITEL

Richard Dodel

27 Geriatrische Aspekte bei der Versorgung von Schlaganfallpatienten

ZUSAMMENFASSUNG

- Bei Patienten im fortgeschrittenen Alter müssen neben der Grunderkrankung Faktoren wie Multimorbidität, Polypharmazie, Gebrechlichkeit etc. berücksichtigt und in das therapeutische Konzept integriert werden.
- Insgesamt ist die Evidenz für die Behandlung des Schlaganfalls bei geriatrischen Patienten beschränkt, da multimorbide und ältere Patienten meist aus Studien ausgeschlossen werden.
- Intravenöse Lysetherapie (IVT) und mechanische Thrombolyse eignen sich unter Berücksichtigung verschiedener Einschränkungen auch für Patienten > 80 Jahren; das Outcome ist jedoch schlechter als bei jungen Patienten.
- Die Endarteriektomie der A. carotis ist dem Stenting der A. carotis bei Patienten > 80 Jahren vorzuziehen.
- Obwohl die Vorzüge der Blutdruckkontrolle bei älteren Menschen gut dokumentiert sind, ist das optimale Behandlungsziel in dieser Gruppe nach wie vor umstritten. Die ESC/ESH-Leitlinien schlagen einen Schwellenwert von > 140/90 mmHg bei Patienten im Alter von 65–79 Jahren und > 160 mmHg bei Patienten > 85 Jahre vor. Die optimale Blutdruckeinstellung sollte für alle Altersgruppen bei < 140/90 mmHg liegen.
- Vorhofflimmern: Durch orale Antikoagulation kann besonders bei älteren Patienten ein „klinischer Nettonutzen" erzielt werden, da ihr Schlaganfallrisiko besonders hoch ist; nach derzeitigem Wissensstand überwiegt das Schlaganfallrisiko das Blutungsrisiko. Deshalb wird von der ESC bei bestehender Indikation eine Antikoagulation (bevorzugt mit NOAK) empfohlen.
- Die orale Gabe von Acetylsalicylsäure (ASS) in einer Dosierung von 100 mg wird in der frühen Phase des ischämischen Schlaganfalls empfohlen.
- Für die Gabe von Statinen in der Primärprävention liegt in der Altersgruppe von 65–75 Jahren ausreichende Evidenz vor. Bei Patienten mit > 75 Jahre existieren divergente Ergebnisse.
- Die Rehabilitation ist ein wichtiger Bestandteil für die Wiederintegration des alten Menschen. Die Funktionssicht muss wie die Versorgung im Teameinsatz im Vordergrund stehen.

27.1 Der geriatrische Patient

FALLBEISPIEL

Ein 85-jähriger Patient wird mit einer seit 3 h bestehenden rechtsseitigen Hemiparese und einer Aphasie in die Klinik eingewiesen. Es besteht eine Exsikkose. Er lebt zu Hause mit seiner Frau und war zuletzt am Rollator gehfähig. Als Begleiterkrankungen werden berichtet: Herzinsuffizienz NYHA 3, chronische Niereninsuffizienz Stadium 3, Diabetes mellitus Typ 2, arterieller Hypertonus, Vorhofflimmern (derzeit unter Marcumar®-Therapie), mittelschwere Demenz, Z. n. Hüft-TEP bds., Größe: 1,75 m, Gewicht: 66 kg. Er erhält insgesamt 7 Medikamente. Laborwerte: Leukozyten 15,6 T/l; CRP: 14; INR: 1,4. Hinweise in der Urinuntersuchung für Harnwegsinfekt.

Der Patient wird mit einer i.v. Lysetherapie behandelt. Zunächst erholt er sich von der neurologischen Symptomatik nur verzögert, die Hemiparese besteht weiter, die Sprachstörung ist leicht gebessert. Am dritten Tag entwickelt der Patient ein Delir, sein Gesamtzustand verschlechtert sich erneut. Es besteht eine akut-auf-chronische Niereninsuffizienz. In der TEE findet sich ein kleiner Thrombus. Der Patient wird in die geriatrische Klinik verlegt und dort in die geriatrische Komplexbehandlung eingeschlossen. Unter physiotherapeutischer, ergotherapeutischer und logopädischer Beübung erholt sich der Patient und ist bei Entlassung mit Rollator gehfähig, die Sprachstörung subjektiv und objektiv gebessert. Der Patient erhält einen NOAK, da die Einnahme von Marcumar® sich als nicht sicher für den Patienten erwiesen hat.

Ein Patient wird als geriatrischer Patient eingestuft, wenn **ein höheres Lebensalter** (meist ≥ 70 Jahre) und eine **geriatrietypische Multimorbidität** bestehen (➤ Tab. 27.1). Ab 80 Jahren wird ein Patient immer als geriatrisch eingestuft. In den letzten Jahrzehnten hat insbesondere die Gruppe der > 70-Jährigen starken Zuwachs erfahren; ca. 8,5 % der Bevölkerung sind > 70 Jahre. Diese Zahlen werden sich bis 2050 verdoppeln. Die Inzidenz zerebrovaskulärer Ereignisse nimmt mit dem Alter zu. Etwa 69,7 % der wegen eines Schlaganfalls stationär versorgten Patienten sind 70 Jahre und älter (➤ Abb. 27.1) und bilden somit die Hauptgruppe der zu versorgenden Patienten. Dabei ergeben sich aber eine Reihe von Problemen, die im Folgenden näher besprochen werden sollten:

- Die **Multimorbidität**, deren Prävalenz bei den > 70-Jährigen ca. 88 % beträgt (Steinhagen-Thiessen 1996).
- Die **Polypharmazie,** die diese Patientengruppe kennzeichnet: Nach Angaben der Krankenkassen nehmen ca. 52,2 % der über 65-Jährigen ≥ 3 Medikamente ein, 27,4 % nehmen sogar > 5 Medikamente regelmäßig ein.
- Die **Vulnerabilität** („Frailty") der Patienten im geriatrischen Alter, die wie die Rekonvaleszenz im Verhältnis zu einer jüngeren Population deutlich eingeschränkt ist.

Tab. 27.1 Definition der geriatrietypischen Multimorbidität (Borchelt et al. 2004). Es müssen mindestens zwei der Merkmalskomplexe vorliegen.

Merkmalkomplex	Diagnosekategorien
Immobilität	nach medizinischen Maßnahmen
	morbiditäts- und/oder altersbedingt
Sturzneigung und Schwindel	Gangunsicherheit
	Ataxie, nicht näher bezeichnet
	Stürze
	Schwindel und Taumel
Kognitive Defizite	Demenz
	Organisches amnestisches Syndrom
	Delir (organisch bedingt)
	Bestimmte andere psychische Störungen, organisch bedingt
	Persönlichkeits- und Verhaltensstörung, organisch bedingt
	Orientierungsstörung, nicht näher bezeichnet (Verwirrtheit ohne nähere Angaben)

Tab. 27.1 Definition der geriatrietypischen Multimorbidität (Borchelt et al. 2004). Es müssen mindestens zwei der Merkmalskomplexe vorliegen (Forts.).

Merkmalkomplex	Diagnosekategorien
Inkontinenz	Harninkontinenz
	Stressinkontinenz
	Drang-, Reflex-, Überlaufinkontinenz
	Stuhlinkontinenz
Dekubitalulzera	Dekubitus
	Ulcus cruris (varicosum)
	Chronisches Ulkus der Haut
Fehl- und Mangelernährung	Kachexie
	Alimentärer Marasmus
	Protein-Kalorien-Mangelernährung
	Dysphagie
Störungen im Flüssigkeits- und Elektrolythaushalt	Dehydratation
	Sonstige Störungen des Wasser- und Elektrolythaushalts
	Ödem, anderenorts nicht klassifiziert
Depression, Angststörung	Depressive Episode, rezidivierende depressive Störung
	Manische Episode, bipolare oder anhaltende affektive Störung
	Phobische Störungen, Angststörung
Chronische Schmerzen	Chronische, nicht lokalisierte Schmerzen
	Lokalisierte, organbezogene Schmerzen
Sensibilitätsstörungen	Neuropathie
Herabgesetzte Belastbarkeit, Gebrechlichkeit	Frailty-Syndrom
Starke Seh- oder Hörbehinderung	Visusverlust
	Hörverlust
	Presbyakusis
	Presbyopie
Medikationsprobleme	Arzneimittelnebenwirkungen
	Akzidentelle Vergiftung
Hohes Komplikationsrisiko	Unmittelbar vorausgegangene OP
	Vorhandensein künstlicher Körperöffnungen
	(Z. n.) Fraktur
	Komplikation nach medizinischen Maßnahmen
	Dialysepflichtigkeit
	Rekonvaleszenz (verzögert)

Wissenschaftliche Evidenz für Therapieoptionen steht bzgl. Outcome und Verträglichkeit für diese Altersgruppen nur eingeschränkt zur Verfügung, da sie aus klinischen Studien oftmals ausgeschlossen werden. Das Outcome bei allen Formen des Schlaganfalls ist im Vergleich zu jüngeren Betroffenen meist schlechter.

27.2 Risikofaktoren im Alter

Fast alle bisher identifizierten Risikofaktoren, die mit dem Auftreten eines Schlaganfalls assoziiert werden, haben im höheren Lebensalter eine zunehmende Prävalenz oder nehmen in ihrer Ausprägung

Vollstationäre Behandlungsfälle von Schlaganfallpatienten in bayerischen Krankenhäusern 2014

Altersgruppe	Behandlungsfälle insgesamt	davon Fälle von	
		männlichen	weiblichen
		Patienten	
unter 15	25	16	9
15 bis unter 20	26	8	18
20 bis unter 25	59	22	37
25 bis unter 30	89	49	40
30 bis unter 35	143	78	65
35 bis unter 40	196	126	70
40 bis unter 45	428	279	149
45 bis unter 50	952	593	359
50 bis unter 55	1 498	992	506
55 bis unter 60	1 946	1 360	586
60 bis unter 65	2 643	1 817	826
65 bis unter 70	3 366	2 136	1 230
70 bis unter 75	5 430	3 167	2 263
75 bis unter 80	6 890	3 564	3 326
80 bis unter 85	6 370	2 803	3 567
85 bis unter 90	4 849	1 647	3 202
90 bis unter 95	2 309	524	1 785
95 und mehr	342	51	291
insgesamt	**37 561**	**19 232**	**18 329**

Abb. 27.1 Vollstationäre Behandlungsfälle von Schlaganfällen in bayerischen Krankenhäusern im Jahr 2014 (Bayerisches Landesamt für Statistik) [L143]

zu. Hypertonus, Diabetes und Fettstoffwechselstörungen bedingen arteriosklerotische Mikro- und Makroangiopathien und haben vermehrt lakunäre und Grenzzoneninfarkte zur Folge. Embolische Territorialinfarkte sind häufig bedingt durch das im Alter vermehrt auftretende Vorhofflimmern. Die im Alter gehäufte Anzahl **intrazerebraler Blutungen** lässt sich vornehmlich auf drei Faktoren zurückführen:

- eine erhöhte Fragilität der kleinen arteriellen Hirngefäße, die meist Stammganglienblutungen zur Folge haben,
- die Zunahme degenerativer Gefäßwandveränderungen als Ausdruck einer zerebralen Amyloidangiopathie (vorwiegend Lobärblutungen) und
- die steigende Zahl der mit gerinnungshemmenden Medikamenten (z. B. NOAK) behandelten Patienten (Blutungen in verschiedenen Lokalisationen).

27.3 Prähospital- und Hospitalphase

Es existieren wenige Daten zur Prähospitalphase von älteren Menschen in Deutschland. Es ist aber immer noch anzunehmen, dass die Notfallnummer 112 den schnellsten Weg ins Krankenhaus darstellt (Rossnagel et al. 2004). Ältere Menschen mit der Verdachtsdiagnose Schlaganfall werden überwiegend mit dem Rettungsdienst ins Krankenhaus gebracht. Während die Triagierung in der Notaufnahme im Gegensatz zu jüngeren Personen verzögert ist, scheint die Zeit bis zur Intervention („door to needle time“) bei älteren Menschen aber nicht wesentlich verlängert zu sein (Fonarow et al. 2011).

Fehleinschätzungen und Fehldiagnosen kommen in der Notfallsituation beim älteren Menschen häufig vor, insbesondere bei unspezifischen Symptomen (z. B. Schwindel, Delir, Dysarthrie, intermittierendes Auftreten oder Verschlechterung sensomotorischer Defizite etc.), die einem Schlaganfall zugeordnet werden können, obgleich keiner besteht, und werden in der Literatur mit ca. 20 % angegeben (Erbguth 2017).

27.3.1 Intravenöse Lyse

Lange Zeit war in der Fachinformation für die Anwendung von Alteplase beim akuten Schlaganfall ein Alter > 80 Jahre als Therapieausschlusskriterium angegeben, da die Zulassungsstudien bei Patienten < 80 Jahren durchgeführt worden waren. Inzwischen haben neuere Ergebnisse aber überzeugend dargelegt, dass auch Patienten im höheren Alter von einer Therapie mit Alteplase klinisch relevant und in ähnlichem Ausmaß wie junge Patienten profitieren können, allerdings – so muss eingeräumt werden – bei im Mittel schlechterem funktionellem Niveau (Chance auf günstiges Outcome halbiert) und einer höheren (verdreifachten) Sterblichkeit (Engelter et al. 2006). Deshalb ist eine kritische Nutzen-Risiko-Abwägung bei geriatrischen Patienten – unter Berücksichtigung von prämorbidem Funktionsniveau, bestehender Multimorbidität und Patientenwunsch – im Einzelfall dringend indiziert. Das Alter *per se* stellt heutzutage aber kein Ausschlusskriterium mehr dar (zur detaillierten Durchführung der i. v. Lysetherapie wird auf ➤ Kap. 11.2 verwiesen).

Die Ausweitung des Zeitfensters (< 9 h) bei selektierten Patienten unter Zuhilfenahme einer Mismatch-Bildgebung hat sich auch bei älteren Patienten als möglich und effektiv erwiesen. Auch hier ist jedoch das Outcome schlechter als bei jungen Patienten.

27.3.2 Mechanische Thrombektomie

Aufgrund der beachtlichen Effekte hat die mechanische Thrombektomie in der Akuttherapie des Schlaganfalls ihren festen Platz gefunden (Zupanic et al. 2017). Auch bei Patienten > 80 Jahren ist ein klinisch relevanter Effekt nachzuweisen: Bei 10–15 % der Patienten kann nach mechanischer Thrombektomie die Chance deutlich verbessert werden, einen funktionell unbehinderten Zustand zu erreichen, wobei eingeräumt werden muss, dass diese Rate allerdings deutlich geringer ist als bei Patienten um das 70. Lj. (Möhlenbruch et al. 2017). Die Sterblichkeitsraten jenseits des 80. und 90. Lj. sind unter dieser Therapieoption allerdings verdreifacht und liegen bei mindestens 50 %. In einer kürzlich durchgeführten Studie mit 26 Patienten > 90 Jahren wurde die mechanische Thrombektomie als sicher und durchführbar eingeschätzt (Sweid et al. 2019). Deshalb ist ähnlich wie bei der i. v. Lysetherapie eine differente Risiko-Nutzen-Abwägung unbedingt notwendig. Das Alter an sich darf aber nach derzeitigem Kenntnisstand nicht als alleiniges Therapieentscheidungskriterium gelten.

27.3.3 Revaskularisierung der A. carotis

In einem systematischen Review mit Metaanalyse, die neun Studien mit 5.955 Patienten einschloss, wurde die 30-Tage-Schlaganfallinzidenz zwischen Endarteriektomie (CEA) und Stenting der A. carotis (CAS) bei Patienten > 80 Jahren untersucht. Die CEA war für die Behandlung symptomatischer und asymptomatischer Stenosen mit einem statistisch signifikant geringeren Risiko eines 30-tägigen Schlaganfalls verbunden (Texakalidis et al. 2019). Es wurden keine Unterschiede in den Raten für periprozedurale TIAs, Herzinfarkt, Tod und Hirnnervenverletzung zwischen beiden Verfahren festgestellt.

27.3.4 Kraniotomie bei schwerem Media- und Kleinhirninfarkt

Die Kraniotomie zur Dekompression beim raumfordernden Mediainfarkt hat ihr Indikationsgebiet bei Patienten < 60. Lj. und in Ausnahmefällen < 70. Lj., dadurch, dass sie die Sterblichkeit signifikant senkt.

Darüber hinaus gibt es zum gegenwärtigen Zeitpunkt keine Evidenz für eine Ausweitung des Alterszeitraums. Bei raumfordernden Kleinhirninfarkten findet sich jedoch keine Altersabhängigkeit, sodass auch beim geriatrischen Patienten eine Dekompression in der hinteren Schädelgrube erwogen werden kann.

MERKE

Geriatrische Patienten profitieren klinisch relevant von akuten Therapieoptionen (➤ Tab. 27.2); allerdings ist damit meist ein funktionell schlechteres Niveau und eine höhere Sterblichkeit als bei jüngeren Patienten verbunden. Deshalb ist eine kritische Nutzen-Risiko-Abwägung bei geriatrischen Patienten – unter Berücksichtigung von prämorbidem Funktionsniveau, bestehender Multimorbidität und Patientenwunsch – dringend indiziert.

27.3.5 Behandlung auf der Stroke Unit

Die Behandlung von Patienten auf Stroke Units führt bei Patienten mit stattgehabtem Schlaganfall zu einem besseren Outcome hinsichtlich Sterblichkeit und schwerer Behinderung, auch bei geriatrischen Patienten > 75 Jahre (Candelise et al. 2007); somit stellt das Alter *per se* keinen Ausschluss für die Behandlung auf einer Stroke Unit dar. Dennoch sollte bei Patienten z. B. mit palliativer Therapieentscheidung oder bereits bestehender schwerer Behinderung oder schweren Einschränkungen in den Alltagsaktivitäten eine Behandlung auf der Stroke Unit nicht durchgeführt werden. Hinsichtlich der nach Leitlinien empfohlenen Basismaßnahmen in der Akutphase des Schlaganfalls liegen gegenwärtig keine wissenschaftlichen Untersuchungen vor, weder für noch gegen eine solche Behandlung (Blutdruck, Blutglukose, Temperatur, Herzfrequenz, Therapie von Schluckstörungen zur Aspirationsprophylaxe, Management von Infektionen, Thrombosen sowie Vermeidung von Druckulzera) und sollten daher durchgeführt werden.

Behandlung von Gefäßrisikofaktoren

Bluthochdruck im Alter

Bluthochdruck ist in der geriatrischen Bevölkerung eine sehr häufige und in der Behandlung fordernde Erkrankung. Obwohl die Vorzüge der Blutdruckkontrolle bei älteren Menschen gut dokumentiert sind (Alsarah et al. 2019), ist das optimale Behandlungsziel in dieser Gruppe nach wie vor umstritten. Die jüngsten europäischen (ESC/ESH) und die amerikanischen Leitlinien (AHA/ACC) für die Behandlung von Bluthochdruck bei Erwachsenen haben ihren Ansatz für die Behandlung älterer Patienten mit Bluthochdruck geändert. Die neuesten amerikanischen Richtlinien von 2017 schlagen ein Behandlungsziel mit einem Blutdruck < 130/80 mmHg bei Patienten > 65 Jahren vor (Whelton et al. 2018). Ähnlich wird eine niedrigere Blutdruckeinstellung in den ESC/ESH-Leitlinien vertreten, die einen Schwellenwert von > 140/90 mmHg bei Patienten im Alter von 65–79 Jahren und von > 160 mmHg bei Patienten > 80 Jahre zulassen (➤ Tab. 27.3). Die optimale Blutdruckeinstellung sollte für alle Altersgruppen bei < 140/90 mmHg liegen. Um dieses Ziel zu erreichen, müssen jedoch verschiedene Faktoren berücksichtigt werden (z. B. Gebrechlichkeit des Patienten, Medikation etc.).

Vorhofflimmern im Alter

Vorhofflimmern (VHF) stellt die häufigste Herzrhythmusstörung im klinischen Alltag dar und zeigt eine altersabhängige Zunahme der Prävalenz in der Altersgruppe der 65- bis 69-Jährigen von 5,1 % und bei den 85- bis 89-Jährigen von 19,7 % (Ohlmeier et al. 2013). Das Schlaganfallrisiko, das im Alter ebenfalls ansteigt, ist etwa um das 5-Fache erhöht: In der Gruppe der 80- bis 89-Jährigen ist etwa ein Viertel aller Schlaganfälle Folge eines Vorhofflimmerns (Go et al. 2001). Auf VHF basierende Schlaganfälle sind hinsichtlich Ausdehnung der Ischämie und resultierender Funktionseinschränkung meist schwerer als diejenigen, die durch anderweitige Ursachen bedingt sind (Lin et al. 1996).

Zur Quantifizierung des jährlichen Schlaganfallrisikos und zum Ausschluss einer Therapie mit oralen Antikoagulanzien wird der CHA_2DS_2-VASc-Score empfohlen; da sich jedoch aufgrund des fortgeschrittenen Alters annähernd ausnahmslos eine orale Antikoagulation beim geriatrischen Patienten ergibt, ist eine einzelfallbezogene Herangehensweise unter Berücksichtigung der bestehenden Komorbiditäten, der renalen Situation,

Tab. 27.2 Akuttherapie des ischämischen Schlaganfalls: Wirksamkeit und Anwendungshäufigkeit beim ischämischen Hirninfarkt (Erbguth 2020)

Maßnahme	Endpunkt	Ergebnis	NNT	Rate der therapierten Patienten
Versorgung auf einer Stroke Unit	Sterblichkeit und schwere Behinderung	RRR 20 % ARR ca. 10 % (Vorteil auch bei > 75 Jahren: bei um ca. 10 % erhöhter Rate an Tod und schwerer Behinderung)	10	ca. 80 %
Plättchenhemmung; mono (ASS) unbegrenzt oder dual (ASS + Clopidogrel) bei leichten Schlaganfällen und TIAs für 21 Tage	Verhinderung des Schlaganfallrezidivs in den ersten 3 Monaten	RRR 70 % ARR 1 % (altersunabhängig)	100	ca. 90 %
Systemische Thrombolyse im 4,5-h-Fenster	gutes Outcome ohne Behinderung (OR) bzw. Reduktion eines schlechten Outcomes (zeitabhängig) (RRR, ARR)	OR 1,15–1,75 RRR 5–10 % ARR 3–12 % (Vorteil auch bei > 80 Jahren: bei um ca. 10 % erhöhter Rate an Tod und schwerer Behinderung)	8–30	10,15 %
Mechanische Thrombektomie (MT)	gutes Outcome ohne Behinderung (OR) bzw. Reduktion eines schlechten Outcomes (RRR, ARR)	OR 2,5 RRR 20–30 % ARR 20–30 % (altersunabhängig)	2,5–5	ca. 5 %
Dekompressionskraniotomie bei raumfordernden Mediainfarkten	1. Reduktion von Sterblichkeit (RRR, ARR) 2. Vermeidung von Schwerstbehinderung und Tod (OR)	1. RRR ca. 50 % ARR 30–50 % 2. OR 2–3 (ab 60 Jahren bestenfalls moderate Behinderung und Verdoppelung der Schwerstbehinderung)	1. 2–3 2. 5 (> 6 J. = 7–20 für bestenfalls moderate Behinderung)	< 60 Jahre: ca. 0,5 % > 60 Jahre: kritische Individualentscheidung

ARR: absolute Risikoreduktion; NNT: Number needed to treat; OR: Odds Ratio; RRR: relative Risikoreduktion

der kognitiven Leistungseinbußen, aber auch der funktionellen Einbußen beim geriatrischen Patienten in Betracht zu ziehen. Ebenso ist bei akuten Verschlechterungen des Allgemeinzustands (Infektion, Dehydratation, Delir, etc.) erneut eine Überprüfung der Ziele der Antikoagulationstherapie zu erwägen.

Insbesondere die Adhärenz muss beim geriatrischen Patienten immer wieder erörtert werden, da sie entscheidend für eine effektive präventive Antikoagulationstherapie ist und jede ausgelassene Dosis zu einer subtherapeutischen Antikoagulation und einem erhöhten Risiko für ischämische Ereignisse führen kann. Die fehlende Adhärenz kann durch viele Faktoren bestimmt sein und muss mit dem Patienten, seinen Angehörigen bzw. den Personen, welche die Medikationseinnahme beaufsichtigen, besprochen werden. Die Ergebnisse im *RELY Atrial Fibrillation Register*, das Patienten in der Notaufnahme von Krankenhäusern untersuchte, belegen die Notwendigkeit: Die durchschnittliche Zeit im therapeutischen Zielbereich („time in therapeutic range“)

Tab. 27.3 Übersicht über die Praxis-Blutdruckgrenzwerte für die Behandlung (ESC 2018)

Altersgruppe	Praxis SBP-Behandlungsgrenzwerte [mmHg]					Praxis DBP-Behandlungsgrenzwerte [mmHg]
	Hypertonie	+ Diabetes	+ CKD	+ KHK	+ Schlaganfall/ TIA	
18–65 Jahre	≥ 140	≥ 140	≥ 140	≥ 140[a]	≥ 140[a]	≥ 90
65–79 Jahre	≥ 140	≥ 140	≥ 140	≥ 140[a]	≥ 140[a]	≥ 90
≥ 80 Jahre	≥ 160	≥ 160	≥ 160	≥ 160	≥ 160	≥ 90
Praxis DBP-Behandlungsgrenzwerte [mmHg]	≥ 90	≥ 90	≥ 90	≥ 90	≥ 90	

CKD: „chronic kidney disease" (chronische Niereninsuffizienz); DBP: diastolischer Blutdruck; KHK: koronare Herzkrankheit; SBP: systolischer Blutdruck; TIA: transitorische ischämische Attacke
[a] Bei diesen Patienten mit sehr hohem Risiko und hochnormalem SBP (d.h. SBP 130–140 mmHg) kann eine Behandlung in Betracht gezogen werden.

lag in den westeuropäischen Ländern bei nur 62,4 %, was ein erhöhtes Risiko für einen Schlaganfall nach sich zieht (Oldgren et al. 2014).

Es liegen nun verschiedene Subgruppenanalysen (vorbehaltlich der methodischen Einschränkungen solcher Analysen) vor, die zeigen, dass besonders ältere Patienten einen „klinischen Nettonutzen" durch die orale Antikoagulation erzielen, da ihr Schlaganfallrisiko besonders hoch ist; problematisch dabei ist, dass auch das Blutungsrisiko erhöht ist.

LEITLINIEN

Nach derzeitigem Wissensstand überwiegt das Schlaganfallrisiko das Blutungsrisiko (Andreotti et al. 2015). Deshalb wird von der ESC in ihrer VHF-Leitlinie bei bestehender Indikation eine orale Antikoagulation, bevorzugt mit NOAK, empfohlen.

Derzeit stehen vier NOAK für den klinischen Einsatz zur Verfügung (➤ Tab. 27.4). Der selektive Thrombinhemmer *Dabigatran* sowie die selektiven direkten Faktor-Xa-Hemmer *Apixaban, Rivaroxaban* und *Edoxaban*. Sie unterscheiden sich in ihren pharmakokinetischen und pharmakodynamischen Parametern sowie den Dosierungsmodalitäten. Die Entscheidung für ein bestimmtes NOAK sollte mit Abschätzung des Risikos für den einzelnen Patienten unter Berücksichtigung der vorliegenden Multimorbidität und der bestehenden Polypharmazie getroffen werden (s. dazu ➤ Kap. 12.3; Interaktionsgefahren mit verschiedenen Medikamenten ➤ Tab. 27.5).

Gegenwärtig stehen leider keine direkten Vergleichsstudien für die NOAK zur Verfügung. Gleichzeitig wurden ältere Patienten in den Zulassungsstudien zwar berücksichtigt, waren jedoch unterrepräsentiert (Andreotti et al. 2015). Ebenso ist die Datenlage für Blutungskomplikationen bei dieser Patientengruppe unter oraler Antikoagulation im Alltag bisher unzureichend und kann deshalb nicht abschließend bewertet werden.

BEWERTUNG

Da eine chronische Niereninsuffizienz bei nichtvalvulärem VHF häufiger mit einem höheren Blutungsrisiko vergesellschaftet ist, sind orale Antikoagulanzien, die vorrangig extrarenal eliminiert werden, bei älteren Patienten sicherer und sollten daher bevorzugt eingesetzt werden.

Plättchenhemmung

Die orale Gabe von Acetylsalicylsäure (ASS) in einer Dosierung von 100 mg wird in der frühen Phase des ischämischen Schlaganfalls empfohlen, da die Zahl ischämischer Rezidivereignisse innerhalb der ersten 2–3 Wochen (Rezidivrisiko: ca. 6–12 %) um 70–90 % reduziert werden kann. Allerdings besteht eine geringe Zunahme von Blutungsereignissen. Die Therapie ist auch für geriatrische Patienten > 75 Jahren indiziert (Rothwell et al. 2016).

Seit Kurzem wird eine duale Plättchenhemmung für einen Zeitraum von 10 bis maximal 21 Tagen empfohlen (ASS 100 mg und 75 mg Clopidogrel [mit

Tab. 27.4 Pharmakologische Charakterisierung der nicht-Vitamin-K-abhängigen oralen Antikoagulanzien (NOAK) (Quelle: Fachinformationen der Präparate)

	Apixaban	Dabigatran	Edoxaban	Rivaroxaban
Wirkmechanismus	Selektiver direkter FXa-Hemmer	Selektiver direkter FIIa(Thrombin-)Hemmer	Selektiver direkter FXa-Hemmer	Selektiver direkter FXa-Hemmer
Bioverfügbarkeit nach oraler Gabe (%)	50	6–8	62	80–100
Halbwertzeit (h)	12	12–14	10–14	9–13
Zeit bis max. Wirkungseintritt (h)	1–4	2	1–2	2–4
Renale Elimination (%)	27	85	50	66[a]
Häufigkeit der Gabe	2×/d	(1–)2×/d	1×/d	1×/d

[a] Davon 33 % unveränderte Substanz und 33 % inaktive Metaboliten

Tab. 27.5 Potenzielle Interaktionen von NOAK mit anderen Arzneimitteln (Bahrmann and Christ 2018)

Apixaban	Dabigatran	Edoxaban	Rivaroxaban
Starke CYP3A4- und P-gp-Inhibitoren[a]: vermeiden	P-gp-Inhibitoren (Verapamil): Dosis reduzieren	Starke P-gp-Inhibitoren: Dosis reduzieren	Starke CYP3A4- und P-gp-Inhibitoren[a]: vermeiden
Starke CYP3A4- und P-gp-Induktoren: mit Vorsicht anwenden	Dronedaron: vermeiden	Starke P-gp-Induktoren[b]: vermeiden	Starke CYP3A4- und P-gp-Induktoren[c]: mit Vorsicht anwenden
	Starke P-gp-Induktoren[b]: vermeiden		

P-gp: P-Glykoprotein, CYP: Cytochrom-P450-Isoenzym
[a] Starke Inhibitoren von CYP3A4 beinhalten Fungizide (z. B. Ketoconazol, Itraconazol, Voriconazol, Posaconazol), Chloramphenicol, Clarithromycin und Proteaseinhibitoren (z. B. Ritonavir, Atanazavir). P-gp-Inhibitoren beinhalten Verapamil, Amiodaron, Chinidin und Clarithromycin.
[b] P-gp-Induktoren beinhalten Rifampicin, Johanniskraut (*Hypericum perforatum*), Carbamazepin und Phenytoin.
[c] Starke CYP34A4-Induktoren beinhalten Phenytoin, Carbamazepin, Phenobarbital und Johanniskraut.

initialer Loading-Dosis von 300 mg]), da gegenüber einer Monotherapie mit ASS 100 mg allein bei Patienten mit Hochrisiko-TIA (ABCD$_2$-Score ≥ 4) oder leichtem Infarkt (NIHSS ≤ 3) ein Vorteil besteht (Blutungsrisiko: 2/1.000). Danach verschlechtert sich das Nutzen-Risiko-Profil, und die Therapie soll mit einer ASS-Monotherapie fortgesetzt werden (Hao et al. 2018). Ob dieses Vorgehen auch für eine geriatrische Patientenpopulation Vorteile bietet, ist aktuell noch nicht ausreichend untersucht.

Fettstoffwechselstörungen

Die Inzidenz und Prävalenz der Atherosklerose nehmen ebenfalls mit dem Alter zu. Mehrere lipidsenkende Therapien wurden zur primären und sekundären Prävention untersucht. Aufgrund der höheren Nebenwirkungsraten werden Niacin und Fibrate für ältere Menschen i. d. R. nicht empfohlen; am wirksamsten ist derzeit die Behandlung mit **Statinen**, die nachweislich das Risiko für Schlaganfall oder KHK auch in den fortgeschrittenen Altersgruppen reduziert (Hughes 2019). Die Medikamente, die den LDL-Cholesterinspiegel um mehr als 50 % senken, sind *Rosuvastatin* (20–40 mg), *Atorvastatin* (40–80 mg) und *Simvastatin* (20–80 mg). Die Vorteile der Behandlung zeigen sich nach mindestens 1 Jahr der Behandlung.

Die **Primärprävention** ist die wichtigste Form der Prävention, sie reduziert das Risiko von Schlaganfall und Myokardinfarkt, beeinflusst aber weder die Gesamt- noch die kardiovaskuläre Mortalität

(Horodinschi et al. 2019). Für Patienten in der Altersgruppe von 65–75 Jahren existiert eine ausreichende Evidenz für die Gabe von Statinen (Ponce et al. 2019). Bei Patienten > 75 Jahre empfiehlt nur das NICE die Einleitung der Statintherapie als Primärprävention, wohingegen die ACC/AHA- und CCS-Leitlinien nur eine geringe Evidenz für die Indikation der Statinbehandlung bei Patienten > 75 Jahren finden konnten. Die Einnahme höherer Dosen oder potenter Statine erhöht für ältere Menschen das Risiko von Nebenwirkungen und Arzneimittelinteraktionen und reduziert die Adhärenz, deshalb wird eine intensivierte Statintherapie bei älteren Menschen meist nicht empfohlen. Eine Verringerung der Sterblichkeit durch eine intensive Statintherapie konnte in dieser Altersgruppe nicht nachgewiesen werden (Ponce et al. 2019).

Die **Sekundärprävention** nach Schlaganfall oder Myokardinfarkt beinhaltet die obligatorische Anwendung eines Statins, um das Risiko wiederkehrender kardiovaskulärer Ereignisse zu verringern (vgl. ➤ Kap. 12.8). In der Literatur wird allerdings über den Einsatz von Statinen zur Sekundärprävention in der älteren Bevölkerung wenig diskutiert, wahrscheinlich wegen der bekannten Wirksamkeit von Statinen in allen Altersgruppen (Collins et al. 2016). Für die Altersgruppe > 75 Jahre gibt es derzeit keine überzeugende Evidenz (Ponce et al. 2019).

Die möglichen Nebenwirkungen der Statintherapie sind Diabetes mellitus, Myopathie (bis hin zu Rhabdomyolyse) sowie Hepatotoxizität, die bei älteren Patienten häufiger auftreten, da diese häufig mehrere Komorbiditäten aufweisen und Medikamente einnehmen, die mit Statinen interagieren können. Bei älteren Patienten sollten die Vor- und Nachteile der Behandlung mit Statinen genau abgewogen werden, insbesondere bei denjenigen, die hoch dosierte Statine erhalten sollen.

27.4 Rehabilitation des geriatrischen Patienten

Die Rehabilitation nach Schlaganfall hat essenzielle Bedeutung und sollte sich eng an den aufgetretenen Symptomen und Beschwerden orientieren (Belagaje 2017). Zur Indikation bei geriatrischen Patienten wird auf die Abgrenzungskriterien der Fachgesellschaft hingewiesen (Borchelt et al. 2004). Beim geriatrischen Patienten sollte diesbezüglich aber eher die Funktionssicht und deren Kompensation im Mittelpunkt stehen als die Defizitsicht, die in der neurologischen Versorgung oftmals angetroffen wird (Maetzler et al. 2019):

- Wie beeinträchtigt ist der Patient funktionell (physisch, psychisch, sozial)?
- Was braucht der Patient zur Unabhängigkeit im Alltag?

Dies erfordert die Beschreibung der alltagsrelevanten Funktionen und Fähigkeiten (**geriatrisches Assessment**). Auch der geriatrische Patient kann noch viele funktionelle Einbußen kompensieren lernen, wenn ihm hierfür ausreichend Zeit und Trainingsmöglichkeiten im Rahmen von Logopädie, Physio- und Ergotherapie ermöglicht werden. Für Schlaganfallüberlebende und ihre Familien ist ein gutes und umfassendes Rehabilitationsprogramm der Schlüssel zur Genesung, um ein hohes Maß an Unabhängigkeit erreichen zu können. Der Erfolg einer Schlaganfallrehabilitationseinheit hängt von der effektiven Nutzung ihrer Ressourcen und der nahtlosen Koordination zwischen verschiedenen medizinischen Fachgruppen ab. Hier sollte eine funktionsorientierte Therapie nach dem Ergebnis des geriatrischen Assessments multimodal und multidisziplinär eingesetzt werden.

Dazu eignet sich besonders das geriatrische Team, wie es in geriatrischen Einrichtungen im stationären oder tagesklinischen Bereich in der „geriatrischen Komplexbehandlung“ vorgehalten wird (Borchelt et al. 2004), sofern eine neurologische Expertise auf ärztlicher und pflegerischer Seite besteht. Dabei darf nicht vergessen werden, dass geriatrische Syndrome, insbesondere Frailty und neurokognitive Defizite, die Rehabilitationsfähigkeit von Patienten nach Schlaganfall beeinträchtigen können oder eine Komplexbehandlung nicht zulassen bzw. unmöglich machen. Auch eine Demenz kann das Outcome in dieser Patientengruppe deutlich beschränken. Dies sollte mit den Patienten und den Angehörigen offen kommuniziert werden.

LEITLINIEN

In den Leitlinien der Deutschen Gesellschaft für Neurologie zu den verschiedenen Aspekten der Schlaganfallversorgung werden die Probleme in der Versorgung von geriatrischen Patienten meist nur unzureichend berücksichtigt: www.dgn.org/leitlinien.
Alle für die Geriatrie relevanten Leitlinien sind auf der Website der Deutschen Gesellschaft für Geriatrie (DGG) verfügbar: www.dggeriatrie.de/aus-und-weiterbildung/leitlinien.

LITERATUR

Alsarah A, Alsara O, Bachauwa G. Hypertension management in the elderly: what is the optimal target blood pressure? Heart Views 2019; 20: 11–16.

Andreotti F, Rocca B, Husted S, et al. Antithrombotic therapy in the elderly: expert position paper of the European Society of Cardiology Working Group on Thrombosis. Eur Heart J 2015; 36: 3238–3249.

Bahrmann P, Christ M. Anticoagulation in geriatric patients with atrial fibrillation: with what and for whom no more? Herz 2018; 43: 214–221.

Belagaje SR. Stroke rehabilitation. Continuum (Minneap Minn) 2017; 23: 238–253.

Borchelt M, Pientka L, Wrobel N. Abgrenzungskriterien der Geriatrie 2004; www.geriatrie-drg.de/public/docs/Abgrenzungskriterien_ Geriatrie_V13_16-03-04.pdf (letzter Zugriff: 17.12.2019).

Candelise L, Gattinoni M, Bersano A, et al. Stroke-unit care for acute stroke patients: an observational follow-up study. Lancet 2007; 369: 299–305.

Collins R, Reith C, Emberson J, et al. Interpretation of the evidence for the efficacy and safety of statin therapy. Lancet 2016; 388: 2532–2561.

Engelter S, Bonati L, Lyrer P. Intravenous thrombolysis in stroke patients of > or = 80 versus < 80 years of age – a systematic review across cohort studies. Age Ageing 2006; 35: 572–580.

Erbguth F. Stroke Mimics und Stroke Chamäleons – Differenzialdiagnose des Schlaganfalls. Fortschr Neurol Psychiatr 2017; 85: 747–764.

Erbguth F. Schlaganfallakuttherapie im Alter. Z Gerontol Geriatr 2020; 53: 59–74.

ESC Pocket Guidelines on Management of Arterial Hypertension 2018; www.escardio.org/Guidelines/Clinical-Practice-Guidelines/Guidelines-derivative-products/Pocket-Guidelines/Management-of-Arterial-Hypertension (letzter Zugriff: 9.3.2020).

Fonarow G, Smith E, Saver J, et al. Timeliness of tissue-type plasminogen activator therapy in acute ischemic stroke: patient characteristics, hospital factors, and outcomes associated with door-to-needle times within 60 minutes. Circulation 2011; 123: 750–758.

Go AS, Hylek EM, Phillips KA, et al. Prevalence of diagnosed atrial fibrillation in adults: national implications for rhythm management and stroke prevention: the AnTicoagulation and Risk Factors in Atrial Fibrillation (ATRIA) Study. JAMA 2001; 285: 2370–2375.

Hao Q, Tampi M, O'Donnell M, et al. Clopidogrel plus aspirin versus aspirin alone for acute minor ischaemic stroke or high risk transient ischaemic attack: systematic review and meta-analysis. BMJ 2018; 363: k5108.

Horodinschi RN, Stanescu AMA, Bratu OG, et al. Treatment with statins in elderly patients. Medicina (Kaunas) 2019; 55(11). pii: E721.

Hughes S. Statin benefits in the elderly: new meta-analysis 2019; www.medscape.com/viewarticle/908563?fbclid=IwAR2qQSROFcwn5QjK93t9j0-JPL0_8Dwaemq84BhgiPs1BGc1-wZw4wSYzzc#vp_3; (letzter Zugriff: 17.12.2019).

Lin HJ, Wolf PA, Kelly-Hayes M, et al. Stroke severity in atrial fibrillation. The Framingham Study Stroke 1996; 27: 1760–1764.

Maetzler W, Dodel R, Jacobs HA. Neurogeriatrie. Berlin: Springer 2019.

Möhlenbruch M, Pfaff X, Schönenberger S. Endovascular stroke treatment of nonagenarians. Am J Neuroradiol 2017; 38: 299–303.

Ohlmeier C, Mikolajczyk R, Haverkamp W, Garbe E. Incidence, prevalence, and antithrombotic management of atrial fibrillation in elderly Germans. Europace 2013; 15: 1436–1444.

Oldgren J, Healey J, Ezekowitz M. Variations in cause and management of atrial fibrillation in a prospective registry of 15,400 emergency department patients in 46 countries: the RE-LY Atrial Fibrillation Registry. Circulation 2014; 129: 1568–1576.

Ponce OJ, Larrea-Mantilla L, Hemmingsen B, et al. Lipid-lowering agents in older individuals: a systematic review and meta-analysis of randomized clinical trials. J Clin Endocrinol Metab 2019; 104: 1585–1594.

Rossnagel K, Jungehülsing G, Nolte C, et al. Out-of-hospital delays in patients with acute stroke. Ann Emerg Med 2004; 44: 476–483.

Rothwell PM, Algra A, Chen Z, et al. Effects of aspirin on risk and severity of early recurrent stroke after transient ischaemic attack and ischaemic stroke: time-course analysis of randomised trials. Lancet 2016; 388: 365–375.

Steinhagen-Thiessen E, Borchelt Morbidität, Medikation und Funktionalität im Alter. In: Lindenberger U, Smith J, Mayer KU, Baltes PB (Hrsg.) Die Berliner Altersstudie 3. A. Berlin: Akademie-Verlag, S. 175–207.

Sweid A, Weinberg JH, Xu V, et al. Mechanical thrombectomy in acute ischemic stroke patients greater than 90 years of age: experience in 26 patients in a large tertiary care center and outcome comparison with younger patients. World Neurosurg 2019 Oct 12. pii: S1878-8750(19)32639-7.

Texakalidis P, Chaitidis N, Giannopoulos S, et al. Carotid revascularization in older adults: a systematic review and meta-analysis. World Neurosurg 2019; 126: 656–663.e1.

Whelton PK, Carey RM, Aronow WS, et al. 2017 ACC/AHA/AAPA/ABC/ACPM/AGS/APhA/ASH/ASPC/NMA/PCNA Guideline for the Prevention, Detection, Evaluation, and Management of High Blood Pressure in Adults: Executive

Summary: A Report of the American College of Cardiology/ American Heart Association Task Force on Clinical Practice Guidelines. Circulation 2018; 138/17: e426–e483.

Zupanic E, von Euler M, Kåreholt I. Thrombolysis in acute ischemic stroke in patients with dementia: A Swedish registry study. Neurology 2017; 89: 1860–1868.

KAPITEL

28 Rehabilitation des Schlaganfalls

Mario Siebler

ZUSAMMENFASSUNG

- Die Neurorehabiliation bleibt aufgrund des multiplen Funktionsausfalls eine Herausforderung an ein multiprofessionelles Team. Sie sollte unmittelbar an das Akutereignis anschließen und wird im Prinzip meist lebenslang fortgesetzt.
- Die intuitiven Therapieansätze werden zunehmend durch evidenzbasierte Behandlungen ersetzt und entwickeln mehr Wirksamkeit. Das Ziel der Wiedergewinnung von Selbsthilfefähigkeit und Teilhabe ist Primat geworden.
- Die technischen Entwicklungen mit Robotics, Algorithmen und Bildgebung sowie gezielte Pharmakotherapien eröffnen neue Chancen für die Schlaganfallbehandlung.

28.1 Ziele und Kategorien der Rehabilitation

Die Schlaganfallrehabilitation fördert die Selbstbestimmung und gleichberechtigte **Teilhabe** des Patienten am Leben der Gesellschaft. Der Patient hat einen gesetzlich gesicherten Anspruch auf Rehabilitation im Anschluss an die Akutphase (Anschlussheilbehandlung [AHB], § 8 SGB IX). In dem Gesetz werden die Versorgungsmaßnahmen zugesichert, die zur möglichst umfassenden Wiedereingliederung in Familie, Beruf und Gesellschaft erforderlich sind. Behandlungsziele einer Schlaganfallrehabilitation sind deshalb nicht nur die Restitution der Körperfunktionen und die Kompensation von Defiziten, sondern auch die Adaption und emotionale Akzeptanz (Coping). Diese Ausrichtung der Rehabilitation wird in einem biopsychosozialen Modell der Teilhabe zusammengefasst (➤ Abb. 28.1). In der Rehabilitation findet demnach ein Wechsel vom DRG-System in ein Funktionsstörungssystem *(International Classification of Functioning, Disability and Health* [ICF]) statt, das sich nach der Behinderung richtet. Deshalb werden Therapieziele/Diagnosen in der Rehabilitation nach ICF umformuliert (z. B. wieder Treppen steigen zu können bei Mobilitätseinschränkung, selbstständige Nahrungsaufnahme bei Dysphagie,

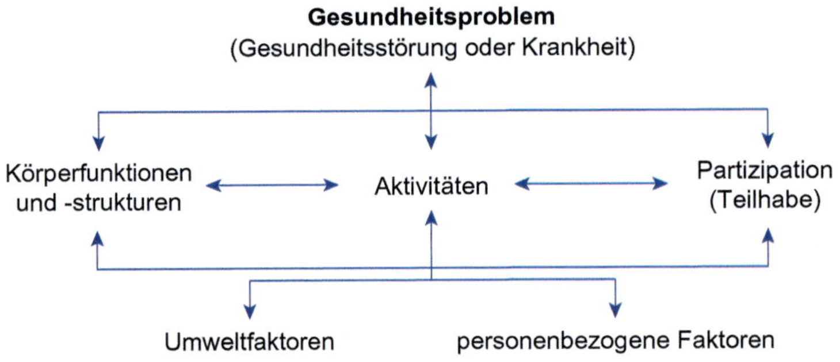

Abb. 28.1 Biopsychosoziales Modell nach ICF (Quelle: BAR) [L143]

Verbesserung der Kommunikationsfähigkeit bei Aphasie), unabhängig von der medizinischen Diagnose. Damit wird formal ein Beinamputierter ähnlich betrachtet wie ein Patient mit Beinparese nach Schlaganfall.

MERKE

In der Rehabilitation wird der Patient primär nicht nach DRG klassifiziert, sondern nach der Teilhabestörung gemäß ICF.

Die Schlaganfallrehabilitation beginnt bereits auf der Stroke Unit (meist Schluck- und Physiotherapie). Für die praktische Durchführung der Rehabilitation in Reha-Einrichtungen wird zum einen der Schweregrad der funktionellen Betroffenheit, zum anderen die Zeit seit Symptombeginn (Frühphase, chronische Phase) unterschieden. Schwerstbetroffene Patienten mit Bewusstseinsstörungen und noch notwendiger apparativer Unterstützung (z. B. Beatmung, Delir, Sondenernährung, Infusiomat, Wundversorgung) werden in die **Frührehabilitation** (Phase B der neurologisch-neurochirurgischen Frührehabilitation, NNFRH) eingeordnet und bedürfen einer intensiven ärztlichen und pflegerischen Versorgung. Hier bedeutet Frühphase nicht den sofortigen Beginn der Rehabilitation, sondern den erstmöglichen Ansatz eines Reha-Konzepts bei nicht mitwirkungsfähigen, nicht mehr intensivpflichtigen Patienten. Aufgrund motorischer oder kognitiver Einschränkungen noch pflegebedürftiger Patienten werden der Phase C (BI > 25) zugeordnet, selbsthilfefähige Patienten (BI > 65) der Phase D. Die Einschätzung erfolgt nach dem Frühreha-Barthel-Index (➤ Tab. 28.1).

Die Genehmigung der Rehabilitation erfolgt durch den MDK des zuständigen Kostenträgers (➤ Box 28.1).

28.2 Prinzipien der Rehabilitationstherapie

Die Neurorehabilitation sieht ihre Hauptwirkungsansätze in der Nutzung der Neuroplastizität und -regeneration. Die Schlaganfallrehabilitation ist wirksam, obwohl klassische Dosis-Wirkungs-Kurven nicht bekannt sind (Lang et al. 2015; Platz 2018). Sie sollte bereits auf der Stroke Unit beginnen und ist ein Zertifizierungskriterium. Durch die Komplexität der Störungen (Motorik, Sensorik, Kommunikation, Neuropsychologie, Psyche etc.) bleibt sie eine logistische Herausforderung in der Koordination und Kommunikation eines großen Behandlungsteams, das neben dem Patienten und seinen Angehörigen Ärzte, Pflege, Physio-, Ergo-, Sport-, Sprach- und Schlucktherapeuten, Neuropsychologen, Psychologen, Sozialdienste, Hilfsmittelversorger und Ernährungsberater integrieren muss (➤ Box 28.2)

MERKE

Medizinisch-berufliche Rehabilitation (MBOR): eine über den Kostenträger der Rentenversicherung (DRV) finanzierte Rehabilitation zur Förderung der Wiedereingliederung in den Beruf oder zur sozialmedizinischen Beurteilung der Berufsfähigkeitsprognose.
Voraussetzung: BI > 70, Alter < 65 Jahre, mindestens 5 Beitragsjahre zur Rentenkasse eingezahlt.

Zunehmend ist auch die Abstimmung mit weiteren Disziplinen (Kardiologie, Internisten, Geriatern, Orthopäden, Urologen, Gastroenterologen u. a.) unverzichtbar, um den Heilungsprozess zu optimieren. Die oft intuitive Vorstellung einer sofort

Tab. 28.1 Rehabilitationsphasenmodell nach der Bundesarbeitsgemeinschaft für Rehabilitation (BAR)

BAR-Phase	Kennzeichen der Phase	Frühreha-Barthel-Index*	Hauptkostenträger
A	Akutbehandlung im Krankenhaus	–	Krankenversicherung
B	Frührehabilitation schwer betroffener postakuter Patienten, für die noch intensivmedizinische Behandlungsmöglichkeiten vorgehalten werden müssen; hierzu zählen auch beatmete Patienten	≤30	Krankenversicherung
C	Rehabilitationsphase, in welcher der Patient noch in hohem Maß auf pflegerische und medizinische Versorgung angewiesen ist	30–65	Krankenversicherung[1]
D	Rehabilitationsphase, in welcher der Patient bereits weitestgehende Selbstständigkeit in den Aktivitäten des täglichen Lebens erreicht hat; die bekannteste Maßnahmenart ist die Anschlussheilbehandlung (AHB).	70–100	Krankenversicherung Rentenversicherung[2]
E	Medizinisch-berufliche Rehabilitation (mbR) in einer Phase-2-Einrichtung; hierzu zählen auch ambulante Leistungen	–	Agentur für Arbeit, Rentenversicherung
F	Funktionserhaltende Dauerpflege in spezialisierten Einrichtungen	–	Pflege- und Krankenversicherung

* Bei der Angabe des Frühreha-Barthel-Indexes sind Korridore angegeben, die keinen verbindlichen Charakter haben. In der Phase B ist die Grenze von 30 Punkten im Frühreha-Barthel-Index (6) durch die Prozedur OPS 8-552 (Tabelle 2) vorgegeben; die Angaben in den Phasen C und D basieren auf Literaturangaben (2). Bei der Phase D sind darüber hinaus die AHB-Eingangskriterien der Deutschen Rentenversicherung zu beachten.

1 Bei positiver Erwerbsprognose auch Deutsche Rentenversicherung.

2 Bei Rentnern ist Krankenversicherung zuständig.

Box 28.1 Rehabilitationsantrag

Die Zuweisung in die Rehabilitation erfolgt über einen Genehmigungsantrag an die Krankenkasse (stellt meist der Sozialdienst – keine direkte Überweisung möglich!). Entscheidend für die Genehmigung sind die Reha-Bedürftigkeit, die Reha-Fähigkeit und eine positive Reha-Prognose. Die Zuordnung zur Rehabilitationsphase (B, C, D, E; stationär, teilstationär, ambulant) erfolgt vorwiegend anhand des (Frühreha-)Barthel-Indexes (BI; ➤ Tab. 28.2).

Box 28.2 Behandlungserfordernisse in der Rehabilitation

- Medizinische Diagnostik und Therapie/spezielle Pharmakotherapie
- Rehabilitationsdiagnostik (Echokardiografie, Doppler/Duplex, Neurophysiologie, Bildgebung, Langzeit-RR/EKG etc.)
- Traditionelle und neue Übungstherapien (z. B. Robotics) durch ein multiprofessionelles Team
- Orthetik
- Interdisziplinär: Eingriffe durch Urologie (SPDK), Innere (PEG-Anlage), NC (Implantation von intrathekalen Pumpen) etc.
- Organisation der sozialen Integration und Versorgung
- Organisation der beruflichen Teilhabe (MBOR)

Tab. 28.2 Frührehabilitations-Barthel-Index (FRB) und Barthel-Index nach Schönle*

Teil A: FR-Index-Kriterien	**Punkte**
Intensivmedizinisch überwachungspflichtiger Zustand	–50
Absaugpflichtiges Tracheostoma	–50
Intermittierende Beatmung	–50
Beaufsichtigungspflichtige Orientierungsstörung (Verwirrtheit)	–50
Beaufsichtigungspflichtige Verhaltensstörung (mit Eigen- und/oder Fremdgefährdung)	–50
Schwere Verständigungsstörung	–25
Beaufsichtigungspflichtige Schluckstörung	–50
Teil B: Barthel-Index	**Punkte**
Aufsetzen und Umsetzen	
Komplett selbstständig aus liegender Position in (Roll-)Stuhl und zurück	15
Aufsicht oder geringe Hilfe (ungeschulte Laienhilfe)	10
Erhebliche Hilfe (geschulte Laienhilfe oder professionelle Hilfe)	5
Wird faktisch nicht aus dem Bett transferiert	0
Sich waschen	
Vor Ort komplett selbstständig inkl. Zähneputzen, Rasieren und Frisieren	5
Erfüllt „5" nicht	0
Toilettenbenutzung	
Vor Ort komplett selbstständige Nutzung von Toilette oder Toilettenstuhl inkl. Spülung/Reinigung	10
Vor Ort Hilfe oder Aufsicht bei Toiletten- oder Toilettenstuhlbenutzung oder deren Spülung/Reinigung erforderlich	5
Benutzt faktisch weder Toilette noch Toilettenstuhl	0
Baden/Duschen	
Selbstständiges Baden oder Duschen inkl. Ein-/Ausstieg, sich reinigen und abtrocknen	5
Erfüllt „5" nicht	0
Aufstehen und Gehen	
Ohne Aufsicht oder personelle Hilfe vom Sitz in den Stand kommen und mindestens 50 m ohne Gehwagen (aber ggf. mit Stöcken/Gehstützen) gehen	15
Ohne Aufsicht oder personelle Hilfe vom Sitz in den Stand kommen und mindestens 50 m mithilfe eines Gehwagens gehen	10
Mit Laienhilfe oder Gehwagen vom Sitz in den Stand kommen und Strecken im Wohnbereich bewältigen Alternativ: im Wohnbereich komplett selbstständig im Rollstuhl	5
Erfüllt „5" nicht	0
Treppensteigen	
Ohne Aufsicht oder personelle Hilfe (ggf. inkl. Stöcken/Gehstützen) mindestens ein Stockwerk hinauf- und hinuntersteigen	10
Mit Aufsicht oder Laienhilfe mindestens ein Stockwerk hinauf und hinunter	5
Erfüllt „5" nicht	0

Tab. 28.2 Frührehabilitations-Barthel-Index (FRB) und Barthel-Index nach Schönle* *(Forts.)*

An- und Auskleiden	
Zieht sich in angemessener Zeit selbstständig Tageskleidung, Schuhe (und ggf. benötigte Hilfsmittel, z. B. Antithrombosestrümpfe, Prothesen) an und aus	10
Kleidet mindestens den Oberkörper in angemessener Zeit selbstständig an und aus, sofern die Utensilien in greifbarer Nähe sind	5
Erfüllt „5" nicht	0
Stuhlkontinenz	
Ist stuhlkontinent, ggf. selbstständig bei rektalen Abführmaßnahmen oder AP**-Versorgung	10
Ist durchschnittlich nicht mehr als 1×/Woche stuhlinkontinent oder benötigt Hilfe bei rektalen Abführmaßnahmen/AP-Versorgung	5
Ist durchschnittlich mehr als 1×/Woche stuhlinkontinent	0
Harninkontinenz	
Ist harnkontinent oder kompensiert seine Harninkontinenz/versorgt seinen Dauerkatheter (DK) komplett selbstständig und mit Erfolg (kein Einnässen von Kleidung oder Bettwäsche)	10
Kompensiert seine Harninkontinenz selbstständig und mit überwiegendem Erfolg (durchschnittlich nicht mehr als 1×/Tag Einnässen von Kleidung oder Bettwäsche) oder benötigt Hilfe bei der Versorgung seines Harnkathetersystems	5
Ist durchschnittlich mehr als 1×/Tag harninkontinent	0

* Schönle PW. Frühe Phasen der neurologischen Rehabilitation: Differentielle Schweregradbeurteilung bei Patienten in der Phase B (Frührehabilitation) und in der Phase C (Frühmobilisation/postprimäre Rehabilitation) mithilfe des Früreha-Barthel-Index (FRB). Neurol Rehabil 1996; 1: 21–25.
** Anus praeter

einsetzenden Maximaltherapie ist kontraproduktiv und muss an die individuellen Bedürfnisse angepasst werden. Dabei spricht man auch von einer **kontextsensitiven Rehabilitation** (Fromelt 2010). Ähnlich jeder komplexen Behandlung ist hier jedoch ein täglicher Therapieplan zu erstellen, der die zeitlichen Entwicklungen und Therapieerfordernisse des Patienten berücksichtigt. Die notwendige Logistik zur Therapieplanerstellung ist umfangreich: Es müssen Kapazitäten der Therapeuten, Therapieplätze und Geräte angepasst sein und in den Gesamtablauf einer Rehabilitation passen (Pflegezeiten, Diagnostik, Visiten etc.). In der ambulanten Versorgung (Phase F) ist diese Prozessführung meist nicht vorhanden. Wenn nur einige Komponenten nicht passen und ein nachhaltiges Langzeitkonzept über Monate verloren geht, ist ein optimales Reha-Potenzial nicht auszunutzen (Guidelines Stroke Rehabilitation 2016; Winstein et al. 2016).

Im Gegensatz zur Effizienz der Stroke Units mit der Wirksamkeit von Akuttherapien (z. B. Thrombolyse) mangelt es der Rehabilitation an ähnlichen Evidenzdaten und macht die Rehabilitation damit gegenüber den Kostenträgern angreifbar. Obwohl sich die Akuttherapie dramatisch gebessert hat, erleiden noch viele Patienten eine Behinderung: 35 % der Patienten werden nach Insult stationär rehabilitiert. Nach 1 Jahr klagen noch > 50 % der Überlebenden über eine Apathie oder über Fatigue-Symptome; die körperliche Aktivität ist insgesamt noch signifikant reduziert und eine depressive Stimmungslage nicht selten. Mehr als 30 % der Schlaganfallpatienten geben nach 4 Jahren noch an, dass sie nicht mehr wie gewünscht am sozialen Leben teilhaben (Kristensen et al. 2017). Die Nachbehandlung im ambulanten Bereich wird im Gegensatz zu den USA nicht von einem professionell ausgebildeten Team, wie wir es z. B. aus der Palliativmedizin kennen, sondern im Kontext des Hausarztes geführt.

28.2.1 Rehabilitationsdiagnostik

In der Regel wird davon ausgegangen, dass keine weitere Diagnostik und Überwachung bei Antritt der Rehabilitation erforderlich ist. Bei Aufnahme in der Reha-Einrichtung ist der Arzt verpflichtet, die Plausibilität der Diagnose und die empfohlene Medikation zu überprüfen und neu anzuordnen. Darüber hinaus sind sowohl Vor- und Begleiterkrankungen als auch häufige Komplikationen wie z. B. Risikofaktoren oder Sturzgefahr im Behandlungsplan zu berücksichtigen. Bei Patienten der Phase B ist ein Monitoring (RR, EKG/Sättigung, Vorhalten einer Sauerstofftherapie, Absauggeräte, POC-Diagnostik) unerlässlich. Da sich eine Ätiologie des Insults oftmals erst im Verlauf decouviert, sind Wiederholungsuntersuchungen wie Labor, EKG, Langzeit-EKG, Langzeit-Blutdruckmessungen und Echokardiografie notwendig. Als spezielle „Reha-Diagnostik“ sind die Schluckuntersuchung (FEES) und die Elektrophysiologie (insbesondere die evozierten Potenziale) zur Prognoseabschätzung wichtig. Eine Kontrolle der Komplikationen durch Ultraschall (Gefäße, Pleura, Blase, Gelenke) und ggf. nochmalige radiologische Bildgebung (cCT, MRT, Thorax-CT) ist besonders in den Phasen B und C notwendig.

Spezielle Fragen der Rehabilitation, z. B. zur Degeneration der Pyramidenbahn, könnten inzwischen durch Fasertraktbildgebung (Tension-MRT) visualisiert werden und möglicherweise zukünftig helfen, Prognosen und Therapieadaptationen zu verbessern (➤ Abb. 28.2, s. Farbtafeln). Auch der Ultraschall kann durch Bewegungsanalysen der Muskeln die neuronale Fehlsteuerung besser analysieren und damit Therapieoptionen (z. B. Dopamingabe, Botox-Injektionen) unterstützen (➤ Abb. 28.3, s. Farbtafeln). Vielversprechend sind Reha-Tracker (Bewegungsmesser der Aktivität während der Rehabilitation), welche die Mobilität des Patienten aufzeichnen und somit die Aktivität wie auch deren Entwicklung besser visualisieren und dokumentieren.

28.2.2 Spezielle „Rehabilitationspharmakologie“ und Behandlungsoptionen

In der Frührehabilitation sowie in der Sekundärprävention werden die entsprechenden aktuellen Therapieleitlinien der Fachgesellschaften umgesetzt.

Begleitende Infektionen mit **„Hospitalkeimen“** betreffen etwa 20 % der Patienten und stellen eine Herausforderung aufgrund der notwendigen Isolation dar, die unmittelbare Folgen für die Therapieanwendungen hat. Die Kombination mit **Dialysepflichtigkeit** ist eine weitere Herausforderung, wenn die Therapiedichte in der Rehabilitation gewährleistet werden soll. In besonderen Einrichtungen kann dies durch eine Abenddialyse gelöst werden.

Unklar ist weiterhin, ob eine spezielle **Ernährung** notwendig ist, um die Regeneration zu verbessern. Patienten mit Dysphagie weisen nicht nur ein hohes Aspirationsrisiko auf, sondern trotz enteraler Sondenernährung einen katabolen Stoffwechsel.

Eine hohe Bedeutung hat die Behandlung der sich häufig erst in der Rehabilitation entwickelnden **Spastik,** die einerseits im Frühstadium für die funktionelle Gehfähigkeitsgewinnung nützlich sein kann, aber auch mit Schmerzen und Sekundärfolgen verknüpft ist. Neben den

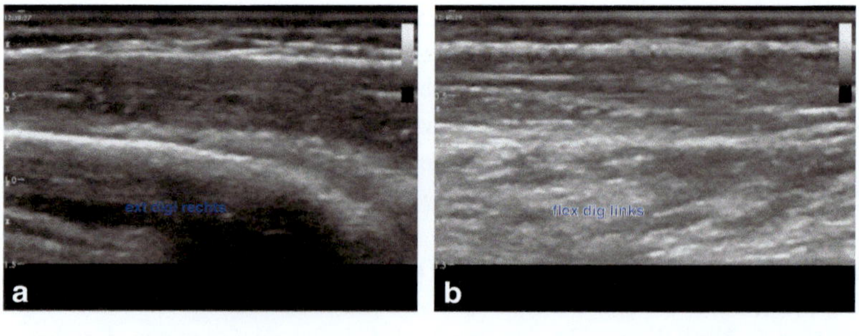

Abb. 28.3 B-Bild-Ultraschall des M. extensor carpi radialis: a) der gesunden Seite mit physiologischem Muskelprofil b) der betroffenen Seite mit Umbau der Muskelstruktur bei Entwicklung einer Spastik [P736]

systemisch wirkenden Antispastika ist hier insbesondere die Frühindikation zur lokalen Botox-Behandlung wichtig (Data et al. 2019). In besonders schweren Fällen wird eine intrathekale Baclofen-Applikation, z. B. über implantierte Pumpen, erforderlich.

Schmerzen sind häufige Begleitkomplikationen, besonders in der Schulter bei Subluxationen des plegischen Armes, Rücken-, Knieschmerzen bei meist vorbestehenden Arthrosen. In unserem Rehabilitationsgut geben etwa 70 % der Patienten in der D-Phase (selbsthilfefähig, mobil) auf der Schmerzskala (1–10) mehr als 5 Punkte an.

Aus Studien ist bekannt, dass die **Post-Stroke-Depression** auch unabhängig vom Betroffenheitsgrad sehr häufig ist und für die Motivation der Rehabilitanden zur Teilnahme an Übungstherapien einschränkend sein kann. Nicht immer kann durch den pharmakologischen Ansatz hier eine Besserung erzielt werden, zumal die meist genutzten SSRIs auch ein kardiovaskuläres Nebenwirkungsprofil haben (aktuelle DGN-Leitlinie).

Da **kognitive Störungen** in der Akutphase fast nie ausführlich getestet werden, ist dies in der Rehabilitation eine Conditio sine qua non. Neueste Daten zeigen, dass > 80 % der Schlaganfallpatienten ein relevantes, meist langfristiges neuropsychologisches Defizit aufweisen und dadurch zumindest die Fahrtauglichkeit nicht mehr gegeben ist (Cicerone et al. 2019). Hier wird neben Übungstherapien auch der Einsatz von Neuro-Enhancern immer mehr diskutiert.

Die Therapie mit **Orthesen** ist ein Thema, das meist den Physio-/Ergotherapeuten mit dem Hilfsmittelanbieter überlassen wird. Hier sind keine einheitlichen Maßstäbe bekannt, und die Verordnung auch teurer Orthesen (z. B. funktionelle Fußheberstimulatoren) ist nur schwer nachvollziehbar oder gar objektivierbar. In unserer eigenen Studie wurde keine signifikante Übereinstimmung zwischen Neurologen, Physiotherapeuten, Orthopäden und Hilfsmittelanbietern für die Empfehlung zu einer Fußheberorthese erzielt (Wünnemann et al. 2018).

Weitere Probleme können oft zu beobachtende internistische Störungen wie z. B. **Anämien** bereiten, da dadurch die körperliche Leistungsfähigkeit, gerade in den Übungstherapien, erheblich eingeschränkt wird. Ein Hb-Wert um 8–9 g/dl setzt die Belastungsfähigkeit deutlich herab. Da Bluttransfusionen in der Reha als inadäquat klassifiziert werden, sind ggf. intravenöse Eisensubstitutionen in Kombination mit EPO eine Chance, den Hb-Wert schneller anzuheben und damit den Patienten schneller therapiefähig zu machen.

28.3 Koordination der Übungstherapien

Im therapeutischen Team sind Physio, Ergotherapie, Ergo- und Sprach-/Schlucktherapeuten sowie Neuropsychologen und Psychologen aufgefordert, Therapieziele zu formulieren und zu priorisieren. Auf Grundlage der Therapieziele und der individuellen Mitwirkungsfähigkeit des Patienten wird ein **personalisierter Therapieplan** erstellt und in wöchentlichen Teamsitzungen an den individuellen Verlauf adaptiert. Bei multifunktionell betroffenen Patienten, wie z. B. nach komplettem linkshemisphärischem Mediainfarkt (→ Fallbeispiel), ist die Favorisierung einer Therapieart oft schwer zu ermitteln, da die Behandlung aller Störungen eingefordert wird, aber nicht zielführend ist. Zudem ist bisher die Evidenzlage der einzelnen Therapiearten (z. B. PNF, Bobath etc.) nicht nachweisbar (Dohle et al. 2015).

In die Zielformulierung müssen neben dem Patienten auch die Angehörigen einbezogen werden, um die Compliance zu erhalten. Aufgrund der hohen Erwartungen an die Rehabilitation und des Leidensdrucks ist es besonders wichtig, dass ein Patient-Angehörige-Behandler-Team gebildet, eine realistische Prognose erstellt, ein Zeitplan mit Meilensteinen und ein neuer Lebensentwurf entwickelt werden.

Die Therapieprogramme setzen immer mehr auf das „Studioprinzip", d. h., eine feste Gruppe von Patienten wird intensiv durch einen Parcours von Therapieanwendungen geleitet, der dem Therapieziel entspricht: z. B. Armstudio, Gangstudio, „Attention Lounge" als Kognitionsstation. Wichtig ist es, typische Komplikationen wie Sturz, Subluxation der paretischen Schulter, Reinfarkte, Blutdruckdysregulationen, Aspiration und Infektionen zu vermeiden. Grundsätzlich ist die kognitive Leistungsfähigkeit entscheidend für die Mitarbeit und den Therapieerfolg. Gerade bei Patienten mit Neglect muss sehr langfristig geplant werden (Liu et al. 2019).

FALLBEISPIEL

Ein 56 Jahre alter Ingenieur erleidet im Büro ein akutes ischämisches, komplettes Mediasyndrom li., vermutlich kardioembolisch bei neu diagnostiziertem VHF. Der Patient kommt außerhalb des Lysefensters zur Akutklinik. Risikofaktoren: Hypertonus, Diabetes mellitus, Nikotingewohnheiten. Der aktuelle BI beträgt 10, es besteht eine Schluckstörung. Ein Blasenkatether und eine Dauerinfusion über eine Vigo werden angelegt. Der Patient ist nicht selbsthilfefähig und voll auf Pflege angewiesen. Soziale und berufliche Teilhabe sind damit absolut eingeschränkt. Reha-Bedürftigkeit und -Fähigkeit liegen vor, Reha-Prognose offen.

1. Rehaziel: Frührehabilitation in der Phase B, Behandlung der Schluckstörung (Dysphagietherapeut), ggf. PEG-Anlage mit Ernährungssicherung und Kostaufbau, Blutdruckanpassung, Beginn der Transfermobilisation (in den Siesta-Rollstuhl) durch Physiotherapie, Mobilisation in Stand und Gang (Ziel in den nächsten 1–2 Monaten), evtl. mit Effektormaschinen (z. B. Erigo, Schrittzahl 500–1.000/Tag), Anbahnung basaler Kommunikation, Sicherung der Schulter gegen Subluxation durch Orthesen (z. B. Neurolux), evtl. Lymphdrainage der Hand, Neuropsychologietestung der Aufmerksamkeitsspanne. Ziel: Überleitung in Reha-Phase C innerhalb der nächsten 3–4 Wochen.

28.3.1 Spezielle (evidenzbasierte) Therapiemethoden

- Spiegeltherapie (➤ Abb. 28.4, s. Farbtafeln)
- Erzwungener Gebrauch (Forced Use, CIMT; ➤ Abb. 28.5, s. Farbtafeln)
- Balancetraining
- Aphasietraining
- Dysphagietraining
- Sehfeldtraining
- Kognitives Training
- Gangtrainer/Robotics (➤ Abb. 28.6, s. Farbtafeln)
- Sensorische fokale elektrische Stimulation
- Botulinumtoxin

Bisher nicht gesicherte Therapiemethoden

- Bobath, Perfetti, Vojta
- Physikalische Anwendungen (Massagen, Wärme, …)
- Hirnstimulation DC/rTMS (➤ Abb. 28.7, s. Farbtafeln)
- Virtual Reality

MERKE

Spezielle Reha-Ansätze

- Der bewusstseinsgestörte Patient (NNFR-Phase B)
- Die motorische Rehabilitation von Stand und Gang
- Therapie der Spastik
- Die Rehabilitation der oberen Extremität
- Kommunikationsstörungen
- Dysphagie
- Neuropsychologische und psychologische Therapie
- Schmerztherapie
- Orthetik/Robotics
- Extrakranielle Hirnstimulation (DC/rTMS)
- Musiktherapie
- Funktionelle Elektrostimulation
- Palliativansätze
- Telerehabilitation

28.4 Mobilisation: je früher, desto besser?

Das intuitive Verständnis der Rehabilitation wird oft in einer frühen, meist sofortigen Mobilisation und einer „intensiven", hochfrequenten Physiotherapie angesehen. Eine beachtenswerte Studie zeigte eher eine schädigende Wirkung der Frühmobilisation, sodass die Frühmobilisation mit Vorsicht einzusetzen ist (AVERT 2015; Langhorne et al. 2018; Tong et al. 2019). Insbesondere ist eine Dosis-Wirkungs-Kurve, z. B. für eine Physiotherapie, bisher nicht bekannt. Allgemein akzeptiert ist, dass eine repetitive Übungssequenz („man kann nur wiedererlernen, was man übt") für die Wiedererlangung der eigenständigen **Gehfähigkeit** wichtig ist. Eine Mindestschrittzahl von 500/Tag wird als notwendig geschätzt und ist in der Praxis bei schwer betroffenen Patienten nur durch maschinelle Unterstützung zu erreichen (z. B. Gehtrainer, Robotics ➤ Abb. 28.6, s. Farbtafeln). Der schwer betroffene Patient wird zunächst in der **Transferleistung** beübt, d. h. in der Fähigkeit, aus dem Bett in den Rollstuhl transferiert zu werden. Es muss eine **Sitzstabilität** für mindestens 3–4 h/Tag erreicht werden, damit eine **Aufstehmobilisation** möglich wird. Häufige Komplikationen dabei sind Blutdruckinstabilitäten, Lumbalgie und Schmerzen im Gesäß, Sturzgefahr bei Selbstmobilisierung. Besonders gefährdet ist der plegische Arm für Subluxationen mit hartnäckigen, und die

Spastik fördernde Dauerschmerzen. Anforderungen an den Arzt stellen die korrekte Blutdruckregulation (Vermeidung der Hypotonie), Ausgleich der oft zusätzlich bestehenden Anämie, Herzinsuffizienz und Schmerzen (durch die Fehlbelastung bereits vorgeschädigter Gelenke oder Überlastung des Schultergelenks) dar.

CAVE

Frühmobilisation nur unter medizinischer Kreislaufüberwachung!

28.5 Ende der Rehabilitation

Die Rehabilitation hat das Ziel, den Patienten bestmöglich in die nächstbessere Phase zu überführen und zu Hause und in das berufliche Umfeld zu integrieren. Die stationäre Rehabilitation ist meist im Stadium D abgeschlossen und wird dann in die ambulante Phase (F) überführt. Auch hier ist die Stellung der richtigen Prognose, welche Fähigkeiten wiedererlangt werden können, wichtig. Im Prinzip wird die Rehabilitation lebenslang mit dem Ziel fortgeführt, eine Verschlimmerung zu vermeiden und weiterhin Verbesserungen erzielen (selbst nach Jahren sind z. B. Forced-Use-Ansätze noch wirksam; Pollock et al. 2014) zu. Da die Erholungsprozesse und Plastizität zeitlich eher einer logarithmischen Entwicklung folgen, ist die Teamführung mit Patienten, Angehörigen, Therapeuten und Kostenträgern entscheidend. Das Attribut „austherapiert" sollte nicht mehr verwendet werden.

28.6 Rehabilitation: Status quo und Blick in die Zukunft

Infolge der höheren Lebenserwartung der Bevölkerung und der dadurch erhöhten Anzahl behinderter Menschen wird die Neurorehabilitation auch in der Zukunft weiterhin einen hohen Bedarf haben. Der **Erhalt der Selbsthilfefähigkeit** wird damit zum Schlüsselthema, da die Pflegeversorgung strukturell und personell eine Herausforderung bleiben wird. Aufgrund der medizinischen, biologischen und technischen Fortschritte wird die Neurorehabilitation noch mehr die Entwicklung von Fachpersonal (Rehabilitationspfleger, „Rehatroniker") erfordern. Die Vernetzung der Logistik und des Wissens wird auch hier nur noch durch medizinische Informationssysteme gelingen. Hier werden Algorithmen notwendig und entwickelt werden, die den Reha-Prozess im gesamten Verlauf lebenslang begleiten und optimieren werden (z. B. elektronische Reha-Board-Akten).

Die Zukunft hat bereits mit der **Robotik** begonnen, indem Automaten die Bewegung über ein Exoskelett unterstützen können (Duret et al. 2015; Darbois et al. 2018; Zhang et al. 2017). Die Entwicklung von **Rehabilitationsmedikamenten** zur Verbesserung der Regeneration und Plastizität ist noch spekulativ, aber in Ansätzen denkbar (Nutzen von leistungssteigernden Medikamenten wie EPO, Dopamin, Antidementiva). Sie bedürfen der klinischen Evaluation. Die zukünftige Rolle des Zellersatzes ist noch völlig offen.

Die Fortentwicklung der Informationskonzentration und Entscheidungsplanung durch **Reha-Boards,** unterstützt mit künstlicher Intelligenz, wird helfen, die Rehabilitation stärker zu systematisieren und Behandlungseffekte und -effizienz besser zu steuern (Kecsketmethy et al. 2019). Ein weites Feld wird die **Telerehabilitation** einnehmen, da die technischen Lösungen bereits vorhanden sind. Es bleibt also in der Neurorehabilitation sehr spannend, und es wird sicherlich sinnvoll sein, die Neurorehabilitation stärker an die Universitäten anzubinden.

LITERATUR

AVERT Trial Collaboration Group. Efficacy and safety of very early mobilisation within 24 h of stroke onset (AVERT): a randomised controlled trial. Lancet 2015; 386(9988): 46–55.

Cicerone KD, Goldin Y, Ganci K, Rosenbaum A, Wethe JV, Langenbahn DM, et al. Evidence-based cognitive rehabilitation: systematic review of the literature from 2009 through 2014. Arch Phys Med Rehabil 2019; 100(8): 1515–1533.

Darbois N, Guillaud A, Pinsault N. Do robotics and virtual reality add real progress to mirror therapy rehabilitation? A scoping review Rehabil Res Pract 2018; 2018: 6412318.

Datta Gupta A, Visvanathan R, Cameron I, Koblar SA, Howell S, Wilson D. Efficacy of botulinum toxin in modifying spasticity to improve walking and quality of life in post-stroke lower limb spasticity – a randomized double-blind placebo controlled study. BMC Neurol 2019; 19(1): 96.

Dohle Ch, Wittenberg Tholen R, H, Saal S, Quintern J, Stephan KM, S2e-Leitlinie Rehabilitation der Mobilität nach Schlaganfall (ReMoS). Neurol Rehabil 2015; 7: 179–184.

Duret C, Grosmaire AG, Krebs HI. Robot-assisted therapy in upper extremity hemiparesis: overview of an evidence-based approach. Front Neurol 2019; 10: 412.

Frommelt P, Löslein H. Neurorehabilitation. Ein Praxisbuch für interdisziplinäre Teams. Berlin, Heidelberg: Springer 2010.

Kecsketmethy A, Siebler M, Raab D, Geu Flores F, Hefter H. ReHabX: personaliseirte Therapiesteuerung bei Gangstörungen am Beispiel des Schlaganfalls. In: Pfannstiel MA, Da-Cruz P, Mehlich H, (Hrsg.). Digitale Transformation von Dienstleistungen im Gesundheitssystem. Berlin, Heidelberg: Springer 2019, S. 237–254.

Kristensen HK, Præstegaard J, Ytterberg C. Discourses in stroke rehabilitation as they present themselves in current physiotherapy and occupational therapy. Disabil Rehabil 2017; 39(3): 223–235.

Lang CE, Lohse KR, Birkenmeier RL. Dose and timing in neurorehabilitation: prescribing motor therapy after stroke. Curr Opin Neurol 2015; 28(6): 549–555.

Langhorne P, Collier JM, Bate PJ, Thuy MN, Bernhardt J. Very early versus delayed mobilisation after stroke. Cochrane Database Syst Rev 2018; 10: CD006187.

Lo K, Stephenson M, Lockwood C. Effectiveness of robotic assisted rehabilitation for mobility and functional ability in adult stroke patients: a systematic review. JBI Database System Rev Implement Rep 2017; 15(12): 3049–3091.

Liu KPY, Hanly J, Fahey P, Fong SSM, Bye R. A systematic review and meta-analysis of rehabilitative interventions for unilateral spatial neglect and hemianopia poststroke from 2006 through 2016. Arch Phys Med Rehabil 2019; 100(5): 956–979.

Mahoney FI, Barthel DW. Functional evaluation. The Barthel Index. MD State Med J 1965; 14: 61–65.

Platz Th. Update Neurorehabilitation. Hippocampus: Bad Honnef 2018.

Pollock A, Baer G, Campbell P, Choo PL, Forster A, Morris J, Pomeroy VM, Langhorne P. Physical rehabilitation approaches for the recovery of function and mobility following stroke. Cochrane Database Syst Rev 2014a; 4: CD001920.

Pollock A, Farmer SE, Brady MC, Langhorne P, Mead GE, Mehrholz J, van Wijck F. Interventions for improving upper limb function after stroke. Cochrane Database Syst Rev 2014b; 11: CD010820.

Tong Y, Cheng Z, Rajah GB, Duan H, Cai L, Zhang N, et al. High intensity physical rehabilitation later than 24 h post stroke is beneficial in patients: a pilot randomized controlled trial (RCT) study in mild to moderate ischemic stroke. Front Neurol 2019; 10: 113.

Winstein CJ, Stein J, Arena R, Bates B, Cherney LR, Cramer SC, et al. Guidelines for Adult Stroke Rehabilitation and Recovery: A guideline for healthcare professionals from the American Heart Association/American Stroke Association. Stroke 2016; 47: e98–e169.

Wünnemann M, Siebler M, Raab D, Schindler F, Zietz D, Cramer E, et al. Hilfsmittelempfehlung nach Schlaganfall: Interraterauswertung einer interdisziplinären Arbeitsgruppe aus dem Projekt RehaBoard. Neurologie & Rehabilitation 2018; 24: 18–19.

Zhang X, Yue Z, Wang J. Robotics in lower-limb rehabilitation after stroke. Behav Neurol 2017; 2017: 3731802.

WEITERFÜHRENDE LINKS

Bundesarbeitsgemeinschaft für Rehabilitation e. V. (BAR). ICF: www.bar-frankfurt.de/rehabilitation-und-teilhabe/qualitaet-in-der-rehabilitation/icf/

Deutsche Gesellschaft für Neurologie: www.dgn.de/Leitlinien

Deutsche Gesellschaft für Neurorehabilitation: www.dgnr.de

Register

I

J

K

T

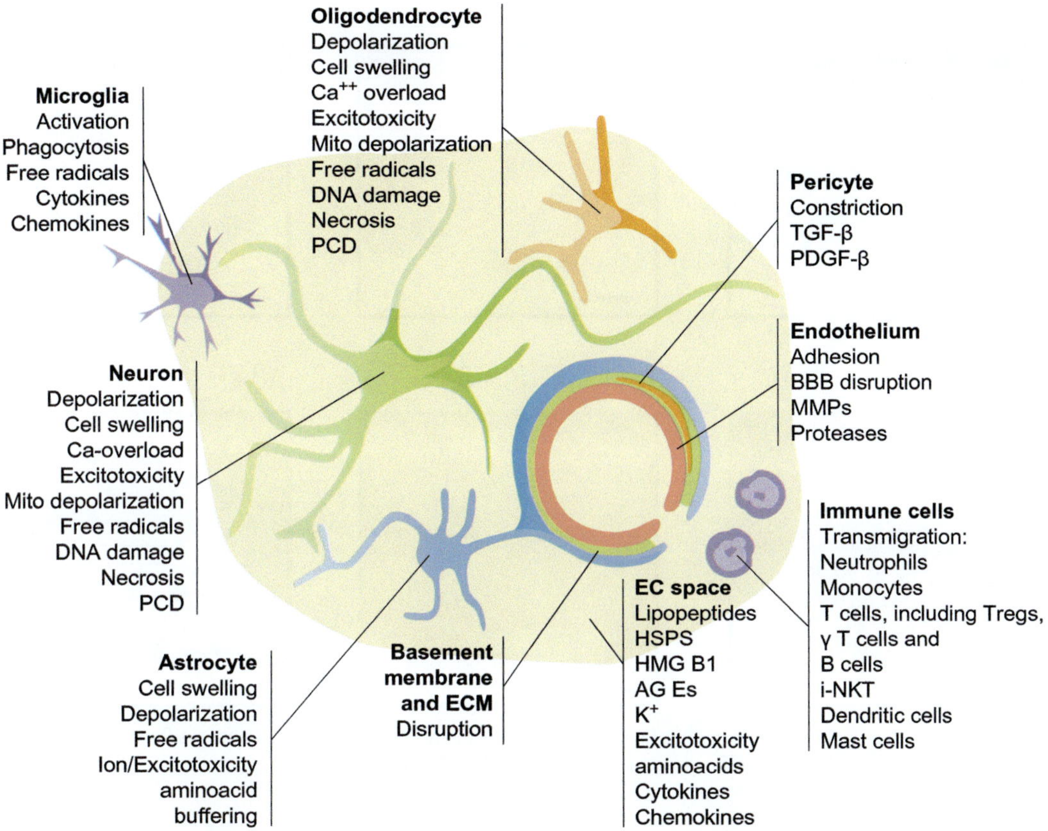

Abb. 1.2 Schematische Darstellung der sog. „neurovascular unit" (aus Dirnagl 2012) [P436]

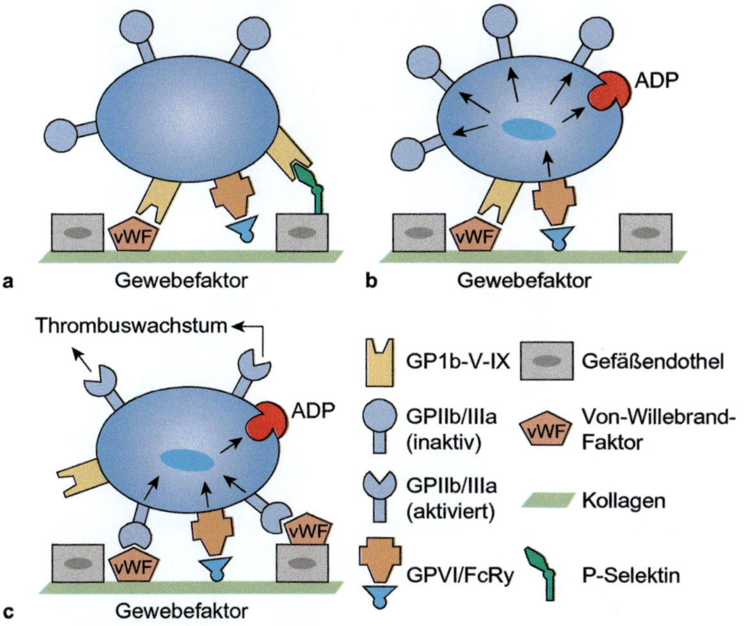

Abb. 1.6 Die verschiedenen Schritte der thrombozytenvermittelten Thrombusbildung (Kraft et al. 2012) [L143]

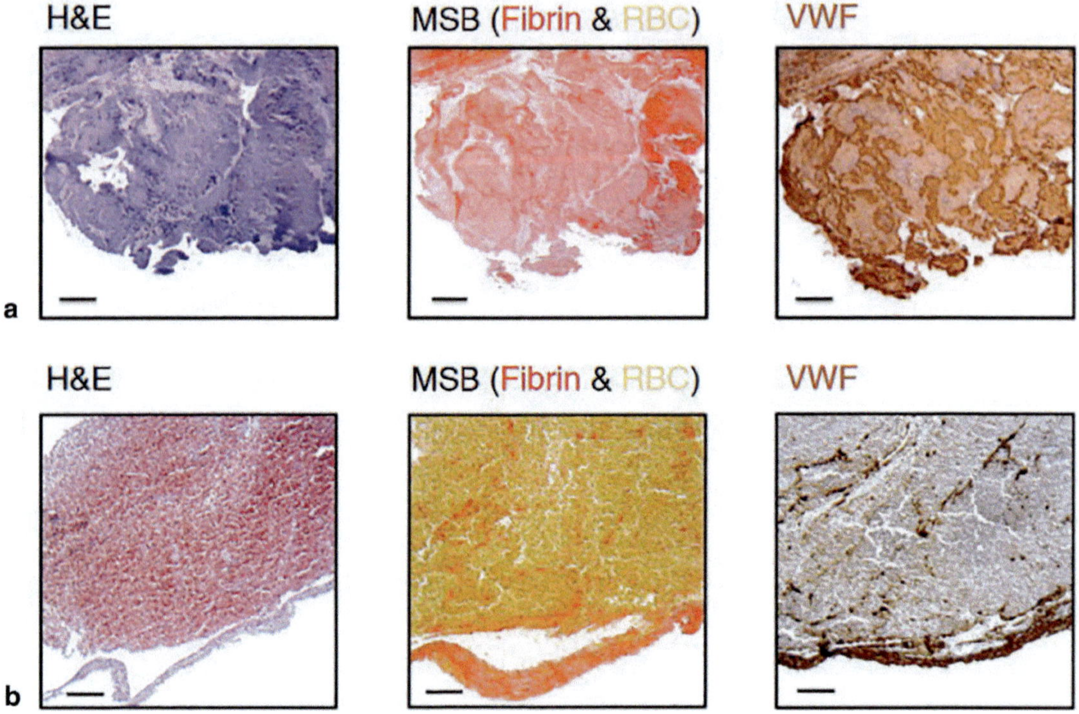

Abb. 1.8 Beispiel eines fibrin- und VWF-reichen (a) und eines erythrozytenreichen Thrombus (b) (mod. aus Denorme et al. 2016) (H & E = Hämatoxylin-Eosin-Färbung, MSB = Martius-Scarlet-Blue-Färbung) [P436]

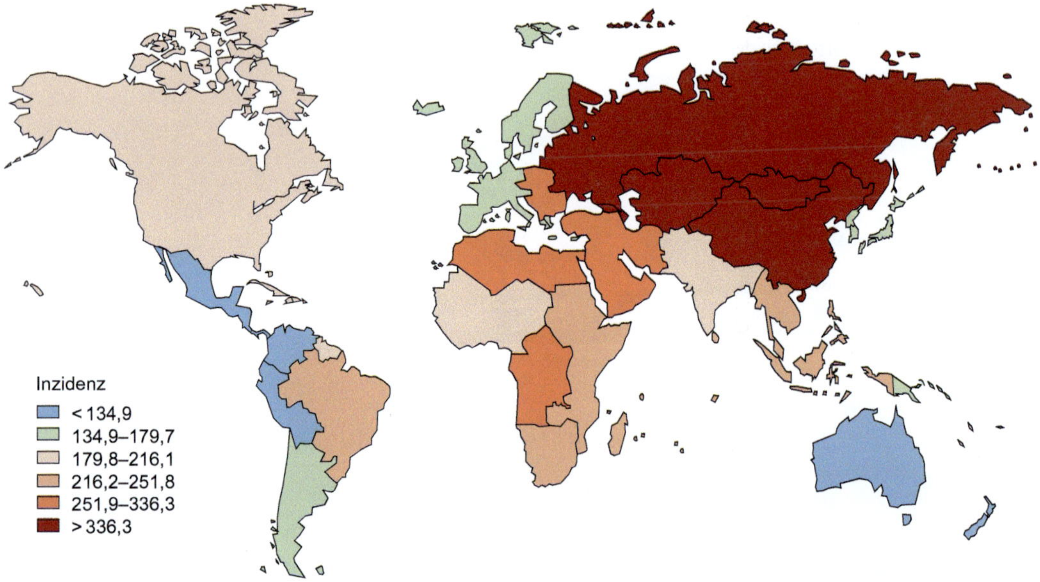

Abb. 2.1 Weltweite altersadjustierte Schlaganfallinzidenz pro 100.000 Personenjahre für das Jahr 2010 (Feigin et al. 2014) [L143]

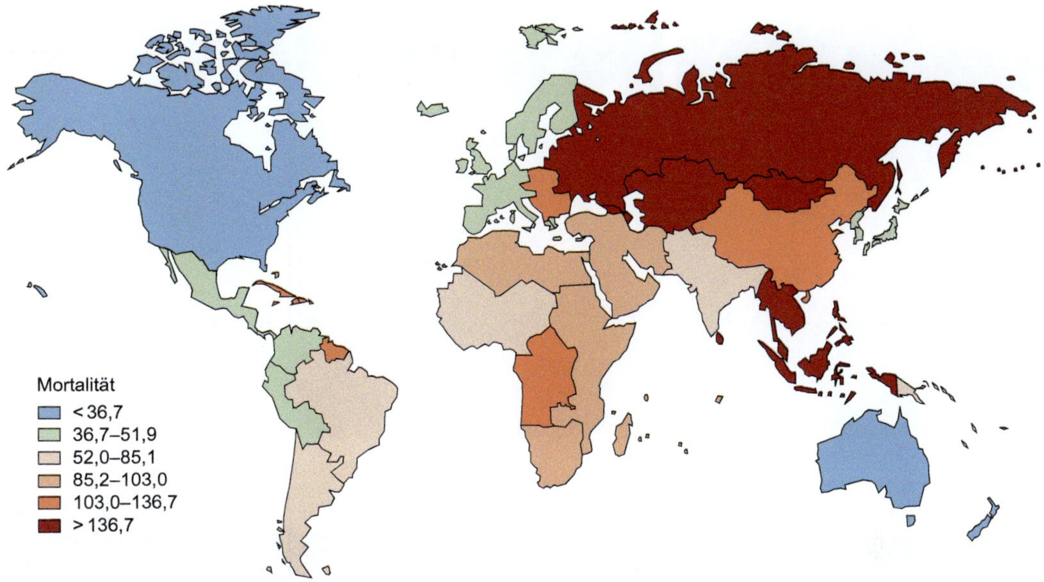

Abb. 2.3 Weltweite altersadjustierte Mortalität pro 100.000 Personen für das Jahr 2010 (Feigin et al. 2014) [L143]

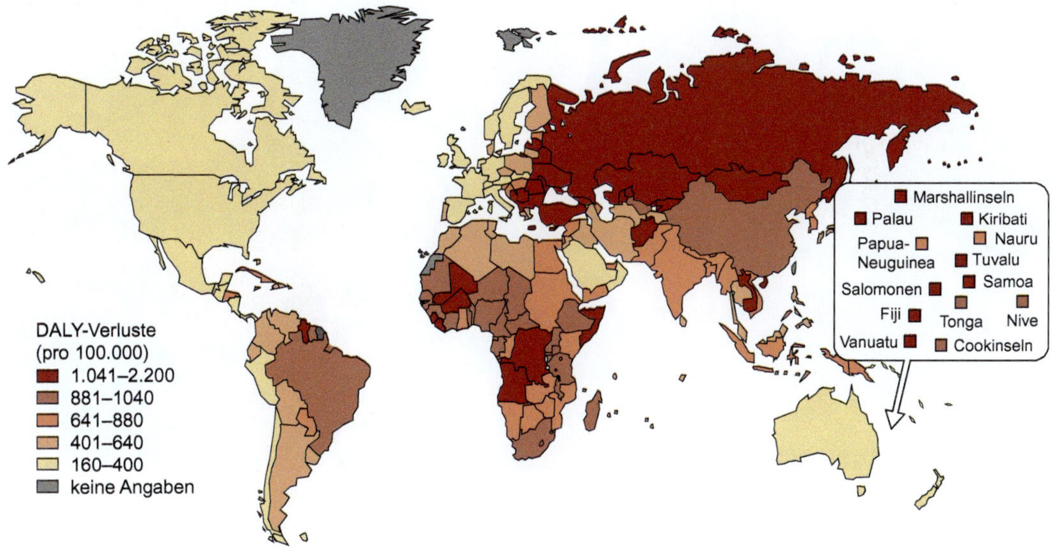

Abb. 2.5 Rate des alters- und geschlechtsadjustierten DALY-Verlusts durch Schlaganfall (Mukherjee und Patil 2011) [L143]

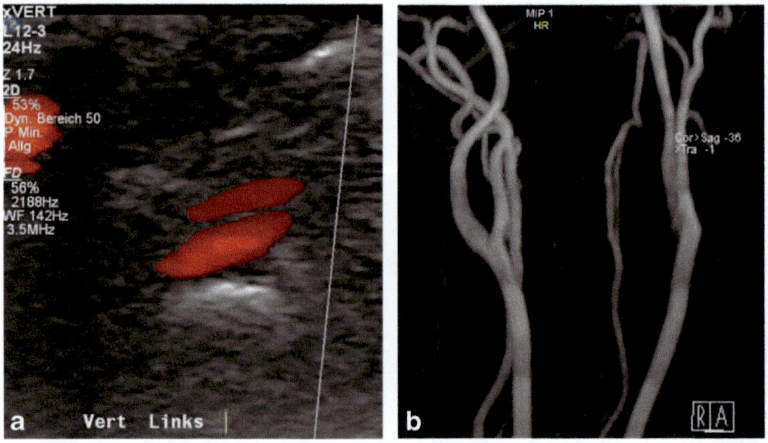

Abb. 8.3 Ultraschall (a) und MRT mit MRA (b) mit Nachweis einer V2-Dissektion der linken Vertebralis und eines zweiten Lumens [T1082]

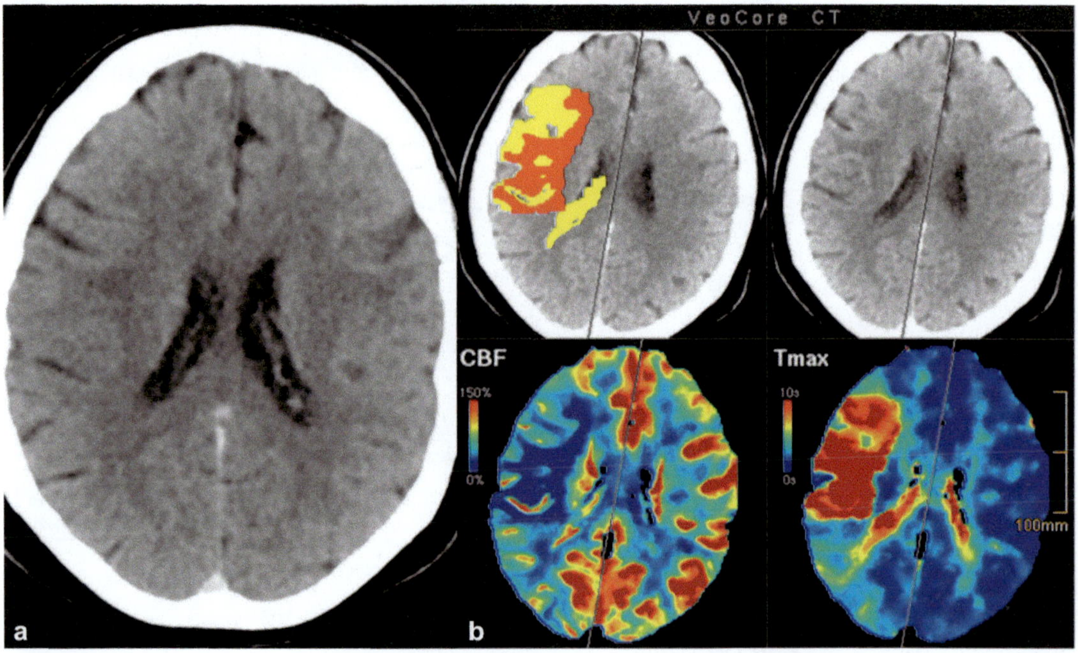

Abb. 10.5 70-jährige Patientin mit rechtshemisphäralem akutem Media-Syndrom und unauffälligem nativem CT (A) sowie einer auffälligen CTP (B). Die CTP zeigt ein rechtsfrontales Infarktareal in der CB-Karte und zusätzlich anhand der T_{max}-Karte (T_{max} = Zeit bis zum Maximum der Restfunktion) ein großflächig minderperfundiertes Gewebeareal innerhalb des Mediaterritoriums („tissue at risk" bzw. „Penumbra"). Die relative quantitative Auswertung der Perfusionskarten und die Darstellung des Infarktkerns in rot (CBF < 31 % zur Gegenseite) und des „tissue at risk" in gelb (T_{max} > 6 s) erfolgte mittels der in Freiburg entwickelten Postprocessing-Software „VEOcore" (implementiert in mRay „mbits imaging" GmbH, Heidelberg). [P710]

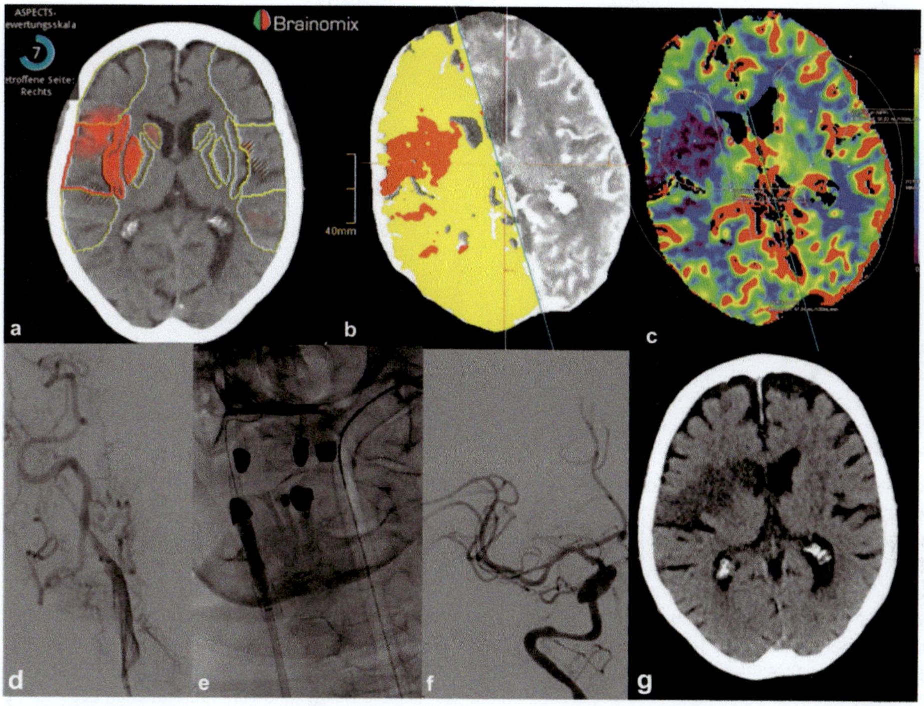

Abb. 10.6 Infarkt in den Stammganglien und im frontalen Mediastromgebiet re., dargestellt im nativen CT mit automatisierter ASPECTS-Klassifikation (A) und im Perfusions-CT (B: „Penumbra"-Darstellung, C: CBF-Karte). Nach vollständiger Rekanalisation eines Tandem-Verschlusses (D) mit Stentimplantation, Nachdilatation (E) und TICI3-Rekanalisation durch Stent-Retriever-Thrombektomie (F) zeigt das native CT an Tag 1, dass das in gelb dargestellte „tissue at risk" gerettet wurde, während der rot dargestellte Infarktkern demarkiert ist (G). [P710]

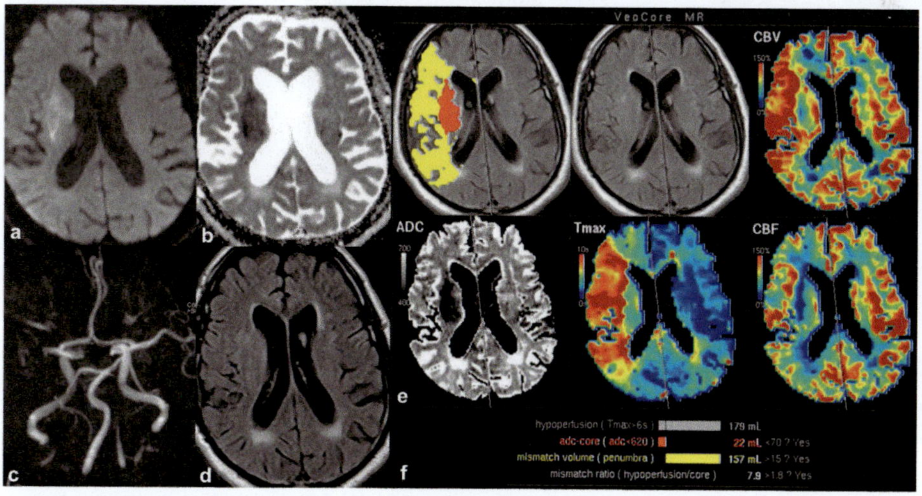

Abb. 10.7 Infarkt kapsulostriatal re. im DWI-Bild (A) und in der ADC-Karte (B) bei proximalem M1-Verschluss in der MR-TOF-Angiografie (C). In der FLAIR zeigt sich das Infarktareal noch nicht ödematös (= FLAIR-hyperintens) demarkiert (D). Die automatisierte MRT-Perfusionsauswertung (E) zeigt zudem ein ausgedehntes Perfusionsdefizit im Mediastromgebiet mit T_{max}-Zeiten von > 6 s (gelb markiert). Zusätzlich werden die Volumina für den Infarktkern (rot) und das Mismatch-Volumen (Penumbra – gelb) angezeigt (F). Die quantitative Auswertung der ADC und MRT-Perfusion erfolgte mittels der in Freiburg entwickelten Postprocessing-Software „VEOcore" (implementiert in mRay „mbits imaging" GmbH, Heidelberg). [P710]

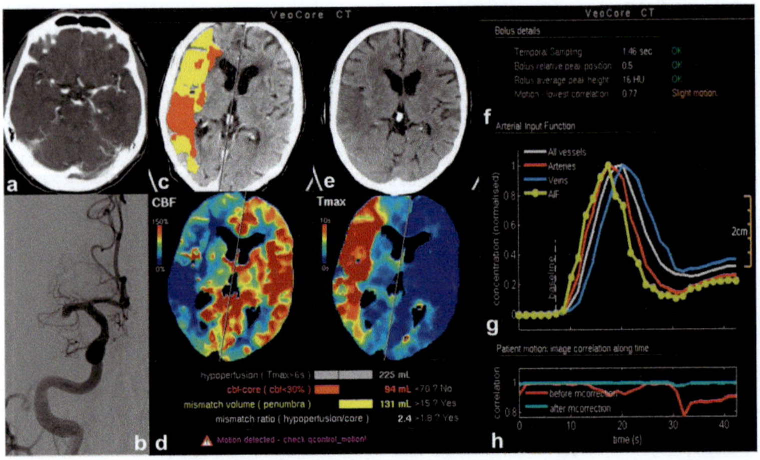

Abb. 10.8 Zu sehen ist eine deutlich venös überlagerte CTA (A). Aufgrund der venösen Überlagerung und der sehr guten Kollateralisation inkl. retrograder Füllung der distalen Mediaäste re. wurde der M1-Verschluss re. primär nicht erkannt. Aufgrund des ausgeprägten klinischen Bildes wurde der Patient trotzdem an die Uniklinik Freiburg verlegt und eine CTP ergänzt. Dabei zeigte sich eine LVO mit ausgedehntem Perfusionsdefizit im Mediastromgebiet re. (C). Bei einem knapp über dem DEFUSE-3-Grenzwert liegenden Infarktvolumen von ca. 90 ml wurde aufgrund des ausgedehnten Mismatch-Volumens von 131 ml (= hypoperfundiertes Volumen minus CBF-Core-Volumen) und der daraus resultierenden Mismatch-Ratio (Hypoperfusion/Infarktkern) von 2,4 (D) interdisziplinär die Indikation zur Thrombektomie gestellt. Das DSA-Bild nach erfolgreicher Thrombektomie zeigt ein Rekanalisationsergebnis TICI3. Die resultierende Infarktgröße (E) entspricht im CT-Follow-up nach 5 Tagen dem CBF-Kern laut initialer CTP. Neben der quantitativen Darstellung der Perfusionsparameter ist auch die Darstellung von Informationen bzgl. KM-Bolus (F), arterieller Input-Funktion (G) und Patientenbewegung inkl. Güte der Bewegungskorrektur (H) von entscheidender Bedeutung. Die quantitative CTP-Auswertung erfolgte mittels der in Freiburg entwickelten Postprocessing-Software „VEOcore" (implementiert in mRay „mbits imaging" GmbH, Heidelberg). [P710]

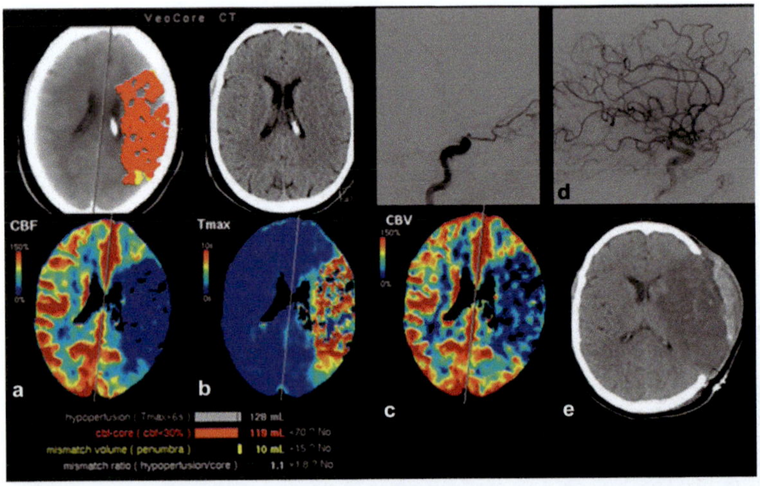

Abb. 10.9 CT-Untersuchung bei einem 69-jährigen Patienten mit linkshemisphäraler akuter Mediasymptomatik im 2-Stunden-Zeitfenster. Ausgedehnter Infarktkern laut CTP trotz des geringen Zeitfensters von 2 h (A). Sowohl die CBF-Karte als auch die T_{max}- und CBV-Karten zeigen eine ausgeprägte Perfusionsstörung im Mediastromgebiet li. In der nativen CT zeigt sich eine diskrete Verschwellung der Sulci („sulcal effacement"), jedoch kein eindeutig demarkierter Territorialinfarkt (B). Aufgrund des geringen Zeitfensters wurde interdisziplinär die Indikation zur systemischen Lyse und mechanischen Thrombektomie gestellt. Nach einmaligem Stent-Retrieving-Manöver unter Ballonokklusion und kontinuierlicher Aspiration zeigt sich bei Z. n. Karotis-T-Verschluss (C) ein Rekanalisationsergebnis TICI3 (D). In der CT-Follow-up-Untersuchung nach 5 Tagen zeigt sich der Z. n. Hemikraniektomie bei malignem Mediainfarkt (E). Die quantitative CTP-Auswertung erfolgte mittels der in Freiburg entwickelten Postprocessing-Software „VEOcore" (implementiert in mRay „mbits imaging" GmbH, Heidelberg). [P710]

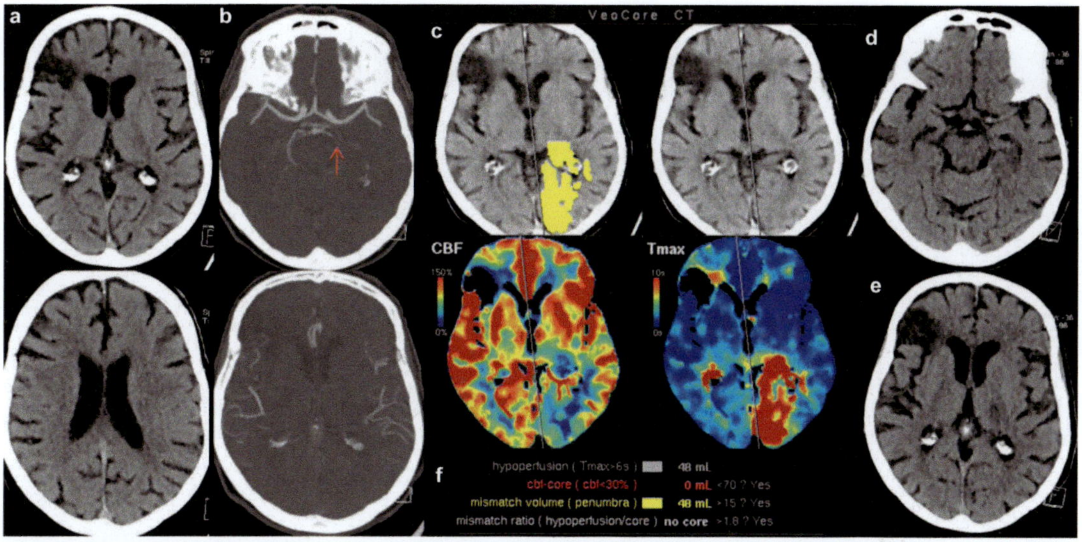

Abb. 10.10 Bei einem 85-jährigen Patienten mit Hemiparese re. und Aphasie im 1½-Stunden-Zeitfenster zeigt sich in der nativen CT ein alter Mediateilinfarkt re. bei linkshemisphäralem ASPECTS 10 (A). In der CTA war kein Verschluss im Bereich des vorderen zerebralen Stromgebiets erkennbar (B). In der anschließenden CTP zeigte sich ein deutliches Perfusionsdefizit im Stromgebiet der A. cerebri posterior li. (C). Nach Vorliegen der CTP-Ergebnisse wurde der Verschluss der linken A. cerebri posterior am Übergang P1/P2-Segment bestätigt (B, roter Pfeil). Unmittelbar nach Blutungsausschluss wurde die Indikation zur systemischen Lyse gestellt und noch unmittelbar im CT-Untersuchungsraum mit der i. v. Lyse begonnen. In der CT-Follow-up-Untersuchung nach 2 Tagen zeigt sich ein hypodens demarkierter Infarkt im Hippokampus und im Thalamus li. (D). Die automatisch präsentierten Perfusionsvolumina (F) sind nur für das Mediastromgebiet relevant und können für die Therapieplanung bei Infarkten im posterioren Stromgebiet bzw. im Stromgebiet der A. cerebri anterior bzw. im posterioren Stromgebiet inkl. infratentoriell nicht verwendet werden. Die quantitative CTP-Auswertung erfolgte mittels der in Freiburg entwickelten Postprocessing-Software „VEOcore" (implementiert in mRay „mbits imaging" GmbH, Heidelberg). [P710]

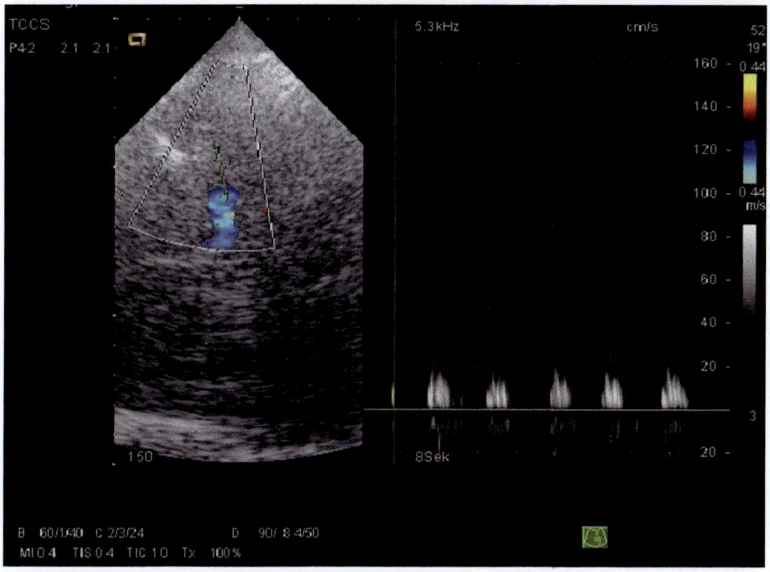

Abb. 10.11 Der Fluss in blau stellt die vom Schallkopf wegfließende A cerebri anterior dar, was sowohl das suffiziente Schallfenster als auch die gute Farbduplexsensitivität belegt. Im proximal platzierten Dopplermessfenster zeigt sich ein Anschlagsignal, das fakultativ vorhanden sein kann und den Verschluss der A. cerebri media im Hauptstamm beweist. Das kleine rote Signal rechts am Farbfenster ist ein Anschnitt der A. cerebri posterior. [P709]

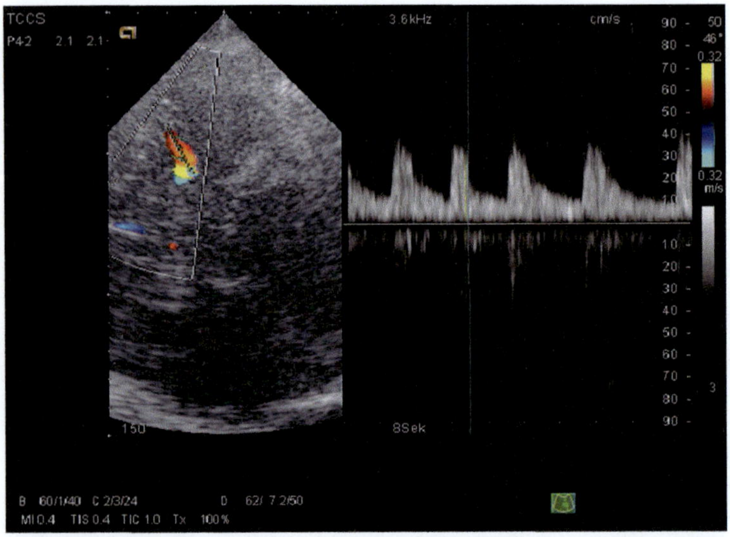

Abb. 10.12 Beginnende Rekanalisation des in ➤ Abb. 10.11 diagnostizierten Verschlusses der A. cerebri media. Der relative langsame Fluss bei guter Pulsatilität lässt jetzt an persistierende Mediaastverschlüsse denken, was über eine Flussmessung in der kontralateralen A. cerebri media verifiziert werden (Berechnung des Zanette-Index). [P709]

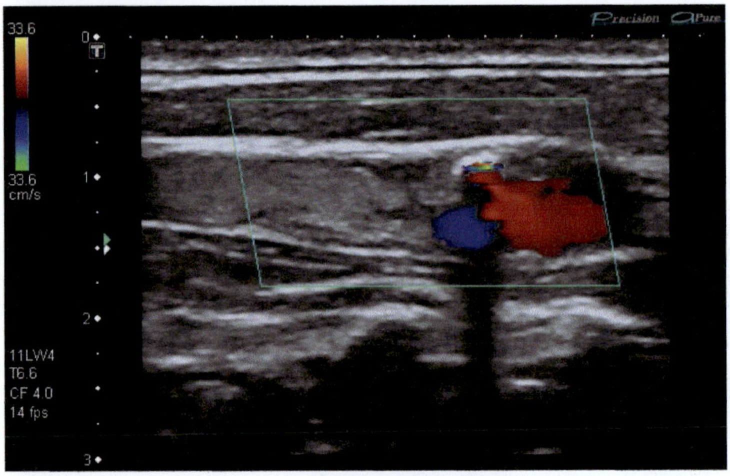

Abb. 10.13 Rot-blaues Verschlusssignal am Abgang der A. carotis interna, Schallschatten als Hinweis auf präexistente Stenose und lumenverschließender Thrombus im weiteren Verlauf. Im „Life"-Bild lässt sich die Verschiebung des Thrombus erkennen, was eine gute Voraussetzung für eine Akut-OP ist. In diesem Fall rekanalisierte die ACI nach i. v. Lyse. [P709]

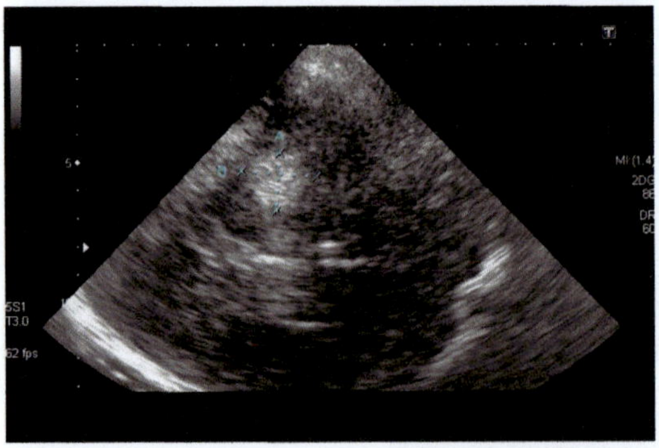

Abb. 10.14 Transkranielles B-Bild auf Höhe Cella media mit echogener Blutung. Die echoreiche Falx cerebri ist nach lateral verschoben und der ipsilaterale Seitenventrikel komprimiert. [P709]

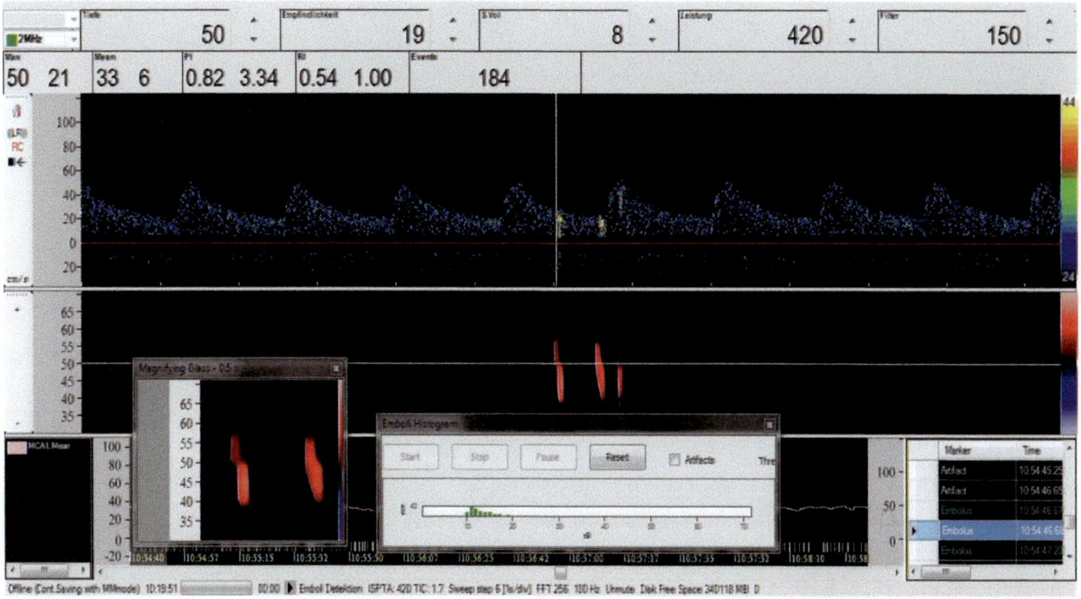

Abb. 10.15 Dopplerkurve mit drei mikroembolischen Signalen (MES) in der A. cerebri media, die auch durch die automatisierte Auswertungssoftware erkannt wurden. MES unterscheiden sich von Luftbläschen dadurch, dass sie innerhalb des Dopplerspektrums bleiben, mindestens 8 dB über dem regulären Dopplersignal liegen (s. Emboliehistogramm) und sich hier in verschiedenen Tiefen nachweisen lassen (Magnifying Glas [MES] bewegt sich von einer Eindringtiefe 55–40mm). [P709]

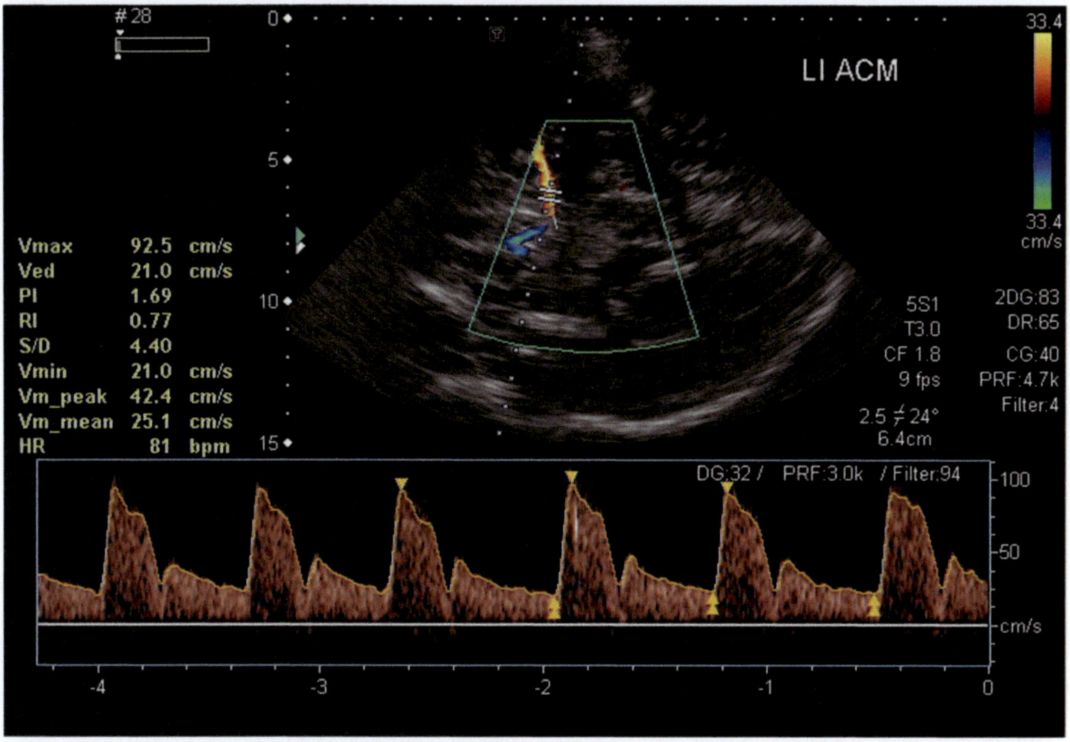

Abb. 10.16 Transkranielle Farbduplexsonografie mit Zufallsbefund eines mikroembolischen Signals in der A. cerebri media bei mittelgradiger extrakranieller A.-carotis-interna-Stenose mit Messfenster (rot, A. cerebri anterior in blau). [P709]

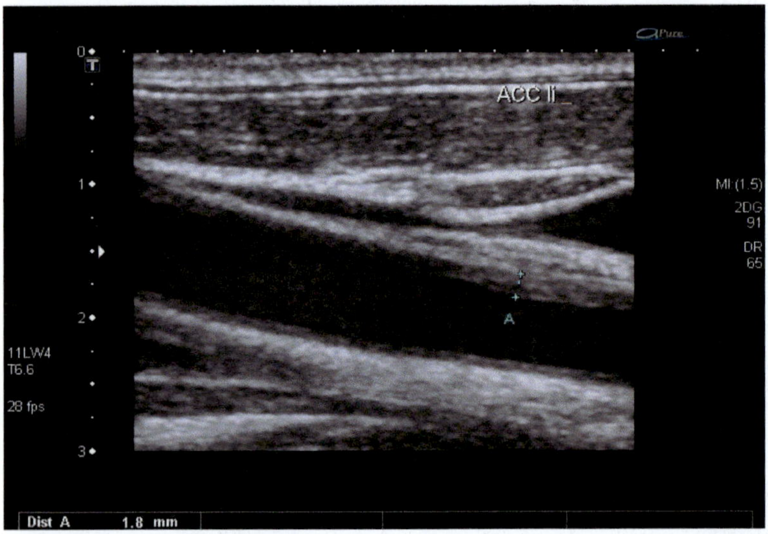

Abb. 10.17 Langstreckige Plaque an der proximalen A. carotis communis bei einer 43-jährigen Patientin mit höchstgradiger symptomatischer Stenose der A. cerebri media. Neben einem unauffälligen Liquorbefund schließt dieser Befund einer deutlichen Arteriosklerose eine Vaskulitis weitgehend aus. [P709]

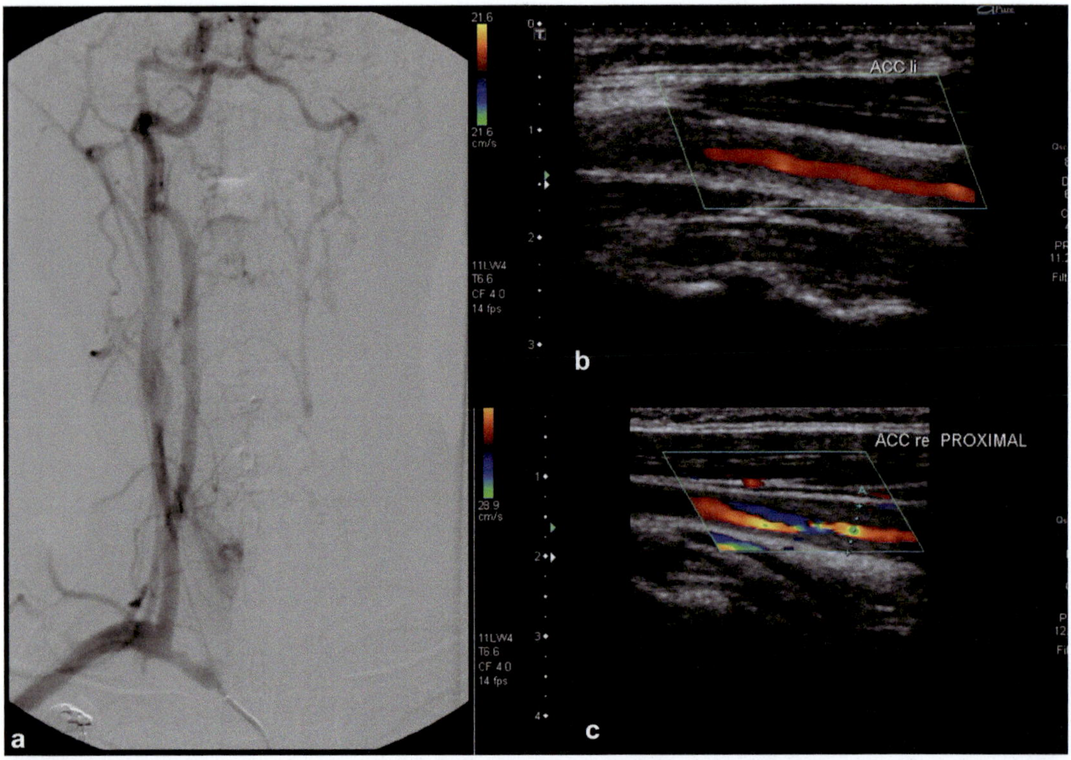

Abb. 10.18 16-jährige Patientin mit Takayasu-Arteriitis:

a) Digitale Subtraktionsangiografie (DSA) mit Injektion in den Truncus brachiocephalicus, retrograder Füllung der linken, da proximal verschlossenen A. vertebralis. Neben dem freien Lumen zeigt die B-Bild-Sonografie die Gefäßerkrankung:
b) Konzentrische Gefäßwandinflammation der linken A. carotis communis mit minimalem Restlumen (funktionell verschlossen).
c) Die konzentrische Inflammation endet (klassischerweise) vor dem Bulbus bzw. der Karotisbifurkation. [P709]

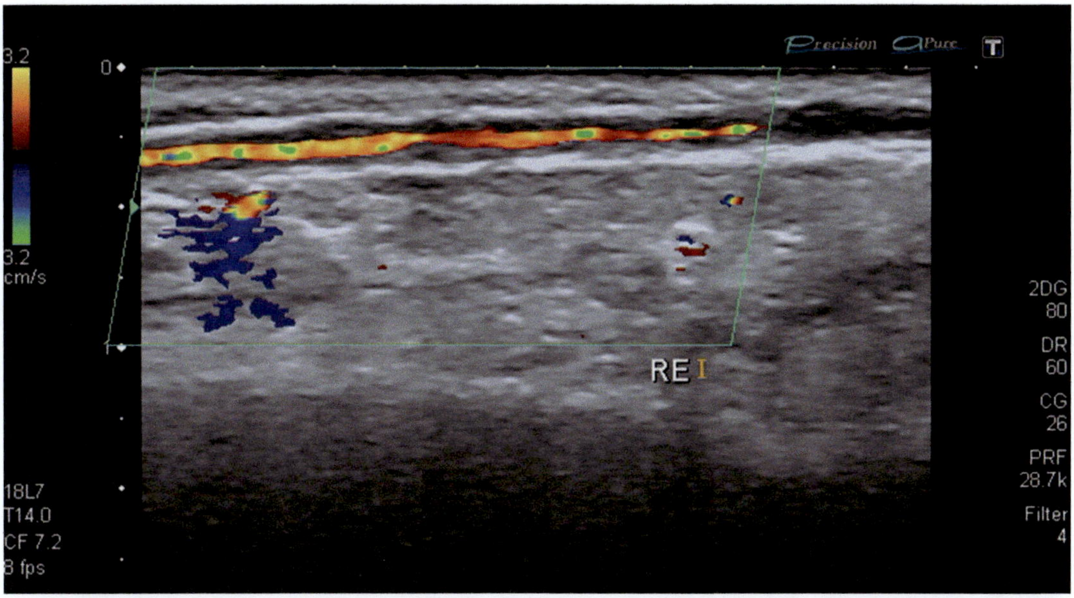

Abb. 10.19 Hochauflösende Farbduplexsonografie bei Riesenzellarteriitis. Die A. temporalis superficialis hat ein irreguläres Lumen mit echoarmer Gefäßwandinflammation. Die gesamte Arterie hat einen Durchmesser von 2,3 mm. [P709]

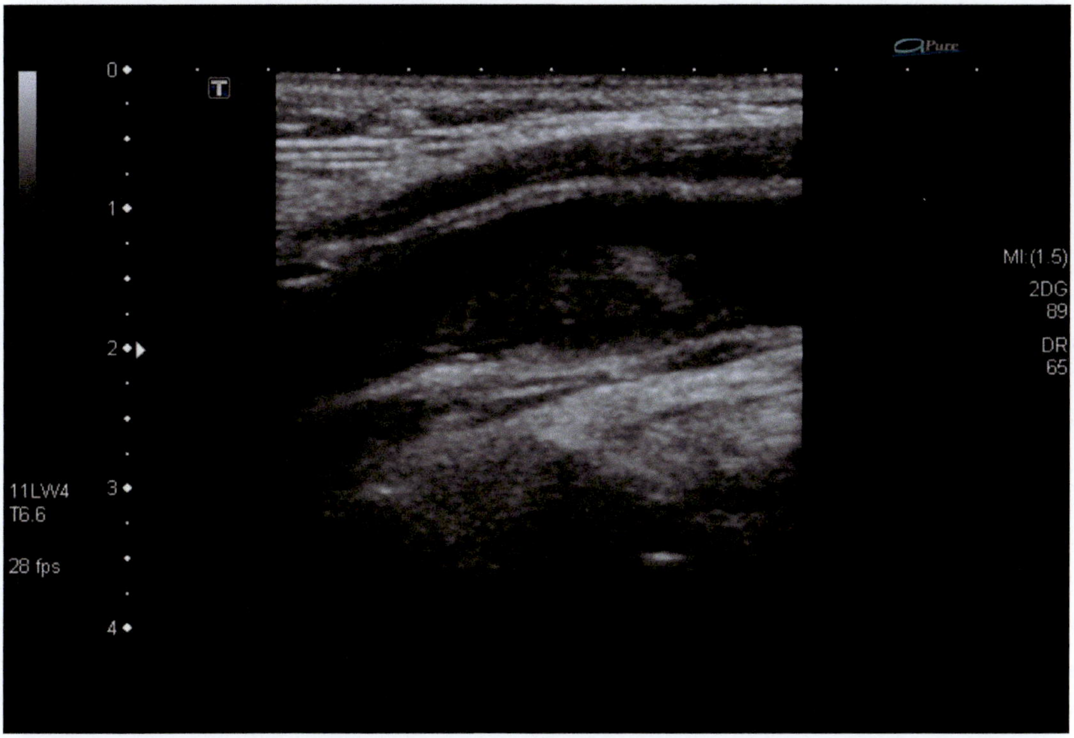

Abb. 10.20 Adhärenter mobiler Thrombus an der Hinterseite der A. carotis interna. Der mobile Anteil wird an der linken Seite unterspült, was durch die erhaltene Intima-Media-Struktur visualisiert wird. [P709]

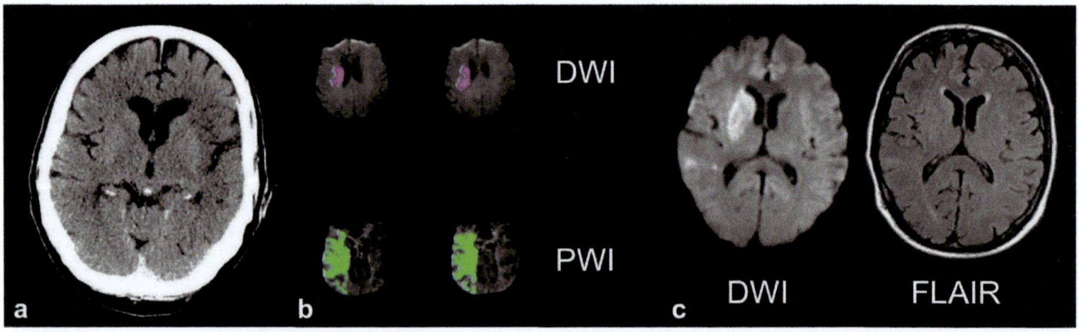

Abb. 11.2 Bildgebung der Wahl bei akutem Schlaganfall:
a) Native CT eines Patienten mit AIS und einem Symptombeginn < **4,5** h
b) Diffusions- (DWI) und perfusionsgewichtete (PWI) MRT-Bilder eines Patienten mit AIS im Versorgungsgebiet der rechten A. cerebri media und einem Symptombeginn von **6** h (Penumbral Imaging)
c) DWI- und FLAIR-Bilder eines Patienten mit einem Schlaganfall mit unbekanntem Symptombeginn (DWI-FLAIR-Mismatch) [P711]

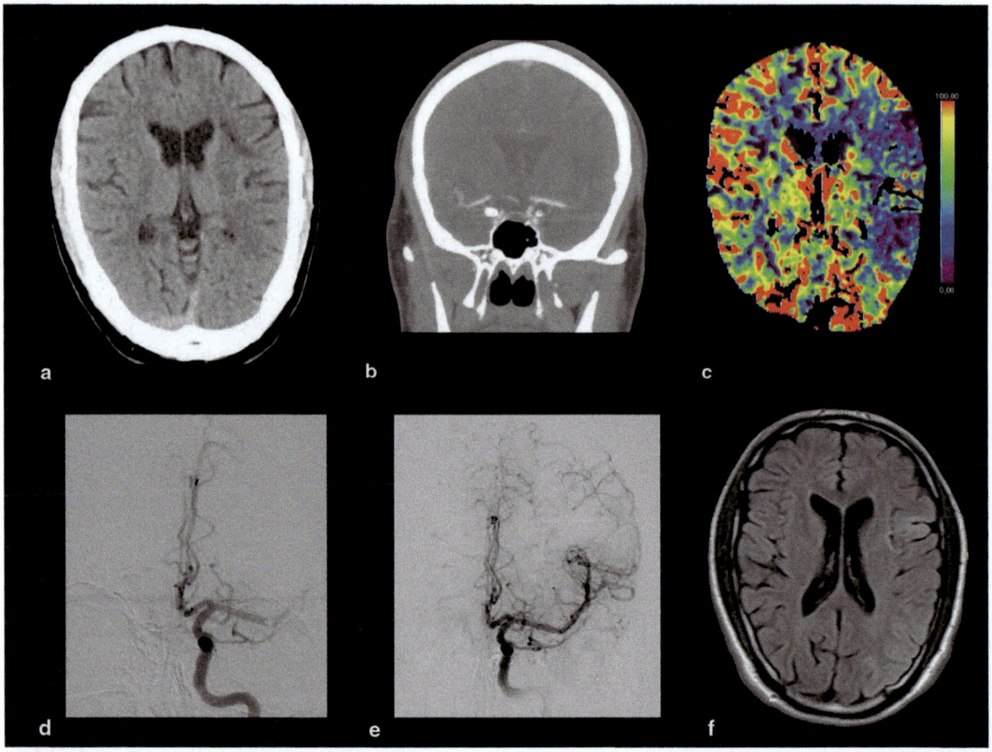

Abb. 11.3 Proximaler Verschluss der A. cerebri media vor und nach Rekanalisation durch mechanische Thrombektomie:
a) Nativ-CT mit Darstellung eines älteren linksfrontalen Defekts mit geringer linksparietaler Infarktdemarkierung. In den übrigen Schichten (nicht dargestellt) keine Infarktfrühzeichen (ASPECTS **8**).
b) CT-angiografischer Nachweis eines proximalen Verschlusses der MCA links im M**1**-Abschnitt
c) Minderperfusion im gesamten Stromgebiet der MCA li., dargestellt in der CT-Perfusion (verminderter zerebraler Blutfluss [CBF] in Blautönen dargestellt).
d) Situation zu Beginn der Angiografie mit Darstellung des M**1**-Verschlusses li. und
e) Ergebnis nach interventioneller Rekanalisation.
f) MRT-Diagnostik am Folgetag (FLAIR-Sequenz) ohne territoriale Infarktdemarkierungen [P711]

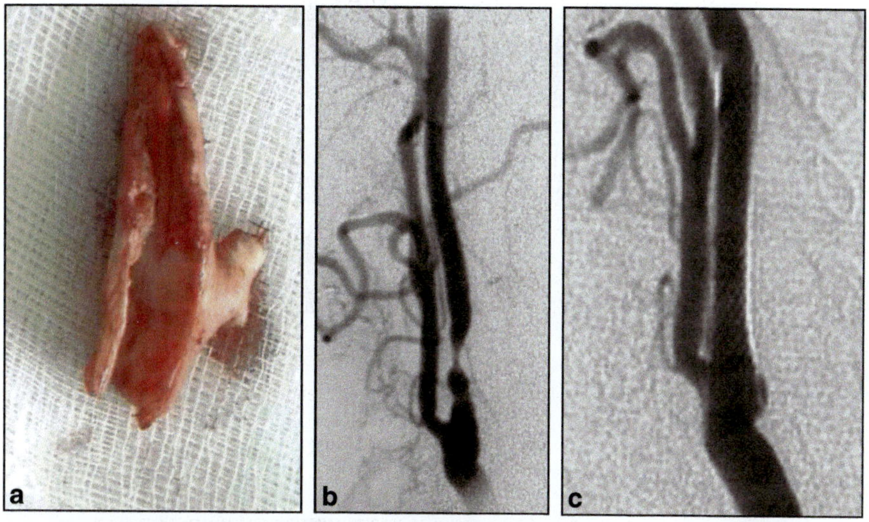

Abb. 12.4 Karotisstenose:
a) Präparat einer symptomatischen Karotisstenose nach Karotisendarteriektomie
b) Darstellung einer hochgradigen Stenose der proximalen A. carotis interna links (DSA)
c) Darstellung nach Versorgung der Stenose mittels Carotid Wallstent® (Boston Scientific, USA) (DSA)
[P436]

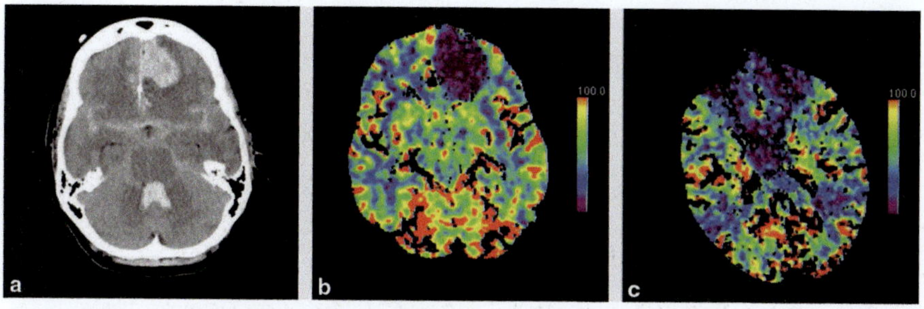

Abb. 14.3 Z. n. Coiling eines A.-pericallosa-Aneurysmas mit SAB WFNS Grad 5 und linksfrontaler Blutung (a); Absenkung der CBF im Bereich der Blutungsquelle links frontal, kein Anhalt für Vasospasmen (CT-Perfusion, wenige Tage nach Aufnahme) (b); neu aufgetretener demarkierter Infarkt im Anteriorstromgebiet auf der rechten Seite. Vasospasmen bds. im hinteren Mediastromgebiet, Verringerung von CBF (CT-Perfusion nach 10 Tagen bei neu aufgetretener Anisokorie) (c) [P712].

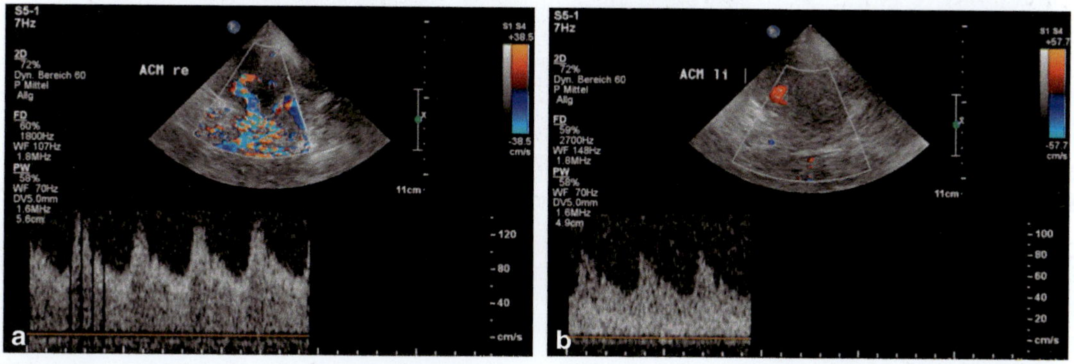

Abb. 16.2 Z. n. Thrombektomie eines M1-Verschlusses re. mit im Seitenvergleich deutlicher Mehrperfusion der MCA re. und hoher Diastole entsprechend einer rechtsseitigen Hyperperfusion mit hohem Risiko für eine Schwellung und/oder Einblutung im Sinne eines Reperfusionsschadens [P436]

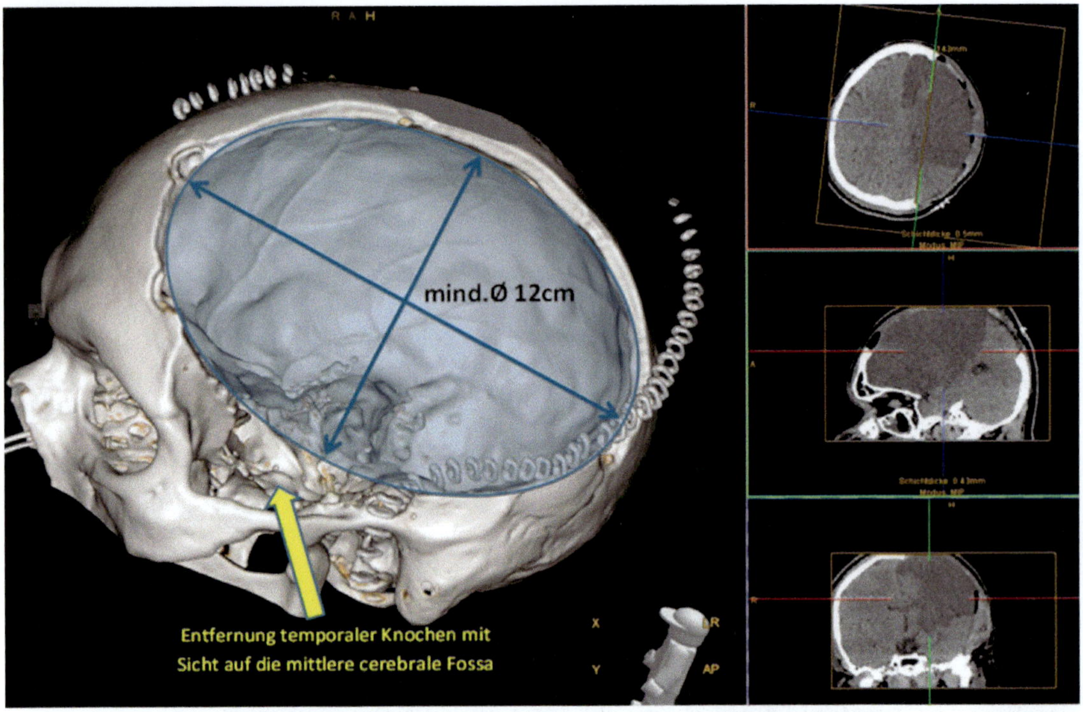

Abb. 16.6 Erforderliche Ausdehnung der dekompressiven Hemikraniektomie für eine suffiziente Entlastung des raumfordernden Effekts des malignen Mediainfarkts [P436]

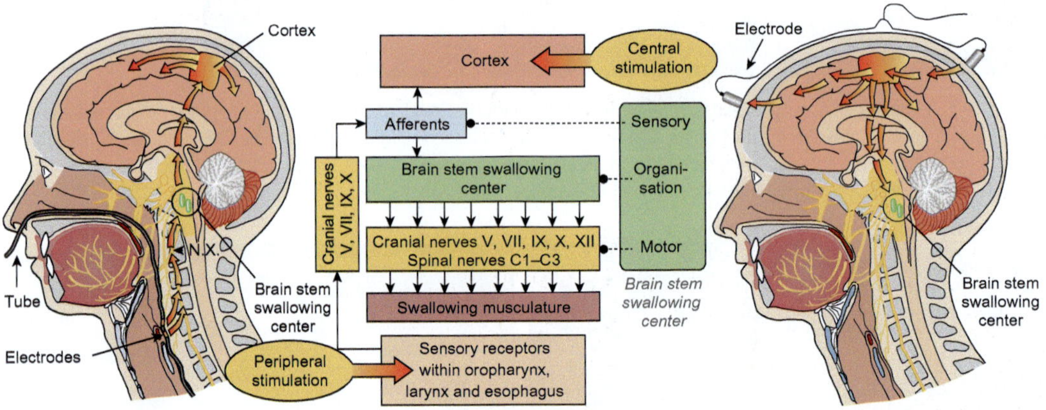

Abb. 17.4 Periphere (PES) und zentrale (tDCS) Stimulation zur Modulation des Schlucknetzwerks [L143]

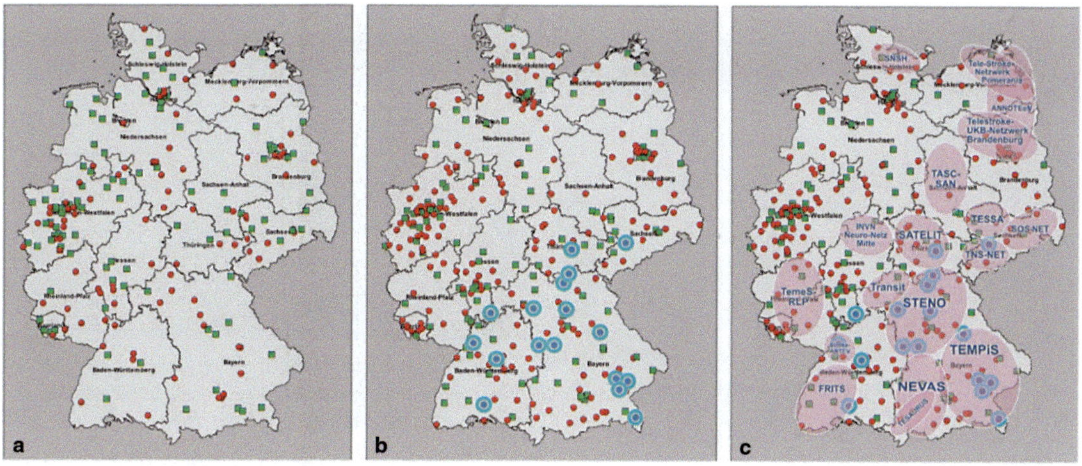

Abb. 18.2 Durch die Deutsche Schlaganfall-Gesellschaft (DSG) zertifizierte Stroke Units in Deutschland (mod. nach Stiftung Deutsche Schlaganfall-Hilfe):
a) Stand **2011**
b) Stand **1.7.2019**
c) Stand **1.7.2019** mit Ergänzung telemedizinischer Schlaganfallnetzwerke (es besteht kein Anspruch auf Vollständigkeit; länderübergreifende Netzwerke sind aus Übersichtsgründen nicht dargestellt)
●: regionale Stroke Units, ■: überregionale Stroke Units, ◉: telemedizinisch vernetzte Stroke Units [P737]

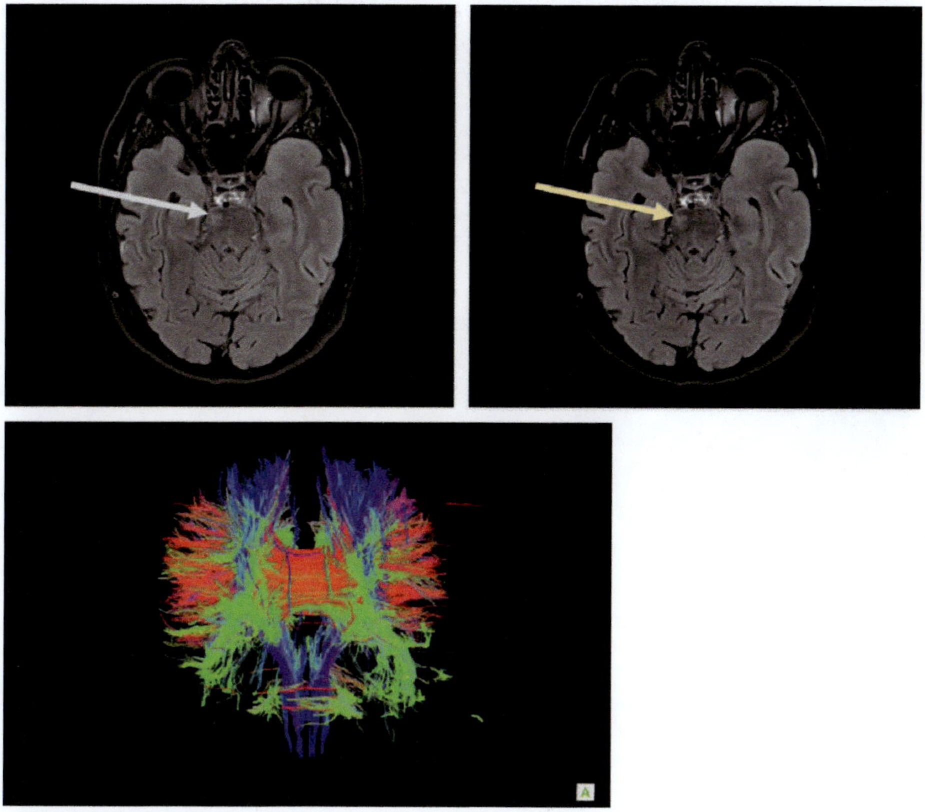

Abb. 28.2 Das MRT-Bild eines Patienten nach ischämischem Insult rechtshemisphärisch zeigt im Verlauf eine Degeneration des Pyramidaltraktes (Pfeil). [P736]

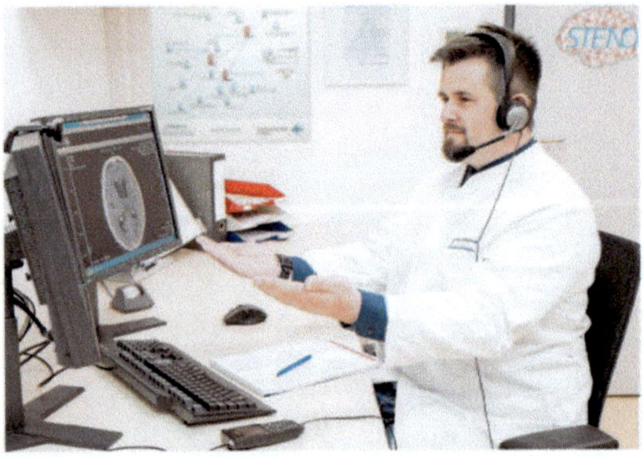

Abb. 18.1 Durchführung einer Videountersuchung im Schlaganfallzentrum der Neurologischen Klinik, Universitätsklinikum Erlangen (STENO-Netzwerk) [P737, Foto: Mario Lorenz]

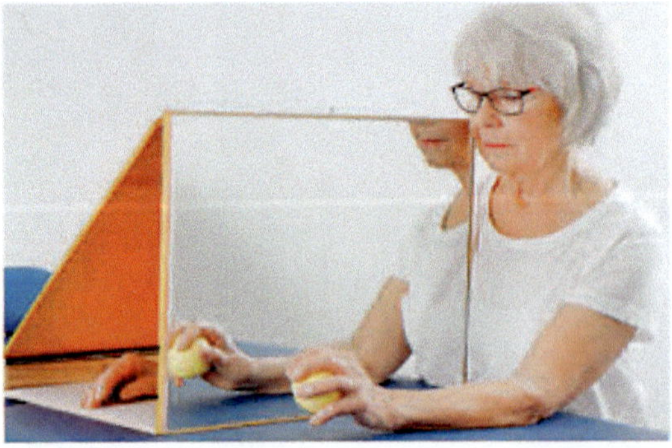

Abb. 28.4 Spiegeltherapie: Die Bewegung der gesunden Hand wird auf die kranke Hand gespiegelt. Es entsteht die Illusion einer Handbewegung auf der gelähmten Seite. [P736]

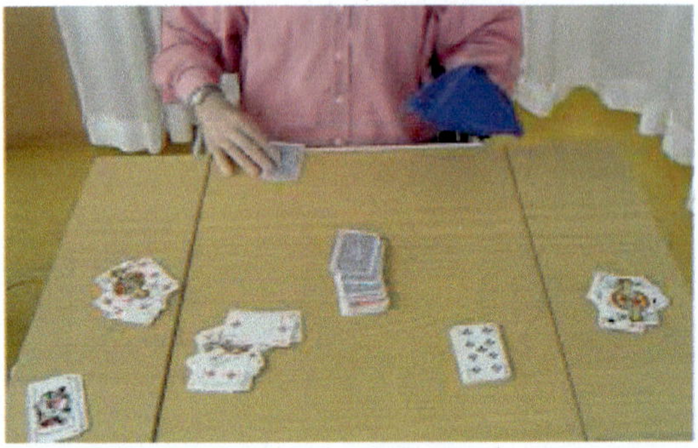

Abb. 28.5 Forced Use (erzwungener Gebrauch): Die gesunde Hand wird z. B. durch einen Handschuh immobilisiert. Dadurch wird die Nutzung der betroffenen Hand „erzwungen". [P736]

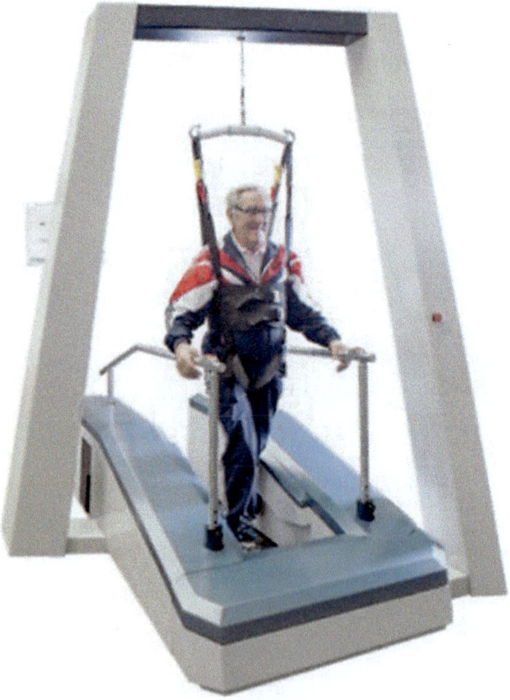

Abb. 28.6 Robotics/Endeffektorgeräte: Im Gangtrainer werden die Patienten im Gurt stabilisiert und entlastet; die Maschine gibt die Schrittzahl vor. [P736]

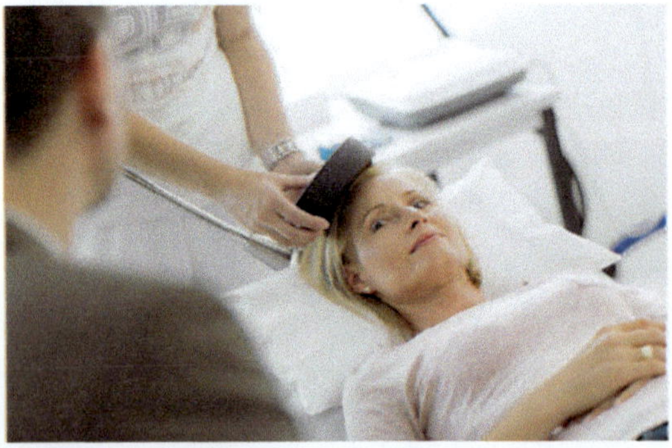

Abb. 28.7 Repetitive transkranielle Magnetstimulation: Die Patienten erhalten je nach Protokoll eine transkranielle Magnetstimulation mit 1.000–4.000 Pulsen (Einzelimpuls oder Burst) in die kontra- oder ipsilaterale betroffene Hirnregion. [P736]